常见病

CHANGJIANBING
HULI PINGGU YU LINCHUANG SHIJIAN

护理评估与临床实践

主编　周太荣　赵　菊　窦晓庆　赵平平
　　　霍慧亭　杨园媛　封安华

黑龙江科学技术出版社

图书在版编目（CIP）数据

常见病护理评估与临床实践／周太荣等主编. -- 哈
尔滨：黑龙江科学技术出版社，2022.7
ISBN 978-7-5719-1516-2

Ⅰ．①常… Ⅱ．①周… Ⅲ．①常见病-护理-评估
Ⅳ.①R47

中国版本图书馆CIP数据核字（2022）第133885号

常见病护理评估与临床实践
CHANGJIANBING HULI PINGGU YU LINCHUANG SHIJIAN

主　　编	周太荣　赵　菊　窦晓庆　赵平平　霍慧亭　杨园媛　封安华
责任编辑	包金丹
封面设计	宗　宁
出　　版	黑龙江科学技术出版社
	地址：哈尔滨市南岗区公安街70-2号　邮编：150007
	电话：（0451）53642106　传真：（0451）53642143
	网址：www.lkcbs.cn
发　　行	全国新华书店
印　　刷	哈尔滨双华印刷有限公司
开　　本	787mm×1092mm　1/16
印　　张	28.5
字　　数	720千字
版　　次	2022年7月第1版
印　　次	2023年1月第1次印刷
书　　号	ISBN 978-7-5719-1516-2
定　　价	198.00元

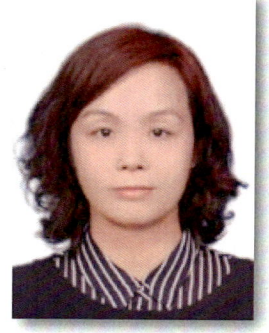

周太荣

女，副主任护师，山东潍坊人，毕业于潍坊医学院护理专业。现就职于山东中医药大学附属医院，任山东省护理学会肾脏病护理专业委员会副主任委员、世界中医药联合会外治方法技术专业委员会委员。擅长临床常见疾病的中西医结合护理常规、临床宣教及常用中西医技术操作。曾多次获"先进工作者""优秀带教老师"等荣誉称号。发表论文《中医护理路径在肾脏穿刺活检术患者中的应用》《对接受中药保留灌肠治疗的慢性肾脏病3-4期的患者进行针对性护理的效果》等6篇，出版著作2部，参与科研课题2项。

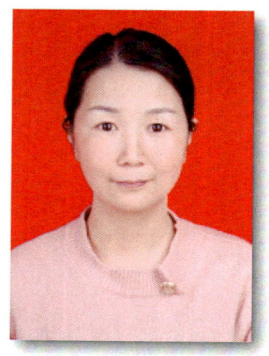

赵 菊

女，主管护师，山东省儿科专科护士，山东滕州人，毕业于济宁医学院护理学专业。现于滕州市中心人民医院儿科工作，在医院工作期间两次被评为"先进工作者"，菏泽家政职业学院优秀带教老师，连年被评为"优秀带教老师""教学先进工作者""工会积极分子"，并多次在护理部组织的读书报告中获得第一名。设计《一种新型小儿内科护理用采血固定装置》（专利号：ZL 2020 2 2518554.7），获国家实用新型专利证书。

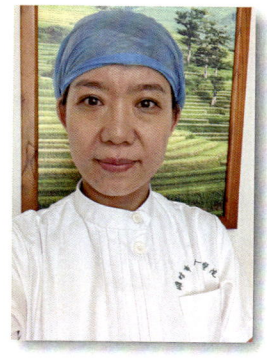

窦晓庆

女，硕士研究生，主管护师，山东潍坊人，毕业于潍坊医学院护理学专业。现于潍坊市人民医院泌尿外科工作，任潍坊市器官移植专业委员会委员、潍坊市泌尿外科专业委员会委员。从事泌尿外科护理工作14年，具有丰富的护理经验。曾获"星级护士"荣誉称号。发表论文《肾移植受者术后肺部感染风险预测模型的构建及效果评价》。

前 言
FOREWORD

护理学是一门在自然科学与社会科学理论指导下的综合性应用学科，是医学的重要组成部分。随着新理念、新技术不断发展，临床护理工作的内涵与外延日新月异，人们对护理人员的能力和素质要求也越来越高。所以，适应新形势下护理专业的发展要求，全面履行护理职责，关注患者身心健康，做好专业照护、病情观察和健康指导等，是护理人员不可推卸的责任。为了进一步提高护理质量，规范护理人员临床护理操作，我们邀请了具有丰富护理教学经验和临床实践经验的专家，精心编写了这本《常见病护理评估与临床实践》。

在编写过程中，我们以当前临床护理工作的实际需要为基点，以培养实用型高素质护理人才为目标，以临床护理制度、护理流程为依据，充分体现了以服务对象为中心的整体护理理念和标准化的护理流程。本书在内容编排上，详略得当、轻重有度；在体例编排上，以病因、病理、临床表现与治疗原则为前提，以护理评估、护理诊断、护理措施为主干；在版面设计上，简约大方、风格清新、特色鲜明。本书内容全面、贴近临床、指导性强、注重整体优化，不仅涵盖了大部分临床常见病和多发病的护理，还突出了专科护理特点，可以帮助广大护理人员解决临床工作中遇到的实际问题。本书适合护理管理者、医院护士、护理实习人员及进修人员阅读，对提高护理人员的工作水平大有助益。

在本书编写过程中，我们竭尽所能，力求表述准确、深入浅出，尽可能既体现出现代护理学的发展，又具有可读性和实用性。但由于学识水平有限，书中可能存在不足、重复、谬误之处，望广大读者批评指正。

《常见病护理评估与临床实践》编委会

2022 年 3 月

目 录
CONTENTS

第一章 护理程序

第一节 护理评估

护理评估是有目的、有计划、有步骤地收集有关护理对象生理、心理、社会文化和经济等方面的资料,对此进行整理与分析,以判断服务对象的健康问题,为护理活动提供可靠的依据。具体包括收集资料、整理资料和分析资料三部分。

一、收集资料

(一)资料的来源

1.直接来源

护理对象本人,是第一资料来源,也是主要来源。

2.间接来源

(1)护理对象的重要关系人,也就是社会支持性群体,包括亲属、关系亲密的朋友、同事等。

(2)医疗活动资料,如既往实验室报告、出院小结等健康记录。

(3)其他医护人员、放射医师、化验师、药剂师、营养师、康复师等。

(4)护理学及其他相关学科的文献等。

(二)资料的内容

在收集资料的过程中,各个医院均有自己设计的收集资料表,无论依据何种框架,基本内容主要包括一般资料、生活状况及自理程度、健康检查及心理-社会状况等。

1.一般资料

包括患者姓名、性别、出生日期、出生地、职业、民族、婚姻、文化程度、住址等。

2.现在的健康状况

包括主诉、现病史、入院方式、医疗诊断及目前用药情况。目前的饮食、睡眠、排泄、活动、健康管理等日常生活形态。

3.既往健康状况

包括既往史、创伤史、手术史、家族史、有无过敏史、有无传染病。既往的日常生活形态、烟酒嗜好,女性还包括月经史和婚育史。

4.护理体检

包括体温、脉搏、呼吸、血压、身高、体重、生命体征、各系统的生理功能及有无疼痛、眩晕、麻木、瘙痒等,有无感觉(视觉、听觉、嗅觉、味觉、触觉)异常,有无思维活动、记忆能力等障碍等认知感受形态。

5.实验室及其他辅助检查结果

包括最近进行的辅助检查的客观资料,如实验室检查、X线、病理检查等。

6.心理方面的资料

包括对疾病的认知和态度、康复的信心、病后情绪、心理感受、应对能力等变化。

7.社会方面的资料

包括就业状态、角色问题和社交状况;有无重大生活事件,支持系统状况等;有无宗教信仰;享受的医疗保健待遇等。

(三)资料的分类

1.按照资料的来源划分

包括主观资料和客观资料:主观资料指患者对自己健康问题的体验和认识。包括患者的知觉、情感、价值、信念、态度、对个人健康状态和生活状况的感知。主观资料的来源可以是患者本人,也可以是患者家属或对患者健康有重要影响的人。客观资料指检查者通过观察、会谈、体格检查和实验等方法得到或被检测出的有关患者健康状态的资料。客观资料获取是否全面和准确主要取决于检查者是否具有敏锐的观察能力及丰富的临床经验。

当护士收集到主观资料和客观资料后,应将两方面的资料加以比较和分析,可互相证实资料的准确性。

2.按照资料的时间划分

包括既往资料和现时资料:既往资料是指与服务对象过去健康状况有关的资料,包括既往病史、治疗史、过敏史等。现时资料是指与服务对象现在发生疾病有关的状况,如现在的体温、脉搏、呼吸、血压、睡眠状况等。

护士在收集资料时,需要将既往资料和现时资料结合起来分析。

(四)收集资料的方法

1.观察

观察是指护理人员运用视、触、叩、听、嗅等感官获得患者、家属及患者所处环境的信息并进行分析判断,是收集有关服务对象护理资料的重要方法之一。观察贯穿在整个评估过程中,可以与交谈同时进行。护士应及时、敏锐、连续地对服务对象进行观察,如患者出现面容痛苦、呈强迫体位,就提示患者是否有疼痛,由此进一步询问持续时间、部位、性质等。观察作为一种技能,护理人员在实践中需要不断培养和锻炼,以期得到发展和提高。

2.交谈

护患之间的交谈是一种有目的的医疗活动,使护理人员获得有关患者的资料和信息。一般可分为两种。①正式交谈:指事先通知患者,有目的、有计划的交谈,如入院后的采集病史。②非正式交谈:指护士在日常护理工作中与患者随意自然的交谈,不明确目的,不规定主题、时间,是一种"开放式交流",以便及时了解服务对象的真实想法和心理反应。交谈时护士应注意沟通技巧的运用,涉及敏感性话题时应注意保护患者的隐私。

3.护理体检

护理人员运用体检技能,为护理对象进行系统的身体评估,获取与护理有关的生命体征、身高、体重等,以便收集与护理诊断、护理计划有关的患者方面的资料,及时了解病情变化和发现护理对象的健康问题。

4.阅读

包括查阅护理对象的医疗病历(门诊和住院)、各种护理记录及实验室和辅助检查结果,以及有关文献等。也可以用心理测量及评定量表对服务对象进行心理-社会评估。

二、整理资料

为了避免遗漏和疏忽相关和有价值的资料,得到完整全面的资料,常依据某个护理理论模式设计评估表格,护理人员依据表格全面评估,整理资料。

(一)按戈登的功能性健康形态整理分类

1.健康感知-健康管理形态

指服务对象对自己健康状态的认识和维持健康的方法。

2.营养代谢形态

包括食物的利用和摄入情况。如营养、液体、组织完整性,体温调节及生长发育等的需求。

3.排泄形态

主要指肠道、膀胱的排泄状况。

4.活动-运动形态

包括运动、活动、休闲与娱乐状况。

5.睡眠-休息形态

指睡眠、休息及精神放松的状况。

6.认知-感受形态

包括与认知有关的记忆、思维、解决问题和决策,以及与感知有关的视、听、触、嗅等功能。

7.角色-关系形态

家庭关系、社会中角色任务及人际关系的互动情况。

8.自我感受-自我概念形态

指服务对象对于自我价值与情绪状态的信念与评价。

9.性-生殖形态

主要指性发育、生殖器官功能及对性的认识。

10.应对-压力耐受形态

指服务对象所受压力程度,以及应对与调节压力的状况。

11.价值-信念形态

指服务对象的思考与行为的价值取向和信念。

(二)按马斯洛需要层次进行整理分类

1.生理需要

体温 39 ℃,心率 120 次/分,呼吸 32 次/分,腹痛等。

2.安全的需要

对医院环境不熟悉,夜间睡眠需开灯,手术前精神紧张,走路易摔倒等。

3.爱与归属的需要

患者害怕孤独,希望有亲友来探望等。

4.尊重与被尊重的需要

如患者说:"我现在什么事都不能干了""你们应该征求我的意见"等。

5.自我实现的需要

担心住院会影响工作、学习,有病不能实现自己的理想等。

(三)按北美护理诊断协会的人类反应形态分类

1.交换

包括营养、排泄、呼吸、循环、体温、组织的完整性等。

2.沟通

主要指与人沟通交往的能力。

3.关系

指社交活动、角色作用和性生活形态。

4.价值

包括个人的价值观、信念、宗教信仰、人生观及精神状况。

5.选择

包括应对能力、判断能力及寻求健康所表现的行为。

6.移动

包括活动能力、休息、睡眠、娱乐及休闲状况,日常生活自理能力等。

7.知识

包括自我概念,感知和意念;包括对健康的认知能力、学习状况及思考过程。

8.感觉

包括个人的舒适、情感和情绪状况。

三、分析资料

(一)检查有无遗漏

将资料进行整理分类之后,应仔细检查有无遗漏,并及时补充,以保证资料的完整性及准确性。

(二)与正常值比较

收集资料的目的在于发现护理对象的健康问题。因此护士应掌握常用的正常值,将所收集到的资料与正常值进行比较,并在此基础上进行综合分析,以发现异常情况。

(三)评估危险因素

有些资料虽然目前还在正常范围,但是由于存在危险因素,若不及时采取预防措施,以后很可能会出现异常,损害服务对象的健康。因此,护士应及时收集资料评估这些危险因素。

护理评估通过收集服务对象的健康资料,对资料进行组织、核实和分析,确认服务对象对现存的或潜在的健康问题或生命过程的反应,为做出护理诊断和进一步制订护理计划奠定了基础。

四、资料的记录

(一)原则

书写全面、整洁、简练、流畅,客观资料运用医学术语,避免使用笼统、模糊的词,主观资料尽量引用护理对象的原话。

(二)记录格式

根据资料的分类方法,根据各医院,甚至各病区的特点自行设计,多采用表格式记录。与患者第一次见面收集到的资料记录称入院评估,要求详细、全面,是制订护理计划的依据,一般要求入院后 24 小时内完成。住院期间根据患者病情天数,每天或每班记录,反映了患者的动态变化,用以指导护理计划的制订、实施、评价和修订。

(周太荣)

第二节 护 理 诊 断

护理诊断是护理程序的第二个步骤,是在评估的基础上对所收集的健康资料进行分析,从而确定服务对象的健康问题及引起健康问题的原因。护理诊断是一个人生命过程中的生理、心理、社会文化发展及精神方面健康状况或问题的一个简洁、明确的说明,这些问题都是属于护理职责范围之内的,能够用护理的方法解决的问题。

一、护理诊断的概念

1990 年,北美护理诊断协会(NANDA)提出并通过了护理诊断的定义:护理诊断是关于个人、家庭、社区对现存或潜在的健康问题及生命过程反应的一种临床判断,是护士为达到预期的结果选择护理措施的基础,这些预期结果应能通过护理职能达到。

二、护理诊断的组成部分

护理诊断有四个组成部分:名称、定义、诊断依据和相关因素。

(一)名称

名称是对服务对象健康状况的概括性的描述。应尽量使用 NANDA 认可的护理诊断名称,以有利于护士之间的交流和护理教学的规范。常用改变、受损、缺陷、无效或低效等特定描述语。例如,排便异常:便秘;有皮肤完整性受损的危险。

(二)定义

定义是对名称的一种清晰的、正确的表达,并以此与其他诊断相鉴别。一个诊断的成立必须符合其定义特征。有些护理诊断的名称虽然十分相似,但仍可从定义中发现彼此的差异。例如,"压力性尿失禁"的定义是"个人在腹内压增加时立即无意识地排尿的一种状态","反射性尿失禁"的定义是"个体在没有要排泄或膀胱满胀的感觉下可以预见的不自觉地排尿的一种状态"。虽然两者都是尿失禁,但前者的原因是腹内压增高,后者的原因是无法抑制的膀胱收缩。因此,确定诊断时必须认真区别。

（三）诊断依据

诊断依据是做出护理诊断的临床判断标准。诊断依据常常是患者所具有的一组症状和体征，以及有关病史，也可以是危险因素。对于潜在的护理诊断，其诊断依据则是原因本身（危险因素）。

诊断依据依其在特定诊断中的重要程度分为主要依据和次要依据。

1.主要依据

主要依据是指形成某一特定诊断所应具有的一组症状和体征及有关病史，是诊断成立的必要条件。

2.次要依据

次要依据是指在形成诊断时，多数情况下会出现的症状、体征及病史，对诊断的形成起支持作用，是诊断成立的辅助条件。

例如，便秘的主要依据是"粪便干硬，每周排大便不到三次"，次要依据是"肠鸣音减少，自述肛门部有压力和胀满感，排大便时极度费力并感到疼痛，可触到肠内嵌塞粪块，并感觉不能排空"。

（四）相关因素

相关因素是指造成服务对象健康状况改变或引起问题产生的情况。常见的相关因素包括以下几个方面。

1.病理生理方面的因素

指与病理生理改变有关的因素。例如，"体液过多"的相关因素可能是右心衰竭。

2.心理方面的因素

指与服务对象的心理状况有关的因素。例如，"活动无耐力"可能是由疾病后服务对象处于较严重的抑郁状态引起的。

3.治疗方面的因素

指与治疗措施有关的因素（用药、手术创伤等）。例如，"语言沟通障碍"的相关因素可能是使用呼吸机时行气管插管。

4.情景方面的因素

指环境、情景等方面的因素（陌生环境、压力刺激等）。例如，"睡眠形态紊乱"可能与住院后环境改变有关。

5.年龄因素

指在生长发育或成熟过程中与年龄有关的因素。如婴儿、青少年、中年、老年各有不同的生理、心理特征。

三、护理诊断与合作性问题及医疗诊断的区别

（一）合作性问题——潜在并发症

在临床护理实践中，护士常遇到一些无法完全包含在 NANDA 制订的护理诊断中的问题，而这些问题也确实需要护士提供护理措施，因此，1983 年有学者提出了合作性问题的概念。她把护士需要解决的问题分为两类：一类经护士直接采取措施可以解决，属于护理诊断；另一类需要护士与其他健康保健人员尤其是医师共同合作解决，属于合作性问题。

合作性问题需要护士承担监测职责，以及时发现服务对象身体并发症的发生和情况的变化，但并非所有并发症都是合作性问题。有些可通过护理措施预防和处理，属于护理诊断；只有护士不能预防和独立处理的并发症才是合作性问题。合作性问题的陈述方式是"潜在并发症：××××"。

如"潜在并发症:脑出血"。

(二)护理诊断与合作性问题及医疗诊断的区别

1.护理诊断与合作性问题的区别

护理诊断是护士独立采取措施能够解决的问题;合作性问题需要医师、护士共同干预处理,处理决定来自医护双方。对合作性问题,护理措施的重点是监测。

2.护理诊断与医疗诊断的区别

明确护理诊断和医疗诊断的区别对区分护理和医疗两个专业、确定各自的工作范畴和应负的法律责任非常重要。两者主要区别见表1-1。

表 1-1　护理诊断与医疗诊断的区别

项目	护理诊断	医疗诊断
临床判断的对象	对个体、家庭、社会的健康问题/生命过程反应的一种临床判断	对个体病理生理变化的一种临床判断
描述的内容	描述的是个体对健康问题的反应	描述的是一种疾病
决策者	护士	医疗人员
职责范围	在护理职责范围内进行	在医疗职责范围内进行
适应范围	适用于个体、家庭、社会的健康问题	适用于个体的疾病
数量	往往有多个	一般情况下只有一个
是否变化	随病情的变化	一旦确诊不会改变

（周太荣）

第三节　护理计划

制订护理计划是如何解决护理问题的一个决策过程,计划是对患者进行护理活动的指南,是针对护理诊断制订具体护理措施来预防、减轻或解决有关问题。其目的是为了确认护理对象的护理目标,以及护士将要实施的护理措施,使患者得到合适的护理,保持护理工作的连续性,促进医护人员的交流和利于评价。制订计划包括四个步骤。

一、排列护理诊断的优先顺序

一般情况下,患者可以存在多个护理诊断,为了确定解决问题的优先顺序,根据问题的轻重缓急合理安排护理工作,需要对这些护理诊断包括合作性问题进行排序。

(一)排列护理诊断

一个患者可同时有多个护理问题,制订计划时应按其重要性和紧迫性排出主次,一般把威胁最大的问题放在首位,其他的依次排列,这样护士就可根据轻、重、缓、急有计划地进行工作,通常可按如下顺序排列。

1.首优问题

首优问题是指会威胁患者生命,需立即行动去解决的问题。如清理呼吸道无效、气体交换受阻等。

2.中优问题

中优问题是指虽不会威胁患者生命,但能导致身体上的不健康或情绪上变化的问题,如活动无耐力、皮肤完整性受损、便秘等。

3.次优问题

次优问题指人们在应对发展和生活中变化时所产生的问题。这些问题往往不是很紧急,如营养失调、知识缺乏等。

(二)排序时应该遵循的原则

(1)按马斯洛的人类基本需要层次论进行排列,优先解决生理需要。这是最常用的一种方法。生理需要是最低层次的需要,也是人类最重要的需要,一般来说,影响了生理需要满足的护理问题,对生理功能的平衡状态威胁最大的护理问题是需要优先解决的护理诊断。如与空气有关的"气体交换障碍""清理呼吸道无效"、与水有关的"体液不足"、与排泄有关的"尿失禁""潴留"等。

具体的实施步骤可以按以下方法进行:首先列出患者的所有护理诊断,将每一诊断归入五个需要层次,然后由低到高排列出护理诊断的先后顺序。

(2)考虑患者的需求。马斯洛的理论为护理诊断的排列提供了一个普遍的原则,但由于护理对象的复杂性、个体性,相同的需求对不同的人,其重要性可能不同。因此,在无原则冲突的情况下,可与患者协商,尊重患者的意愿,考虑患者认为最重要的问题予以优先解决。

(3)现存的问题优先处理,但不要忽视潜在的和有危险的问题。有时它们常常也被列为首优问题而需立即采取措施或严密监测。

二、制订预期目标

预期目标是指通过护理干预,护士期望患者达到的健康状态或在行为上的改变。其目的是指导护理措施的制订。预期目标不是护理行为,但能指导护理行为,并作为对护理效果进行评价的标准。每一个护理诊断都要有相应的目标。

(一)预期目标的制订

1.目标的陈述公式

时间状语+主语+(条件状语)+谓语+行为标准。

(1)主语:是指患者或患者身体的任何一部分,如体温、体重、皮肤等,有时在句子中省略了主语,但句子的逻辑主语一定是患者。

(2)谓语:指患者将要完成的行动,必须用行为动词来说明。

(3)行为标准:主语进行该行动所达到的程度。

(4)条件状语:指患者完成该行为时所处的特定条件。如"拄着拐杖"行走 50 m。

(5)时间状语:是指主语应在何时达到目标中陈述的结果,即何时对目标进行评价,这一部分的重要性在于限定了评价时间,可以督促护士尽心尽力地帮助患者尽快达到目标,评价时间的确定,往往需要根据临床经验和患者的情况来确定。

2.预期目标的种类

根据实现目标所需时间的长短可将护理目标分为短期目标和长期目标两大类。

(1)短期目标:指在相对较短的时间内要达到的目标(一般指一周内),适合于病情变化快、住院时间短的患者。

(2)长期目标:是指需要相对较长时间才能实现的目标(一般指一周以上甚至数月)。

长期目标是需要较长时间才能实现的,范围广泛;短期目标则是具体达到长期目标的台阶或需要解决的主要矛盾。如下肢骨折患者,其长期目标是"三个月内恢复行走功能",短期目标分别为:"第一个月借助双拐行走""第二个月借助手杖行走""第三个月逐渐独立行走"。短期目标与长期目标互相配合、呼应。

(二)制订预期目标的注意事项

(1)目标的主语一定是患者或患者的一部分,而不能是护士。目标是期望患者接受护理后发生的改变,达到的结果,而不是护理行动本身或护理措施。

(2)一个目标中只能有一个行为动词。否则在评价时,如果患者只完成了一个行为动词的行为标准就无法判断目标是否实现。另外,行为动词应可观察和测量,避免使用含糊的不明确的词语;可运用下列动词:描述、解释、执行、能、会、增加、减少等,不可使用含糊不清、不明确的词,如了解、掌握、好、坏、尚可等。

(3)目标陈述的行为标准应具体,以便于评价。有具体的检测标准,有时间限度,由护患双方共同制订。

(4)目标必须具有现实性和可行性,要在患者的能力范围之内,要考虑其身体心理状况、智力水平、既往经历及经济条件;目标完成期限的可行性,目标结果设定的可行性。患者认可,乐意接受。

(5)目标应在护理工作所能解决范围之内,并要注意医护协作,即与医嘱一致。

(6)目标陈述要针对护理诊断,一个护理诊断可有多个目标,但一个目标不能针对多个护理诊断。

(7)应让患者参与目标的制订,这样可使患者认识到对自己的健康负责不仅是医护人员的责任,也是患者的责任,护患双方应共同努力以保证目标的实现。

(8)关于潜在并发症的目标,潜在并发症是合作性问题,护理措施往往无法阻止其发生,护士的主要任务在于监测并发症的发生或发展。潜在并发症的目标陈述为:护士能及时发现并发症的发生并积极配合处理。如"潜在并发症:心律失常"的目标是"护士能及时发现心律失常的发生并积极配合抢救"。

三、制订护理措施

护理措施是护士为帮助患者达到预定目标而制订的具体方法和内容。规定了解决健康问题的护理活动方式与步骤。是一份书面形式的护理计划,也可称为"护嘱"。

(一)护理措施的类型

护理措施可分为依赖性护理措施、协作性护理措施和独立性护理措施三类。

1.依赖性护理措施

即来自医嘱的护理措施,它描述了贯彻医疗措施的行为。如医嘱"每晨测血压 1 次""每小时巡视患者 1 次"。

2.协作性护理措施

协作性护理措施是护士与健康保健人员相互合作采取的行动。如患者出现"营养失调:高于机体的需要量"的问题时,为帮助患者达到理想体重的目标,需要和营养师一起协商、讨论,制订护理措施。

3.独立性护理措施

独立性护理措施是护士根据所收集的资料,凭借自己的知识、经验、能力,独立思考、判断后做出的决策,是在护理职责范围内的。这类护理措施完全由护士设计并实施,不需要医嘱。如长期卧床患者存在的"有皮肤破损的危险",护士每天定时给患者翻身、按摩受压部位皮肤、温水擦拭等措施都是独立性护理措施。

(二)护理措施的构成

完整的护理措施计划应包括护理观察措施、行动措施、教育措施三部分。

例如,护理诊断:胸痛,与心肌缺血、缺氧致心肌坏死有关。

护理目标:24小时内患者主诉胸痛程度减轻。

制订护理措施如下:

1.观察措施

(1)观察疼痛的程度和缓解情况。

(2)观察患者的心律、心率、血压的变化。

2.行动措施

(1)给予持续吸氧,2~4 L/min。(依赖性护理措施)

(2)遵医嘱持续静脉点滴硝酸甘油,15滴/分。(依赖性护理措施)

(3)协助床上进食、洗漱、大小便。(独立性护理措施)

3.教育措施

(1)教育患者绝对卧床休息。

(2)保持情绪稳定。

(三)制订护理措施应注意的注意事项

1.针对性

护理措施针对护理目标制订,一般一个护理目标可通过几项措施来实现,措施应针对目标制订,否则即使护理措施没有错误,也无法促使目标实现。

2.可行性

护理措施要切实可行,措施制订时要考虑以下问题。①患者的身心问题:这也是整体护理中所强调的要为患者制订个体化的方案。措施要符合患者的年龄、体力、病情、认知情况,以及患者自己对改变目前状况的愿望等。如对老年患者进行知识缺乏的健康教育时,让患者短时间内记忆很多教育内容是困难的。护理措施必须是患者乐于接受的。②护理人员的情况:护理人员的配备及专业技术、理论知识水平和应用能力等是否能胜任所制订的护理措施。③适当的医院设施、设备。

3.科学性

护理措施应奠定在科学的基础上,每项护理措施都应有措施依据,措施依据来自护理科学及相关学科的理论知识。禁止将没有科学依据的措施用于患者。护理措施的前提是一定要保证患者的安全。

4.一致性

护理措施不应与其他医务人员的措施相矛盾,否则容易使患者不知所措,并造成不信任感,甚至可能威胁患者安全。制订护理措施时应参阅其他医务人员的病历记录、医嘱,意见不一致时应共同协商,达成一致。

5.指导性

护理措施应具体,有指导性,不仅使护理同一患者的其他护士很容易地执行措施,也有利于患者。如对于体液过多需低盐饮食的患者,正确的护理措施:①观察患者的饮食是否符合低盐要求。②告诉患者和家属每天摄盐<5 g。含钠多的食物除咸味食品外,还包括发面食品、碳酸饮料、罐头食品等。③教育患者及家属理解低盐饮食的重要性等。

不具有指导性护理措施:①嘱患者每天摄盐量<5 g。②嘱患者不要进食含钠多的食物。

四、护理计划成文

护理计划成文是将护理诊断、目标、护理措施以一定的格式记录下来而形成的护理文件。不仅为护理程序的下一步实施提供了指导,也有利于护士之间及护士与其他医务人员之间的交流。因不同的医院有各自具体的条件和要求,所以护理计划的书写格式也是多种多样的。大致包括日期、护理诊断、目标、措施、效果评价几项内容,见表1-2。

表 1-2　护理计划

日期	护理诊断	护理目标	护理措施	评价	停止日期	签名
2021－02－19	气体交换受阻	1. 2.	1. 2. 3.			
2021－02－22	焦虑	1. 2.	1. 2. 3.			

护理计划应体现个体差异性,一份护理计划只对一个患者的护理活动起作用。护理计划还应具有动态发展性,随着患者病情的变化、护理的效果而调整。

（周太荣）

第四节　护理实施

实施是为达到护理目标而将计划中各项措施付诸行动的过程。实施的质量如何与护士的专业知识、操作技能和人际沟通能力三方面的水平有关。实施过程中的情况应随时用文字记录下来。

实施过程包括实施前准备、实施和实施后记录三个部分,一般来讲,实施应发生于护理计划完成之后,但在某些特殊情况下,如遇到急诊患者或病情突变的住院患者,护士只能先在头脑中迅速形成一个初步的护理计划并立即采取紧急救护措施,事后再补上完整的护理计划。

一、实施前的准备

护士在执行护理计划之前,为了保证护理效果,应思考安排以下几个问题,即"五个 W"。

（一）"谁去做"

对需要执行的护理措施进行分类和分工,确定护理措施是由护士做,还是辅助护士做;哪一级别或水平的护士做;是一个护士做,还是多个护士做。

（二）"做什么"

进一步熟悉和理解计划,执行者对计划中每一项措施的目的、要求、方法和时间安排应了如指掌,以确保措施的落实,并使护理行为与计划一致。此外,护士还应理解各项措施的理论基础,保证科学施护。

（三）"怎样做"

（1）分析所需要的护理知识和技术:护士必须分析实施这些措施所需要的护理知识和技术,如操作程序或仪器设备使用的方法,若有不足,则应复习有关书籍或资料,或向其他有关人员求教。

（2）明确可能会发生的并发症及其预防:某些护理措施的实施有可能对患者产生一定程度的损伤。护士必须充分预想可能发生的并发症,避免或减少对患者的损伤,保证患者的安全。

（3）如患者情绪不佳,合作性差,那么需要考虑如何使措施得以顺利进行。

（四）"何时做"

实施护理措施的时间选择和安排要恰当,护士应该根据患者的具体情况、要求等多方面因素来选择执行护理措施的时机,例如,健康教育的时间,应该选择在患者身体状况良好、情绪稳定的情况下进行以达到预期的效果。

（五）"何地做"

确定实施护理措施的场所,以保证措施的顺利实施。在健康教育时应选择相对安静的场所;对涉及患者隐私的操作,更应该注意选择环境。

二、实施

实施是护士运用操作技术、沟通技巧、观察能力、合作能力和应变能力去执行护理措施的过程。在实施阶段,护理的重点是落实已制订的措施,执行医嘱、护嘱,帮助患者达到护理目标,解决问题。在实施中必须注意既要按护理操作常规规范化地实施每一项措施,又要注意根据每个患者的生理、心理特征个性化地实施护理。

实施是评估、诊断和计划阶段的延续,需随时注意评估患者的病情及患者对护理措施的反应及效果,努力使护理措施满足患者的生理、心理需要,促进疾病的康复。

三、实施后的记录

实施后,护士要对其所执行的各种护理措施及患者的反应进行完整、准确的文字记录,即护理病历中的护理病程记录,以反映护理效果,为评价做好准备。

记录可采用文字描述或填表,在相应项目上打"√"的方式。常见的记录格式有 PIO 记录方式,PIO 即由问题(problem,P)、措施(intervention,I)、结果(outcome,O)组成。"P"的序号要与护理诊断的序号一致并写明相关因素,可分别采用 PES、PE、SE 三种记录方式。"I"是指与 P 相对应的已实施的护理措施。即做了什么,但记录并非护理计划中所提出的全部护理措施的罗列。"O"是指实施护理措施后的结果。可出现两种情况:一种结果是当班问题已解决;另一种结果是当班问题部分解决或未解决,若措施适当,则由下一班负责护士继续观察并记录;若措施不适宜,则由下一班负责护士重新修订并制订新的护理措施。

记录是一项很重要的工作,其意义在于:①可以记录患者住院期间接受护理照顾的全部经过;②有利于其他医护人员了解情况;③可作为护理质量评价的一个内容;④可为以后的护理工作提供资料;⑤它是护士辛勤工作的最好证明。

（窦晓庆）

第五节　护理评价

评价是有计划地、系统地将患者的健康现状与确定的预期目标进行比较的过程。评价是护理程序的第五步,但实际上它贯穿于整个护理程序的各个步骤,如评估阶段,需评估资料收集是否完全,收集方法是否正确;诊断阶段,需评价诊断是否正确,有无遗漏,是否是以收集到的资料为依据;计划阶段,需评价护理诊断的顺序是否合适,目标是否可行,措施是否得当;实施阶段,需评价措施是否得到准确执行,执行效果如何等。评价虽然位于程序的最后一步,但并不意味着护理程序的结束,相反,通过评价发现新问题,重新修订计划,而使护理程序循环往复地进行下去。

评价包括以下几个步骤。

一、收集资料

收集有关患者目前健康状态的资料,资料涉及的内容与方法同评估部分的相应内容。

二、评价目标是否实现

评价的方法是将患者目前健康状态的资料与计划阶段的预期目标相比较,以判断目标是否实现。经分析可得出 3 种结果:①目标已达到;②部分达到目标;③未能达到目标。

例如,预定的目标为"一个月后患者拄着拐杖行走 50 m",一个月后评价结果如下。

患者能行走 50 m——目标达到。

患者能行走 30 m——目标部分达到。

患者不能行走——目标未达到。

三、重审护理计划

对护理计划的调整包括以下几种方式。

(一)停止

重审护理计划时,对目标已经达到,问题已经解决的,停止采取措施,但应进一步评估患者可能存在的其他问题。

(二)继续

问题依然存在,计划的措施适宜,则继续执行原计划。

(三)修订

对目标部分实现或目标未实现的原因要进行探讨和分析,并重审护理计划,对诊断、目标和措施中不适当的内容加以修改,应考虑下述问题:收集的资料是否准确和全面;护理问题是否确切;所定目标是否现实;护理措施设计是否得当及执行是否有效,患者是否配合等。

护理程序作为一个开放系统,患者的健康状况是一个输入信息,通过评估、计划和实施,输出患者健康状况的信息,经过护理评价结果来证实计划是否正确。如果患者尚未达到健康目标,则需要重新收集资料、修改计划,直到患者达到预期的目标,护理程序才告停止。因此,护理程序是一个周而复始、无限循环的系统工程(图 1-1)。

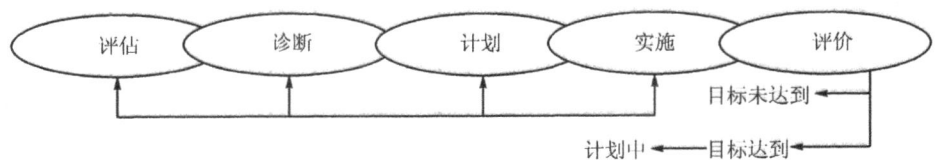

评估	诊断	计划	实施	评价

目标未达到 ←

计划中 ← 目标达到 ←

1. 护理观的确立	1. 分析、解释资料	1. 排列护理诊断顺序	1. 执行护理计划	1. 收集资料
2. 决定资料收集框架	2. 找出存在的问题及原因	2. 制订护理目标	2. 完成护理记录	2. 与护理目标比较
3. 收集资料	3. 确定护理诊断	3. 选择护理措施		3. 分析原因
4. 核实资料		4. 计划成文		4. 修订计划

图 1-1 护理程序的循环过程

护理程序是一种系统的解决问题的程序,是护士为患者提供护理照顾的方法,应用护理程序可以保证护士给患者提供有计划、有目的、高质量、以患者为中心的整体护理。因此,它不仅适用于医院临床护理、护理管理,同时它还适用于其他护理实践,如社区护理、家庭护理、大众健康教育等,是护理专业化的标志之一。

(窦晓庆)

第二章　常用护理技术

第一节　无　菌　技　术

一、无菌包使用技术

(一)目的
保持已经灭菌的物品处于无菌状态。

(二)操作前准备
1.操作护士

着装整洁、修剪指甲、洗手、戴口罩。

2.物品准备

无菌包、无菌持物钳及容器、治疗盘。

3.操作环境

整洁、宽敞。

(三)操作步骤
(1)检查无菌包,核对名称、有效灭菌日期、化学指示胶带颜色、包布情况。

(2)打开无菌包,揭开化学指示胶带或系带,按原折叠顺序逐层打开。

(3)用无菌钳取出物品,放于指定的区域内。

(4)包内剩余物品,按原折痕包好。

(5)注明开包时间。

(6)包内物品一次全部取出时,将包托在手中打开,另一手将包布四角抓住,使包内物品妥善置于无菌区域内。

(7)整理用物。

(四)注意事项
(1)严格遵循无菌操作原则。

(2)无菌包置于清洁、干燥处,避免潮湿。

(3)打开包布时,手不可跨越无菌区,非无菌物品不可触及无菌面。

(4)注明开包日期,开启后的无菌包使用时间不超过 24 小时。

（五）评价标准

(1)遵循无菌操作原则。

(2)护士操作过程规范、准确。

二、戴无菌手套

（一）目的

执行无菌操作或者接触无菌物品时需戴无菌手套,以保护患者,预防感染。

（二）操作前准备

1.操作护士

着装整洁、修剪指甲、洗手、戴口罩。

2.物品准备

一次性无菌手套。

3.操作环境

整洁、宽敞。

（三）操作步骤

(1)检查无菌手套包装、有效期、型号。

(2)打开手套外包装。①分次取手套法:一手掀起口袋的开口处,另一手捏住手套翻折部分(手套内面)取出手套对准五指戴上。掀起另一只袋口,以戴着无菌手套的手指插入另一只手套的翻边内面,将手套戴好。②一次性取手套法:两手同时掀起口袋的开口处,分别捏住两只手套的翻折部位,取出手套。将两手套五指对准,先戴一只手,再以戴好手套的手指插入另一只手套的翻折内面,同法戴好。

(3)双手对合交叉调整手套位置,将手套翻边扣套在工作服衣袖外面。

(4)脱手套方法:①用戴着手套的手捏住另一只手套污染面的边缘将手套脱下。②戴着手套的手握住脱下的手套,用脱下手套的手捏住另一只手套清洁面(内面)的边缘,将手套脱下。③用手捏住手套的里面丢至医疗垃圾桶内。

(5)整理用物,洗手。

（四）注意事项

(1)严格遵循无菌操作原则。

(2)戴无菌手套时,应防止手套污染。注意未戴手套的手不可触及手套的外面,戴手套的手不可触及未戴手套的手或者另一手套的里面。

(3)诊疗护理不同的患者之间应更换手套。

(4)脱手套时,应翻转脱下。

(5)脱去手套后,应按规定程序与方法洗手,戴手套不能替代洗手,必要时进行手消毒。

(6)操作时发现手套破损时,应及时更换。

（五）评价标准

(1)遵循无菌原则,符合无菌要求。

(2)操作过程规范、熟练。

(3)手套选择型号大小适宜、外观平整的。

三、铺设无菌器械台

（一）目的

将无菌巾铺在清洁、干燥的器械台上，形成无菌区，放置无菌物品，以备手术使用。

（二）操作前准备

1.操作护士

着装整洁，修剪指甲，洗手，戴帽子、口罩。

2.物品准备

治疗车、无菌持物钳、无菌敷料包、器械包、手术衣及手术需要的物品。

3.操作环境

宽敞，洁净。

（三）操作过程

（1）核对、检查无菌包。

（2）打开无菌持物钳，标记开启时间。

（3）依次打开无菌敷料包、无菌器械包、无菌手术衣，分别铺置于治疗车上。

（4）用无菌持物钳夹取无菌手套置于手术衣旁。

（5）穿手术衣，戴无菌手套。

（6）整理台面，器械、敷料分别置于无菌台左、右侧。

（7）废弃物按医疗垃圾处理。

（四）注意事项

（1）严格执行无菌技术操作原则，预防交叉感染。

（2）无菌物品不超过器械台边缘。

（3）铺无菌台时身体须远离无菌区 10 cm 以上。

（4）无菌器械台边缘垂下的无菌单前侧比背侧长，无菌单垂缘至少 30 cm。

（五）评价标准

（1）符合无菌操作技术原则及查对制度。

（2）铺置无菌器械台顺序、方向正确。

（3）无菌器械台面平整，无菌物品摆放整齐、合理。

（4）移动无菌台方法正确。

（5）用物处理得当。

四、铺无菌盘

（一）目的

将无菌巾铺在清洁干燥的治疗盘内，形成无菌区，放置无菌物品，以供治疗时使用。

（二）操作前准备

1.操作护士

着装整洁、修剪指甲、洗手、戴口罩。

2.物品准备

治疗盘、无菌包、无菌持物钳及容器、无菌物品。

3.操作环境

整洁、宽敞。

(三)操作步骤

(1)检查无菌包,核对名称、有效灭菌日期、化学指示胶带颜色、包布情况。

(2)打开无菌包,使用无菌持物钳取出1块治疗巾,放于治疗盘内。

(3)剩余物品按原折痕包好,注明开包日期及时间。

(4)将无菌治疗巾双折平铺于治疗盘内,将上层呈扇形折叠到对侧,边缘向外。

(5)放入无菌物品。

(6)将上层盖于物品上,上下层边缘对齐,开口处向上翻折,两侧边缘向下翻折。

(7)注明铺盘日期及时间。

(8)整理用物。

(四)注意事项

(1)严格遵循无菌操作原则。

(2)铺无菌盘区域清洁干燥,无菌巾避免潮湿、污染。

(3)不可跨越无菌区,非无菌物品不可触及无菌面。

(4)注明铺无菌盘的日期、时间,无菌盘有效期为4小时。

(五)评价标准

(1)遵循无菌技术原则。

(2)操作轻巧、熟练、规范。

(3)用物放置符合节力及无菌要求。

(4)无菌物品摆放合理,折边外观整齐。

(赵　菊)

第二节　口　腔　护　理

一、卧床患者

(一)目的

保持患者口腔清洁,预防口腔感染;观察口腔黏膜和舌苔有无异常,便于了解病情变化。

(二)操作前准备

1.告知患者及家属

告知操作目的、方法、注意事项,指导患者操作过程中的配合。

2.评估患者

(1)病情、意识状态、自理能力、治疗情况、合作程度。

(2)口唇、口腔黏膜、牙龈、舌苔状况,有无活动性义齿。

3.操作护士

着装整洁、修剪指甲、洗手、戴口罩。

4.物品准备

治疗车、治疗盘、口腔护理包、口腔护理液、温开水、一次性多用巾(或毛巾)、手电筒、隔离衣、快速手消毒剂、消毒桶、污物桶,遵医嘱备口腔用药。

5.环境

整洁、安静。

(三)操作过程

(1)穿隔离衣,携用物至患者床旁,核对腕带及床头卡。

(2)协助患者取适宜体位,头偏向操作者。

(3)颌下垫多用巾,放置弯盘。

(4)温水棉球湿润口唇。

(5)药液棉球擦拭牙齿表面、颊部、舌面、舌下及硬腭部。

(6)清点棉球,温开水漱口。

(7)擦净面部,观察口腔情况,必要时遵医嘱用药。

(8)撤去多用巾。

(9)整理床单位,协助患者恢复舒适体位。

(10)整理用物,按医疗垃圾分类处理用物。

(11)脱隔离衣。

(12)擦拭治疗车。

(13)洗手、记录、确认医嘱。

(四)注意事项

(1)擦拭过程中,动作应轻柔,特别是对有凝血功能障碍的患者,应防止碰伤黏膜及牙龈。

(2)有活动性义齿的患者协助清洗义齿。

(五)评价标准

(1)患者和家属知晓护士告知的事项,对服务满意。

(2)患者感觉舒适、口腔清洁,黏膜、牙齿无损伤。

(3)遵循查对制度,符合标准预防原则。

(4)操作过程规范、安全,动作轻柔。

二、昏迷患者

(一)目的

为昏迷患者行口腔护理,使患者舒适,预防感染。

(二)操作前准备

1.告知家属

操作目的、方法。

2.评估患者

(1)病情、意识状态、自理能力、治疗情况、合作程度。

(2)口唇、口腔黏膜、牙龈、舌苔状况,有无活动性义齿。

3.操作护士

着装整洁、修剪指甲、洗手、戴口罩。

4.物品准备

治疗车、口腔护理包、口腔护理液、手电筒、遵医嘱选择口腔药物、开口器、温开水、快速手消毒剂、隔离衣、消毒桶、污物桶。

(三)操作步骤

(1)穿隔离衣,携用物至患者床旁,核对腕带、床头卡。

(2)协助患者取安全、适宜体位。

(3)颌下垫治疗巾,放置弯盘。

(4)温水棉球湿润嘴唇,牙关紧闭者使用开口器。

(5)药液棉球擦洗方法同口腔护理。

(6)温水棉球再次擦洗。

(7)清点棉球,观察口腔情况。

(8)协助患者取舒适卧位。

(9)整理用物及床单位,按医疗垃圾分类处理用物。

(10)脱隔离衣,擦拭治疗车。

(11)洗手、记录、确认医嘱。

(四)注意事项

(1)操作时避免弯钳触及牙龈或口腔黏膜。

(2)棉球不宜过湿,操作中注意夹紧棉球,防止遗留在口腔内,禁止漱口。

(3)有活动性义齿的患者协助清洗义齿。

(4)使用开口器时从第二臼齿处放入。

(五)评价标准

(1)家属知晓护士告知的事项,对服务满意。

(2)遵循查对制度、消毒隔离、标准预防原则。

(3)护士操作过程规范、熟练,动作轻柔。

三、气管插管患者

(一)目的

为气管插管患者行口腔护理,使患者舒适、预防感染。

(二)操作前准备

1.告知患者和家属

操作目的、方法。

2.评估患者

(1)病情、生命体征、意识状态与合作程度。

(2)口腔黏膜有无出血点、溃疡、异味及口腔卫生状况。

(3)气管导管外露部分距门齿的长度。

3.操作护士

着装整洁、修剪指甲、洗手、戴口罩。

4.物品准备

治疗车、口腔护理包、一次性密闭式吸痰管、快速手消毒剂、隔离衣、消毒桶、污物桶等。

5.环境

整洁、安静。

(三)操作步骤

(1)穿隔离衣,携用物至患者床旁,核对腕带、床头卡。

(2)根据患者的病情,协助患者摆好体位。

(3)检查气囊压力,进行气管插管吸痰,并吸净口腔内的分泌物。

(4)测量气管导管外露部分距门齿的长度。

(5)两人配合,一人固定导管,另一人进行口腔护理(同昏迷患者口腔护理操作)。

(6)操作完毕后,将牙垫置于导管的一侧并固定,定期更换牙垫位置。

(7)再次测量气管导管外露长度和气囊压力。

(8)观察胸廓起伏情况,听诊双肺呼吸音。

(9)整理用物及床单位,按医疗垃圾分类处理用物。

(10)脱隔离衣,擦拭治疗车。

(11)洗手、记录、确认医嘱。

(四)注意事项

(1)操作前测量气囊压力。

(2)操作前后认真清点棉球数量,禁止漱口,可采取口鼻腔冲洗。

(3)检查气管导管深度和外露长度,避免移位和脱出。

(4)躁动者适当约束或应用镇静药。

(五)评价标准

(1)患者和家属能够知晓护士告知的事项,对服务满意。

(2)遵循查对制度,符合无菌技术,标准预防原则。

(3)操作过程规范、安全,动作娴熟。

(赵　菊)

第三节　鼻　饲　技　术

一、目的

对病情危重、昏迷、不能经口或不愿正常摄食的患者,通过胃管供给患者所需的营养、水分和药物,维持机体代谢平衡,保证蛋白质和热量的供给需求,维持和改善患者的营养状况。

二、准备

(一)物品准备

治疗盘内:一次性无菌鼻饲包一套(硅胶胃管1根、弯盘1个、压舌板1个、50 mL注射器1具、润滑剂、镊子2把、治疗巾1条、纱布5块)、治疗碗2个、弯血管钳1把、棉签适量、听诊器1副、鼻饲流质液(38～40 ℃)200 mL、温开水适量、手电筒1个、调节夹1个(夹管用)、松节油、漱口液、毛巾。慢性支气管炎的患者视情况备镇静剂、氧气。

治疗盘外:安全别针1个、夹子或橡皮圈1个、卫生纸适量。

(二)患者、护理人员及环境准备

患者了解鼻饲目的、方法、注意事项及配合要点。调整情绪,指导或协助患者摆好体位。护理人员应衣帽整齐,修剪指甲,洗手,戴口罩。环境安静、整洁,光线、温湿度适宜。

三、评估

(1)评估患者病情、治疗情况、意识、心理状态及合作度。

(2)评估患者鼻腔状况,有无鼻中隔偏曲、息肉,鼻黏膜有无水肿、炎症等。

(3)向患者解释鼻饲的目的、方法、注意事项及配合要点。

四、操作步骤

(1)确认患者并了解病情,向患者解释鼻饲目的、过程及方法。

(2)备齐用物,携至床旁核对床头卡、医嘱、饮食卡,核对流质饮食:种类、量、性质、温度、质量。

(3)患者如有义齿、眼镜应协助取下,妥善存放。防止义齿脱落误吞入食管或落入气管引起窒息。插管时由于刺激可致流泪,取下眼镜便于擦除。

(4)取半坐位或坐位,可减轻胃管通过咽喉部时引起的咽反射,利于胃管插入。无法坐起者取右侧卧位,昏迷患者取去枕平卧位,头向后仰可避免胃管误入气管。

(5)将治疗巾围于患者颌下,保护患者衣服和床单,弯盘、毛巾放置于方便易取处。

(6)观察鼻孔是否通畅,黏膜有无破损,清洁鼻腔,选择通畅一侧便于插管。

(7)准备胃管,测量胃管插入的长度,成人插入长度为45～55 cm,一般取发际至胸骨剑突处或鼻尖经耳垂至胸骨剑突处,并进行标记,倒少许润滑剂于纱布上,润滑胃管前段10～20 cm处,减少插管时的摩擦阻力。

(8)左手持纱布托住胃管,右手持镊子夹住胃管前端,沿选定侧鼻孔缓缓插入,插管时动作轻柔,镊子前端勿触及鼻黏膜,以防损伤,当胃管插入10～15 cm通过咽喉部时,如为清醒患者指导其做吞咽动作及深呼吸,随患者做吞咽动作及深呼吸时顺势将胃管向前推进胃管,直至标记处。如为昏迷患者,将患者头部托起,使下颌靠近胸骨柄,可增大咽喉部通道的弧度,便于胃管顺利通过,再缓缓插入胃管至标记处。若插管时患者恶心、呕吐感持续,用手电筒、压舌板检查口腔咽喉部有无胃管盘曲卡住。如患者有呛咳、发绀、喘息、呼吸困难等误入气管现象,应立即拔管。休息后再插。

(9)确认胃管在胃内,用胶布交叉胃管固定于鼻翼和面颊部。验证胃管在胃内的3种方法:①打开胃管末端胶塞连接注射器于胃管末端抽吸,抽出胃液即可证实胃管在胃内。②置听诊器于患者胃区,快速经胃管向胃内注入10 mL空气,同时在胃部听到气过水声,即表示已插入胃内。③将胃管末端置于盛水的治疗碗内,无气泡溢出。

(10)灌食:连接注射器于胃管末端,先回抽见有胃液,再注入少量温开水,可润滑管壁,防止喂食溶液黏附于管壁,然后缓慢灌注鼻饲液或药液等。鼻饲液温度为38～40 ℃,每次鼻饲量不应超过200 mL,间隔时间不少于2小时,新鲜果汁应与奶液分别灌入,防止凝块产生。鼻饲结束后,再次注入温开水20～30 mL冲洗胃管,避免鼻饲液积存于管腔中而变质,造成胃肠炎或堵塞管腔。鼻饲过程中,避免注入空气,以防造成腹胀。

(11)胃管末端胶塞:塞上如无胶塞可反折胃管末端,用纱布包好,橡皮圈系紧,用别针将胃管固定于大单,枕旁或患者衣领处防止灌入的食物反流和胃管脱落。

(12)协助患者清洁口腔、鼻孔,整理床单位,嘱患者维持原卧位20～30分钟,防止发生呕吐,促进食物消化、吸收。长期鼻饲者应每天进行口腔护理。

(13)整理用物,并清洁,消毒,备用。鼻饲用物应每天更换消毒,协助患者擦净面部,取舒适卧位。

(14)洗手,记录。记录插管时间,鼻饲液种类、量及患者反应等。

五、拔管

停止鼻饲或长期鼻饲需要更换胃管时进行拔管。

(1)携用物至床前,说明拔管的原因,并选择末次鼻饲结束时拔管。

(2)置弯盘于患者颌下,夹紧胃管末端放于弯盘内,防止拔管时液体反流,胃管内残留液体滴入气管。揭去固定胶布用松节油擦去胶布痕迹,再用清水擦洗。

(3)嘱患者深呼吸,在患者缓缓呼气时稍快拔管,到咽喉处快速拔出。

(4)将胃管放入弯盘中,移出患者视线,避免患者产生不舒服的感觉。

(5)清洁患者面部、口腔及鼻腔,帮助患者漱口,取舒适卧位。

(6)整理床单位,清理用物。

(7)洗手,记录拔管时间和患者反应。

六、注意事项

(1)注入药片时应充分研碎,全部溶解方可灌注。多种药物灌注时,应将药物分开灌注,每种药物之间用少量温开水冲洗一次,注意药物配伍禁忌。

(2)插胃管时护士与患者进行有效沟通,缓解紧张度。

(3)插管动作要轻稳,尤其是通过食管3个狭窄部位时(环状软骨水平处,平气管分叉处,食管通过膈肌处)以免损伤食管黏膜。

(4)每次鼻饲前应检查胃管是否在胃内及是否通畅,并用少量温开水冲管后方可进行喂食,鼻饲完毕后再次注入少量温开水,防止鼻饲液凝结。注入鼻饲液的速度要缓慢,以免引起患者不适。

(5)鼻饲液应现配现用,已配制好的暂不用时,应放在4℃以下的冰箱内保存,保证24小时内用完,防止长时间放置变质。

(6)长期鼻饲者应每天进行2次口腔护理,并定期更换胃管,普通胃管每周更换一次,硅胶胃管每月更换一次,聚氨酯胃管留置时间2个月更换一次。更换胃管时应于当晚最后一次喂食后拔出,翌日晨从另一侧鼻孔插入胃管。

(7)每次灌注前或间隔4～8小时应抽胃内容物,检查胃内残留物的量。如残留物的量大于灌注量的50%,说明胃排空延长,应告知医师采取措施。

(戎小燕)

第四节　营养支持技术

一、肠内营养

(一)目的

(1)全面、均衡、符合生理的营养供给,以降低高分解代谢,提高机体免疫力。

(2)维持胃肠道功能,保护肝脏功能。

(3)提供经济、安全的营养治疗。

(二)操作前准备

1.告知患者和家属

操作目的、方法、注意事项、配合方法。

2.评估患者

病情、意识状态、合作程度、营养状态、管饲通路情况、输注方式。

3.操作护士

着装整洁、修剪指甲、洗手、戴口罩。

4.物品准备

肠内营养液、营养泵、肠内营养袋、加温器、20 mL 注射器、温水。必要时备插线板。

5.环境

整洁、安静。

(三)操作过程

(1)携用物至患者床旁,核对腕带及床头卡。

(2)协助患者取半卧位。

(3)固定营养泵,安装管路,检查并确认喂养管位置,抽吸并评估胃内残留量。

(4)温水冲洗胃肠营养管并与管路连接。

(5)根据医嘱调节输注速度。

(6)加温器连于喂养管上(一般温度调节在 37～40 ℃)。

(7)核对。

(8)输注完毕,温水冲洗喂养管。

(9)包裹、固定胃肠营养管。

(10)协助患者取适宜卧位,整理床单位。

(11)整理用物,按医疗垃圾分类处理用物。

(12)擦拭治疗车。

(13)洗手、记录、确认医嘱。

(四)注意事项

(1)营养液现用现配,24 小时内用完。

(2)长期留置胃肠营养管者,每天用油膏涂擦鼻腔黏膜,每天进行口腔护理。

（3）输注前后或经胃肠营养管注入药物后均用温水冲洗胃肠营养管。

（4）定期（或按照说明书）更换胃肠营养管，对胃造口、空肠造口者，保持造口周围皮肤干燥、清洁。

（5）避免空气入胃，引起胀气。

（6）加温器放到合适的位置，以免烫伤患者。

（7）抬高床头，避免患者平卧引起误吸。

（8）观察并记录输注量，以及输注中、输注后的反应。

（9）特殊用药前后用约 30 mL 温水冲洗胃肠营养管，药片或药丸经研碎、溶解后注入胃肠营养管。

（10）注意放置恰当的管路标识。

（五）评价标准

（1）患者和家属能够知晓护士告知的事项，对服务满意。

（2）操作规范、安全，动作娴熟。

二、肠外营养

（一）目的

通过静脉途径输注各种营养素，补充和维持患者的营养。

（二）操作前准备

1.告知患者和家属

操作目的、方法、注意事项、配合方法。

2.评估患者

（1）病情、意识状态、合作程度、营养状态。

（2）输液通路情况、穿刺点及其周围皮肤状况。

3.操作护士

着装整洁、修剪指甲、洗手、戴口罩。

4.物品准备

治疗车、穿刺盘、营养液、20 mL 注射器、输液泵、营养袋、加温器、温水。必要时备插线板。

5.环境

整洁、安静。

（三）操作过程

（1）携用物至患者床旁，核对腕带及床头卡。

（2）协助患者取舒适卧位。

（3）固定输液泵，连接电源。

（4）营养袋挂于仪器架上，排气。

（5）打开输液泵门，固定输液管，关闭输液泵门。

（6）开机，设置输液速度及预输液量。

（7）将感应器固定在墨菲氏滴管上端。

（8）消毒皮肤，二次排气。

（9）穿刺，启动输液泵，妥善固定管路。

（10）整理床单位,协助患者取舒适卧位。

（11）整理用物,按医疗垃圾分类处理用物。

（12）擦拭治疗车。

（13）洗手、记录、确认医嘱。

（四）注意事项

（1）营养液宜现配现用,若营养液配制后暂时不输注,冰箱冷藏,输注前室温下复温后再输,保存时间不超过 24 小时。

（2）等渗或稍高渗溶液可经周围静脉输入,高渗溶液应从中心静脉输入,明确标识。

（3）如果选择中心静脉导管输注,注意管路维护。

（4）不宜从营养液输入的管路输血、采血。

（五）评价标准

（1）患者和家属能够知晓护士告知的事项,对服务满意。

（2）遵循查对制度,符合无菌技术、安全给药原则。

（3）操作过程规范,动作娴熟。

（戎小燕）

第五节 氧 疗 技 术

一、鼻导管或面罩吸氧

（一）目的

纠正各种原因造成的缺氧状态,提高患者血氧含量及动脉血氧饱和度。

（二）操作前准备

1.告知患者

操作目的、方法、注意事项、配合方法。

2.评估患者

（1）病情、意识、呼吸状态、缺氧程度、心理反应、合作程度。

（2）鼻腔状况:有无鼻息肉、鼻中隔偏曲或分泌物阻塞等情况。

3.操作护士

着装整洁、修剪指甲、洗手、戴口罩。

4.物品准备

治疗车、一次性吸氧管或吸氧面罩、湿化瓶、蒸馏水、氧流量表、水杯、棉签、吸氧卡、笔、快速手消毒剂、污物桶、消毒桶。

5.环境

安全、安静、整洁。

（三）操作过程

（1）携用物至患者床旁,核对腕带及床头卡。

（2）协助患者取适宜体位。

（3）清洁双侧鼻腔。

（4）正确安装氧气装置,管路或面罩连接紧密,确定氧气流出通畅。

（5）根据病情调节氧流量。

（6）固定吸氧管或面罩。

（7）填写吸氧卡。

（8）用氧过程中密切观察患者呼吸、神志、氧饱和度及缺氧程度改善情况等。

（9）整理床单位,协助患者取舒适卧位。

（10）整理用物,按医疗垃圾分类处理用物。

（11）擦拭治疗车。

（12）洗手、记录、确认医嘱。

（四）注意事项

（1）保持呼吸道通畅,注意气道湿化。

（2）保持吸氧管路通畅,无打折、分泌物堵塞或扭曲。

（3）面罩吸氧时,检查面部、耳郭皮肤受压情况。

（4）吸氧时先调节好氧流量再与患者连接,停氧时先取下鼻导管或面罩,再关闭氧流量表。

（5）注意用氧安全,尤其是使用氧气筒给氧时注意防火、防油、防热、防震。

（6）长期吸氧患者,湿化瓶内蒸馏水每天更换一次,湿化瓶每周浸泡消毒一次,每次 30 分钟,然后洗净、待干、备用。

（7）新生儿吸氧应严格控制用氧浓度和用氧时间。

（五）评价标准

（1）患者能够知晓护士告知的事项,对服务满意。

（2）操作过程规范、安全,动作娴熟。

二、一次性使用吸氧管(OT-MI 人工肺)

（一）目的

纠正各种原因造成的缺氧状态,提高患者血氧含量及动脉血氧饱和度。

（二）操作前准备

1.告知患者和家属

操作目的、方法、注意事项、配合方法。

2.评估患者

（1）病情、意识、缺氧程度、呼吸、自理能力、合作程度。

（2）鼻腔状况。

3.操作护士

着装整洁、修剪指甲、洗手、戴口罩。

4.物品准备

治疗车、氧流量表、人工肺、水杯、棉签、快速手消毒剂、吸氧卡、笔,必要时备吸氧面罩。

5.环境

安静、整洁。

(三)操作过程

(1)携用物至患者床旁,核对腕带及床头卡。

(2)协助患者取舒适卧位。

(3)正确安装氧气装置。

(4)清洁鼻腔。

(5)根据病情调节氧流量。

(6)吸氧并固定吸氧管或面罩。

(7)观察患者缺氧改善情况。

(8)整理床单位,协助患者取舒适、安全卧位。

(9)整理用物,按医疗垃圾分类处理用物。

(10)擦拭治疗车。

(11)洗手、签字、确认医嘱。

(四)注意事项

(1)保持呼吸道通畅,注意气道湿化。

(2)保持吸氧管路通畅,无打折、分泌物堵塞或扭曲。

(3)面罩吸氧时,检查面部、耳郭皮肤受压情况。

(4)吸氧时先调节好氧流量再与患者连接,停氧时先取下鼻导管或面罩,再关闭氧流量表。

(5)注意用氧安全,尤其是使用氧气筒给氧时注意防火、防油、防热、防震。

(6)新生儿吸氧应严格控制用氧浓度和用氧时间。

(五)评价标准

(1)患者和家属能够知晓护士告知的事项,并能配合,对服务满意。

(2)操作过程规范、安全,动作娴熟。

（窦晓庆）

第六节　导　尿　技　术

一、女性患者导尿法

(一)目的

为昏迷、尿潴留、尿失禁或会阴部有损伤者,留置尿管以保持局部干燥清洁,协助临床诊断、治疗、手术。

(二)操作前准备

(1)告知患者和家属:操作目的、方法、注意事项、配合方法及可能出现的并发症。

(2)签知情同意书。

(3)评估患者:①病情、意识状态、自理能力、合作程度及耐受力;②膀胱充盈度;③会阴部清洁程度及皮肤黏膜状况。

(4)操作护士:着装整洁、修剪指甲、洗手、戴口罩。

(5)物品准备:治疗车、一次性导尿包、一次性多用巾、快速手消毒剂、隔离衣、污物桶、消毒桶;必要时备会阴冲洗包、冲洗液、便盆。

(6)环境:整洁、安静、温度适宜、私密。

(三)操作过程

(1)穿隔离衣,携用物至患者床边,核对患者腕带及床头卡。

(2)关闭门窗。

(3)协助患者摆好体位,脱去对侧裤腿盖在近侧腿部,取仰卧屈膝位。

(4)两腿外展,暴露会阴部。

(5)多用巾铺于患者臀下,打开导尿包外包装,初步消毒物品置于两腿之间。

(6)一手戴手套,将碘伏棉球放入消毒弯盘内,另一手持镊子依次消毒阴阜、双侧大阴唇、双侧小阴唇外侧、内侧和尿道口(每个棉球限用 1 次),顺序为由外向内、自上而下。

(7)脱手套,处理用物,快速手消毒剂洗手。

(8)将导尿包置于患者双腿之间,打开形成无菌区。

(9)戴无菌手套,铺孔巾。

(10)检查气囊,将导尿管与引流袋连接备用。将碘伏棉球放于无菌盘内,用液状石蜡纱布润滑尿管前端至气囊后 4～6 cm。

(11)用纱布分开并固定小阴唇,再次按照无菌原则消毒尿道口、左、右小阴唇内侧,最后 1 个棉球在尿道口停留 10 秒。

(12)更换镊子,夹住导尿管插入尿道内 4～6 cm,见尿后再插入 5～7 cm,夹闭尿管开口。

(13)按照导尿管标明的气囊容积向气囊内缓慢注入无菌生理盐水,轻拉尿管有阻力后,连接引流袋。

(14)摘手套妥善固定引流管及尿袋,位置低于膀胱,尿管标识处注明置管日期。

(15)整理床单位,协助患者取舒适卧位。

(16)整理用物,按医疗垃圾分类处理用物。

(17)脱隔离衣,擦拭治疗车。

(18)洗手、记录置管日期,尿液的量、性质、颜色等,确认医嘱。

(四)注意事项

(1)严格执行查对制度和无菌操作技术原则。

(2)保护患者隐私。

(3)对膀胱高度膨胀且极度虚弱的患者,第一次放尿不得超过 1 000 mL,以免膀胱骤然减压引起血尿和血压下降导致虚脱。

(4)为女性患者插尿管时,如导尿管误入阴道,应另换无菌导尿管重新插管。

(5)插入尿管动作要轻柔,以免损伤尿道黏膜。

(6)维持密闭的尿路排泄系统在患者的膀胱水平以下,避免挤压尿袋。

(五)评价标准

(1)患者和家属知晓护士告知的事项,对操作满意。

(2)遵循查对制度,符合无菌技术、标准预防原则。

(3)操作规范、安全,动作娴熟。

(4)尿管与尿袋连接紧密,引流通畅,固定稳妥。

二、男性患者导尿法

（一）目的

同女性患者。

（二）操作前准备

评估男性患者有无前列腺疾病等引起尿路梗阻的情况,余同女性患者。

（三）操作过程

（1）穿隔离衣,携用物至患者床边,核对患者腕带及床头卡。

（2）关闭门窗。

（3）协助患者摆好体位,脱去对侧裤腿盖在近侧腿部,取仰卧屈膝位。

（4）两腿外展,暴露会阴部。

（5）多用巾铺于患者臀下,打开导尿包外包装,初步消毒物品置于两腿之间。

（6）一手戴手套,将碘伏棉球放入消毒弯盘内,另一手持镊子依次消毒阴阜、阴茎、阴囊。用纱布裹住患者阴茎,使阴茎与腹壁呈60°,将包皮向后推,暴露尿道口,用碘伏棉球由内向外螺旋式消毒尿道口、龟头及冠状沟3次,每个棉球限用1次。

（7）脱手套,处理用物,快速手消毒剂洗手。

（8）将导尿包置于患者双腿之间,打开形成无菌区。

（9）戴无菌手套,铺孔巾。

（10）检查气囊,将导尿管与引流袋连接备用。将碘伏棉球放于无菌盘内,用液状石蜡纱布润滑尿管前端至气囊后20～22 cm。

（11）一手持纱布包裹阴茎后稍提起和腹壁呈60°,将包皮后推,暴露尿道口。以螺旋方式消毒尿道口、龟头、冠状沟3次,每个棉球限用1次,最后一个棉球在尿道口停留10秒。

（12）提起阴茎与腹壁呈60°,更换镊子持导尿管,对准尿道口轻轻插入20～22 cm,见尿后再插入5～7 cm。

（13）按照导尿管标明的气囊容积向气囊内缓慢注入无菌生理盐水,轻拉尿管有阻力后,撤孔巾。

（14）摘手套妥善固定引流管及尿袋,尿袋的位置低于膀胱,尿管应有标识并注明置管日期。

（15）整理床单位,协助患者取舒适卧位。

（16）整理用物、按医疗垃圾分类处理用物。

（17）脱隔离衣,擦拭治疗车。

（18）洗手、记录置管日期,尿液的量、性质、颜色等,确认医嘱。

（四）注意事项

（1）严格执行查对制度和无菌操作技术原则。

（2）保护患者隐私。

（3）对膀胱高度膨胀且极度虚弱的患者,第一次放尿不得超过1 000 mL,以免膀胱骤然减压引起血尿和血压下降导致虚脱。

（4）插入尿管动作要轻柔,以免损伤尿道黏膜。

（5）男性患者包皮和冠状沟易藏污垢,导尿前要彻底清洁,导尿管插入前建议使用润滑止痛胶,插管遇阻力时切忌强行插入,必要时请专科医师插管。

（五）评价标准

（1）患者和家属知晓护士告知的事项,对操作满意。

（2）遵循查对制度,符合无菌技术、标准预防原则。

（3）操作规范、安全,动作娴熟。

（4）尿管与尿袋连接紧密,引流通畅,固定稳妥。

（窦晓庆）

第七节　灌　肠　技　术

一、保留灌肠

（一）目的

（1）镇静、催眠。

（2）治疗肠道感染。

（二）操作前准备

1.告知患者

操作目的、方法、注意事项、配合方法。

2.评估患者

（1）病情、意识状态、自理情况、合作及耐受程度。

（2）排便情况、肛周皮肤、黏膜情况。

3.操作护士

着装整洁、修剪指甲、洗手,戴口罩、手套。

4.物品准备

治疗车、灌肠药液（不超过200 mL）、注洗器（灌洗器）、量杯、手套、卫生纸、多用巾、隔离衣、快速手消毒剂、污物桶、消毒桶,必要时备便盆。

5.环境

安静、整洁、私密。

（三）操作过程

（1）穿隔离衣,携用物至患者床旁,核对腕带及床头卡。

（2）协助患者取合适卧位,暴露臀部。

（3）戴手套,将多用巾置于臀下,臀部垫高约10 cm。

（4）润滑肛管,连接灌洗器,排气。

（5）暴露肛门,插入肛管15～20 cm（液面至肛门的高度<30 cm）,缓慢注入药液。

（6）药液注入完毕,反折肛管并拔出,擦净肛门。

（7）整理床单位,协助患者取适宜卧位,药液保留20～30分钟。

（8）整理用物,按医疗垃圾分类处理用物。

（9）摘手套,脱隔离衣,擦拭治疗车。

(10)洗手、记录、医嘱确认。

（四）注意事项

同不保留灌肠。

（五）评价标准

(1)患者能够知晓护士告知的事项,对服务满意。

(2)遵循查对制度、消毒隔离原则。

(3)操作过程规范、安全,动作娴熟。

二、不保留灌肠

（一）目的

(1)解除便秘及肠胀气。

(2)清洁肠道,为肠道手术、检查或分娩做准备。

(3)稀释并清除肠道内的有害物质,减轻中毒。

(4)灌入低温液体,为高热患者降温。

（二）操作前准备

1.告知患者和家属

操作目的、方法、注意事项、配合方法。

2.评估患者

(1)病情、意识状态、心理反应、耐受程度、自理能力、合作程度。

(2)患者肛周皮肤黏膜及排便习惯。

3.操作护士

着装整洁、修剪指甲、洗手、戴口罩。

4.物品准备

治疗车、治疗盘内备:灌肠包(灌肠筒1个,弯盘1个,纱布2块,液状石蜡,止血钳1把,镊子1把)、一次性肛管、灌肠溶液(39～41 ℃)、量杯、水温计、一次性多用巾、手套、隔离衣、卫生纸、快速手消毒剂、消毒桶、污物桶。必要时备便盆。

5.环境

安静、整洁、私密。

（三）操作过程

(1)穿隔离衣,携用物致患者床旁,核对腕带及床头卡。

(2)戴手套,协助患者取左侧卧位,臀部垫一次性多用巾,屈膝,卫生纸放于患者易取之处。

(3)灌肠筒挂于输液架上,液面比肛门高40～60 cm。

(4)将肛管与灌肠筒的排液管连接,润滑肛管,排出管道气体,将肛管缓缓插入肛门7～10 cm。

(5)固定肛管,松开止血钳,观察液体流入及患者耐受情况;根据患者耐受程度,适当调整灌肠筒高度。

(6)灌毕,夹闭排液管,拔出肛管,擦净肛门。

(7)嘱患者尽量保留5～10分钟后排便。

(8)观察排出大便的量、颜色、性质,如果是结、直肠手术,排出大便要澄清无渣。

(9)视患者排便情况决定灌肠次数和灌肠液量。

（10）整理床单位,协助患者取舒适卧位。

（11）整理用物,按医疗垃圾分类处理用物。

（12）摘手套、脱隔离衣,擦拭治疗车。

（13）洗手、记录、确认医嘱。

（四）注意事项

（1）妊娠、急腹症、消化道出血、严重心脏病等患者不宜灌肠;直肠、结肠和肛门等手术后及大便失禁的患者不宜灌肠。

（2）伤寒患者灌肠时溶液不超过 500 mL,液面不高于肛门 30 cm,肝性脑病患者禁用肥皂水灌肠,充血性心力衰竭和水钠潴留患者禁用生理盐水灌肠。

（3）灌肠过程中发现患者脉搏细速、面色苍白、出冷汗、剧烈腹痛、心慌等,应立即停止灌肠,并报告医师。患者如有腹胀或便意时,应嘱患者做深呼吸,以减轻不适。

（4）保留灌肠时,肛管宜细,插入宜深,速度宜慢,量宜少,防止气体进入肠道。

（5）保护患者隐私,尽量少暴露,注意保暖。

（五）评价标准

（1）患者和家属能够知晓护士告知的事项,并能配合,且对服务满意。

（2）护士操作过程规范、准确。

（3）遵循查对制度,符合标准预防及安全原则。

（4）注意观察患者灌肠后情况及不适症状。

三、结肠透析灌洗

（一）目的

清除肠道内的污物及毒素,调节机体内环境。

（二）操作前准备

1.告知患者

操作目的、方法、注意事项、配合方法。

2.评估患者

（1）病情、意识、生命体征、心理反应、合作程度。

（2）肛周情况及有无相对禁忌证。

3.操作护士

着装整洁、修剪指甲、洗手、戴口罩。

4.物品准备

治疗车、结肠透析机、透析液、温水（39～41 ℃）、弯盘、肛管、液状石蜡、纱布、手套、隔离衣、一次性多用巾、卫生纸、快速手消毒剂。

5.环境

整洁、安静、私密。

（三）操作步骤

（1）穿隔离衣,携用物至患者床旁,核对腕带及床头卡。

（2）连接结肠透析机电源,启动电脑,进入结肠透析界面。

（3）患者取左侧卧位,暴露臀部。

（4）液状石蜡润滑肛管,插入肛门 7～10 cm。

（5）点击进入肠道清洗,反复多次,直至排出清亮液体。

（6）再点击进入结肠透析,反复多次,总量约 5 000 mL。

（7）透析完毕,拔出肛管,协助患者排便。

（8）更换一次性细肛管,润滑肛管,插入肛门 15～20 cm,进行中药保留灌肠。

（9）整理床单位,协助患者取适宜体位。

（10）整理用物,按医疗垃圾分类处理用物。

（11）脱隔离衣,擦拭治疗车,消毒结肠透析机。

（12）洗手、记录、确认医嘱。

（四）注意事项

（1）肛管拔出后嘱患者屈膝仰卧位、将臀部垫高 15 cm,保持 1 小时后左侧卧位或右侧卧位（根据病变部位）,至少保留 2 小时左右。

（2）注意观察患者病情变化,如出现腹痛、腹胀,头晕、头痛,心慌气短,出汗,血压下降等异常情况时,及时报告医师处理。

（五）评价标准

（1）患者和家属能够知晓护士告知的事项,对服务满意。

（2）遵循消毒隔离制度原则。

（3）操作过程规范、安全,动作轻柔。

（杨园媛）

第八节 铺 床 技 术

一、备用床

（一）目的

保持病室整洁,准备接收新患者。

（二）操作前准备

1.操作护士

着装整洁,修剪指甲,洗手,戴口罩。

2.物品准备

床、床垫、床褥、棉被或毛毯、枕芯、床罩、床单、被套、枕套。

3.环境

整洁、安静。

（三）操作过程

（1）移开床旁桌椅于适宜位置。

（3）用物按使用顺序放于床旁椅上。

（3）检查床垫。

（4）将床褥齐床头平放于床垫上,并铺平。

（5）铺床单或床罩。

（6）将棉被或毛毯套入被套内。

（7）两侧内折后与床内沿平齐。

（8）尾端塞于床垫下。

（9）套枕套,将枕头平放于床头正中。

（10）移回床旁桌、椅。

（11）处理用物,洗手。

（四）注意事项

（1）注意省时、节力,防止职业损伤。

（2）铺床时,病室内无患者进食或治疗。

（五）评价标准

（1）用物准备齐全。

（2）床单位整洁、美观。

二、麻醉床

（一）目的

便于接收和护理麻醉手术后的患者;使患者安全、舒适、预防并发症。

（二）操作前准备

1.评估患者

诊断、病情、手术和麻醉方式。

2.操作护士

着装整洁、修剪指甲、洗手、戴口罩。

3.物品准备

（1）床上用物:床垫、床褥、棉被或毛毯、枕芯、床罩、一次性中单、被套、枕套。

（2）麻醉护理盘:治疗巾、开口器、舌钳、通气导管、牙垫、弯盘、吸氧管、吸痰管、棉签、压舌板、镊子、纱布。

（3）其他:心电监护仪、听诊器、血压计、吸氧装置、吸痰装置、生理盐水、手电筒、胶布、护理记录单、笔、输液架。

4.环境

安静、整洁。

（三）操作过程

（1）移开床旁桌椅于适宜位置。

（2）用物按使用顺序放于床旁椅上。

（3）从床头至床尾铺平床褥后,铺上床罩、根据患者手术麻醉情况和手术部位铺中单。

（4）将棉被或毛毯套入被套内。

（5）盖被尾端向上反折,齐床尾。

（6）将背门一侧盖被塞于床垫下,对齐床沿。

（7）将近门一侧盖被边缘向上反折,对齐床沿。

（8）套枕套后,将枕头横立于床头正中。

(9)移回床旁桌、椅。

(10)处理用物。

(11)洗手。

(四)注意事项

(1)注意省时、节力,防止职业损伤。

(2)枕头平整、充实。

(3)病室及床单位整洁、美观。

(五)评价标准

(1)用物准备齐全。

(2)操作过程规范,符合省时、省力原则。

(3)床单位整洁、美观、符合术后护理要求。

三、卧床患者更换床单

(一)目的

为卧床患者更换床单,保持清洁,增进舒适。

(二)操作前准备

1.告知患者

更换床单的目的及过程,教会患者配合方法。

2.评估患者

(1)病情、意识、身体移动能力及合作程度。

(2)有无肢体活动障碍、偏瘫和骨折。

(3)有无引流管、输液管及伤口,有无尿便失禁。

(4)年龄、性别、体重、心理状态与需求。

3.操作护士

着装整洁、仪表端庄、洗手、戴口罩。

4.物品准备

护理车、清洁的大单、一次性中单、被套、枕套、床刷及半湿状布套、污衣袋等。

5.环境

安静、整洁。

(三)操作过程

(1)根据需要移开床旁桌椅。

(2)松开固定在床单上的各种引流管,防止引流管脱落。

(3)移枕头,协助患者移向对侧。

(4)松开近侧各层床单,将其上卷于中线处塞于患者身下。

(5)扫床。

(6)按序依次铺近侧各层床单。

(7)移枕头,协助患者移至近侧。

(8)同法,铺另一侧。

(9)整理盖被,更换枕套。

(10)固定引流管。

(11)协助患者取舒适卧位,必要时上床挡。

(12)整理用物,洗手。

(四)注意事项

(1)保证患者安全,体位舒适。

(2)注意节力。

(3)注意观察病情变化。

(五)评价标准

(1)用物准备齐全。

(2)操作过程规范,符合省时、省力原则。

(3)床单位整洁、美观、患者安全舒适。

(杨园媛)

第三章 呼吸内科护理

第一节 急性呼吸道感染

急性呼吸道感染通常包括急性上呼吸道感染和急性气管-支气管炎。急性上呼吸道感染是鼻腔、咽或喉部急性炎症的总称,常见病原体为病毒,仅有少数由细菌引起。本病全年皆可发病,但冬春季节多发,具有一定的传染性,有时引起严重的并发症,应积极防治。急性气管-支气管炎是指感染、物理、化学、过敏等因素引起的气管-支气管黏膜的急性炎症,可由急性上呼吸道感染蔓延而来。多见于寒冷季节或气候多变时。

一、病因及发病机制

(一)急性上呼吸道感染

急性上呼吸道感染 70%~80%由病毒引起,其中主要包括流感病毒、副流感病毒、呼吸道合胞病毒、腺病毒、鼻病毒等。由于感染病毒类型较多,又无交叉免疫,人体产生的免疫力较弱且短暂,同时在健康人群中有病毒携带者,故一个人可有多次发病。细菌感染占 20%~30%,可直接或继病毒感染之后发生,以溶血性链球菌最为多见,其次为流感嗜血杆菌、肺炎球菌和葡萄球菌等,偶见革兰氏阴性杆菌。当全身或呼吸道局部防御功能降低时,尤其是年老体弱或有慢性呼吸道疾病者更易患病,原先存在于上呼吸道或外界侵入的病毒和细菌迅速繁殖,引起本病。通过含有病毒的飞沫或被污染的用具传播,引起发病。

(二)急性气管-支气管炎

急性气管-支气管炎由病毒、细菌直接感染,或急性上呼吸道病毒(如腺病毒、流感病毒)、细菌(如流感嗜血杆菌、肺炎链球菌)感染迁延而来,也可在病毒感染后继发细菌感染,亦可为衣原体和支原体感染。过冷空气、粉尘、刺激性气体或烟雾的吸入使气管-支气管黏膜受到急性刺激和损伤,引起本病。花粉、有机粉尘、真菌孢子等的吸入及对细菌蛋白质过敏等,均可引起气管-支气管的变态反应。寄生虫(如钩虫、蛔虫的幼虫)移行至肺,也可致病。

二、临床表现

(一)急性上呼吸道感染

主要症状和体征个体差异大,根据病因不同可有不同类型,各型症状、体征之间无明显界定,也可互相转化。

1.普通感冒

普通感冒又称急性鼻炎或上呼吸道卡他，以鼻咽部卡他症状为主要表现，俗称"伤风"。成人多为鼻病毒所致，起病较急，初期有咽干、咽痒或咽痛，同时或数小时后有打喷嚏、鼻塞、流清水样鼻涕，2～3天后分泌物变稠，伴咽鼓管炎可引起听力减退，伴流泪、味觉迟钝、声嘶、少量咳嗽、低热不适、轻度畏寒和头痛。检查可见鼻腔黏膜充血、水肿、有分泌物，咽部轻度充血。如无并发症，一般经5～7天痊愈。

2.流行性感冒

流行性感冒（简称流感）则由流感病毒引起，起病急，鼻咽部症状较轻，但全身症状较重，伴高热、全身酸痛和眼结膜炎症状。而且常有较大或大范围的流行。

3.病毒性咽炎和喉炎

临床特征为咽部发痒、不适和灼热感、声嘶、讲话困难、咳嗽、咳嗽时咽喉疼痛，无痰或痰呈黏液性，有发热和乏力，伴有咽下疼痛时，常提示有链球菌感染，体检发现咽部明显充血和水肿、局部淋巴结肿大且触痛，提示流感病毒和腺病毒感染，腺病毒咽炎可伴有眼结膜炎。

4.疱疹性咽峡炎

主要由柯萨奇病毒A引起，夏季好发。有明显咽痛、常伴有发热，病程约一周。体检可见咽充血，软腭、腭垂、咽和扁桃体表面有灰白色疱疹及浅表溃疡，周围有红晕。多见儿童，偶见于成人。

5.咽结膜热

常为柯萨奇病毒、腺病毒等引起。夏季好发，游泳传播为主，儿童多见。表现为发热、咽痛、畏光、流泪、咽及结膜明显充血。病程为4～6天。

6.细菌性咽-扁桃体炎

多由溶血性链球菌感染所致，其次为流感嗜血杆菌、肺炎球菌、葡萄球菌等引起。起病急，咽痛明显、伴畏寒、发热，体温超过39 ℃。检查可见咽部明显充血，扁桃体充血肿大，其表面有黄色点状渗出物，颌下淋巴结肿大伴压痛，肺部无异常体征。

（二）急性气管-支气管炎

起病较急，常先有急性上呼吸道感染的症状，继之出现干咳或少量黏液性痰，随后可转为黏液脓性或脓性痰液，痰量增多，咳嗽加剧，偶可痰中带血。全身症状一般较轻，可有发热，38 ℃左右，多于3～5天后消退。咳嗽、咳痰为最常见的症状，常为阵发性咳嗽，咳嗽、咳痰可延续2～3周才消失，如迁延不愈，则可演变为慢性支气管炎。呼吸音常正常或增粗，两肺可听到散在干、湿啰音。

三、护理

（一）护理目标

患者躯体不适缓解，日常生活不受影响；体温恢复正常；呼吸道通畅；睡眠改善；无并发症发生或并发症被及时控制。

（二）护理措施

1.一般护理

注意隔离患者，减少探视，避免交叉感染。患者咳嗽或打喷嚏时应避免对着他人。患者使用的餐具、痰盂等用具应按规定消毒，或用一次性器具，回收后焚烧弃去。多饮水，补充足够的热量，给予清淡易消化、高热量、丰富维生素、富含营养的食物。避免刺激性食物，戒烟、酒。患者以休息为主，特别是在发热期间。部分患者往往因剧烈咳嗽而影响正常的睡眠，可给患者提供容易入睡的休息环境，保持病室适宜温度、湿度和空气流通。保证周围环境安静，关闭门窗。指导患者运用促进睡眠的方式，如睡前泡脚、听音乐等。必要时可遵医嘱给予镇咳、祛痰或镇静药物。

2.病情观察

关注疾病流行情况、鼻咽部发生的症状、体征及血常规和 X 线胸片改变。注意并发症，如耳痛、耳鸣、听力减退、外耳道流脓等提示中耳炎；如头痛剧烈、发热、伴脓涕、鼻窦有压痛等提示鼻窦炎；如在恢复期出现胸闷、心悸、眼睑水肿、腰酸和关节痛等提示心肌炎、肾炎或风湿性关节炎，应及时就诊。

3.对症护理

(1)高热护理：体温超过 37.5 ℃，应每 4 小时测体温 1 次，观察体温过高的早期症状和体征，体温突然升高或骤降时，应随时测量和记录，并及时报告医师。体温＞39 ℃时，要采取物理降温。降温效果不好可遵照医嘱选用适当的解热剂进行降温。患者出汗后应及时处理，保持皮肤的清洁和干燥，并注意保暖。鼓励多饮水。

(2)保持呼吸道通畅：清除气管、支气管内分泌物，减少痰液在气管、支气管内的聚积。指导患者采取舒适的体位进行有效咳嗽。观察咳痰情况，如痰液较多且黏稠，可嘱患者多饮水，或遵照医嘱给予雾化吸入治疗，以湿润气道、利于痰液排出。

4.用药护理

(1)对症治疗：选用抗感冒复合剂或中成药减轻发热、头痛，减少鼻、咽充血和分泌物，如对乙酰氨基酚(扑热息痛)、银翘解毒片等。干咳者可选用右美沙芬、喷托维林(咳必清)等；咳嗽有痰可选用复方氯化铵合剂、溴已新(必嗽平)或雾化祛痰。咽痛者可含服喉片或草珊瑚片等。气喘者可用平喘药，如特布他林、氨茶碱等。

(2)抗病毒药物：早期应用抗病毒药有一定疗效，可选用利巴韦林、奥司他韦、金刚烷胺、吗啉胍和抗病毒中成药等。

(3)抗菌药物：如有细菌感染，最好根据药物敏感试验选择有效抗菌药物治疗，常可选用大环内酯类、青霉素类、氟喹诺酮类及头孢菌素类。

根据医嘱选用药物，告知患者药物的作用、可能发生的不良反应和服药的注意事项，如按时服药；应用抗生素者，注意观察有无迟发变态反应发生；对于应用解热镇痛药者注意避免大量出汗引起虚脱等。发现异常及时就诊等。

5.心理护理

急性呼吸道感染预后良好，多数患者于一周内康复，仅少数患者可因咳嗽迁延不愈而发展为慢性支气管炎，患者一般无明显心理负担。但如果咳嗽较剧烈，加之伴有发热，可能会影响患者的休息、睡眠，进而影响工作和学习，个别患者产生急于缓解咳嗽等症状的焦虑情绪。护理人员应与患者进行耐心、细致的沟通，通过对病情的客观评价，解除患者的心理顾虑，建立治疗疾病的信心。

6.健康指导

(1)疾病知识指导：帮助患者和家属掌握急性呼吸道感染的诱发因素及本病的相关知识，避免受凉、过度疲劳，注意保暖；外出时可戴口罩，避免寒冷空气对气管、支气管的刺激。积极预防和治疗上呼吸道感染,症状改变或加重时应及时就诊。

(2)生活指导:平时应加强耐寒锻炼,增强体质,提高机体免疫力。有规律生活,避免过度劳累。室内空气保持新鲜、阳光充足。少去人群密集的公共场所。戒烟、酒。

(三)护理评价

患者舒适度改善;睡眠质量提高;未发生并发症或发生后被及时控制。

(陈亚林)

第二节　支气管哮喘

支气管哮喘(简称哮喘)是由多种细胞(如嗜酸性粒细胞、肥大细胞、T淋巴细胞、中性粒细胞、气道上皮细胞等)和细胞组分参与的气道慢性炎症性疾病。这种慢性炎症导致气道高反应性和广泛多变的可逆性气流受限,并引起反复发作性的喘息、气急、胸闷或咳嗽等症状,常在夜间和/或清晨发作和加重,多数患者可自行缓解或治疗后缓解。支气管哮喘如贻误诊治,随病程的延长可产生气道不可逆性狭窄和气道重塑。因此,合理的防治至关重要。

一、病因及发病机制

(一)病因

本病的病因不十分清楚。目前认为哮喘是多基因遗传病,受遗传因素和环境因素双重影响。

1.遗传因素

哮喘发病具有明显的家族集聚现象,临床家系调查发现,哮喘患者亲属患病率高于群体患病率,且亲缘关系越近患病率越高;病情越严重,其亲属患病率也越高。

2.环境因素

环境因素主要为哮喘的激发因素,如下。

(1)吸入性变应原:尘螨、花粉、真菌、动物毛屑、二氧化硫、氨气等各种特异和非特异性吸入物。

(2)感染:细菌、病毒、原虫、寄生虫等。

(3)食物:鱼、虾、蟹、蛋类、牛奶等。

(4)药物:普萘洛尔(心得安)、阿司匹林等。

(5)其他:气候改变、运动、妊娠等。

(二)发病机制

哮喘的发病机制非常复杂(图3-1),变态反应、气道炎症、气道反应性增高和神经等因素及其相互作用被认为与哮喘的发病关系密切。其中气道炎症是哮喘发病的本质,而气道高反应性是哮喘的重要特征。根据变应原吸入后哮喘发生的时间,可分为速发性哮喘反应(IAR)、迟发性哮喘反应(LAR)和双相型哮喘反应(DAR)。IAR在吸入变应原的同时立即发生反应,15～30分钟达高峰,2小时逐渐恢复正常。LAR在吸入变应原6小时左右发作,持续时间长,症状重,常呈持续性哮喘表现,为气道慢性炎症反应的结果。

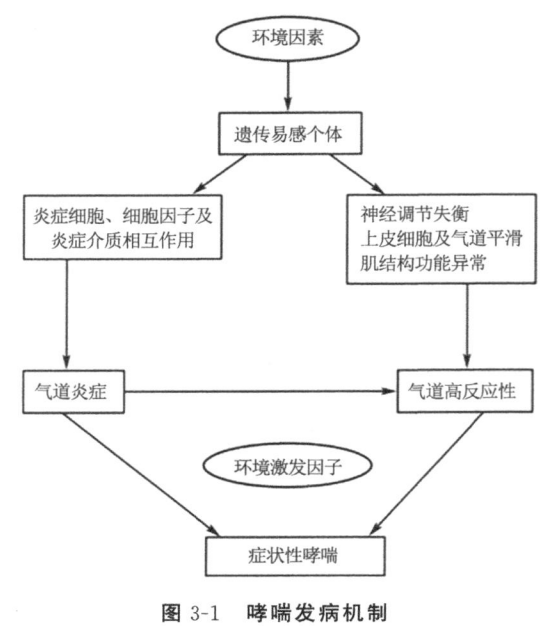

图 3-1 哮喘发病机制

二、临床表现

(一)症状

典型表现为发作性呼气性呼吸困难或发作性胸闷和咳嗽,伴有哮鸣音。严重者呈强迫坐位或端坐呼吸,甚至出现发绀等;干咳或咳大量泡沫样痰。哮喘发作前常有干咳、呼吸紧迫感、连打喷嚏、流泪等先兆表现;有时仅以咳嗽为唯一的症状(咳嗽变异性哮喘)。哮喘症状可在数分钟内发作,经数小时至数天,用支气管舒张药可缓解或自行缓解。在夜间及凌晨发作和加重常是哮喘的特征之一。有些青少年,在运动时出现咳嗽、胸闷和呼吸困难(运动性哮喘)。

(二)体征

发作时胸部呈过度充气征象,双肺可闻及广泛的哮鸣音,呼气音延长。严重者可有辅助呼吸肌收缩加强,心率加快、奇脉、胸腹反常运动和发绀。但在轻度哮喘或非常严重哮喘发作时,哮鸣音可不出现,称之为寂静胸。非发作期可无阳性体征。

三、分期

根据临床表现哮喘分为急性发作期、慢性持续期和缓解期。

(一)急性发作期

急性发作期是指气促、咳嗽、胸闷等症状突然发生,常有呼吸困难,以呼气流量降低为其特征,常因接触刺激物或治疗不当所致。哮喘急性发作时严重程度评估见表 3-1。

(二)慢性持续期

在哮喘非急性发作期,患者仍有不同程度的哮喘症状或 PEF 降低。根据临床表现和肺功能可将慢性持续期的病情程度分为 4 级,见表 3-2。

(三)缓解期

缓解期系指经过或未经过治疗症状、体征消失,肺功能恢复到急性发作前水平,并维持 4 周以上。

表 3-1　哮喘急性发作时病情严重程度的分级

病情程度	临床表现	生命体征	血气分析	支气管舒张剂
轻度	对日常生活影响不大,可平卧,说话连续成句,步行、上楼时有气短	脉搏<100 次/分	基本正常	能被控制
中度	日常生活受限,稍事活动便有喘息,喜坐位,讲话时断时续,有焦虑和烦躁,哮鸣音响亮而弥漫	脉搏 100~120 次/分	PaO_2 8.0~10.7 kPa(60~80 mmHg) $PaCO_2$<6.0 kPa(45 mmHg)	仅有部分缓解
重度	喘息持续发作,日常生活受限,休息时亦喘,端坐前弓位,大汗淋漓,常有焦虑和烦躁	脉搏明显增快,有奇脉、发绀	PaO_2<8.0 kPa(60 mmHg) $PaCO_2$>6.0 kPa(45 mmHg)	无效
危重	患者不能讲话,出现意识障碍,呼吸时,哮鸣音明显减弱或消失,胸腹部矛盾运动	脉搏>120 次/分或脉律徐缓不规则,血压下降	PaO_2<8.0 kPa(60 mmHg) $PaCO_2$>6.0 kPa(45 mmHg)	无效

注:1 mmHg=0.13 kPa

表 3-2　哮喘慢性持续期病情严重度的分级

分级	临床表现	肺功能改变
间歇发作(第一级)	症状<每周 1 次,短暂发作,夜间哮喘症状<每月 2 次	FEV_1≥80%预计值或 PEF≥80%个人最佳值,PEF 或 FEV_1 变异率<20%
轻度持续(第二级)	症状≥每周 1 次,但<每天 1 次,可能影响活动及睡眠,夜间哮喘症状>每月 2 次,但<每周 1 次	FEV_1≥80%预计值或 PEF≥80%个人最佳值,PEF 或 FEV_1 变异率 20%~30%
中度持续(第三级)	每天有症状,影响活动及睡眠,夜间哮喘症状≥每周 1 次	FEV_1 60%~79%预计值或 PEF 60%~79%个人最佳值,PEF 或 FEV_1 变异率>30%
重度持续(第四级)	每天有症状,频繁发作,经常出现夜间哮喘症状,体力活动受限	FEV_1<60%预计值或 PEF<60%个人最佳值,PEF 或 FEV_1 变异率>30%

四、护理

(一)护理目标

患者呼吸困难缓解,能进行有效呼吸;痰液能排出;能正确使用雾化吸入器;未发生并发症。

(二)护理措施

支气管哮喘目前尚无根治的方法。护理措施和治疗的目的为控制症状,防止病情恶化,尽可能保持肺功能正常,维持正常活动能力(包括运动),避免治疗不良反应,防止不可逆气道阻塞,避免死亡。

1.一般护理

(1)环境与体位:提供安静、舒适、温湿度适宜的环境,保持室内清洁、空气流通。脱离变应原非常必要,找到引起哮喘发作的变应原或其他非特异刺激因素,并使患者迅速脱离,这是防治哮喘最有效的方法。病室不宜布置花草,避免使用羽绒或蚕丝织物。发作时,协助患者采取舒适的半卧位或坐位,或用过床桌使患者伏桌休息,以减轻体力消耗。

(2)饮食护理:大约20%的成年人和50%的哮喘患儿可因不适当饮食而诱发或加重哮喘。护理人员应帮助患者找出与哮喘发作的有关食物。哮喘患者的饮食以清淡、易消化、高蛋白,富含维生素A、维生素C、钙的食物为主,如哮喘发作与进食某些异体蛋白如鱼、虾、蟹、蛋类、牛奶等有关,应忌食;某些食物添加剂如酒石黄、亚硝酸盐(制作糖果、糕点用于漂白、防腐)也可诱发哮喘发作,应当引起注意。慎用或忌用某些引起哮喘的药物,如阿司匹林或阿司匹林的复方制剂。戒酒、戒烟。哮喘发作时,患者呼吸增快、出汗,极易形成痰栓阻塞小支气管,若无心、肾功能不全时,应鼓励患者饮水2 000～3 000 mL/d,必要时,遵医嘱静脉补液,注意输液速度。

(3)保持身体清洁舒适:哮喘患者常会大量出汗,应每天以温水擦浴,勤换衣服和床单,保持皮肤的清洁、干燥和舒适。协助并鼓励患者咳嗽后用温水漱口,保持口腔清洁。

(4)氧疗护理:重症哮喘患者常伴有不同程度的低氧血症存在,应遵医嘱给予吸氧,吸氧流量为每分钟1～3 L,吸氧浓度一般不超过40%。为避免气道干燥和寒冷气流的刺激而导致气道痉挛,吸入的氧气应尽量温暖湿润。

2.病情观察

观察哮喘发作的前驱症状,如鼻咽痒、喷嚏、流涕、眼痒等黏膜过敏症状;哮喘发作时,观察患者意识状态、呼吸频率、节律、深度及辅助呼吸肌是否参与呼吸运动等,监测呼吸音、哮鸣音变化,监测动脉血气分析和肺功能情况,了解病情和治疗效果。呼吸困难时遵医嘱给予吸氧,注意氧疗效果;哮喘发作严重时,如经治疗病情无缓解,做好机械通气准备工作;加强对急性期患者的监护,尤其在夜间和凌晨易发生哮喘的时间段内,严密观察有无病情变化。

3.用药护理

(1)β_2肾上腺素受体激动剂(简称β_2受体激动剂):是控制哮喘急性发作症状的首选药物,短效β_2受体激动剂起效较快,但药效持续时间较短,一般仅维持4～6小时,常用药物有沙丁胺醇、特布他林等。长效β_2受体激动剂作用时间均在10小时以上,且有一定抗感染作用,如福莫特罗、沙美特罗及丙卡特罗等,用药方法可采用定量气雾剂(MDI)吸入、干粉吸入、持续雾化吸入等,也可用口服或静脉注射。首选吸入法,因药物直接作用于呼吸道,局部浓度高且作用迅速,所用剂量较小,全身性不良反应少。常用沙丁胺醇或特布他林,每天3～4次,每次1～2喷。干粉吸入方便较易掌握。持续雾化吸入多用于重症和儿童患者,方法简单易于配合。β_2激动剂的缓(控)释型口服制剂,用于防治反复发作性哮喘和夜间哮喘。注射用药,用于严重哮喘,一般每次用量为沙丁胺醇0.5 mg,只在其他疗法无效时使用。指导患者按医嘱用药,不宜长期规律、单一、大量使用,否则会引起气道β_2受体功能下调,药物减效;由于本类药物(特别是短效制剂)无明显抗炎作用,故宜与吸入激素等抗炎药配伍使用。口服沙丁胺醇或特布他林时,观察有无心悸、骨骼肌震颤等不良反应。静脉点滴沙丁胺醇注意滴速2～4 μg/min,并注意有无心悸等不良反应。

(2)糖皮质激素:是当前控制哮喘发作最有效的药物。可分为吸入、口服和静脉用药。吸入治疗是目前推荐长期抗感染治疗哮喘的最常用的方法。常用吸入药物有倍氯米松、氟替卡松、莫米松等,起效慢,通常需规律用药一周以上方能起效。口服药物用于吸入糖皮质激素无效或需要短期加强的患者。有泼尼松、泼尼松龙,起始30～60 mg/d,症状缓解后逐渐减量至≤10 mg/d。然后停用,或改用吸入剂。在重度或严重哮喘发作时,提倡及早静脉给药。吸入治疗药物全身性不良反应少,少数患者可出现口腔念珠菌感染、声音嘶哑或呼吸道不适,指导患者吸药后必须立即用清水充分漱口以减轻局部反应和胃肠吸收。全身用药应注意肥胖、糖尿病、高血压、骨质疏松、消化性溃疡等不良反应,口服用药宜在饭后服用,以减少对胃肠道黏膜的刺激。气雾吸入糖皮质激素可减少其口服量,当用吸入剂替代口服剂时,通常需同时使用两周后逐步减少口服量,指导患者不得自行减量或停药。

(3)茶碱类:是目前治疗哮喘的有效药物,通过抑制磷酸二酯酶,提高平滑肌细胞内的 cAMP 浓度,拮抗腺苷受体,刺激肾上腺分泌肾上腺素,增强呼吸肌的收缩;同时具有气道纤毛清除功能和抗炎作用。口服氨茶碱一般剂量每天 6～10 mg/kg,控(缓)释茶碱制剂,可用于夜间哮喘。静脉给药主要应用于危、重症哮喘,静脉注射首次剂量 4～6 mg/kg,注射速度不超过 0.25 mg/(kg·min),静脉滴注维持量为0.6～0.8 mg/(kg·h)日注射量一般不超过 1.0 g。其主要不良反应为胃肠道、心脏和中枢神经系统的毒性反应。氨茶碱用量过大或静脉注射(滴注)速度过快可引起恶心、呕吐、头痛、失眠、心律失常,严重者引起室性心动过速,抽搐乃至死亡。静脉注射时浓度不宜过高,速度不宜过快,注射时间宜在 10 分钟以上,以防中毒症状发生,观察用药后疗效和不良反应,最好在用药中监测血药浓度,其安全有效浓度为6～15 μg/mL。发热、妊娠、小儿或老年有心、肝、肾功能障碍及甲状腺功能亢进者慎用。合用西咪替丁(甲氰咪胍)、喹诺酮类、大环内酯类药物等可影响茶碱代谢而使其排泄减慢,应减少用量。茶碱缓释片或茶碱控释片由于药片有控释材料,不能嚼服,必须整片吞服。

(4)抗胆碱药:胆碱能受体(M 受体)拮抗剂,有舒张支气管及减少痰液的作用。常用异丙托溴铵吸入或雾化吸入,约 10 分钟起效,维持 4～6 小时;长效抗胆碱药噻托溴铵作用维持时间可达 24 小时。

(5)其他:色苷酸钠是非糖皮质激素抗炎药物。对预防运动或变应原诱发的哮喘最为有效。色苷酸钠雾化吸入 3.5～7 mg 或干粉吸入 20 mg,每天 3～4 次。酮替酚和新一代组胺 H_1 受体拮抗剂阿司咪唑、曲尼斯特等对轻症哮喘和季节性哮喘有效,也可与 β_2 受体激动剂联合用药。色苷酸钠及尼多酸钠,少数病例可有咽喉不适、胸闷、偶见皮疹,孕妇慎用。抗胆碱药吸入后,少数患者可有口苦或口干感。白三烯(LT)拮抗剂具有抗炎和舒张支气管平滑肌的作用。白三烯调节剂的主要不良反应是较轻微的胃肠道症状,少数有皮疹、血管性水肿、转氨酶升高,停药后可恢复正常。

4.吸入器的正确使用

(1)定量雾化吸入器(MDI):MDI 的使用需要患者协调呼吸动作,正确使用是保证吸入治疗成功的关键。根据患者文化层次、学习能力,提供雾化吸入器的学习资料。

MDI 使用方法:打开盖子,摇匀药液,深呼气至不能再呼时,张口,将 MDI 喷嘴置于口中,双唇包住咬口,以慢而深的方式经口吸气,同时以手指按压喷药,至吸气末屏气 10 秒,使较小的雾粒沉降在气道远端,然后缓慢呼气,休息 3 分钟后可再重复使用一次。指导患者反复练习,医护人员演示,直至患者完全掌握。

特殊 MDI 的使用:对不易掌握 MDI 吸入方法的儿童或重症患者,可在 MDI 上加储物罐,可以简化操作,增加吸入到下呼吸道和肺部的药物量,减少雾滴在口咽部沉积引起刺激,增加雾化吸入疗效。

(2)干粉吸入器:较常用的有蝶式吸入器、都宝装置和准纳器。①蝶式吸入器:指导患者正确将药物转盘装进吸入器中,打开上盖至垂直部位(刺破胶囊),用口唇含住吸嘴用力深吸气,屏气数秒钟。重复上述动作3～5次,直至药粉吸尽为止。完全拉出滑盘,再推回原位(此时旋转转盘至一个新囊泡备用)。②都宝装置:使用时移去瓶盖,一手垂直握住瓶体,另一手握住底盖,先右转再向左旋转至听到"喀"的一声。吸入前先呼气,然后含住吸嘴,仰头,用力深吸气,屏气5～10秒。③准纳器:使用时一手握住外壳,另一手的大拇指放在拇指柄上向外推动至完全打开,推动滑杆直至听到"咔哒"声,将吸嘴放入口中,经口深吸气,屏气10秒。

5.心理护理

研究证明,精神因素在哮喘的发生发展过程中起重要作用,培养良好的情绪和战胜疾病的信心是哮喘治疗和护理的重要内容。哮喘患者的心理表现类型多种多样,可有抑郁、焦虑、恐惧、性格的改变(如悲观、失望、孤独、脆弱、躁动、敌对、易于冲动、神经质、自卑等)、社会工作能力的下降(如自信心及适应能力下降、交际减少等)或自主神经紊乱的表现,如多汗、头晕、眼花、食欲减退、手颤、胸闷、气短、心悸等。针对哮喘患者心理障碍的情况,护理人员应体谅和同情患者的痛苦,尤其对于慢性哮喘治疗效果不佳的患者更应关心,给予心理疏导和教育,向患者解释避免不良情绪的重要性,多用鼓励性语言,减轻患者的心理压力,提高治疗的信心和依从性。

6.健康指导

(1)疾病知识指导:通过教育使患者能懂得哮喘虽不能彻底治愈,但只要坚持充分地正规治疗,完全可以有效地控制哮喘的发作,即患者可达到没有或仅有轻度症状,能坚持日常工作和学习。

(2)识别和避免触发因素:针对个体情况,指导患者有效控制可诱发哮喘发作的各种因素,如避免摄入引起过敏的食物;室内布局力求简洁,避免使用地毯、种植花草、不养宠物;经常打扫房间,清洗床上用品;避免接触刺激性气体及预防呼吸道感染;避免进食易引起哮喘的食物;避免强烈的精神刺激和剧烈的运动;避免大笑、大哭、大喊等过度换气动作;在缓解期应加强体育锻炼、耐寒锻炼及耐力训练,以增强体质。

(3)自我监测病情:识别哮喘加重的早期情况,学会哮喘发作时进行简单的紧急自我处理方法,学会利用峰流速仪来监测最大呼气峰流速(PEFR),做好哮喘日记,为疾病预防和治疗提供参考资料。峰流速仪是一种可随身携带,能测量PEFR的一种小型仪器。使用方法:取站立位,尽可能深吸一口气,然后用唇齿部分包住口含器后,以最快的速度,用一次最有力的呼气吹动游标滑动,游标最终停止的刻度,就是此次峰流速值。峰流速测定是发现早期哮喘发作最简便易行的方法,在没有出现症状之前,PEFR下降,提示早期哮喘的发生。临床试验观察证实,每天测量的PEFR与标准的PEFR进行比较,不仅能早期发现哮喘发作,还能判断哮喘控制的程度和选择治疗措施。如果PEFR经常地、有规律地保持在80%～100%,为安全区,说明哮喘控制理想;如果PEFR在50%～80%,为警告区,说明哮喘加重,需及时调整治疗方案;如果PEFR<50%,为危险区,说明哮喘严重,需要立即到医院就诊。

(4)用药指导:哮喘患者应了解自己所用的每种药的药名、用法及使用时的注意事项,了解药物的主要不良反应及如何采取相应的措施来避免。指导患者或家属掌握正确的药物吸入技术。一般先用β_2受体激动剂,后用糖皮质激素吸入剂。与患者共同制订长期管理、防止复发的计划。坚持定期随访保健,指导正确用药,使药物不良反应减至最少,受体激动剂使用量减至最小,甚至不用也能控制症状。

(5)心理-社会指导:保持有规律的生活和乐观情绪,积极参加体育锻炼,最大程度恢复劳动能力,特别向患者说明发病与精神因素和生活压力的关系。动员与患者关系密切的力量,如家人或朋友参与对哮喘患者的管理;为其身心健康提供各方面的支持,并充分利用社会支持系统。

(三)护理评价

患者呼吸平稳,肺部听诊呼吸音正常,哮鸣音消失。动脉血气检测结果维持在正常范围;患者能摄入足够的液体,痰液稀薄,容易咳出;患者能描述使用吸入器的目的、注意事项、正确掌握使用方法。

(陈亚林)

第三节　肺　炎

肺炎是指终末气道、肺泡和肺间质的炎症,可由病原微生物、理化因素、免疫损伤、过敏及药物所致。细菌性肺炎是最常见的肺炎,也是最常见的感染性疾病之一。尽管新的强效抗生素不断投入应用,但其发病率和病死率仍很高。

一、概述

(一)分类

1.解剖分类

(1)大叶性(肺泡性)肺炎:为肺实质炎症,通常并不累及支气管。病原体先在肺泡引起炎症,经肺泡间孔向其他肺泡扩散,导致部分或整个肺段、肺叶发生炎症改变。致病菌多为肺炎链球菌。

(2)小叶性(支气管)肺炎:指病原体经支气管入侵,引起细支气管、终末细支气管和肺泡的炎症。病原体有肺炎链球菌、葡萄球菌、病毒、肺炎支原体及军团菌等。常继发于其他疾病,如支气管炎、支气管扩张、上呼吸道病毒感染,以及长期卧床的危重患者。

(3)间质性肺炎:以肺间质炎症为主,病变累及支气管壁及其周围组织,有肺泡壁增生及间质水肿。可由细菌、支原体、衣原体、病毒或肺孢子菌等引起。

2.病因分类

(1)细菌性肺炎:如肺炎链球菌、金黄色葡萄球菌、甲型溶血性链球菌、肺炎克雷伯杆菌、流感嗜血杆菌、铜绿假单胞菌、棒状杆菌、梭形杆菌等引起的肺炎。

(2)非典型病原体所致肺炎:如支原体、军团菌和衣原体等。

(3)病毒性肺炎:如冠状病毒、腺病毒、呼吸道合胞病毒、流感病毒、麻疹病毒、巨细胞病毒、单纯疱疹病毒等。

(4)真菌性肺炎:如白念珠菌、曲霉、放射菌等。

(5)其他病原体所致的肺炎:如立克次体、弓形虫、寄生虫等。

(6)理化因素所致的肺炎:如放射性损伤引起的放射性肺炎、胃酸吸入、药物等引起的化学性肺炎等。

3.患病环境分类

(1)社区获得性肺炎:是指在医院外罹患的感染性肺实质炎症,也称院外肺炎,包括具有明确潜伏期的病原体感染而在入院后平均潜伏期内发病的肺炎。常见致病菌为肺炎链球菌、流感嗜血杆菌、卡他莫拉菌和非典型病原体。

（2）医院获得性肺炎：简称医院内肺炎，是指患者入院时既不存在、也不处于潜伏期，而于入院 48 小时后在医院（包括老年护理院、康复院等）内发生的肺炎，也包括出院后 48 小时内发生的肺炎。无感染高危因素患者的常见病原体依次为肺炎链球菌、流感嗜血杆菌、金黄色葡萄球菌、铜绿假单胞菌、大肠埃希菌、肺炎克雷伯杆菌等；有感染高危因素患者的常见病原体依次为金黄色葡萄球菌、铜绿假单胞菌、肠杆菌属、肺炎克雷伯杆菌等。

（二）病因及发病机制

正常的呼吸道免疫防御机制（支气管内黏液-纤毛运载系统、肺泡巨噬细胞防御的完整性等）使气管隆凸以下的呼吸道保持无菌。肺炎的发生主要由病原体和宿主两个因素决定。如果病原体数量多、毒力强和/或宿主呼吸道局部和全身免疫防御系统损害，即可发生肺炎。病原体可通过空气吸入、血行播散、邻近感染部位蔓延、上呼吸道定植菌的误吸引起社区获得性肺炎。医院获得性肺炎还可通过误吸胃肠道的定植菌（胃食管反流）和通过人工气道吸入环境中的致病菌引起。

二、肺炎链球菌肺炎

肺炎链球菌肺炎或称肺炎球菌肺炎，是由肺炎链球菌或称肺炎球菌所引起的肺炎，约占社区获得性肺炎的半数以上。通常急骤起病，以高热、寒战、咳嗽、血痰及胸痛为特征。X 线胸片呈肺段或肺叶急性炎性实变，近年来因抗菌药物的广泛使用，致使本病的起病方式、症状及 X 线改变为不典型。

（一）临床表现

1.症状

起病多急骤，高热、寒战，全身肌肉酸痛，体温通常在数小时内升至 39～40 ℃，高峰在下午或傍晚，或呈稽留热，脉率随之增速。可有患侧胸部疼痛，放射到肩部或腹部，咳嗽或深呼吸时加剧。痰少，可带血或呈铁锈色，食欲锐减，偶有恶心、呕吐、腹痛或腹泻，易被误诊为急腹症。

2.体征

患者呈急性病容，面颊绯红，鼻翼翕动，皮肤灼热、干燥，口角及鼻周有单纯疱疹；病变广泛时可出现发绀。有败血症者，可出现皮肤、黏膜出血点，巩膜黄染。早期肺部体征无明显异常，仅有胸廓呼吸运动幅度减小，叩诊稍浊，听诊可有呼吸音减低及胸膜摩擦音。肺实变时叩诊浊音、触觉语颤增强并可闻及支气管呼吸音。消散期可闻及湿啰音。心率增快，有时心律不齐。重症患者有肠胀气，上腹部压痛多与炎症累及膈胸膜有关。重症感染时可伴休克、急性呼吸窘迫综合征及神经精神症状，表现为神志模糊、烦躁、呼吸困难、嗜睡、谵妄、昏迷等。累及脑膜时有颈抵抗及出现病理性反射。

本病自然病程大致 1～2 周。发病 5～10 天，体温可自行骤降或逐渐消退；使用有效的抗菌药物后可使体温在 1～3 天恢复正常。患者的其他症状与体征亦随之逐渐消失。

（二）护理

1.护理目标

体温恢复正常范围；患者呼吸平稳，发绀消失；症状减轻呼吸道通畅；疼痛减轻，感染控制未发生休克。

2.护理措施

(1)一般护理。①休息与环境:保持室内空气清新,病室保持适宜的温、湿度,环境安静、清洁、舒适。限制患者活动,限制探视,避免因谈话过多影响体力。要集中安排治疗和护理活动,保证足够的休息,减少氧耗量,缓解头痛、肌肉酸痛、胸痛等症状。②体位:协助或指导患者采取合适的体位。对有意识障碍患者,如病情允许可取半卧位,增加肺通气量;或侧卧位,以预防或减少分泌物吸入肺内。为促进肺扩张,每2小时变换体位1次,减少分泌物淤积在肺部而引起并发症。③饮食与补充水分:给予高热量、高蛋白质、高维生素、易消化的流质或半流质食物,以补充高热引起的营养物质消耗。宜少食多餐,避免压迫膈肌。若有明显麻痹性肠梗阻或胃扩张,应暂时禁食,遵医嘱给予胃肠减压,直至肠蠕动恢复。鼓励患者多饮水(1~2 L/d),来补充发热、出汗和呼吸急促所丢失的水分,并利于痰液排出。轻症者无须静脉补液,脱水严重者可遵医嘱补液,补液有利于加快毒素排泄和热量散发,尤其是食欲差或不能进食者。心脏病或老年人应注意补液速度,过快过多易导致急性肺水肿。

(2)病情观察:监测患者神志、体温、呼吸、脉搏、血压和尿量,并做好记录。尤其应注意密切观察体温的变化。观察有无呼吸困难及发绀,及时适宜给氧。重点观察儿童、老年人、久病体弱者的病情变化,注意是否伴有感染性休克的表现。观察痰液颜色、性状和量,如肺炎球菌肺炎呈铁锈色,葡萄球菌肺炎呈粉红色乳状,厌氧菌感染者痰液多有恶臭等。

(3)对症护理。①高热的护理:体温超过37.5 ℃,应每4小时测体温1次,观察体温过高的早期症状和体征,体温突然升高或骤降时,应随时测量和记录,并及时报告医师。体温>39 ℃时,要采取物理降温。降温效果不好可遵照医嘱选用适当的解热剂进行降温。患者出汗后应及时处理,保持皮肤的清洁和干燥,并注意保暖。鼓励多饮水。②咳嗽、咳痰的护理:协助和鼓励患者有效咳嗽、排痰,及时清除口腔和呼吸道内痰液、呕吐物。痰液黏稠不易咳出时,在病情允许情况下可扶患者坐起,给予拍背,协助咳痰,遵医嘱应用祛痰药及超声雾化吸入,稀释痰液,促进痰的排出。必要时吸痰,预防窒息。吸痰前,注意告知病情。③气急发绀的护理:监测动脉血气分析值,给予吸氧,提高血氧饱和度,改善发绀,增加患者的舒适度。氧流量一般为每分钟4~6 L,若为COPD患者,应给予低流量低浓度持续吸氧。注意观察患者呼吸频率、节律、深度等变化,皮肤色泽和意识状态有无改变,如果病情恶化,准备气管插管和呼吸机辅助通气。④胸痛的护理:维持患者舒适的体位。患者胸痛时,常随呼吸、咳嗽加重,可采取患侧卧位,在咳嗽时可用枕头等物夹紧胸部,必要时用宽胶布固定胸廓,以降低胸廓活动度,减轻疼痛。疼痛剧烈者,遵医嘱应用镇痛、止咳药,缓解疼痛和改善肺通气,如口服可待因。⑤其他:鼓励患者经常漱口,做好口腔护理。口唇疱疹者局部涂液体石蜡或抗病毒软膏,防止继发感染。烦躁不安、谵妄、失眠者酌情使用地西泮或水合氯醛,禁用抑制呼吸的镇静药。

(4)感染性休克的护理。①观察休克的征象:密切观察生命体征、实验室检查和病情的变化。发现患者神志模糊、烦躁、发绀、四肢湿冷、脉搏细数、脉压变小、呼吸浅快、面色苍白、尿量减少(<30 mL/h)等休克早期症状时,及时报告医师,采取救治措施。②环境与体位:应将感染性休克的患者安置在重症监护室,注意保暖和安全。取仰卧中凹位,抬高头胸部20°,抬高下肢约30°,有利于呼吸和静脉回流,增加心排血量。尽量减少搬动。③吸氧:应给高流量吸氧,维持动脉氧分压在8.0 kPa(60 mmHg)以上,改善缺氧状况。④补充血容量:快速建立两条静脉通路,遵医嘱给予右旋糖酐或平衡液以维持有效血容量,降低血液的黏稠度,防止弥散性血管内凝血。随时监测患者一般情况、血压、尿量、尿比重、血细胞比容等;监测中心静脉压,作为调整补液速度

的指标,中心静脉压<5 cmH$_2$O 可放心输液,达到 10 cmH$_2$O 应慎重。以中心静脉压不超过 10 cmH$_2$O、尿量每小时在 30 mL 以上为宜。补液不宜过多过快,以免引起心力衰竭和肺水肿。若血容量已补足而 24 小时尿量仍<400 mL、尿比重<1.018 时,应及时报告医师,注意是否合并急性肾衰竭。⑤纠正酸中毒:有明显酸中毒可静脉滴注 5% 的碳酸氢钠,因其配伍禁忌较多,宜单独输入。随时监测和纠正电解质和酸碱失衡等。⑥应用血管活性药物的护理:遵医嘱在应用血管活性药物,如多巴胺、间羟胺(阿拉明)时,滴注过程中应注意防止液体溢出血管外,引起局部组织坏死和影响疗效。可应用输液泵单独静脉输入血管活性药物,根据血压随时调整滴速,维持收缩压在 12.0~13.3 kPa(90~100 mmHg),保证重要器官的血液供应,改善微循环。⑦对因治疗:应联合、足量应用强有力的广谱抗生素控制感染。⑧病情转归观察:随时监测和评估患者意识、血压、脉搏、呼吸、体温、皮肤、黏膜、尿量的变化,判断病情转归。如患者神志逐渐清醒、皮肤及肢体变暖、脉搏有力、呼吸平稳规则、血压回升、尿量增多,预示病情已好转。

(5)用药护理:遵医嘱及时使用有效抗感染药物,注意观察药物疗效及不良反应。

抗菌药物治疗:一经诊断即应给予抗菌药物治疗,不必等待细菌培养结果。首选青霉素 G,用药途径及剂量视病情轻重及有无并发症而定。对于成年轻症患者,可用 240 万 U/d,分 3 次肌内注射,或用普鲁卡因青霉素每 12 小时肌内注射 60 万 U;病情稍重者,宜用青霉素 G 每天 240 万~480 万 U,每 6~8 小时静脉滴注 1 次;重症及并发脑膜炎者,可增至每天 1 000 万~3 000 万 U,分 4 次静脉滴注;对青霉素过敏者或耐青霉素或多重耐药菌株感染者,可用呼吸氟喹诺酮类、头孢噻肟或头孢曲松等药物,多重耐药菌株感染者可用万古霉素、替考拉宁等。药物治疗 48~72 小时后应对病情进行评价,治疗有效表现为体温下降、症状改善、白细胞数量逐渐降低或恢复正常等。如用药 72 小时后病情仍无改善,需及时报告医师并做相应处理。药物不良反应及护理措施可参见表 3-3。

表 3-3　治疗肺炎常用抗感染药物的剂量用法、主要不良反应及护理措施

药名	剂量及用法	主要不良反应	注意事项和/或护理措施
青霉素 G	40 万~80 万单位/次,肌内注射或静脉滴注,每天 1~2 次,重症患者每天剂量可增至 1 000 万~3 000 万 U	变态反应最常见,以荨麻疹、药疹和血清样反应多见。最严重的是过敏性休克,另外可出现局部红肿、疼痛和硬结	1.仔细询问病史,对青霉素过敏者禁用,使用前要进行皮试;避免滥用和局部用药,避免在饥饿时注射,注射液要现用现配,同时要准备好急救药物和抢救设备,用药后需观察 30 分钟。一旦发生过敏性休克,立即组织抢救 2.避免快速给药,注意皮疹及局部反应情况
苯唑西林	每次 0.5~1 g,空腹口服或肌内注射或静脉滴注,每 4~6 小时一次	不良反应少,除与青霉素 G 有交叉变态反应外,少数患者可出现口干、恶心、腹痛、腹胀、胃肠道反应	1.观察药物疗效及胃肠道反应,反应较重者可遵医嘱服用制酸剂等药物 2.注意变态反应的发生,变态反应的注意事项和/或护理措施同上
头孢呋辛	每次 0.75~1.5 g,肌内注射或静脉滴注,每天 3 次	不良反应较少,常见的是变态反应,多表现为皮疹,过敏性休克少见	注意观察用药疗效及皮疹出现情况

药名	剂量及用法	主要不良反应	注意事项和/或护理措施
左氧氟沙星	每次 0.1 g，口服，每天 3 次	胃肠道反应	1.嘱患者餐后服药，注意观察用药效果，胃肠道反应较重者可遵医嘱加服制酸剂 2.儿童、孕妇、哺乳期妇女慎用或禁用
红霉素	每次 0.25～0.5 g，口服，每天 3～4 次	胃肠道反应较多见，少数患者可发生肝损害、药疹、耳鸣、耳聋等反应	1.嘱患者餐后服药以减轻胃肠道反应，反应较重者及时报告医师 2.注意有无黄疸及肝大等情况，同时要检测肝功能 3.注意有无过敏性药疹、耳鸣、耳聋等反应
利巴韦林	0.8～1.0 g/d，分 3～4 次口服；或肌内注射或静脉滴注每天 10～15 mg/kg，分 2 次缓慢静脉滴注	少数患者可出现口干、稀便、白细胞减少等症状，另动物试验有致畸作用	注意监测血常规及消化道反应，发现异常及时向医师汇报。妊娠初期 3 月内孕妇禁用

支持疗法：患者应卧床休息，注意补充足够蛋白质、热量及维生素。密切监测病情变化，注意防止休克。剧烈胸痛者，可酌情用少量镇痛药，如可待因 15 mg。不用阿司匹林或其他解热药，以免过度出汗、脱水及干扰真实热型，导致临床判断错误。鼓励饮水每天 1～2 L，轻症患者不需要常规静脉输液，确有失水者可输液，保持尿比重<1.020，血清钠<145 mmol/L。中等或重症患者[PaO_2<8.0 kPa(60 mmHg)或有发绀]应给氧。若有明显麻痹性肠梗阻或胃扩张，应暂时禁食、禁饮和胃肠减压，直至肠蠕动恢复。烦躁不安、谵妄、失眠者酌用地西泮 5 mg 或水合氯醛 1～1.5 g，禁用抑制呼吸的镇静药。

并发症的处理：经抗菌药物治疗后，高热常在 24 小时内消退，或数天内逐渐下降。若体温降而复升或3 天后仍不降者，应考虑肺炎链球菌的肺外感染，如脓胸、心包炎或关节炎等。持续发热的其他原因尚有耐青霉素的肺炎链球菌（PRSP）或混合细菌感染、药物热或并存其他疾病。肿瘤或异物阻塞支气管时，经治疗后肺炎虽可消散，但阻塞因素未除，肺炎可再次出现。10％～20％的肺炎链球菌肺炎伴发胸腔积液者，应酌情取胸液检查及培养以确定其性质。若治疗不当，约 5％并发脓胸，应积极排脓引流。

（6）心理护理：患病前健康状态良好的患者会因突然患病而焦虑不安；病情严重或患有慢性基础疾病的患者则可能出现消极、悲观和恐慌的心理反应。要耐心给患者讲解疾病的有关知识，解释各种症状和不适的原因，讲解各项诊疗、护理操作目的、操作程序和配合要点，使患者清楚大部分肺炎治疗、预后良好。询问和关心患者的需要，鼓励患者说出内心感受，与患者进行有效的沟通。帮助患者祛除不良心理反应，树立治愈疾病的信心。

（7）健康指导。①疾病知识指导：让患者及家属了解肺炎的病因和诱因，有皮肤疖、痈、伤口感染、毛囊炎、蜂窝织炎时应及时治疗。避免受凉、淋雨、酗酒和过度疲劳，特别是年老体弱和免疫功能低下者，如糖尿病、慢性肺病、慢性肝病、血液病、营养不良、艾滋病等。天气变化时随时增减衣服，预防上呼吸道感染。可注射流感或肺炎免疫疫苗，使之产生免疫力。②生活指导：劝导患者要注意休息，劳逸结合，生活有规律。保证摄取足够的营养物质，适当参加体育锻炼，增强机体抗病能力。对有意识障碍、慢性病、长期卧床者，应教会家属注意帮助患者经常改变体位、翻身、拍背，协助并鼓励患者咳出痰液，有感染征象时及时就诊。③出院指导：出院后需继续用药者,应指导患者遵医嘱按时服药,向患者介绍所服药物的疗效、用法、疗程、不良反应,不能自行停药或减量。教会患者观察疾病复发症状,如出现发热、咳嗽、呼吸困难等不适表现时,应及时就诊。告知患者随诊的时间及需要准备的有关资料,如 X 线胸片等。

3.护理评价

患者体温恢复正常;能进行有效咳嗽,痰容易咳出,显示咳嗽次数减少或消失,痰量减少;休克发生时及时发现并给予及时的处理。

三、其他类型肺炎

(一)葡萄球菌肺炎

葡萄球菌肺炎是由葡萄球菌引起的急性肺部化脓性炎症。葡萄球菌的致病物质主要是毒素与酶,具有溶血、坏死、杀白细胞和致血管痉挛等作用。其致病力可用血浆凝固酶来测定,阳性者致病力较强,是化脓性感染的主要原因。但其他凝固酶阴性的葡萄球菌亦可引起感染。随着医院内感染的增多,由凝固酶阴性葡萄球菌引起的肺炎也不断增多。医院获得性肺炎中,葡萄球菌感染占 11％～25％。常发生于有糖尿病、血液病、艾滋病、肝病或慢性阻塞性肺疾病等原有基础疾病者。若治疗不及时或不当,病死率甚高。

1.临床表现

(1)症状:起病多急骤,寒战、高热,体温高达 39～40 ℃,胸痛,咳大量脓性痰,带血丝或呈脓血状。全身肌肉和关节酸痛,精神萎靡,病情严重者可出现周围循环衰竭。院内感染者常起病隐袭,体温逐渐上升,咳少量脓痰。老年人症状可不明显。

(2)体征:早期可无体征,晚期可有双肺散在湿啰音。病变较大或融合时可出现肺实变体征。但体征与严重的中毒症状和呼吸道症状不平行。

2.治疗要点

早期清除原发病灶,积极抗感染治疗,加强支持疗法,预防并发症。通常首选耐青霉素酶的半合成青霉素或头孢菌素,如苯唑西林、头孢呋辛等。用法、剂量等可见表 3-3。对甲氧西林耐药株可用万古霉素、替考拉宁等治疗。疗程 2～3 周,有并发症者需 4～6 周。

(二)肺炎支原体肺炎

肺炎支原体肺炎是由肺炎支原体引起的呼吸道和肺部的急性炎症。常同时有咽炎、支气管炎和肺炎。肺炎支原体是介于细菌和病毒之间,兼性厌氧、能独立生活的最小微生物。健康人吸入患者咳嗽、打喷嚏时喷出的口鼻分泌物可感染,即通过呼吸道传播。病原体通常吸附宿主呼吸道纤毛上皮细胞表面,不侵入肺实质,抑制纤毛活动和破坏上皮细胞。其致病性可能与患者对病原体及其代谢产物的变态反应有关。支原体肺炎约占非细菌性肺炎的 1/3 以上,或各种原因引起的肺炎的 10％。以秋冬季发病较多,可散发或小流行,患者以儿童和青年人居多,婴儿间质性肺炎亦应考虑本病的可能。

1.临床表现

(1)症状:通常起病缓慢,潜伏期 2～3 周,症状主要为乏力、咽痛、头痛、咳嗽、发热、食欲缺乏、肌肉酸痛等。多为刺激性咳嗽,咳少量黏液痰,发热可持续 2～3 周,体温恢复正常后可仍有咳嗽。偶伴有胸骨后疼痛。

(2)体征:可见咽部充血、颈部淋巴结肿大等体征。肺部可无明显体征,与肺部病变的严重程度不相称。

2.治疗要点

肺炎支原体肺炎首选大环内酯类抗生素,如红霉素,用法、剂量等可见表3-3。疗程一般为2～3周。

(三)病毒性肺炎

病毒性肺炎是由上呼吸道病毒感染,向下蔓延所致的肺部炎症。常见病毒为甲、乙型流感病毒、腺病毒、副流感病毒、呼吸道合胞病毒和冠状病毒等。患者可同时受一种以上病毒感染,气道防御功能降低,常继发细菌感染。病毒性肺炎为吸入性感染,常有气管-支气管炎。呼吸道病毒通过飞沫与直接接触而迅速传播,可暴发或散发流行。病毒性肺炎约占需住院的社区获得性肺炎的8%,大多发生于冬春季节。密切接触的人群或有心肺疾病者、老年人等易受感染。

1.临床表现

(1)症状:一般临床症状较轻,与支原体肺炎症状相似。起病较急,发热、头痛、全身酸痛、乏力等较突出。有咳嗽、少痰或白色黏液痰、咽痛等症状。老年人或免疫功能受损的重症患者,可表现为呼吸困难、发绀、嗜睡、精神萎靡,甚至并发休克、心力衰竭和呼吸衰竭,严重者可发生急性呼吸窘迫综合征。

(2)体征:本病常无显著的胸部体征,病情严重者有呼吸浅速、心率增快、发绀、肺部干湿啰音。

2.治疗要点

病毒性肺炎以对症治疗为主,板蓝根、黄芪、金银花、连翘等中药有一定的抗病毒作用。对某些重症病毒性肺炎应采用抗病毒药物,如选用利巴韦林、阿昔洛韦等。

(四)真菌性肺炎

肺部真菌感染是最常见的深部真菌病。真菌感染的发生是机体与真菌相互作用的结果,最终取决于真菌的致病性、机体的免疫状态及环境条件对机体与真菌之间关系的影响。广谱抗生素、糖皮质激素、细胞毒药物及免疫抑制剂的广泛使用,人免疫缺陷病毒(HIV)感染和艾滋病增多使肺部真菌感染的机会增加。

1.临床表现

真菌性肺炎多继发于长期应用抗生素、糖皮质激素、免疫抑制剂、细胞毒药物或因长期留置导管、插管等诱发,其症状和体征无特征性变化。

2.治疗要点

真菌性肺炎目前尚无理想的药物,两性霉素B对多数肺部真菌仍为有效药物,但由于其不良反应较多,使其应用受到限制。其他药物尚有氟胞嘧啶、米康唑、酮康唑、制霉菌素等也可选用。

(五)重症肺炎

目前重症肺炎还没有普遍认同的标准,各国诊断标准不一,但都注重肺部病变的范围、器官灌注和氧合状态。我国制定的重症肺炎标准:①意识障碍。②呼吸频率>30 次/分。③$PaO_2 < 8.0$ kPa(60 mmHg),$PO_2/FiO_2 < 300$,需行机械通气治疗。④血压<12.0/8.0 kPa(90/60 mmHg)。⑤X线胸片显示双侧或多肺叶受累,或入院48小时内病变扩大≥50%。⑥少尿:尿量<20 mL/h,每4小时<80 mL,或急性肾衰竭需要透析治疗。

(陈亚林)

第四节 肺 结 核

肺结核是由结核分枝杆菌感染引起的肺部慢性传染性疾病。排菌患者为重要传染源,病原菌通过呼吸道传播感染,当机体抵抗力降低时发病。可累及全身多个脏器,以肺部感染最为常见。发病以青壮年居多,男性多于女性。结核病为全球流行的传染病之一,为传染疾病的主要死因,在我国仍属于需要高度重视的公共卫生问题。

一、病因及发病机制

(一)结核菌

肺炎致病菌为结核分枝杆菌,又称抗酸杆菌。可分为人型、牛型、非洲型和鼠型 4 类,引起人类感染的为人型结核分枝杆菌,少数为牛型菌感染。结核菌抵抗力强,在阴湿处能生存 5 个月以上,但在烈日暴晒下 2 小时,5%～12%甲酚(来苏水)接触 2～12 小时,70%乙醇接触 2 分钟,或煮沸 1 分钟,即被杀死。该病原菌有较强的耐药性,最简单灭菌方法是将痰吐在纸上直接焚烧。

(二)感染途径

肺结核通过呼吸道传染,患者随地吐痰,痰液干燥后随尘埃飞扬;病原菌也可通过飞沫传播,免疫力低下者吸入传染源喷出的带菌飞沫可发病。少数患者可经饮用未消毒的带菌牛奶引起消化道传染。其他感染途径少见。

(三)人体反应性

机体对入侵结核菌的反应有两种。

1.免疫力

机体对结核菌的免疫力分非特异性和特异性免疫力两种。后者通过接种卡介苗或感染结核菌后获得免疫力。机体免疫力强可不发病或病情较轻,免疫力低下者易感染发病,或引发原病灶重新发病。

2.变态反应

结核菌入侵 4～8 周后,机体针对致病菌及其代谢产物所发生的变态反应,属Ⅳ型(迟发型)变态反应。

(四)结核感染及肺结核的发生发展

1.原发性结核

初次感染结核,病菌毒力强、机体抵抗力弱,病原菌在体内存活并大量繁殖引起局部炎性病变,称原发病灶。可经淋巴引起血行播散。

2.继发性结核

原发病灶遗留的结核分枝杆菌重新活动引起结核病,属内源性感染;由结核分枝杆菌再次感染而发病,由于机体具备特异性免疫力,一般不引起局部淋巴结肿大和全身播散,但可导致空洞形成和干酪性坏死。

(五)临床类型

1.Ⅰ型肺结核(原发性肺结核)

Ⅰ型肺结核多发生于儿童或边远山区、农村初次进入城市的成人。初次感染肺结核即发病,以上叶底部、中叶或下叶上部多见,X线典型征象为哑铃型阴影。通常病灶逐渐自行吸收或钙化。

2.Ⅱ型肺结核(血行播散型肺结核)

Ⅱ型肺结核分急性、慢性或亚急性血行播散型肺结核。成人多见,结核病灶破溃,致病菌短时间内大量进入血液循环可引起肺内广泛播散引起急性病征,X线显示肺内病灶细如粟米、均匀散布于两肺。若机体免疫力强,少量致病菌经血分批侵入肺部,形成亚急性或慢性血行性播散型肺结核。

3.Ⅲ型肺结核(浸润型肺结核)

Ⅲ型肺结核包括干酪性肺炎和结核球两种特殊类型。以成人多见,抵抗力降低时,原发病灶重新活动,引起渗出和细胞浸润,是最常见的继发性肺结核。病灶多位于上肺野,X线显示渗出和浸润征象,可有不同程度的干酪样病变和空洞形成。

4.Ⅳ型肺结核(慢性纤维空洞型肺结核)

Ⅳ型肺结核为各种原因使肺结核迁延不愈,症状起伏所致,属于肺结核晚期,痰中常有结核菌,为结核病的重要传染源。X线显示单或双侧肺有厚壁空洞,伴明显胸膜肥厚。由于肺组织纤维收缩,肺门向上牵拉,肺纹理呈垂柳状阴影,纵隔向患侧移位,健侧呈代偿性肺气肿。

5.Ⅴ型肺结核(结核性胸膜炎)

Ⅴ型肺结核多见于青少年,结核菌累及胸膜引起渗出性胸膜炎。X线显示病变部位均匀致密阴影,可随体位变换而改变。

二、临床表现

(一)症状与体征

1.全身症状

起病缓慢,病程长。常有午后低热、面颊潮红、乏力、食欲缺乏、体重减轻、盗汗等结核毒性症状。当肺部病灶急剧进展播散时,可出现持续高热。妇女可有月经失调、结节性红斑。

2.呼吸系统症状

干咳或有少量黏液痰。继发感染时,痰呈黏液性或脓性。痰中偶有干酪样物,约1/3患者有痰血或不同程度咯血。少数患者可出现大量咯血。胸痛、干酪样肺炎或大量胸腔积液者,可有发绀和渐进性呼吸困难。病灶范围大而表浅者可有实变体征,叩诊呈浊音。大量胸腔积液局部叩诊浊音或实音。锁骨上下及肩胛间区可闻及湿啰音。慢性纤维空洞型肺结核及胸膜增厚者可有胸廓内陷,肋间变窄,气管偏移等。

(二)并发症

可并发自发性气胸、脓气胸、支气管扩张、慢性肺源性心脏病等。

三、辅助检查

(一)血常规检查

活动性肺结核有轻度白细胞计数升高,红细胞沉降率增快,急性粟粒型肺结核时白细胞计数可减少,有时出现类白血病反应的血象。

(二)结核菌检查

痰中查到结核菌是确诊肺结核的主要依据。涂片抗酸染色镜检快捷方便,痰菌量较少可用集菌法。痰培养、聚合酶链反应(PCR)检查更为敏感。痰菌检查阳性,提示病灶为开放性有传染性。

(三)影像学检查

胸部 X 线检查可早期发现肺结核。常见肺结核 X 线检查表现有:有纤维钙化的硬结病灶者呈高密度、边缘清晰的斑点、条索或结节;浸润性病灶则呈现出低密度、边缘模糊的云雾状阴影;X 线征象呈现出较高密度、浓淡不一,有环形边界的透光空洞者,提示干酪样病灶。胸部 CT 检查可发现微小、隐蔽性病变。

(四)结核菌素(简称结素)试验

用于测定人体是否感染过结核菌。常用 PPD 试验,方法为:取 0.1 mL 纯结素(5 U)稀释液,常规消毒后于左前臂屈侧中、上 1/3 交界处行皮内注射,48～72 小时后观察皮肤硬结的直径,<5 mm 为阴性,5～9 mm 为弱阳性,10～19 mm 为阳性反应,超过 20 mm。以上或局部发生水疱与坏死者为强阳性反应。

我国城镇居民的结核感染率高,5 U 阳性表示已有结核感染,若 1 U 皮试强阳性提示体内有活动性结核病灶。成人结素试验阳性表示曾感染过结核菌或接种过卡介苗,并不一定患病,反之,则提示未感染过结核菌,或感染初期机体变态反应尚未建立。机体免疫功能低下或受抑制,可显示结素试验阴性。

(五)其他检查

纤维支气管镜检查对诊断有重要价值。

(六)诊治结果的描述和记录

描述内容包括肺结核类型、病变范围、痰菌检查、治疗史等。

1.肺结核类型的记录

血行播散型肺结核应注明"急性"或"慢性";继发性肺结核应注明"浸润型"或"纤维空洞"。

2.病变范围的描述

按左、右侧,以第 2 肋和第 4 肋下缘内侧端为分界线又分为上、中、下肺野。

3.痰菌检查结果的描记

分别用"(－)"或"(＋)"描述;痰涂片、痰集菌和痰培养检查分别用"涂""集""培"表示,患者无痰或未查痰,应注明"无痰"或"未查"。

4.治疗史的描记

可分为"初治""复治":初治指未开始抗结核治疗,正进行标准化疗疗程未满,不规则化学治疗(化疗)未满1个月者;复治则指初治失败,规则满疗程用药后痰菌复阳性,不规范化疗超过1个月,慢性排菌者。以上条件符合其中任何1条即为初治或复治。

5.并发症或手术情况描述

并发症如"自发性气胸、肺不张"等,并存病如"糖尿病"等及手术情况。

描述举例:右侧浸润型肺结核涂(＋),初治,支气管扩张、糖尿病。

四、诊断要点

根据患者症状体征和病史,结合体格检查、痰结核菌检查及胸部 X 线检查结果可做出诊断。

确诊后应进一步明确肺结核是否处于活动期,有无排菌等,以确定是否属于传染源。

(1)经确定为活动性病变必须给予治疗。活动性病变 X 线胸片可显示有中心溶解和空洞或播散病灶。无活动性肺结核 X 线胸片显示钙化、硬结或纤维化,痰检查不排菌,无肺结核症状。

(2)肺结核的转归的综合判断。①进展期:新发现的活动性病变;病变较前增多、恶化;新出现空洞或空洞增大;痰菌转阳性。凡有其中任何 1 条,即属进展期。②好转期:病变较前吸收好转;空洞缩小或闭合;痰菌减少或转阴。凡具备其中 1 条,即为好转期。③稳定期:病变无活动性,空洞关闭,痰菌连续 6 个月均为阴性者(每月至少查 1 次),若有空洞存在者,则痰菌连续阴性 1 年以上。

五、治疗要点

治疗原则为监督患者全程化疗,加强支持疗法,根治病灶,达痊愈目的。

(一)抗结核化学药物治疗(简称化疗)

化疗对疾病控制起关键作用,凡为活动性肺结核患者均需化疗。

1.化疗原则

治疗强调早期、规律、全程、联合和适量用药,即肺结核一经确诊立即给予化疗,根据病情及药物特点,联合使用两种以上的药物,以增强疗效,减少耐药性的产生。严格遵医嘱按时按量用药,指导患者执行治疗方案,途中无遗漏或间断,坚持完成规定疗程,以达彻底杀菌和减少疾病复发的目的。

2.常规用药

常用药物见表 3-4。

表 3-4 常用抗结核药物剂量、不良反应和注意事项

药名	每天剂量/g	间歇疗法/g/天	主要不良反应	注意事项
异烟肼 (H,INH)	0.3 空腹顿服	0.6~0.8 2~3 次/周	周围神经炎、肝功能损害、精神异常、皮疹、发热	避免与抗酸药同服,注意消化道反应,肢体远端感觉及精神状态,定期查肝功能
利福平 (R,REP)	0.45~0.60 空腹顿服	0.6~0.9 2~3 次/周	肝、肾功能损害,胃肠不适,腹泻	体液及分泌物呈橘黄色,监测肝脏毒性及变态反应,会加速口服避孕药、茶碱等药物的排泄,降低药效
链霉素 (S,SM)	0.75~1.00 一次肌内注射	0.75~1.00 2 次/周	听神经损害,眩晕、听力减退、口唇麻木、发热、肝功能损害、痛风	进行听力检查,了解有无平衡失调及听力改变,了解尿常规及肾功能变化
吡嗪酰胺 (Z,PZA)	1.5~2.0 顿服	2~3 2~3 次/周	可引起发热、黄疸、肝功能损害、痛风	警惕肝脏毒性,注意关节疼痛、皮疹反应,定期监测 ALT 及血清尿酸,避免日光过度照射
乙胺丁醇 (E,EMB)	0.75~1.00 顿服	1.5~2.0 3 次/周	视神经炎	检查视觉灵敏度和颜色的鉴别力
对氨基水杨酸钠 (P,PAS)	8~12 分 3 次饭后服	10~12 3 次/周	胃肠道反应,变态反应,肝功能损害	定期查肝功能,监测不良反应的症状和体征

3.化疗方法

两阶段化疗法。开始1～3个月为强化阶段,联合应用2种或2种以上的抗生素,迅速控制病情,至痰菌检查阴性或病灶吸收好转后,维持治疗或称巩固期治疗,疗程为9～15个月。

(1)间歇疗法:有规律用药,每周2～3次,由于用药后结核菌生长受抑制,当致病菌重新生长繁殖时再度高剂量用药,使病菌最终被消灭。此法与每天给药效果相同,其优点在于可减少用药的次数,节约经费,减少药物毒性作用。一般主张在巩固期采用。

(2)顿服:即一次性将全天药物剂量全部服用,使血药浓度维持相对高峰,效果优于分次口服。

4.化疗方案

应根据病情轻重、痰菌检查和细菌耐药情况,结合药源供应和个人经济条件等,选择化疗方案。分长程和短程化疗。

长程化疗为联合应用异烟肼、链霉素及对氨基水杨酸钠,疗程为12～18个月。常用方案为2HSP/10HP、2HSE/16H_3E_3,即前2个月为强化阶段,后10个月为巩固阶段,H_3E_3表示间歇用药,每周3次。其中英文字母为各种药物外文缩写,数字为用药疗程"月",下标数字代表每周用药的次数。

短程化疗总疗程为6～9个月,联合应用2个或2个以上的杀菌剂。常用方案有2SHR/4HR、2HRZ/4HR、2HRZ/4H_3R_3等,短程化疗与标准化疗相比,患者容易接受和执行,因而已在全球推广。

(二)对症治疗

1.毒性症状

轻度结核毒性症状会在有效治疗1～3周消退,重症者可酌情加用肾上腺糖皮质激素对症治疗。

2.胸腔积液

胸腔积液过多引起呼吸困难者,可行胸腔穿刺抽液,每次抽液量不超过1 L,抽液速度不宜过快,操作中患者出现头晕、心悸、四肢发凉等胸膜反应时,应立即停止操作,让患者平卧,密切观察血压变化,必要时皮下注射肾上腺素,防止休克。

(三)手术治疗

肺结核以内科治疗为主,手术适用于合理化疗无效,多重耐药的厚壁空洞、大块干酪灶、支气管胸膜瘘和大咯血非手术治疗无效者。

六、护理评估

(一)健康史

患者既往健康状况,有无结核病史,了解患病及治疗经过,有无接受正规治疗,有无传染源接触史,有无接受卡介苗注射,有无长期使用激素或免疫抑制药,居住环境如何,日常活动与休息、饮食情况等。

(二)身体状况

测量生命体征,了解全身有无盗汗、乏力、午后低热及消瘦等中毒症状,有无咳嗽、咳痰、呼吸困难及咯血,咯血量的大小等。

(三)心理及社会因素

了解患者及家属对疾病的认知及态度,有无心理障碍,经济状况如何,家庭支持程度如何,需要何种干预。

(四)实验室及其他检查

痰培养结果,X线胸片及血常规检查是否异常。

七、护理诊断及合作性问题

(一)知识缺乏

与缺乏疾病预防及化疗方面的知识。

(二)营养失调

低于机体需要量与长期低热消耗增多及摄入不足有关。

(三)活动无耐力

与长期低热、咳嗽、体重逐渐下降有关。

(四)社交孤立

与呼吸道隔离沟通受限及健康状况改变有关。

八、护理目标

(1)加强相关知识宣教,提高患者及家属对疾病的认知、治疗依从性增加。

(2)患者体重增加,恢复基础水平,清蛋白、血红蛋白值在正常范围内。

(3)进行适当的户外活动,无气促疲乏感。

(4)能描述新的应对行为所带来的积极效果,能尽快恢复健康与人沟通和交流。

九、护理措施

(一)一般护理

室内保持良好的空气流通。肺结核活动期,有咯血、高热等重症者,应卧床休息,症状轻者适当增加户外活动,保证充足的睡眠,做到劳逸结合。盗汗者及时擦汗和更衣,避免受凉。

(二)饮食护理

供给高热量、高蛋白、高维生素、富含钙质的食物,促进机体康复。成人每天蛋白质为 $1.5\sim2.0~g/kg$,以优质蛋白为主。适量补充矿物质和水分,如铁、钾、钠和水分。注意饮食调配,患者不需忌口,食物应多样化,荤素搭配,色、香、味俱全,刺激患者食欲。患者在化疗期间尤其注意营养的补充。每周测量体重 1 次。

(三)用药护理

本病疗程长,短期化疗不少于 10 个月。应提供药物治疗知识,强调早期、联合、适量、规律、全程化学治疗的重要性,告知耐药产生与加重经济负担等不合理用药的后果,使患者理解规范治疗的重要意义,提高用药的依从性。督促患者按时按量用药,告知并密切观察药物疗效及药物不良反应,如有胃肠不适、眩晕、耳鸣、巩膜黄染等症状时,应及时与医师沟通,不可擅自停药。

(四)咯血的护理

患者大咯血出现窒息征象时,立即协助其取头低足高位,头偏一侧,快速清除气道和口咽部血块,及时解除呼吸道阻塞。必要时气管插管、气管切开或气管镜直视下吸出血凝块。

（五）消毒隔离

痰涂片阳性的肺结核患者住院治疗期间须进行呼吸道隔离，要求病室光线充足，通风良好，定时进行空气消毒。患者衣被要经常清洗，被褥、书籍在烈日下暴晒6小时以上。餐具要专用，经煮沸或消毒液浸泡消毒，剩下饭菜应煮沸后弃掉。注意个人卫生，打喷嚏时应用纸巾遮掩口鼻，纸巾焚烧处理；不要随地吐痰，痰液吐在有盖容器中，患者的排泄物、分泌物应消毒后排放。减少探视，避免患者与健康人频繁接触，探视者应戴口罩。患者外出应戴口罩，口罩要每天煮沸清洗。医护人员与患者接触可戴呼吸面罩、接触患者应穿隔离衣、戴手套。处置前、后应洗手。传染性消失应及时解除隔离措施。

（六）心理护理

结核病是慢性传染病，病程长，恢复慢，在工作、生活等方面对患者乃至整个家庭产生不良影响，患者情绪变化呈多样性，护士及家属应主动了解患者的心理状态，应给予良好的心理支持，督促患者按要求用药，告知不规则用药的后果，使患者树立战胜疾病的信心，安心休息，积极配合治疗。一般情况下，痰涂片阴性和经有效抗结核治疗4周以上，无传染性或仅有极低传染性者，鼓励患者回归家庭和社会，以消除隔离感。

十、护理评价

（1）患者治疗的依从性是否提高，能否自觉按时按量服药。

（2）营养状况如何，饮食摄入量是否充足，体重有无改变。

（3）日常活动耐受水平是否有改变。

（4）是否有孤独感，与周围环境的关系如何。

十一、健康教育

（1）加强疾病传播知识的宣教，普及新生儿接种卡介苗制度，疾病的高危人群应定期到医院体检或进行相应预防性处理。

（2）培养良好的卫生习惯，不随地吐痰和凌空打喷嚏，同桌共餐应使用公筷。

（3）注意营养，忌烟酒，避免疲劳，增强体质，预防呼吸道感染。

（4）处于传染活动期的患者，应进行隔离治疗。

（5）全程督导结核患者坚持化学治疗，避免复发，定期复查肝功能和X线胸片。

（陈亚林）

第五节 呼 吸 衰 竭

呼吸衰竭是各种原因引起的肺通气和/或换气功能严重障碍，以致在静息条件下亦不能维持有效的气体交换，导致缺氧伴（或不伴）二氧化碳潴留，引起一系列生理功能和代谢紊乱的临床综合征。即在海平面大气压、静息状态下，呼吸室内空气，排除心内解剖分流和原发心排血量降低等情况后，动脉血氧分压（PaO_2）＜8.0 kPa（60 mmHg），伴（或不伴）有二氧化碳分压（$PaCO_2$）＞6.7 kPa（50 mmHg），即为呼吸衰竭。

一、病因及发病机制

(一)病因

导致呼吸衰竭的原因很多,参与呼吸运动的任何环节,包括呼吸中枢、运动神经、肌肉、胸廓、胸膜、肺和气道的病变都会导致呼吸衰竭的发生。临床常见的病因如下。

1.呼吸系统疾病

(1)上呼吸道梗阻、气管-支气管炎、支气管哮喘、呼吸道肿瘤等引起气道阻塞,导致通气不足或伴有气体分布不匀,引起通气/血流比例失调。

(2)肺组织病变,如肺部感染、重症肺结核、肺气肿、弥漫性肺纤维化、肺水肿、急性呼吸窘迫综合征(ARDS)、硅肺等导致有效呼吸面积减少,肺顺应性下降。

(3)胸廓病变,如胸廓畸形、外伤、手术创伤、气胸和大量胸腔积液等影响换气功能;肺血管疾病,如肺血管栓塞、肺毛细血管瘤等引起通气/血流比例失调。

2.神经系统及呼吸肌病变

如脑血管病变、脑炎、脑外伤、药物中毒、电击等直接或间接抑制呼吸中枢;脊髓灰质炎、多发性神经炎、重症肌无力等导致呼吸肌无力和麻痹,因呼吸动力下降引起通气不足。

慢性呼吸衰竭是指原有慢性疾病,包括呼吸和神经肌肉系统疾病等,导致呼吸功能损害逐渐加重,经过较长时间才发展为呼吸衰竭。在引起慢性呼吸衰竭的病因中,以支气管-肺疾病为最多见,如COPD、重症肺结核、肺间质纤维化、尘肺等。胸廓及神经肌肉病变亦可导致慢性呼吸衰竭的发生。

(二)发病机制

缺氧和二氧化碳潴留发生的主要机制为肺泡通气量不足,通气/血流比例失调,以及气体弥散障碍。

1.肺泡通气不足

COPD可引起气道阻力增加,呼吸动力减弱,生理无效腔增加,最终导致肺泡通气不足。肺泡通气不足引起缺氧和二氧化碳潴留。

2.通气/血流比例失调

通气/血流比例失调是造成低氧血症最常见的原因。正常每分钟肺泡通气量(V)为 4 L,肺毛细血管血流量(Q)为 5 L,两者之比(V/Q)在正常情况下应保持在 0.8,才能保证有效的气体交换。若 V/Q<0.8,则静脉血不能充分氧合,形成肺动-静脉分流;若 V/Q>0.8,吸入气体则不能与血液进行有效的气体交换,即生理无效腔增多。V/Q失调通常只引起缺氧而无二氧化碳潴留。

3.弥散障碍

肺内气体交换是通过弥散过程来实现的。弥散过程受多种因素影响,如弥散面积、肺泡膜的厚度、气体的弥散能力、气体分压差等。氧的弥散能力仅为二氧化碳的 1/20,故弥散障碍主要影响氧的交换,产生单纯缺氧。

二、分类

(一)按动脉血气分析分类

1.1 型呼吸衰竭

1 型呼吸衰竭有缺氧但无二氧化碳潴留,即 $PaO_2<8.0$ kPa(60 mmHg)、$PaCO_2$ 降低或正

常,见于存在换气功能障碍(通气/血流比例失调、弥散功能损害和肺动-静脉分流)的患者,如ARDS等。

2. 2 型呼吸衰竭

2 型呼吸衰竭有缺氧同时伴二氧化碳潴留,即 $PaO_2 < 8.0$ kPa(60 mmHg)、$PaCO_2 > 6.7$ kPa(50 mmHg),由肺泡通气不足所致,单纯通气不足,缺氧和二氧化碳潴留的程度是平行的,若伴换气功能损害,则缺氧更为严重,如 COPD。

(二)按发病急缓分类

1.急性呼吸衰竭

急性呼吸衰竭是指呼吸功能原来正常,由于多种突发致病因素使通气或换气功能迅速出现严重损害,在短时间内发展为呼吸衰竭。

2.慢性呼吸衰竭

慢性呼吸衰竭多发生在一些慢性疾病,主要是在呼吸和神经肌肉系统疾病的基础上,导致呼吸功能损害逐渐加重,经过较长时间才发展为呼吸衰竭。

(三)按发病机制分类

1.泵衰竭

泵衰竭由呼吸泵(驱动或制约呼吸运动的神经、肌肉和胸廓)功能障碍引起。

2.肺衰竭

肺衰竭是由肺组织及肺血管病变或气道阻塞引起。

三、临床表现

(一)症状

除原发病症状外,主要是缺氧和二氧化碳潴留引起的呼吸困难和多脏器功能紊乱的表现。

1.呼吸困难

呼吸困难是最早、最突出的症状,患者可出现呼吸频率、节律和深度的改变。表现为呼吸浅促、点头、提肩呼吸,或出现"三凹征"。严重者,有呼吸节律的改变,如中枢性呼吸衰竭呈潮式、间歇或抽泣样呼吸;严重肺心病并发呼吸衰竭二氧化碳麻醉时,可出现浅慢呼吸。

2.发绀

发绀是缺氧的典型症状,当动脉血氧饱和度(SaO_2)<90%时,可在口唇、甲床等处出现发绀。因发绀的程度与还原血红蛋白含量相关,故伴有严重贫血或出血者,发绀可不显露,而COPD的患者,由于红细胞数量增多,发绀则更明显。

3.精神神经症状

慢性呼吸衰竭的精神症状不如急性呼吸衰竭明显,多表现为智力或定向功能障碍。缺氧早期由于脑血管扩张、血流量增加,出现搏动性头痛,继而注意力分散,智力或定向力减退;随着缺氧程度的加重,患者可逐渐出现烦躁不安、神志恍惚,进而嗜睡、昏迷。二氧化碳潴留常表现出先兴奋后抑制的症状,兴奋症状包括多汗、烦躁不安、白天嗜睡、夜间失眠等;二氧化碳潴留加重时,中枢神经系统则表现出抑制作用,患者出现神志淡漠、肌肉震颤或扑翼样震颤、间歇抽搐、昏睡、昏迷等称"肺性脑病"。

4.心血管系统症状

二氧化碳潴留使外周浅表静脉充盈、皮肤充血、温暖多汗。早期,由于心排血量增多,患者可有心率增快、血压升高;后期出现周围循环衰竭、血压下降、心率减慢和心律失常,同时,由于长期的慢性缺氧和二氧化碳潴留引起肺动脉高压,患者可出现右心衰竭的症状。

(二)体征

主要为缺氧和二氧化碳潴留的表现。除与症状共有的表现外,可见外周浅表静脉充盈,皮肤温暖、面色潮红、多汗,球结膜充血水肿。部分患者可见视盘水肿,瞳孔缩小,腱反射减弱或消失,锥体束征阳性等。

四、护理

(一)护理目标

患者呼吸困难缓解,发绀减轻或消失;气道通畅,痰能排出,痰鸣音明显减少或消失;精神状态好转,神志逐渐清醒;体重增加,营养状态好转;能够与医护人员有效沟通,并积极配合治疗护理;各种紊乱得以纠正,并发症能被及时发现并采取相应措施。

(二)护理措施

本病为临床急症,一旦发现,应立即采取有效措施。处理原则是在保持呼吸道通畅的条件下,改善缺氧,纠正二氧化碳潴留及代谢功能紊乱,防止多器官功能损害,从而为基础疾病和诱发因素的治疗争取时间和创造条件。慢性呼吸衰竭死亡率的高低,与能否早期诊断、合理治疗与护理有密切关系。

1.改善呼吸,保持气道通畅

(1)休息与体位:协助患者取半卧位,以利于增加通气量。注意室内空气清新、温暖,定时消毒,防止交叉感染。

(2)清除呼吸道分泌物:注意清除口咽部分泌物或胃内反流物,预防呕吐物反流入气管。要鼓励患者多饮水和用力咳嗽排痰;对咳嗽无力者应定时帮助翻身、拍背,边拍边鼓励排痰。可遵医嘱给予口服祛痰剂,无效时采用雾化吸入的方法以湿化气道。对昏迷患者则定时使用无菌多孔导管吸痰,以保持呼吸道通畅。

(3)缓解支气管痉挛:遵医嘱应用支气管扩张剂,以松弛支气管平滑肌,减少气道阻力,改善通气功能。

(4)控制感染:呼吸衰竭时,呼吸道分泌物积滞常易导致继发感染而加重呼吸困难。因此,在保持呼吸道引流通畅的前提下,根据痰菌培养和药敏试验结果,选择有效的抗生素控制呼吸道感染十分重要。在实施氧疗、气管插管、气管切开、建立人工气道进行机械通气的过程中,必须注意无菌操作,并注意保暖和口腔清洁,以防呼吸道感染。

(5)建立人工气道:对于病情严重又不能配合,昏迷或呼吸道大量痰液潴留伴有窒息危险,全身状态较差,明显无力,或动脉血二氧化碳分压进行性增高的患者,应及时建立人工气道和机械通气支持。

(6)鼻插管护理:为避免气管插管及气管切开,近年来多采用经鼻插管。经鼻插管的患者耐受性好,可停留较长时间,并减少了并发症的发生。①插管前将塑料导管经30 ℃加温使之变软,使之易于经鼻腔从鼻孔插入气道,减少插管对气道的机械损伤。②因管腔长,吸痰管必须超过导管顶端,吸痰时边抽边旋转吸痰,将深部分泌物吸出。③充分湿化气道使痰液稀释,以利清除,防止管腔阻塞。④塑料导管气囊压力较好,每天仅需放气1～2次,气囊可减少口咽分泌物进入下呼吸道。

2.合理给氧

通过增加吸氧浓度,提高肺泡内氧分压(PaO_2),进而提高 PaO_2 和 SaO_2,可纠正缺氧和改善呼吸功能。目前多采用鼻导管、鼻塞或面罩给氧,配合机械通气可气管内给氧。

(1)对于低氧血症伴高碳酸血症者,应低流量(1~2 L/min)、低浓度(25%~29%)持续给氧,主要原因:在缺氧伴高碳酸血症的慢性呼吸衰竭患者,其呼吸中枢化学感受器对二氧化碳的反应性差,此时呼吸的维持主要依靠缺氧对颈动脉窦和主动脉体化学感受器的兴奋作用;若吸入高浓度氧,PaO_2 迅速上升,使外周化学感受器失去了缺氧的刺激,其结果是患者的呼吸变慢变浅,肺泡通气量下降,$PaCO_2$ 随即迅速上升,严重时可陷入二氧化碳麻醉状态,病情加重。在使用呼吸兴奋剂刺激通气或使用辅助呼吸机改善通气时,吸入氧浓度可稍高。

(2)对低氧血症不伴高碳酸血症者,应予以高浓度吸氧(>35%),使 PaO_2 提高到 8.0 kPa(60 mmHg)或 SaO_2 在 90% 以上。此类患者的主要病变是氧合障碍,由于通气量足够,高浓度吸氧后,不会引起二氧化碳潴留。

(3)给氧过程中,若呼吸频率正常、心率减慢、发绀减轻、尿量增多、神志清醒、皮肤转暖,提示组织缺氧改善,氧疗有效。当患者发绀消失、神志清楚、精神好转、$PaO_2 > 8.0$ kPa(60 mmHg),$PaCO_2 < 6.7$ kPa(50 mmHg)时,可考虑终止氧疗。停止吸氧前必须间断吸氧,以后逐渐停止氧疗。

3.加强病情观察

(1)注意生命体征和意识改变,随时发现病情变化,及时报告医师。

(2)加强安全防范措施。因患者常有烦躁、抽搐、神志恍惚等现象,故应加强安全防范措施,如加床栏等,以防受伤。

4.理解关心患者,促进身心休息

护士在解除患者疾苦的同时,要多了解和关心患者,特别是建立人工气道和使用呼吸机治疗的患者,应经常做床旁巡视、照料,通过语言或非语言交流抚慰患者,在采用各项医疗护理措施前,应向患者做简要说明,并以同情、关切的态度和有条不紊的工作作风给患者以安全感,取得患者信任和合作。

5.观察及预防并发症

(1)体液失衡:定期采血进行血气分析和血生化检查,根据血气分析结果判断酸碱失衡情况。呼吸衰竭中常见的酸碱失衡:呼吸性酸中毒、呼吸性酸中毒合并代谢性酸中毒、呼吸性酸中毒合并代谢性碱中毒。针对这些酸碱失衡,临床上除做到充分供氧和改善通气以纠正呼吸性酸中毒外,护士可遵医嘱静脉滴注少量 5% 碳酸氢钠以治疗代谢性酸中毒,或通过采取避免二氧化碳排出过快、适当补氯、补钾等措施缓解代谢性碱中毒。

(2)上消化道出血:严重缺氧和二氧化碳潴留患者,应根据医嘱服用硫糖铝以保护胃黏膜,预防上消化道出血,同时予以充足热量及高蛋白、易消化、少刺激、富含维生素的食物。注意观察呕吐物和粪便情况,出现黑便时,予以温凉流质饮食;出现呕血时,应暂禁食,并静脉输入西咪替丁、奥美拉唑等。

6.用药护理

(1)抗生素:呼吸道感染是呼吸衰竭最常见的诱因,建立人工气道进行机械通气和免疫功能低下的患者可因反复感染而加重病情。在保持气道通畅的条件下,根据痰细菌培养和药敏试验结果,选择有效的抗生素积极控制感染。

（2）呼吸兴奋剂：为改善肺泡通气，促进二氧化碳的排出，可遵医嘱使用呼吸兴奋剂，以刺激呼吸中枢，增加呼吸频率和潮气量，从而改善通气。尼可刹米是目前常用的呼吸中枢兴奋剂，可兴奋呼吸中枢、增加通气量并有一定的苏醒作用。使用中应密切观察药物的不良反应。阿米三嗪是口服的呼吸兴奋剂，主要通过刺激颈动脉窦和主动脉体化学感受器来兴奋呼吸中枢，适用于较轻的呼吸衰竭患者。

7.健康指导

（1）向患者及家属讲解疾病的发病机制、发展和转归。语言力求通俗易懂，尤其对一些文化程度不高的老年患者应反复讲解。

（2）教会患者缩唇、腹式呼吸等呼吸功能锻炼的方法，以促进康复、延缓肺功能的恶化。指导患者如何进行体位引流，以及有效地咳嗽、咳痰，以保持气道通畅。

（3）嘱患者坚持正确用药，掌握药物剂量、用法和注意事项。对出院后仍需吸氧的患者，应指导患者和家属学会合理的家庭氧疗方法，并了解氧疗时应注意的问题，保证用氧安全。

（4）增强体质，积极避免各种引起呼吸衰竭的诱因。具体包括：教会患者预防上呼吸道感染的方法，如用冷水洗脸等耐寒锻炼；鼓励患者改进膳食结构，加强营养；避免吸入刺激性气体，劝告吸烟者戒烟；避免日常生活中不良因素的刺激，如情绪激动等，以免加重气急而诱发呼吸衰竭；尽量少去客流较大公共场所，减少与感冒者的接触，减少呼吸道感染的机会。

（5）若有咳嗽、咳痰加重，痰量增多、出现脓性痰，气急加重或伴发热，应及时就医，以控制呼吸道感染。

（三）护理评价

患者呼吸频率、幅度和节律正常，动脉血氧分压和二氧化碳分压在正常范围；掌握有效咳嗽、咳痰技术，呼吸道通畅；焦虑缓解，无明显体重减轻；无与低氧血症和高碳酸血症相关的损害发生。

（陈亚林）

第四章 心内科护理

第一节 心 肌 病

心肌病是指由多种原因(遗传病因较多见)引起的以心肌结构及功能异常为主的一组心肌疾病。根据病理生理特点将心肌病分为:扩张型心肌病、肥厚型心肌病、限制型心肌病、致心律失常性右心室心肌病和未分类心肌病。其中以扩张型心肌病的发病率最高,其次为肥厚型心肌病。据统计,住院的心血管病患者中,心肌病患者可占 0.6%～4.3%。本节重点阐述扩张型心肌病、肥厚型心肌病。

一、扩张型心肌病

扩张型心肌病以一侧或双侧心腔扩大,心肌收缩功能减退为主要特征,本病常伴有心律失常、充血性心力衰竭。近年来,发病率呈上升趋势,病死率较高,男性多于女性(2.5:1),是临床心肌病最常见的一种类型。

(一)病因

病因迄今未明,除特发性、家族遗传因素外,近年来认为持续病毒感染是其重要原因。病毒对心肌的直接损伤或体液细胞免疫反应所致心肌炎均可导致和诱发扩张型心肌病。此外,乙醇中毒、抗癌药物、系统性红斑狼疮、嗜铬细胞瘤等因素亦可引起本病。

(二)临床表现

起病缓慢,早期患者可有心脏轻度扩大而无明显症状。此后出现的临床表现以充血性心力衰竭的症状和体征为主,如活动后心悸、气短、胸闷、乏力、夜间阵发性呼吸困难、水肿、肝大等。三要体征有心浊音界向两侧扩大,常可闻及第三或第四心音,心率快时呈奔马律。多数患者合并各种类型的心律失常,部分患者可发生猝死或栓塞。

(三)辅助检查

1.X 线检查

可见心影明显增大,心胸比>50%,肺淤血征。

2.心电图检查

可见多种心律失常如室性心律失常、心房颤动、传导阻滞等。此外尚有 ST-T 改变、低电压,少数可见病理性 Q 波。

3.超声心动图检查

心脏各腔均扩大,以左心室扩大早而显著,室壁运动减弱,提示心肌收缩力下降。

4.其他检查

心导管检查和心血管造影、心脏放射性核素检查、心内膜心肌活检等。

(四)处理原则及治疗要点

因本病原因未明,尚无特殊治疗方法。目前治疗原则主要针对心力衰竭和各类心律失常。一般是限制体力活动,卧床休息,低盐饮食,应用洋地黄和利尿药等,但需注意患者容易发生洋地黄中毒,故应慎用。近年来,发现合理选用β受体阻滞剂,从小剂量开始,根据症状、体征调整用量,长期口服不但能控制心力衰竭而且还能延缓病情进展,对提高患者生存率有益。中药黄芪、生脉散等有抗病毒、调节免疫、改善心功能等作用,对改善症状及预后有一定作用。

二、肥厚型心肌病

肥厚型心肌病是一类由常染色体显性遗传造成的原发性心肌病,以心室壁非对称性肥厚、心室腔变小、左心室血液充盈受限、舒张期顺应性下降为特征的心肌病。临床上,根据有无左心室流出道梗阻分为梗阻型和非梗阻型。本病为青年猝死的常见原因。

(一)病因

病因未明,本病常有明显家族史或有明显的家族聚集倾向,目前认为家族性常染色体显性遗传是主要病因。

(二)临床表现

1.症状

起病缓慢,部分患者可无自觉症状,因猝死或体检时才被发现。许多患者有心悸、胸痛、劳力性呼吸困难,伴有流出道梗阻的患者由于左心室舒张充盈不足,心排血量减低可在起立或运动时出现眩晕,甚至神志丧失等。

2.体征

心脏轻度增大,心脏冲动向左下移位,能听到第四心音。梗阻性肥厚型心肌病患者可在胸骨左缘第3~4肋间听到较粗糙的喷射性收缩期杂音,心尖部也常可闻及吹风样收缩期杂音。凡能影响心肌收缩力,改变左心室容量及射血速度的因素,均可使杂音的响度有明显变化。

(三)辅助检查

1.X线检查

心影增大多不明显,如有心力衰竭则心影明显增大。

2.心电图检查

最常见的表现为左心室肥大,可有 ST-T 改变、深而不宽的病理性 Q 波。此外,室内传导阻滞和期前收缩亦常见。

3.超声心动图检查

主要的诊断手段。检查可显示室间隔的非对称性肥厚,舒张期室间隔厚度与左心室后壁厚度之比≥1.3,间隔运动低下。

4.心导管检查和心血管造影检查

左心室舒张末期压上升。心室造影显示左心室腔变小、心壁增厚。冠状动脉造影多无异常。

5.其他检查

磁共振成像检查对诊断有重要意义;心内膜心肌活检:心肌细胞畸形肥大,排列紊乱。

(四)处理原则及治疗要点

目前主张应用 β 受体阻滞剂及钙通道阻滞剂治疗,以减慢心率、降低心肌收缩力,减轻流出道梗阻。常用药物有普萘洛尔、美托洛尔和维拉帕米等。避免使用增强心肌收缩力和减少心脏容量负荷的药物,如洋地黄、硝酸类制剂等。有些肥厚型心肌病患者,随着病情进展,逐渐呈现扩张型心肌病的症状与体征,对此类患者可采用扩张型心肌病伴有心力衰竭时的治疗措施进行治疗。对药物治疗效果不佳的重症梗阻性患者可考虑采用介入或外科手术治疗,植入 DDD 型起搏器、消融或切除最肥厚部分的心肌。

三、护理评估

(一)病史

询问患者首次发病的症状及时间,是否有呼吸困难、胸闷、心悸、乏力、头晕的症状;评估患者发生心律失常时的类型和采取的治疗措施及疗效;做过的相关检查及结果等。询问患者相关疾病的家族史及遗传史;有无明确诊断的其他心血管相关疾病或与心血管相关的疾病,以及进行的相关治疗及疗效。

(二)身体状况

评估患者目前主要不适、诱发因素及加重情况;评估是否有呼吸困难、胸闷心悸、乏力、头晕的症状;评估患者的心功能情况、目前的活动量、耐受能力和自理能力;评估心脏增大程度、心脏杂音、心脏冲动位置、双肺是否闻及水泡音或哮鸣音。

(三)心理-社会状况

评估患者职业、文化程度、对疾病相关知识的了解程度。评估患者的心理状态及社会支持情况。

四、护理措施

(一)生活护理

保持病室安静、通风、温湿度适宜。减少探视,避免不良刺激。心肌病患者应限制体力活动,可减轻心脏负荷,增加心肌收缩力,改善心功能。有心力衰竭症状者应绝对卧床休息,注意照顾其饮食起居。肥厚型心肌病患者活动后有晕厥和猝死的危险,故应避免持重、屏气及剧烈的运动如跑步、球类比赛等。有晕厥史者避免独自外出活动,以免发生意外。

(二)饮食护理

宜给予低脂、低盐、高蛋白、高维生素、易消化的食物,避免进食刺激性食物。多食新鲜蔬菜和水果、少量多餐及增加粗纤维食物,防止便秘。心力衰竭时低盐饮食,限制进食含钠量高的食物。

(三)病情观察

观察胸痛的部位、性质、程度、持续时间、诱因及缓解方式,注意血压、心率、心律及心电图变化。如疼痛加重或伴有冷汗、恶心、呕吐时,应及时与医师联系。对已有严重心律失常、心绞痛及晕厥症状的患者,加强心电监护;密切观察有无脑、肺和肾等器官及周围动脉栓塞的征象。对于长期慢性心力衰竭的患者重点观察肢体的温度、色泽、感觉和运动障碍,皮肤瘀点、瘀斑及有无突发胸痛、剧烈咳嗽、咯血等；注意有无心排血量减少导致的心、脑供血不足表现。

(四)给药护理

遵医嘱用药,观察疗效及不良反应。扩张型心肌病患者,对洋地黄耐受性较差,使用时应密切观察,警惕发生中毒;应用利尿药时,注意电解质紊乱,尤其是低血钾;应用 β 受体阻滞剂和钙通道阻滞剂时,注意有无心动过缓等不良反应。肥厚型心肌病患者出现心绞痛时不宜用硝酸酯类药物。

(五)对症护理

1.胸痛

嘱患者立即停止活动,卧床休息。应安慰患者,解除紧张情绪。遵医嘱使用药物,持续吸氧。嘱其避免剧烈运动、屏气、持重、情绪激动、饱餐、寒冷等诱发因素,戒烟酒。

2.心悸、呼吸困难

停止活动,嘱患者卧床休息,以减少心肌耗氧量,休息时采用半卧位。必要时予以吸氧,根据缺氧程度、心功能状态调节氧流量。

3.晕厥

立即让患者平躺于空气流通处,将头部位置放低;松开衣领、腰带;注意肢体保暖;吸氧;做好急救准备。

(六)心理护理

应经常与患者沟通、交流,了解其心理特点,多关心体贴患者,常予以鼓励和安慰,耐心地向患者介绍有关疾病的知识、治疗方案及心理调节与康复的关系,帮助其解除顾虑,消除悲观情绪,增强治疗信心,积极配合治疗。

五、健康指导

(一)疾病知识指导

避免诱因,防寒保暖,预防发生上呼吸道感染。对无明显症状的早期患者,可从事轻体力工作,但要避免劳累。戒烟戒酒,给予高蛋白、高维生素、易消化的食物,心力衰竭时给予低盐的食物。

(二)用药与随访

坚持服用抗心力衰竭、抗心律失常的药物,以延长存活年限。说明药物的名称、剂量、用法,指导患者及家属观察药物产生的疗效及不良反应。嘱患者定期门诊随访,症状加重时立即就诊,防止病情进一步发展,甚至恶化。

(张玉霞)

第二节　急性心包炎

急性心包炎为心包脏层和壁层的急性炎症,可由细菌、病毒、自身免疫、物理、化学等因素引起。主要病因为风湿热、结核及细菌性感染。近年来,病毒感染、肿瘤、尿毒症及心肌梗死性心包炎发病率明显增多。分为纤维蛋白性和渗出性两种。

一、病因

(一)感染性心包炎

以细菌最为常见,尤其是结核菌和化脓菌感染,其他病菌有病毒、肺炎支原体、真菌和寄生虫等。

(二)非感染性心包炎

以风湿性为最常见,其他有心肌梗死、尿毒症性、结缔组织病性、变态反应性、肿瘤性、放射线性和乳糜性等。临床上以结核性、风湿性、化脓性和急性非特异性心包炎较为多见。

二、临床表现

(一)心前区疼痛

心前区疼痛为纤维蛋白性心包炎的主要症状。可放射到颈部、左肩、左臂及左肩胛骨。疼痛也可呈压榨样,位于胸骨后。

(二)呼吸困难

心包积液时最突出的症状。可有端坐呼吸、身体前倾、呼吸浅速、面色苍白、发绀。

(三)心包摩擦音

心包摩擦音是纤维蛋白性心包炎的特异性征象,以胸骨左缘第3、第4肋间听诊最为明显。渗出性心包炎心脏叩诊浊音界向两侧增大为绝对浊音区,心尖冲动弱,心音低而遥远,大量心包积液时可出现心包积液征。可出现奇脉、颈静脉怒张、肝大、腹水及下肢水肿等。

三、诊断要点

根据心前区疼痛、呼吸困难、全身中毒症状,以及心包摩擦音、心音遥远等临床征象,结合心电图、X线表现和超声心动图等检查,便可确诊。

四、治疗

如结核性心包炎应给予抗结核治疗,总疗程不少于半年至1年;化脓性心包炎除使用足量、有效的抗生素外,应早期施行心包切开引流术;风湿性心包炎主要是抗风湿治疗;急性非特异性心包炎目前常采用抗生素及皮质激素合并治疗。心包渗液较多且心脏受压明显者,可行心包穿刺,以解除心脏压塞症状。

五、评估要点

(一)一般情况

观察生命体征有无异常,询问有无过敏史、家族史、有无发热、消瘦等,了解患者对疾病的认识。

(二)专科情况

(1)呼吸困难的程度、肺部啰音的变化。

(2)心前区疼痛的性质、部位及其变化,是否可闻及心包摩擦音。

(3)是否有颈静脉怒张、肝大、下肢水肿等心功能不全的表现。

(4)是否有心包积液征;左肩胛骨下出现浊音及左肺受压时引起的支气管呼吸音。心脏叩诊的性质。

(三)实验室及其他检查

1.心电图

改变主要由心外膜下心肌受累而引起,多个导联出现弓背向下的 ST 段抬高;心包渗液时可有 QRS 波群低电压。

2.超声心动图

是简而易行的可靠方法,可见液性暗区。

3.心包穿刺

证实心包积液的存在,并进一步确定积液的性质及药物治疗。

六、护理诊断

(一)气体交换受损

与肺淤血、肺或支气管受压有关。

(二)疼痛

心前区痛与心包炎有关。

(三)体温过高

与细菌、病毒等因素导致急性炎症反应有关。

(四)活动无耐力

与心排血量减少有关。

七、护理措施

(1)给予氧气吸入,充分休息,保持情绪稳定,注意防寒保暖,防止呼吸道感染。

(2)给予高热量、高蛋白、高维生素、易消化的食物,限制钠盐摄入。

(3)帮助患者采取半卧位或前倾坐位,保持舒适。

(4)记录心包抽液的量、性质,按要求留标本送检。

(5)控制输液滴速,防止加重心脏负荷。

(6)加强巡视,及早发现心脏压塞的症状,如心动过速、血压下降等。

(7)遵医嘱给予抗菌、抗结核、抗肿瘤等药物治疗,密切观察药物不良反应。

(8)应用止痛药物时,观察止痛药物的疗效。

八、应急措施

出现心脏压塞征象时,保持患者平卧位;迅速建立静脉通路,遵医嘱给予升压药;密切观察生命体征的变化,准备好抢救物品;配合医师做好紧急心包穿刺。

九、健康教育

(1)嘱患者应注意充分休息,加强营养。注意防寒保暖,防止呼吸道感染。

(2)告诉患者应坚持足够疗程的药物治疗,勿擅自停药。

(3)对缩窄性心包炎的患者应讲明行心包切除术的重要性,解除其顾虑,尽早接受手术治疗。

(张玉霞)

第五章　消化内科护理

第一节　反流性食管炎

反流性食管炎(reflux esophagitis,RE)是指胃、十二指肠内容物反流入食管所引起的食管黏膜炎症、糜烂、溃疡和纤维化等病变,甚至引起咽喉、气道等食管以外的组织损害。其发病男性多于女性,男女比例大约为 3∶2,发病率为 1.92％。随着年龄的增长,食管下段括约肌收缩力的下降,胃、十二指肠内容物自发性反流,而使老年人反流性食管炎的发病率有所增加。

一、病因与发病机制

(一)抗反流屏障削弱

食管下括约肌是指食管末端 3～4 cm 长的环形肌束。正常人静息时压力为 1.3～4.0 kPa(10～30 mmHg),为一高压带,防止胃内容物反流入食管。由于年龄的增长,机体老化导致食管下括约肌的收缩力下降引起食物反流。一过性食管下括约肌松弛也是反流性食管炎的主要发病机制。

(二)食管清除作用减弱

正常情况下,一旦发生食物的反流,大部分反流物通过 1～2 次食管自发和继发性的蠕动性收缩将食管内容物排入胃内,即容量清除,剩余的部分则由唾液缓慢地中和。老年人食管蠕动缓慢和唾液产生减少,影响了食管的清除作用。

(三)食管黏膜屏障作用下降

反流物进入食管后,可以凭借食管上皮表面黏液、不移动水层和表面 HCO_3^-、复层鳞状上皮等构成上皮屏障,以及黏膜下丰富的血液供应构成的后上皮屏障,发挥其抗反流物对食管黏膜损伤的作用。随着机体老化,食管黏膜逐渐萎缩,黏膜屏障作用下降。

二、护理评估

(一)健康史

询问患者的饮食结构与习惯,以及有无长期服用药物史。

(二)身体评估

1.反流症状

反酸、反胃(指胃内容物在无恶心和不用力的情况下涌入口腔)、嗳气等,多在餐后明显或加重,平卧或躯体前屈时易出现。

2.反流物引起的刺激症状

患者胸骨后或剑突下有烧灼感、胸痛、吞咽困难等。由胸骨下段向上伸延,常在餐后1小时出现,平卧、弯腰或腹压增高时可加重。反流物刺激食管痉挛导致胸痛,常发生在胸骨后或剑突下。严重时可为剧烈刺痛,可放射到后背、胸部、肩部、颈部、耳后,有的酷似心绞痛的特点。

3.其他症状

咽部不适,有异物感、棉团感或堵塞感,可能与酸反流引起食管上段括约肌压力升高有关。

4.并发症

(1)上消化道出血:因食管黏膜炎症、糜烂及溃疡可以导致上消化道出血。

(2)食管狭窄:食管炎反复发作致使纤维组织增生,最终导致瘢痕性狭窄。

(3)Barrett食管:在食管黏膜的修复过程中,食管-贲门交界处2cm以上的食管鳞状上皮被特殊的柱状上皮取代,称之为Barrett食管。Barrett食管发生溃疡时,又称Barrett溃疡。Barrett食管是食管癌的主要癌前病变,其腺癌的发生率较正常人高30~50倍。

(三)辅助检查

1.内镜检查

内镜检查是反流性食管炎最准确、最可靠的诊断方法,能判断其严重程度和有无并发症,结合活检可与其他疾病相鉴别。

2.24小时食管pH监测

应用便携式pH记录仪在生理状态下对患者进行24小时食管pH监测,可提供食管是否存在过度酸反流的客观依据。在进行该项检查前3天,应停用抑酸药与促胃肠动力的药物。

3.食管吞钡X线检查

对不愿意接受或不能耐受内镜检查者行该检查。严重患者可发现阳性X线征。

(四)心理-社会状况

反流性食管炎长期持续存在,病情反复、病程迁延,因此患者会出现食欲减退,体重下降,导致患者心情烦躁、焦虑;合并消化道出血时会使患者紧张、恐惧。应注意评估患者的情绪状态及对本病的认知程度。

三、常见护理诊断及问题

(一)疼痛

胸痛与胃食管黏膜炎性病变有关。

(二)营养失调

低于机体需要量与害怕进食、消化吸收不良等有关。

(三)有体液不足的危险

体液不足的危险与合并消化道出血引起活动性体液丢失、呕吐及液体摄入量不足有关。

(四)焦虑

焦虑与病情反复、病程迁延有关。

（五）知识缺乏

缺乏对反流性食管炎病因和预防知识的了解。

四、诊断要点与治疗原则

（一）诊断要点

临床上有明显的反流症状；内镜下有反流性食管炎的表现，过度酸反流的客观依据即可做出诊断。

（二）治疗原则

以药物治疗为主，对药物治疗无效或发生并发症者可做手术治疗。

1.药物治疗

目前多主张采用递减法，即开始使用质子泵抑制剂加促胃肠动力药，迅速控制症状，待症状控制后再减量维持。

（1）促胃肠动力药：目前主要常用的药物是西沙必利。常用量为每次 5～15 mg，每天 3～4 次，疗程8～12周。

（2）抑酸药。①H_2 受体拮抗剂（H_2RA）：西咪替丁 400 mg、雷尼替丁 150 mg、法莫替丁 20 mg，每天2次，疗程 8～12周；②质子泵抑制剂（PPI）：奥美拉唑 20 mg、兰索拉唑 30 mg、泮托拉唑 40 mg、雷贝拉唑 10 mg 和埃索美拉唑 20 mg，一天 1 次，疗程 4～8 周；③抗酸药：仅用于症状轻、间歇发作的患者作为临时缓解症状用。反流性食管炎有并发症或停药后很快复发者，需要长期维持治疗。H_2RA、西沙必利、PPI 均可用于维持治疗，其中以 PPI 效果最好。维持治疗的剂量因患者而异，以调整至患者无症状的最低剂量为合适剂量。

2.手术治疗

手术为不同术式的胃底折叠术。手术指征：①经内科治疗无效；②虽经内科治疗有效，但患者不能忍受长期服药；③经反复扩张治疗后仍反复发作的食管狭窄；④确证由反流性食管炎引起的严重呼吸道疾病。

3.并发症的治疗

（1）食管狭窄：大部分狭窄可行内镜下食管扩张术治疗。扩张后予以长程 PPI 维持治疗可防止狭窄复发。少数严重瘢痕性狭窄需行手术切除。

（2）Barrett 食管：药物治疗是预防 Barrett 食管发生和发展的重要措施，必须使用 PPI 治疗及长期维持。

五、护理措施

（一）一般护理

为减少平卧时及夜间反流可将床头抬高 15～20 cm。避免睡前 2 小时内进食，白天进餐后亦不宜立即卧床。应避免食用使食管下括约肌压力降低的食物和药物，如高脂肪、巧克力、咖啡、浓茶及硝酸甘油、钙通道阻滞剂等。应戒烟及禁酒。减少一切影响腹压增高的因素，如肥胖、便秘、紧束腰带等。

（二）用药护理

遵医嘱给予药物治疗，注意观察药物的疗效及不良反应。

1.H₂受体拮抗剂

药物应在餐中或餐后即刻服用,若需同时服用抗酸药,则两药应间隔 1 小时以上。若静脉给药应注意控制速度,过快可引起低血压和心律失常。西咪替丁对雄性激素受体有亲和力,可导致男性乳腺发育、阳痿及性功能紊乱,应做好解释工作。该药物主要通过肾排泄,用药期间应监测肾功能。

2.质子泵抑制剂

奥美拉唑可引起头晕,应嘱患者用药期间避免开车或做其他必须高度集中注意力的工作。兰索拉唑的不良反应包括荨麻疹、皮疹、瘙痒、头痛、口苦、肝功能异常等,轻度不良反应不影响继续用药,较严重时应及时停药。泮托拉唑的不良反应较少,偶可引起头痛和腹泻。

3.抗酸药

该药在饭后 1 小时和睡前服用。服用片剂时应嚼服,乳剂给药前应充分摇匀。抗酸剂应避免与奶制品、酸性饮料及食物同时服用。

(三)饮食护理

(1)指导患者有规律地进餐,饮食不宜过饱,选择营养丰富、易消化的食物。避免摄入过咸、过甜、过辣的刺激性食物。

(2)制定饮食计划:与患者共同制定饮食计划,指导患者及家属改进烹饪技巧,增加食物的色、香、味,引起患者食欲。

(3)观察并记录患者每天进餐次数、量、种类,以了解其摄入营养素的情况。

六、健康指导

(一)疾病知识的指导

向患者及家属介绍本病的有关病因,避免诱发因素。保持良好的心理状态,平时生活要有规律,合理安排工作和休息时间,注意劳逸结合,积极配合治疗。

(二)饮食指导

指导患者加强饮食卫生和饮食营养,养成有规律的饮食习惯;避免过冷、过热、辛辣等刺激性食物及浓茶、咖啡等饮料;嗜酒者应戒酒。

(三)用药指导

根据病因及病情进行指导,嘱患者长期维持治疗,介绍药物的不良反应,如有异常及时复诊。

(霍慧亭)

第二节 慢性胃炎

慢性胃炎是指由多种原因引起的胃黏膜慢性炎症。其发病率在各种胃病中居首位,男性多于女性,各个年龄段均可发病,且随年龄增长发病率逐渐增高。慢性胃炎的分类方法很多,2000 年全国慢性胃炎研讨会共识意见中采纳了国际上新悉尼系统的分类方法,将慢性胃炎分为浅表性(又称非萎缩性)、萎缩性和特殊类型三大类。慢性浅表性胃炎是指不伴有胃黏膜萎缩性改变的慢性炎症,幽门螺杆菌感染是其主要病因;慢性萎缩性胃炎是指胃黏膜已经发生了萎缩性改变,常伴有肠上皮化生,又分为多灶萎缩性胃炎和自身免疫性胃炎两大类;特殊类型胃炎种类很多,临床上较少见。

一、病因及诊断检查

(一)致病因素

1.幽门螺杆菌感染

幽门螺杆菌感染是慢性浅表性胃炎最主要的病因。幽门螺杆菌具有鞭毛,其分泌的黏液素可直接侵袭胃黏膜,释放的尿素酶可分解尿素产生 NH_3 中和胃酸,使幽门螺杆菌在胃黏膜定居和繁殖,同时可损伤上皮细胞膜;幽门螺杆菌产生的细胞毒素还可引起炎症反应和菌体壁诱导自身免疫反应的发生,导致胃黏膜慢性炎症。

2.饮食因素

高盐饮食,长期饮烈酒、浓茶、咖啡,摄取过热、过冷、过于粗糙的食物等,均易引起慢性胃炎。

3.自身免疫

患者血液中存在自身抗体,如抗壁细胞抗体和抗内因子抗体,可使壁细胞数目减少,胃酸分泌减少或缺失,还可使维生素 B_{12} 吸收障碍导致恶性贫血。

4.其他因素

各种原因引起的十二指肠液反流入胃,削弱或破坏胃黏膜的屏障功能而损伤胃黏膜;老年人胃黏膜退行性病变;胃黏膜营养因子缺乏,如胃泌素缺乏;服用非甾体抗炎药等,均可引起慢性胃炎。

(二)身体状况

慢性胃炎起病缓慢,病程迁延,常反复发作,缺乏特异性症状。由幽门螺杆菌感染引起的慢性胃炎患者多数无症状;部分患者有上腹不适、腹部隐痛、腹胀、食欲减退、恶心和呕吐等消化不良的表现;少数患者可有少量上消化道出血;自身免疫性胃炎患者可出现明显厌食、体重减轻和贫血。体格检查可有上腹部轻微压痛。

(三)心理-社会状况

病情反复、病程迁延不愈可使患者出现烦躁、焦虑等不良情绪。

(四)实验室及其他检查

1.胃镜及活组织检查

胃镜及活组织检查是诊断慢性胃炎最可靠的方法。慢性浅表性胃炎可见红斑(点、片状或条状)、黏膜粗糙不平、出血点或出血斑;慢性萎缩性胃炎可见黏膜呈颗粒状、黏膜血管显露、色泽灰暗、皱襞细小。

2.幽门螺杆菌检测

可通过侵入性(如快速尿素酶试验、组织学检查和幽门螺杆菌培养等)和非侵入性(如[13]C或[14]C尿素呼气试验、粪便幽门螺杆菌抗原检测和血清学检查等)方法检测幽门螺杆菌。

3.胃液分析

自身免疫性胃炎时,胃酸缺乏;多灶萎缩性胃炎时,胃酸分泌正常或偏低。

4.血清学检查

自身免疫性胃炎时,血清抗壁细胞抗体和抗内因子抗体可呈阳性,血清胃泌素水平明显升高;多灶萎缩性胃炎时,血清胃泌素水平正常或偏低。

二、护理诊断及医护合作性问题

(一)疼痛

腹痛与胃黏膜炎性病变有关。

(二)营养失调

低于机体需要量与厌食、消化吸收不良等有关。

(三)焦虑

焦虑与病情反复、病程迁延有关。

(四)潜在并发症

癌变。

(五)知识缺乏

缺乏对慢性胃炎病因和预防知识的了解。

三、治疗及护理措施

(一)治疗要点

治疗原则是积极祛除病因,根除幽门螺杆菌感染,对症处理,防治癌前病变。

1.病因治疗

(1)根除幽门螺杆菌感染:目前多采用的治疗方案是以胶体铋剂或质子泵抑制药为基础加上两种抗生素的三联治疗方案。如常用奥美拉唑或枸橼酸铋钾,与阿莫西林及甲硝唑或克拉霉素3种药物联用,两周为1个疗程。治疗失败后再治疗比较困难,可换用两种抗生素,或采用胶体铋剂和质子泵抑制药合用的四联疗法。

(2)其他病因治疗:因非甾体抗炎药引起者,应立即停药并给予制酸药或硫糖铝;因十二指肠液反流引起者,应用硫糖铝或氢氧化铝凝胶吸附胆汁;因胃动力学改变引起者,应给予多潘立酮或莫沙必利等。

2.对症处理

有胃酸缺乏和贫血者,可用胃蛋白酶合剂等以助消化;对于上腹胀满者,可选用胃动力药、理气类中药;有恶性贫血时可肌内注射维生素 B_{12}。

3.胃黏膜异型增生的治疗

异型增生是癌前病变,应定期随访,给予高度重视。对不典型增生者可给予维生素 C、维生素 E、β胡萝卜素、叶酸和微量元素硒预防胃癌的发生;对已经明确的重度异型增生可手术治疗,目前多采用内镜下胃黏膜切除术。

(二)护理措施

1.病情观察

主要观察有无上腹不适、腹胀、食欲减退等消化不良的表现;观察腹痛的部位、性质、呕吐物与大便的颜色、量及性状;评估实验室及胃镜检查结果。

2.饮食护理

(1)营养状况评估:观察并记录患者每天进餐次数、量和品种,以了解机体的营养摄入状况。定期监测体重,监测血红蛋白浓度、血清蛋白等有关营养指标的变化。

(2)制定饮食计划:①与患者及其家属共同制定饮食计划,以营养丰富、易消化、少刺激为原则。②胃酸低者可适当食用刺激胃酸分泌或酸性的食物,如浓肉汤、鸡汤、山楂、食醋等;胃酸高者应指导患者避免食用酸性和多脂肪食物,可进食牛奶、菜泥、面包等。③鼓励患者养成良好的饮食习惯,进食应规律,少食多餐,细嚼慢咽。④避免摄入过冷、过热、过咸、过甜、辛辣和粗糙的食物,戒除烟酒。⑤提供舒适的进餐环境,改进烹饪技巧,保持口腔清洁卫生,以促进患者的食欲。

3.药物治疗的护理

(1)严格遵医嘱用药,注意观察药物的疗效及不良反应。

(2)枸橼酸铋钾:宜在餐前半小时服用,因其在酸性环境中方起作用;服药时要用吸管直接吸入,防止将牙齿、舌染黑;部分患者服药后出现便秘或黑粪,少数患者有恶心、一过性血清转氨酶升高,停药后可自行消失,极少数患者可能出现急性肾衰竭。

(3)抗菌药物:服用阿莫西林前应详细询问患者有无青霉素过敏史,用药过程中要注意观察有无变态反应的发生;服用甲硝唑可引起恶心、呕吐等胃肠道反应及口腔金属味、舌炎、排尿困难等不良反应,宜在餐后半小时服用。

(4)多潘立酮及西沙必利:应在餐前服用,不宜与阿托品等解痉药合用。

4.心理护理

护理人员应主动安慰、关心患者,向患者说明不良情绪会诱发和加重病情,经过正规的治疗和护理慢性胃炎可以康复。

5.健康指导

向患者及家属介绍本病的有关知识、预防措施等;指导患者避免诱发因素,保持愉快的心情,生活规律,养成良好的饮食习惯,戒除烟酒;向患者介绍服用药物后可能出现的不良反应,指导患者按医嘱坚持用药,定期复查,如有异常及时复诊。

(霍慧亭)

第三节 消化性溃疡

消化性溃疡主要指发生于胃和十二指肠的慢性溃疡,即胃溃疡(GU)和十二指肠溃疡(DU),因溃疡的形成与胃酸/胃蛋白酶的消化作用有关而得名。临床以慢性病程、周期性发作和节律性上腹部疼痛为主要特点。消化性溃疡是消化系统的常见病,我国总发病率为10%~12%,秋冬和冬春之交好发。临床上十二指肠溃疡较胃溃疡多见,二者之比约为3:1。男性患病较女性多见,男女之比为(3~4):1。十二指肠溃疡好发于青壮年,胃溃疡的发病年龄高峰比十二指肠溃疡约晚10年。

一、病因及诊断检查

(一)致病因素

1.幽门螺杆菌感染

大量研究表明幽门螺杆菌感染是消化性溃疡的主要病因,尤其是十二指肠溃疡。其机制尚未完全阐明,可能是幽门螺杆菌感染通过直接或间接作用于胃、十二指肠黏膜,胃酸分泌增加,使黏膜屏障作用削弱,引起局部炎症和免疫反应,导致胃、十二指肠黏膜损害和溃疡形成。

2.胃酸和胃蛋白酶

消化性溃疡的最终形成是由于胃酸/胃蛋白酶对黏膜的自身消化所致。胃酸分泌增多不仅破坏胃黏膜屏障,还能激活胃蛋白酶,从而降解蛋白质分子,损伤黏膜,故胃酸在溃疡的形成过程中起关键作用,是溃疡形成的直接原因。

3.非甾体抗炎药

非甾体抗炎药如阿司匹林、吲哚美辛、糖皮质激素等可直接作用于胃、十二指肠黏膜,损害黏膜屏障,主要通过抑制前列腺素合成,削弱其对黏膜的保护作用。

4.其他因素

(1)遗传:O型血人群的十二指肠溃疡发病率高于其他血型。

(2)吸烟:烟草中的尼古丁成分可引起胃酸分泌增加、幽门括约肌张力降低、胆汁及胰液反流增多,从而削弱胃肠黏膜屏障。

(3)胃十二指肠运动异常:胃排空增快,可使十二指肠壶腹部酸负荷增大;胃排空延缓,可引起十二指肠液反流入胃,而损伤胃黏膜。

总之,胃酸/胃蛋白酶的损害作用增强和/或胃、十二指肠黏膜防御/修复机制减弱是本病发生的根本环节。但胃和十二指肠溃疡发病机制也有所不同,胃溃疡的发病主要是防御/修复机制减弱,十二指肠溃疡的发病主要是损害作用增强。

(二)身体状况

临床表现轻重不一,部分患者可无症状或症状较轻,或以出血、穿孔等并发症为首发表现。典型的消化性溃疡有如下临床特点。①慢性病程:病史可达数年至数十年。②周期性发作:发作与缓解交替出现,发作常有季节性,多在春秋季好发。③节律性上腹部疼痛:腹痛与进食之间有明显的相关性和节律性。

1.症状

(1)上腹部疼痛:为本病的主要症状,疼痛部位多位于中上腹,偏右或偏左。疼痛性质可为钝痛、胀痛、灼痛、剧痛或饥饿不适感。多数患者疼痛有典型的节律性,胃溃疡疼痛常在餐后1小时内发生,至下次餐前消失,即进食-疼痛-缓解,故又称饱食痛;十二指肠溃疡疼痛常在两餐之间发生,至下次进餐后缓解,即疼痛-进食-缓解,故又称空腹痛或饥饿痛,部分患者也可出现午夜痛。

(2)其他:可有反酸、嗳气、恶心、呕吐、腹胀、食欲减退等消化不良的症状,或有失眠、多汗等自主神经功能失调的表现,病程长者可出现消瘦、体重下降和贫血。

2.体征

溃疡发作期上腹部可有局限性轻压痛,胃溃疡压痛点常位于剑突下或剑突下稍偏左,十二指肠溃疡压痛点多在中上腹或中上腹稍偏右。缓解期无明显体征。

3.并发症

(1)出血:是最常见的并发症。出血引起的临床表现取决于出血的量和速度,轻者仅表现为呕血与黑粪,重者可出现低血量持久休克征象。

(2)穿孔:急性穿孔是最严重的并发症,常见诱因有饮食过饱、饮酒、劳累、服用非甾体抗炎药等。表现为突发的剧烈腹痛,迅速蔓延至全腹,并出现腹肌紧张、弥漫性腹部压痛、反跳痛,肝浊音界缩小或消失,肠鸣音减弱或消失等体征,部分患者出现休克。慢性穿孔的症状不如急性穿孔剧烈,往往表现为腹痛规律的改变,顽固而持久,常放射至背部。

(3)幽门梗阻:多由十二指肠溃疡或幽门管溃疡引起。溃疡急性发作时,炎症、水肿可引起暂时性梗阻,慢性溃疡愈合后形成瘢痕可致永久性梗阻。主要表现为上腹胀痛,餐后明显,频繁大量呕吐,呕吐物含酸腐味宿食。严重呕吐可致脱水和低氯低钾性碱中毒,常继发营养不良和体重减轻。上腹部空腹振水音、胃蠕动波及插胃管抽液量超过 200 mL 是幽门梗阻的特征性表现。

(4)癌变:少数胃溃疡可发生癌变。对有长期胃溃疡病史、年龄在 45 岁以上、胃溃疡上腹痛的节律性消失、症状顽固且经严格内科治疗无效、粪便隐血试验持续阳性者,应考虑癌变,需进一步检查和定期随访。

(三)心理-社会状况

由于本病病程长、周期性发作和节律性腹痛,会使患者产生紧张、焦虑或抑郁等情绪,当并发出血、穿孔或癌变时,易产生恐惧心理。

(四)实验室及其他检查

1.胃镜及胃黏膜活组织检查

胃镜及胃黏膜活组织检查是确诊消化性溃疡首选的检查方法。胃镜检查可直接观察溃疡部位、病变大小和性质,还可在直视下取活组织做病理学检查及幽门螺杆菌检测。

2.X 线钡剂检查

龛影是溃疡的 X 线检查直接征象,对溃疡有确诊价值;激惹和变形等间接征象,提示可能有溃疡的发生。

3.幽门螺杆菌检测

幽门螺杆菌检测是消化性溃疡诊断的常规检查项目,因为有无幽门螺杆菌感染决定治疗方案的选择。

4.粪便隐血试验

隐血试验阳性提示溃疡活动期,胃溃疡患者如隐血试验持续阳性,提示有癌变的可能。

二、护理诊断及医护合作性问题

(1)疼痛:腹痛与胃酸刺激溃疡面、引起化学性炎症或并发穿孔等有关。

(2)营养失调(低于机体需要量):与疼痛所致摄食减少或频繁呕吐有关。

(3)焦虑:与溃疡反复发作、迁延不愈或出现并发症使病情加重有关。

(4)潜在并发症:上消化道出血、穿孔、幽门梗阻、癌变。

(5)缺乏溃疡病防治知识。

三、治疗及护理措施

(一)治疗要点

本病的治疗目的是消除病因、控制症状、促进溃疡愈合、防止复发和防治并发症。

1.一般治疗

注意休息,劳逸结合,饮食规律,戒烟、酒,消除紧张、焦虑情绪,停用或慎用非甾体抗炎药等。

2.药物治疗

(1)抑制胃酸药物:有碱性抗酸药和抑制胃酸分泌药两大类。

碱性抗酸药:如氢氧化铝、铝碳酸镁及其复方制剂等,能中和胃酸,缓解疼痛,因其疗效差,不良反应较多,现很少应用。

抑制胃酸分泌的药物。①H_2受体拮抗药：目前临床使用最为广泛的抑制胃酸分泌、治疗消化性溃疡的药物。常用药物有西咪替丁、雷尼替丁和法莫替丁等，4～6 周为 1 个疗程。②质子泵抑制药：目前最强的抑制胃酸分泌药物，其解除溃疡疼痛，促进溃疡愈合的效果优于 H_2 受体拮抗药，且能抑制幽门螺杆菌的生长。常用药物有奥美拉唑、兰索拉唑和泮托拉唑等，疗程一般为 6～8 周。

（2）保护胃黏膜药物：常用硫糖铝、枸橼酸铋钾和米索前列醇。

（3）根除幽门螺杆菌药物：对于有幽门螺杆菌感染的消化性溃疡，无论初发或复发、活动或静止、有无并发症，均应予以根除幽门螺杆菌治疗。

3.手术治疗

对于大量出血经内科治疗无效、急性穿孔、瘢痕性幽门梗阻、胃溃疡有癌变、正规内科治疗无效的顽固性溃疡者可选择手术治疗。

（二）护理措施

1.病情观察

密切观察患者腹痛的规律和特点，与进食、服药的关系，呕吐物及粪便的颜色和性状；监测生命体征及腹部体征的变化。观察患者有无出血、穿孔、幽门梗阻和癌变征象，一旦发现及时通知医师，并配合做好各项护理工作。

2.生活护理

（1）适当休息：溃疡活动期且症状较重或有并发症者，应适当休息。

（2）饮食护理：基本要求同慢性胃炎。指导患者进餐定时定量、少食多餐、细嚼慢咽。选择营养丰富、易消化、低脂、适量蛋白质的食物，如脱脂牛奶、鸡蛋和鱼等；主食以面食为主，因其柔软、含碱且易消化，不习惯于面食则以软米饭或米粥代替；避免辛辣、油炸、过酸、过咸食物及浓茶、咖啡等刺激食物和饮料，以减少胃酸分泌。

3.药物治疗的护理

严格遵医嘱用药，注意观察药物的疗效及不良反应，并告知患者用药的注意事项。

（1）碱性抗酸药：应在饭后 1 小时和睡前服用，避免与奶制品、酸性食物及饮料同服。氢氧化铝凝胶能阻碍磷的吸收，引起磷缺乏症，长期大量服用还可引起严重便秘；服用镁制剂可引起腹泻。

（2）H_2 受体拮抗药：应在餐中或餐后即刻服用，也可将一日的剂量在睡前顿服，若与抗酸药联用时，两药间隔 1 小时以上。静脉给药时要注意控制速度，避免低血压和心律失常的发生。长期大量应用西咪替丁可出现男性乳房肿胀、性欲减退、腹泻、眩晕、头痛、肌肉痉挛或肌痛、皮疹、脱发，偶见粒细胞减少、精神错乱等。

（3）质子泵抑制药：奥美拉唑可引起头晕，告知患者服药期间避免从事注意力高度集中的工作；兰索拉唑的主要不良反应有荨麻疹、皮疹、瘙痒、头痛、口干、肝功能异常等，不良反应严重时应及时停药；泮托拉唑的不良反应较少，偶有头痛和腹泻。

（4）保护胃黏膜药物：硫糖铝片应在餐前 1 小时服用，可有便秘、口干、皮疹、眩晕、嗜睡等不良反应；米索前列醇可引起子宫收缩，孕妇禁用。

（5）根除幽门螺杆菌药物：应在餐后服用抗生素，尽量减少对胃黏膜的刺激，服药要定时定量，以达到根除幽门螺杆菌的目的。

4.并发症的护理

（1）穿孔：急性消化道穿孔时，禁食并胃肠减压，做好术前准备工作；慢性穿孔时，密切观察疼痛的性质,指导患者遵医嘱用药。

(2)幽门梗阻:观察患者呕吐物的性状,准确记录出入液量,重者禁食禁水、胃肠减压,及时纠正水、电解质、酸碱平衡紊乱。

5.心理护理

正确评估患者及家属的心理反应,告知患者及家属,经过正规治疗和积极预防,溃疡是可以痊愈的,并说明不良情绪会诱发和加重病情,使患者树立信心,消除紧张、恐惧心理。指导患者心理放松,转移注意力,保持乐观的情绪。

6.健康指导

(1)疾病知识指导:向患者及家属介绍导致溃疡发生及加重的相关因素;指导患者生活规律,保持乐观的心态,保证充足的睡眠和休息,适当锻炼,提高机体抵抗力;建立合理的饮食习惯和结构,戒除烟酒,避免摄入刺激性食物。

(2)用药指导:指导患者严格遵医嘱正确服药,学会观察药物疗效和不良反应,不可擅自停药和减量,以避免溃疡复发;忌用或慎用对胃黏膜有损害的药物,如阿司匹林、咖啡因、糖皮质激素等;若用药后腹痛节律改变或出现并发症应及时就医。

（霍慧亭）

第四节　肝　硬　化

肝硬化是一种由不同病因引起的慢性进行性弥漫性肝病。病理特点为广泛的肝细胞变性坏死、再生结节形成、结缔组织增生,致使正常肝小叶结构破坏和假小叶形成。临床可有多系统受累,主要表现为肝功能损害和门静脉高压,晚期出现消化道出血、肝性脑病、感染等严重并发症。在我国,肝硬化是常见疾病和主要死因之一。

一、病因与发病机制

(一)病毒性肝炎

病毒性肝炎主要为乙型病毒性肝炎,其次为丙型肝炎,或乙型加丁型重叠感染,甲型和戊型一般不发展为肝硬化。

(二)日本血吸虫病

我国长江流域血吸虫病流行区多见。反复或长期感染血吸虫病者,虫卵及其毒性产物在肝脏汇管区刺激结缔组织增生,导致肝纤维化和门脉高压,称为血吸虫病性肝纤维化。

(三)乙醇中毒

长期大量饮酒者,乙醇及其中间代谢产物(乙醛)直接引起酒精性肝炎,并发展为肝硬化,酗酒所致的长期营养失调也对肝脏起一定损害作用。

(四)药物或化学毒物

长期服用双醋酚丁、甲基多巴等药物,或长期反复接触磷、砷、四氯化碳等化学毒物,可引起中毒性肝炎,最终演变为肝硬化

（五）胆汁淤积

持续存在肝外胆管阻塞或肝内胆汁淤积时，高浓度的胆汁酸和胆红素损害肝细胞，导致肝硬化。

（六）循环障碍

慢性充血性心力衰竭、缩窄性心包炎、肝静脉或下腔静脉阻塞等使肝脏长期淤血，肝细胞缺氧、坏死和结缔组织增生，最后发展为肝硬化。

（七）遗传和代谢疾病

由于遗传性或代谢性疾病，某些物质或其代谢产物沉积于肝，造成肝损害，并可致肝硬化，如肝豆状核变性、血色病、半乳糖血症和 α1-抗胰蛋白酶缺乏症。

（八）营养失调

食物中长期缺乏蛋白质、维生素、胆碱等，以及慢性炎症性肠病，可引起营养不良和吸收不良，降低肝细胞对致病因素的抵抗力，成为肝硬化的直接或间接病因。

此外，部分病例发病原因难以确定，称为隐源性肝硬化，其中部分病例与无黄疸型病毒性肝炎，尤其是丙型肝炎有关。自身免疫性肝炎也可发展为肝硬化。各种病因引起的肝硬化，其病理变化和发展演变过程是基本一致的。特征为广泛肝细胞变性坏死，结节性再生，弥漫性结缔组织增生，假小叶形成。上述病理变化造成肝内血管扭曲、受压、闭塞而致血管床缩小，肝内门静脉、肝静脉和肝动脉小分支之间发生异常吻合而形成短路，导致肝血循环紊乱。这些严重的肝内血液循环障碍，是形成门静脉高压的病理基础，且使肝细胞营养障碍加重，促使肝硬化病变进一步发展。

二、临床表现

肝硬化的病程发展通常比较缓慢，可隐伏 3～5 年或更长时间。临床上分为肝功能代偿期和失代偿期。

（一）代偿期

早期症状轻，以乏力、食欲缺乏为主要表现，可伴有恶心、厌油腻、腹胀、上腹隐痛及腹泻等。症状常因劳累或伴发病而出现，经休息或治疗可缓解。患者营养状况一般或消瘦，肝轻度大，质地偏硬，可有轻度压痛，脾轻至中度大。肝功能多在正常范围内或轻度异常。

（二）失代偿期

失代偿期主要为肝功能减退和门静脉高压所致的全身多系统症状和体征。

1.肝功能减退

（1）全身症状和体征：一般状况与营养状况均较差，乏力、消瘦、不规则低热、面色灰暗黝黑（肝病面容）、皮肤干枯粗糙、水肿、舌炎、口角炎等。

（2）消化道症状：食欲减退甚至畏食、进食后上腹饱胀不适、恶心、呕吐、稍进油腻肉食易引起腹泻，因腹水和胃肠积气而腹胀不适。肝细胞有进行性或广泛性坏死时可出现黄疸。

（3）出血倾向和贫血：常有鼻出血、牙龈出血、皮肤紫癜和胃肠出血等倾向，系肝合成凝血因子减少、脾功能亢进和毛细血管脆性增加所致。贫血可因缺铁、缺乏叶酸和维生素 B_{12}，脾功能亢进等因素引起。

（4）内分泌失调：①雌激素增多、雄激素和糖皮质激素减少，肝对雌激素的灭活功能减退，故体内雌激素增多。雌激素增多时，通过负反馈抑制腺垂体分泌促性腺激素及促肾上腺皮质激素的功能,致雄激素和肾上腺糖皮质激素减少。雌激素与雄激素比例失调,男性患者常有性欲减退、睾丸萎缩、毛发脱落及乳房发育;女性患者可有月经失调、闭经、不孕等。部分患者出现蜘蛛痣,主要分布在面颈部、上胸、肩背和上肢等上腔静脉引流区域;手掌大小鱼际和指端腹侧部位皮肤发红称为肝掌。肾上腺皮质功能减退,表现为面部和其他暴露部位皮肤色素沉着。②醛固酮和血管升压素增多,肝功能减退时对醛固酮和血管升压素的灭活作用减弱,致体内醛固酮及血管升压素增多。醛固酮作用于远端肾小管,使钠重吸收增加;血管升压素作用于集合管,使水的重吸收增加。水钠潴留导致尿少、水肿,并促进腹水形成。

2.门静脉高压

(1)脾大:门静脉高压致脾静脉压力增高,脾淤血而肿大,一般为轻、中度大,有时可为巨脾。上消化道大量出血时,脾脏可暂时缩小,待出血停止并补足血容量后,脾脏再度增大。晚期脾大常伴有对血细胞破坏增加,使周围血中白细胞、红细胞和血小板减少,称为脾功能亢进。

(2)侧支循环的建立和开放:正常情况下,门静脉系与腔静脉系之间的交通支很细小,血流量很少。门静脉高压形成后,来自消化器官和脾脏的回心血液流经肝脏受阻,使门腔静脉交通支充盈扩张,血流量增加,建立起侧支循环(图 5-1)。

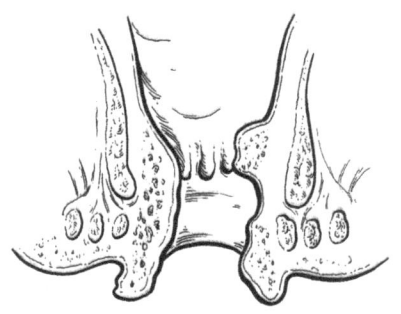

图 5-1　门静脉回流受阻时,侧支循环血流方向示意图

临床上重要的侧支循环:①食管下段和胃底静脉曲张,主要是门静脉系的胃冠状静脉和腔静脉系的食管静脉、奇静脉等沟通开放,常在恶心、呕吐、咳嗽、负重等使腹内压突然升高,或因粗糙食物机械损伤、胃酸反流腐蚀损伤时,导致曲张静脉破裂出血,出现呕血、黑便及休克等表现。②腹壁静脉曲张,由于脐静脉重新开放,与附脐静脉、腹壁静脉等连接,在脐周和腹壁可见迂曲静脉以脐为中心向上及下腹壁延伸。③痔核形成,为门静脉系的直肠上静脉与下腔静脉系的直肠中、下静脉吻合扩张形成,破裂时引起便血。

(3)腹水:肝硬化肝功能失代偿期最为显著的临床表现。腹水出现前,常有腹胀,以饭后明显。大量腹水时腹部隆起,腹壁绷紧发亮,患者行动困难,可发生脐疝,膈抬高,出现呼吸困难、心悸。部分患者伴有胸腔积液。

腹水形成的因素:①门静脉压力增高使腹腔脏器毛细血管床静水压增高,组织间液回吸收减少而漏入腹腔。②低清蛋白血症系指血浆清蛋白<30 g/L,肝功能减退使清蛋白合成减少及蛋白质摄入和吸收障碍,低清蛋白血症时血浆胶体渗透压降低,血管内液外渗。③肝淋巴液生成过多,肝静脉回流受阻时,肝内淋巴液生成增多,超过胸导管引流能力,淋巴内压力增高,使大量淋巴液自肝包膜和肝门淋巴渗出至腹腔。④血管升压素及继发性醛固酮增多,引起水钠重吸收增加。⑤肾脏因素,有效循环血容量不足致肾血流量减少,肾小球滤过率降低,排钠和排尿量减少。

3.肝脏情况

早期肝脏增大，表面尚平滑，质中等硬；晚期肝脏缩小，表面可呈结节状，质地坚硬；一般无压痛，但在肝细胞进行性坏死或并发肝炎和肝周围炎时可有压痛与叩击痛。

三、并发症

(一)上消化道出血

上消化道出血为本病最常见的并发症。由于食管下段或胃底静脉曲张破裂，引起突然大量的呕血和黑便，常引起出血性休克或诱发肝性脑病，死亡率高。

(二)感染

由于患者抵抗力低下、门腔静脉侧支循环开放等因素，增加细菌入侵繁殖机会，易并发感染如肺炎、胆道感染、大肠埃希菌败血症、自发性腹膜炎等。自发性腹膜炎系指无任何邻近组织炎症的情况下发生的腹膜和/或腹水的细菌性感染。其主要原因是肝硬化时单核-吞噬细胞的噬菌作用减弱，肠道内细菌异常繁殖并经由肠壁进入腹膜腔，以及带菌的淋巴液漏入腹腔引起感染，致病菌多为革兰氏阴性杆菌。患者可出现发热、腹痛、腹胀、腹膜刺激征、腹水迅速增长或持续不减，少数病例发生中毒性休克。

(三)肝性脑病

肝性脑病是晚期肝硬化的最严重并发症。

(四)原发性肝癌

肝硬化患者短期内出现肝脏迅速增大、持续性肝区疼痛、腹水增多且为血性、不明原因的发热等，应考虑并发原发性肝癌，需做进一步检查。

(五)功能性肾衰竭

功能性肾衰竭又称肝、肾综合征，表现为少尿或无尿、氮质血症、稀释性低钠血症和低尿钠，但肾无明显器质性损害。主要由于肾血管收缩和肾内血液重新分布，导致肾皮质血流量和肾小球滤过率下降等因素引起。

(六)电解质和酸碱平衡紊乱

出现腹水和其他并发症后患者电解质紊乱趋于明显，常见的如下。

1.低钠血症

长期低钠饮食致原发性低钠，长期利尿和大量放腹水等致钠丢失，血管升压素增多使水潴留超过钠潴留而致稀释性低钠。

2.低钾低氯血症与代谢性碱中毒

进食少、呕吐、腹泻、长期应用利尿剂或高渗葡萄糖液、继发性醛固酮增多等可引起低钾低氯，而低钾低氯血症可致代谢性碱中毒，诱发肝性脑病。

四、护理

(一)护理目标

患者能描述营养不良的原因，遵循饮食计划，保证各种营养物质的摄入；能叙述腹水和水肿的主要原因，腹水和水肿有所减轻，身体舒适感增加；能了解常见并发症防治知识，尽力避免并发症；无皮肤破损或感染，焦虑减轻或消失。

(二)护理措施

1.一般护理

(1)休息和活动:休息代偿期患者宜适当减少活动、避免劳累、保证休息,失代偿期尤当出现并发症时患者需卧床休息。

(2)饮食护理:饮食以高热量、高蛋白(肝性脑病除外)和维生素丰富而易消化的食物为原则。盐和水的摄入视病情调整,有腹水者应低盐或无盐饮食,钠限制在每天 500~800 mg(氯化钠 1.2~2.0 g),进水量限制在每天 1 000 mL 左右。应向患者介绍各种食物的成分,例如高钠食物有咸肉、酱菜、酱油、罐头食品、含钠味精等,应尽量少食用;含钠较少的食物有粮谷类、瓜茄类、水果等;含钾多的食物有水果、硬壳果、马铃薯、干豆、肉类等。评估患者有无不恰当的饮食习惯而加重水钠潴留,切实控制钠和水的摄入量。限钠饮食常使患者感到食物淡而无味,可适量添加柠檬汁、食醋等,改善食品的调味,以增进食欲。禁酒,忌用对肝有损害药物。有食管静脉曲张者避免进食粗糙、坚硬食物。避免损伤曲张静脉,食管胃底静脉曲张者应食菜泥、肉末、软食,进餐时细嚼慢咽,咽下的食团宜小且外表光滑,切勿混入糠皮、硬屑、鱼刺、甲壳等,药物应磨成粉末,以防损伤曲张的静脉导致出血。

2.体液过多的护理

(1)休息和体位:多卧床休息,卧床时尽量取平卧位,以增加肝、肾血流量,改善肝细胞的营养,提高肾小球滤过率。可抬高下肢,以减轻水肿。阴囊水肿者可用托带托起阴囊,以利水肿消退。大量腹水者卧床时可取半卧位,以使膈下降,有利于呼吸运动,减轻呼吸困难和心悸。

(2)避免腹内压骤增:大量腹水时,应避免使腹内压突然剧增的因素,例如剧烈咳嗽、打喷嚏、用力排便等。

(3)用药护理:使用利尿剂时应特别注意维持水、电解质和酸碱平衡。利尿速度不宜过快,以每天体重减轻不超过 0.5 kg 为宜。

(4)病情监测:观察腹水和下肢水肿的消长,准确记录出入量,测量腹围、体重,并教会患者正确的测量和记录方法。进食量不足、呕吐、腹泻者,或遵医嘱应用利尿剂、放腹水后更应密切观察。监测血清电解质和酸碱度的变化,以及时发现并纠正水、电解质、酸碱平衡紊乱,防止肝性脑病、功能性肾衰竭的发生。

(5)腹腔穿刺放腹水的护理:术前说明注意事项,测量体重、腹围、生命体征,排空膀胱以免误伤;术中及术后监测生命体征,观察有无不适反应;术毕用无菌敷料覆盖穿刺部位,如有溢液可用吸收性明胶海绵处置;术毕缚紧腹带,以免腹内压骤然下降;记录抽出腹水的量、性质和颜色,标本及时送检。

3.活动无耐力护理

肝硬化患者的精神、体力状况随病情进展而减退,疲倦乏力、精神不振逐渐加重,严重时衰弱而卧床不起。应根据病情适当安排休息和活动。代偿期患者无明显的精神、体力减退,可参加轻工作,避免过度疲劳;失代偿期患者以卧床休息为主,但过多的躺卧易引起消化不良、情绪不佳,故应视病情安排适量的活动,活动量以不感到疲劳、不加重症状为度。

4.有皮肤完整性受损危险的护理

肝硬化患者因常有皮肤干燥、水肿,有黄疸时可有皮肤瘙痒和长期卧床等因素,易发生皮肤破损和继发感染。除常规的皮肤护理、预防压疮措施外,应注意沐浴时避免水温过高,或使用刺激性的皂类和沐浴液,沐浴后可使用性质柔和的润肤品,以减轻皮肤干燥和瘙痒;皮肤瘙痒者给予止痒处理,嘱患者勿用手抓搔,以免皮肤破损。

5.心理护理

及时了解并减轻各种焦虑,护理人员应关心患者,鼓励其说出心中的顾虑与疑问,护士应耐心倾听并给予解答。

6.健康指导

(1)心理指导:护士应帮助患者和家属掌握本病的有关知识和自我护理方法,分析和消除不利于个人和家庭应对的各种因素,家属应理解和关心患者,细心观察、及早识别病情变化,例如当患者出现性格、行为改变等可能为肝性脑病的前驱症状时,或消化道出血等其他并发症时,应及时就诊。定期门诊随诊。

(2)休息指导:保证身心两方面的休息,应有足够的休息和睡眠,生活起居有规律。活动量以不加重疲劳感和其他症状为度。应十分注意情绪的调节和稳定。在安排好治疗、身体调理的同时,勿过多考虑病情,遇事豁达开朗。

(3)生活指导:注意保暖和个人卫生,预防感染。切实遵循饮食治疗原则和计划,安排好营养食谱。

(4)用药指导:按医师处方用药,加用药物需征得医师同意,以免服药不当而加重肝脏负担和肝功能损害。应向患者详细介绍所用药物的名称、剂量、给药时间和方法,教会其观察药物疗效和不良反应。例如服用利尿剂者,如出现软弱无力、心悸等症状时,提示低钠、低钾血症,应及时就医。

(三)护理评价

患者能自己选择符合饮食治疗计划的食物,保证每天所需热量、蛋白质、维生素等营养成分的摄入;能陈述减轻水钠潴留的有关措施,正确测量和记录出入量、腹围和体重,腹水和皮下水肿及其引起的身体不适有所减轻;能按计划进行活动和休息,活动未致疲乏感加重,活动耐力增加;皮肤无破损和感染,瘙痒感减轻或消失。

(霍慧亭)

第六章　肾内科护理

第一节　急性肾小球肾炎

一、疾病概述

(一)概念

急性肾小球肾炎(acute glomerulonephritis,AGN)简称急性肾炎,是一组起病急,以血尿、蛋白尿、水肿和高血压为特征的肾脏疾病,可伴有一过性肾损害。本病多见于链球菌感染后。

(二)相关病理生理

急性肾小球肾炎常发生于β溶血链球菌引起的上呼吸道感染或皮肤感染后,链球菌的细胞壁成分或某些分泌蛋白刺激机体产生抗体,形成循环免疫复合物沉积于肾小球或原位免疫复合物种植于肾小球而最终发生免疫反应引起双肾脏弥漫性炎症。病理类型为毛细血管内增生性肾炎,呈弥漫性病变,以肾小球系膜细胞及内皮细胞为主,但肾小球病变不明显。

(三)病因与诱因

链球菌感染为主要病因,其他细菌、病毒和寄生虫的感染也可为致病因素。

(四)临床表现

急性肾炎发病前常有前驱感染,潜伏期为1~3周,起病急,病情轻重不一,预后大多较好。下面为典型的临床表现。

1.尿液改变

尿量减少,出现蛋白尿,血尿(常为首发症状)。

2.水肿

水肿为首发症状,见于80%以上的患者,多表现为晨起眼睑水肿,可伴双下肢水肿,重者可出现全身水肿、腹水和胸腔积液。

3.高血压

80%的患者出现一过性的轻中度高血压,可随尿量增加,水钠潴留减轻而恢复正常。

4.肾功能异常

部分患者因尿量减少可出现一过性轻度氮质血症,随尿量增加可恢复正常,极少数患者可出现急性肾衰。

5.并发症

心力衰竭、高血压脑病、急性肾衰竭。

(五)辅助检查

1.尿液检查

几乎所有患者均有镜下血尿,尿蛋白多为(＋)～(＋＋)。

2.抗链球菌溶血素"O"抗体(ASO)测定

ASO 滴度可见升高。

3.血清补体测定

可检测总补体及补体 C3 的动态变化。

4.肾功能检查

可有一过性尿素氮升高。

(六)主要治疗原则

以对症治疗、卧床休息为主,积极控制感染和预防并发症,急性肾衰竭者予短期透析。

(七)药物治疗

1.利尿剂的应用

利尿剂可增加尿钠排出,减少体内水钠潴留,减轻水肿。常用噻嗪类利尿和保钾利尿剂合用,氢氯噻嗪 25 mg,3 次/天,氨苯蝶啶 50 mg,3 次/天,两者合用可提高利尿效果,并减少低钾血症的发生;襻利尿剂常用呋塞米,20～120 mg/d,口服或静脉注射。

2.无肾毒性抗生素

青霉素、头孢菌素。

3.降压药

首选对肾脏保护作用的降压药,常用血管紧张素转换酶抑制剂(ACEI)(如卡托普利、贝那普利)和血管紧张素Ⅱ受体阻滞剂(ARB)(如氯沙坦),两药降压同时,还可减轻肾小球高滤过、高灌注、高压力状态。

二、护理评估

(一)一般评估

1.生命体征

感染未控制时可有发热;水钠潴留致血容量增加可有血压升高、心率、呼吸加快。

2.患者主诉

发病前有无上呼吸道感染或皮肤感染;有无尿量减少、肉眼血尿;水肿发生的部位,有无腹胀等。

3.相关记录

身高、体重、饮食、睡眠及排便情况等。

(二)身体评估

1.视诊

皮肤是否完好,有无感染病灶;水肿的部位及程度等。

2.触诊

(1)测量腹围:观察有无腹水征象。

（2）观察颜面及全身水肿情况：根据每天水肿的部位记录情况与患者尿量情况做动态的综合分析，判断水肿是否减轻，治疗是否有效。

3.叩诊

腹部有无移动性浊音、有无胸腔积液，心界有无扩大。

4.听诊

两肺有无湿啰音和哮鸣音。

（三）心理-社会评估

了解患者对疾病的认识程度，有无因疾病而导致的焦虑、恐惧等不良情绪。评估患者家庭及社会的支持情况。

（四）辅助检查结果评估

1.ASO 测定

ASO 滴度高低与链球菌感染有关，滴度明显升高说明近期有链球菌感染，但早期用青霉素后，滴度可不高。

2.补体测定

血清补体的动态变化是急性链球菌感染后急性肾炎的重要特征，发病初期补体 C3 明显下降，8 周内渐恢复正常。

（五）主要用药的评估

（1）利尿剂治疗时，尤其注意有无电解质紊乱，有无出现嗜睡、精神萎靡、呕吐、厌食、心音低钝、肌张力低或惊厥等症状。

（2）抗生素应用注意有无肾毒性。

三、主要护理诊断/问题

（一）体液过多

与肾小球滤过率下降导致水钠潴留有关。

（二）有皮肤完整性受损的危险

与皮肤水肿有关。

四、护理措施

（一）休息与活动

急性期要绝对卧床休息，待血压恢复正常、水肿消退、肉眼血尿消失后方可逐步增加活动量。

（二）病情观察

观察水肿的部位、特点、程度及消长情况，定期测量胸围、腹围、体重的变化，有利于治疗效果评估及判断有无胸腔积液、腹水的出现等，或作为调整输入量和速度、饮水量及利尿剂用量的依据。记录 24 小时出入量，监测尿量变化，监测生命体征，尤其是血压。观察有无心力衰竭、高血压脑病的表现，密切监测实验室检查结果。

（三）饮食护理

急性期的患者严格限制钠的摄入减轻水肿和心脏负荷。每天食盐量 1～2 g，水肿消退、血压下降，病情好转后可逐渐恢复正常饮食。有氮质血症时限制蛋白入量，给予足量的热量和维生素。尿量减少时注意控制水和钾的摄入。

（四）皮肤护理

保持皮肤清洁,防止皮肤破溃与感染。勿用力过大清洁皮肤,避免擦伤皮肤。重度水肿者避免肌肉内注射,应采取静脉途径保证药物准确及时输入。静脉穿刺时严格消毒皮肤,穿刺点在各层组织不在同一部位。定期观察水肿部位和皮肤情况,注意有无破溃、发红现象,及时处理异常情况。

（五）预防感染

保持环境清洁,定期空调消毒,定时开门窗通风换气,保持室内温度和湿度合适。尽量减少病区探访人次,限制上呼吸道感染者探访。病区的地板、桌子要用消毒水清洁。

（六）用药护理

注意观察利尿的疗效和不良反应。

（七）心理护理

多关心体贴患者,及时解答患者及家属的各种疑问,指导其保持乐观心态及稳定的情绪。

（八）健康教育

1.预防上呼吸道感染

解释本病与感染的关系,加强个人卫生、注意保暖,预防呼吸道等各种感染。

2.休息和活动

患病期间加强休息,病情稳定后可从事轻体力活动,痊愈后可参加体育活动,增强体质,1～2年内应避免重体力活动和劳累。

3.自我监测

指导患者自我监测血压,观察尿量、血尿、蛋白尿等,定时随访。

4.急需就诊的指标

诉患者如果出现下列任何一种情况,请速到医院就诊。

（1）尿量减少、血尿。

（2）面部、下肢水肿。

（3）感冒、发热。

五、护理效果评估

（1）患者肉眼血尿消失,血压回复都正常,浮肿减轻或消退。

（2）患者有效预防高血压脑病及严重循环充血,活动耐力增加。

（3）患者掌握预防本病的知识。

（周太荣）

第二节　急进性肾小球肾炎

一、疾病概述

（一）概念

急进性肾小球肾炎（rapidly progressive glomerulonephritis,RPGN）是一组病情发展急骤,

由血尿、蛋白尿迅速发展为少尿或无尿直至急性肾衰竭的急性肾炎综合征。

急进性肾小球肾炎包括原发性急进性肾小球肾炎、继发于全身性疾病的急进性肾小球肾炎和在原发性肾小球基础上形成广泛新月体。

(二)相关病理生理

RPGN 的基本发病机制为免疫反应。根据免疫病理可分为 3 型。Ⅰ型为抗肾小球基膜型；Ⅱ型为免疫复合型；Ⅲ型为非免疫复合型物。

本病病理类型为新月体型肾小球肾炎(毛细血管外增生性肾炎),50%的肾小囊腔内有大量的新月体形成,新月体组织学改变:细胞性→细胞纤维性→纤维性,最后导致肾小球硬化。

(三)病因与诱因

在有原发性肾小球疾病基础上,发病前上呼吸道感染、受凉及劳累、免疫力低下。

(四)临床表现

本病起病较急、发病前可有上呼吸道感染。临床表现似急性肾炎,可有尿量减少、血尿、蛋白尿、水肿和高血压,但病情进展快,可迅速出现少尿或无尿,肾功能损害进展急速,在数周或半年为发展为尿毒症,伴中度贫血。

(五)辅助检查

1.肾功能检查

血肌酐、尿素氮进行性升高,内生肌酐清除率进行性下降。

2.肾活组织检查

有利于确诊,可帮助判断病程、预后等。

(六)主要治疗原则

尽快明确病因及免疫病理诊断,早期实施治疗。急性期控制病情进展;维持期巩固治疗;对症治疗缓解症状(包括利尿、降压、抗感染和纠正水、电解质、酸碱平衡紊乱等);替代治疗(急性期或慢性肾衰竭期的治疗)。

(七)药物治疗

1.糖皮质激素联合细胞毒药物

可通过抗炎和免疫抑制达到缓解病情的目的,主要用于Ⅱ、Ⅲ型。常用甲泼尼龙与环磷酰胺联合应用。

2.对症治疗

应用利尿剂、降压药、抗生素、碱剂等。

二、护理评估

护理评估同急性肾炎,但要注意了解起病的时间及病情发展的速度。在用药的评估方面,要注意了解糖皮质激素及细胞毒药物的用药方法是否正确,有无发生不良反应等。

三、主要护理诊断/问题

(一)潜在并发症

急性肾衰竭。

(二)体液过多

与肾小球滤过率下降、大剂量激素治疗导致水钠潴留有关。

(三)有感染的危险

与激素、细胞毒药物的作用,大量蛋白尿、血浆置换致机体抵抗力下降有关。

四、护理措施

(一)休息

急性期要绝对卧床休息,时间较急性肾小球肾炎更长,避免劳累。

(二)病情观察

(1)监测患者的神志、生命体征、特别是心律、心率的变化。

(2)记录24小时尿量,定期检测尿常规、肾功能,注意水肿的消长情况。

(3)注意电解质的变化,尤其是血钾的浓度,观察有无高钾血症的表现。

(4)密切观察是否出现各种感染的征象,如体温升高、咳嗽咳痰、白细胞计数增高等,应予及时处理。

(三)预防和控制感染

严格执行各项无菌技术操作;定时消毒病室环境;控制探视人员;注意个人卫生,避免受凉、感冒。

(四)水肿皮肤护理

同急性肾小球肾炎。

(五)用药护理

(1)使用激素者应注意激素应饭后口服,以减少对胃黏膜的刺激;长期用药者要补充维生素D和钙通道阻滞剂,预防骨质疏松;大量冲击治疗时,应对患者实行保护性隔离,防止感染;告知患者不能擅自减量或停药,以免引起反跳现象。

(2)细胞毒类药物环磷酰胺使用时,嘱患者多饮水,以促进药物从尿中排出,并观察其不良反应,有无恶心、呕吐及血尿。

(3)利尿剂治疗时尤其注意有无电解质紊乱,有无出现嗜睡、精神萎靡,呕吐、厌食、心音低钝、肌张力低或惊厥等症状。

(六)心理护理

多关心体贴患者,尽可能减少负性情绪对疾病控制与康复的影响。

(七)健康教育

1.疾病预防指导

告知患者本病发病常与呼吸道感染有关,应加强个人卫生、注意保暖等预防各种感染。

2.休息和活动

患病期间加强休息,病情稳定后可从事轻体力活动,痊愈后可参加体育活动,增强体质,1~2年内应避免重体力活动和劳累。

3.用药指导

告知严格遵守诊疗计划的重要性,指导患者对激素和细胞毒药物不良反应的观察,不可擅自更改用药和停止治疗,避免使用肾毒性药物。

4.自我监测

指导患者如何监测病情变化,告知病情好转后仍需较长时间的随访。

五、护理效果评估

(1)患者尿量增加,水肿减轻或消退,血压恢复正常。

(2)患者有效预防急性肾衰竭的发生,活动耐力增加。

(3)患者掌握预防本病的知识。

(周太荣)

第三节　慢性肾小球肾炎

一、疾病概述

(一)概念

慢性肾小球肾炎(chronic glomerulonephritis,CGN)简称慢性肾炎,是一组以血尿、蛋白尿、高血压和水肿为基本临床表现的肾小球疾病。其临床特点为病情迁延,病变缓慢进展,可伴不同程度的肾功能减退,最终将发展为慢性肾衰竭。

(二)相关病理生理

慢性肾炎可由多种病理类型引起,常见类型有系膜增生性肾炎、系膜毛细血管性肾炎、局灶性节段性肾小球硬化性、膜性肾病等。病变发展到后期,以上不同类型病理变化均可转化为不同程度的肾小球硬化,相应肾单位的肾小管萎缩、肾间质纤维化,肾脏体积缩小、皮质变薄。

(三)病因与诱因

病因尚不明确,多由各种原发性肾小球疾病发展而成,仅少数由急性肾炎发展所致。起始因素多为免疫介导炎症。

感染、劳累、妊娠、应用肾毒性药物、预防接种,以及高蛋白、高磷、高脂饮食可引起肾损害,加快病情进展。

(四)临床表现

以青中年男性多见,多数起病隐匿,临床表现差异较大。蛋白尿和血尿出现较早且多较轻;早期水肿可有可无,多为眼睑或下肢的轻中度水肿,晚期可持续存在;90%以上患者有不同程度高血压;随着病情的发展逐渐出现夜尿增加,肾功能减退,最后发展为慢性肾衰竭而出现相应的临床表现。

(五)辅助检查

1.实验室检查

尿常规可检测是否出现尿异常(蛋白尿、血尿、管型尿)等;血常规可帮助对贫血及其程度的判断;肾功能检查可了解氮质血症、内生肌酐清除率的情况,有助于对肾功能损害程度的判断。

2.B超检查

晚期双肾脏缩小,皮质变薄。

(六)主要治疗原则

防止或延缓肾功能减退、改善或缓解临床症状及防治严重并发症。

(七)药物治疗

一般不宜用激素及细胞毒药物。

1.降压药

应选择对肾脏有保护作用的降压药,首选血管紧张素转换酶抑制剂(ACEI)(如卡托普利、贝那普利)和血管紧张素Ⅱ受体阻滞剂(ARB)(如氯沙坦),两药在降压的同时,还可减轻肾小球高滤过、高灌注、高压力状态。

2.血小板解聚药

常用双嘧达莫 300～400 mg/d 或小剂量阿司匹林 50～300 mg/d,口服。

3.利尿剂

噻嗪类常用氢氯噻嗪 25 mg,每天 3 次;保钾利尿剂常用氨苯蝶啶 50 mg,每天 3 次;襻利尿药有呋塞米,20～120 mg/d,口服或静脉注射。

二、护理评估

(一)一般评估

1.生命体征

大部分患者可有不同程度的高血压。

2.患者主诉

有无尿量减少、泡沫尿、血尿;水肿的发生时间、部位、特点、程度、消长情况;血压是否升高,有无头晕头痛;有无气促、胸闷、腹胀等腹腔、胸腔、心包积液的表现;有无发热、咳嗽、皮肤感染、尿路刺激征等。

3.相关记录

身高、体重、饮食、睡眠及排便情况等。

(二)身体评估

1.视诊

面部颜色(贫血);有无水肿(肾炎性水肿多从颜面部开始,肾病性水肿多从下肢开始);皮肤黏膜有无破损;腹部有无膨隆或蛙状腹。

2.触诊

(1)测量腹围:观察有无腹水征象。

(2)颜面、下肢水肿的情况:根据每天水肿的部位记录情况与患者尿量情况做动态的综合分析,判断水肿是否减轻,治疗是否有效。

3.叩诊

肾区有无叩击痛;腹部有无移动性杂音;肺下界移动范围有无变小;心界有无扩大。

4.听诊

两肺有无湿啰音和哮鸣音。

(三)心理-社会评估

了解患者的心理反应状况及社会支持情况,如医疗费用来源是否充足、家庭成员的关心程度等。

(四)辅助检查结果评估

1.尿液检查

有无血尿、蛋白尿,各种管型尿。

2.血液检查

注意有无红细胞和血红蛋白的异常;Scr 和 BUN 升高和 Ccr 下降的程度。

3.B超

双侧肾脏是否为对称性缩小、皮质变薄。

4.肾活组织检查

可根据肾小球病变的病理类型,了解治疗效果及预后。

(五)主要用药的评估

1.利尿剂

尤其注意有无电解质紊乱,有无出现嗜睡、精神萎靡、呕吐、厌食、心音低钝、肌张力低或惊厥等症状。

2.降压药

理想的血压控制水平视蛋白尿程度而定,尿蛋白>1 g/d 者,血压最好控制在 16.7/10.0 kPa(125/75 mmHg)以下;尿蛋白<1 g/d 者,最好控制在 17.3/10.7 kPa(130/80 mmHg)以下。

3.血小板解聚药

注意有无皮肤黏膜出血情况、血尿等出血征象。

三、主要护理诊断/问题

(一)体液过多

与肾小球滤过率下降、水钠潴留、低蛋白血症有关。

(二)营养失调

营养低于机体需要量与摄入量减少及肠道吸收减少有关。

(三)知识缺乏

缺乏本病防治知识。

四、护理措施

(一)休息与活动

注意多卧床休息,待血压稳定、水肿消退后增加活动量,以次日不觉疲劳为度。

(二)饮食护理

予以优质低蛋白、低磷、高热量的食物,每天蛋白质入量控制在 0.6～0.8 g/kg,其中 60％以上为动物蛋白质;少尿者应限制水的摄入,每天入量约为前一天 24 小时的尿量加上 500 mL;明显水肿、高血压者予低盐饮食。

(三)用药护理

严格按医嘱用药,并注意观察常用药的毒副作用,发现问题及时处理,控制输液总量及速度等。

(四)皮肤护理

同急性肾小球肾炎。

(五)健康教育

1.活动与休息指导

制订个体化的活动计划,注意休息,避免过度劳累。适当活动,增强抵抗力,预防各种感染。

2.饮食指导

解释优质低蛋白、低磷、低盐、高热量饮食的重要性,指导患者根据病情选择合适的食物和量。

3.用药指导

按医嘱用药,避免使用肾毒性药物。

4.病情监测

指导患者或家属学会自我监测血压及观察水肿程度和尿液的变化,定时复诊。

5.就诊的指标

告诉患者如果出现下列任何一种情况,请速到医院就诊。

(1)恶心、呕吐;头痛、头晕。

(2)面部、腹部、下肢肿胀。

(3)血尿、大量泡沫尿。

五、护理效果评估

(1)患者血压控制在良好状态。

(2)患者水肿减轻或消退。

(3)患者皮肤无损伤或感染。

(4)患者认识到饮食治疗的重要性,遵守饮食计划。

(周太荣)

第四节　肾　盂　肾　炎

肾盂肾炎是由细菌(极少数可由真菌、原虫、病毒)直接侵袭所引起的上尿路感染。本病多见于女性,男:女比约为1:10,尤其已婚育龄女性、女婴、老年妇女患病率高。临床上分急性肾盂肾炎和慢性肾盂肾炎,慢性肾盂肾炎后期可出现肾功能减退的表现。

一、疾病特点

(一)病因

非复杂性尿路感染80%有大肠埃希杆菌引起,10%~15%由葡萄球菌和克雷伯杆菌引起,仅有2%~5%是由变性杆菌所致。而复杂性尿路感染的细菌谱则要广得多,大肠埃希杆菌仍为主要致病菌,但是许多其他的革兰氏阴性细菌如变性杆菌、沙雷菌属、克雷伯杆菌及铜绿假单胞菌属等,均可导致复杂性尿路感染。糖尿病和免疫力低下时易伴发尿路真菌感染。

急性肾盂肾炎可单侧或双侧肾受累;表现为局限或广泛的肾盂肾盏黏膜充血、水肿,表面有脓性分泌物,黏膜下可有细小脓肿,大小不一、尖端指向肾乳头、基底伸向肾皮质的楔形炎症病灶。病灶内可有不同程度的肾小管上皮细胞肿胀、坏死、脱落,肾小管腔内有脓性分泌物。肾间质水肿,内有白细胞浸润和小脓肿形成。炎症剧烈时可有广泛性出血,较大的炎症病变愈合后局部形成瘢痕。

(二)症状及体征

1.急性肾盂肾炎

(1)全身症状:发热、寒战、头痛、全身酸痛、恶心、呕吐等,体温多在 38.0 ℃以上,多为弛张热。

(2)泌尿系统症状:尿频、尿急、尿痛、排尿困难、下腹部疼痛、腰痛等。腰疼程度不一,多为钝痛或酸疼。

2.慢性肾盂肾炎

临床表现复杂,全身及泌尿系统局部表现均可不典型。一半以上患者可有急性肾盂肾炎病史,后出现不同程度的低热、间歇性尿频、排尿不适、腰部酸痛及肾小管功能受损表现,如夜尿增多、低比重尿等。病情持续发展为慢性肾衰竭。急性发作时患者症状明显,类似急性肾盂肾炎。

二、治疗原则

(一)一般治疗

急性期多卧床休息,多饮水,勤排尿。发热者给予易消化、高热量、富含维生素的食物。

(二)抗感染治疗

选用致病菌敏感的抗生素。抗生素在尿及肾内的浓度较高。选择肾毒性小,不良反应相对较少的抗生素。单一用药治疗失败、严重感染、混合感染、耐药菌株出现时应联合用药。对不同类型的尿路感染给予不同的治疗时间。

(三)碱化尿液

膀胱刺激征和血尿明显者,可口服碳酸氢钠片 1 g,3 次/天,以碱化尿液、缓解症状、抑制细菌生长、避免形成血凝块,对磺胺类抗生素还可增强药物的抗菌活性,并避免尿路结晶的形成。

三、护理

肾盂肾炎经住院治疗后,病情得到控制,但出院回家后仍需服用药物维持后续治疗。另外培养良好的生活习惯是防止疾病复发的重要手段。而连续护理是为患者提供一个延伸式的健康教育形式,护士的健康教育从医院延伸到家庭,为肾盂肾炎患者提供疾病康复知识、指导用药、培养良好的遵医行为。

(一)综合护理评估

1.健康状况评估

正常情况下,尿道外周有少量的细菌存在,这些细菌来自粪便的污染,但不致病,当机体免疫力低下或尿道黏膜损伤时,细菌大量繁殖,黏附在尿道黏膜,并沿尿道上行,侵袭膀胱和肾脏造成上行感染,造成肾盂肾炎。此外,还有血行感染,由体内感染病灶中细菌侵入血流后,随血行到达肾脏引起炎症。少数可见淋巴道感染,当盆腔器官炎症、阑尾炎和结肠炎时,细菌经淋巴管引起感染。

2.疾病相关评估

(1)主要症状评估:急性肾盂肾炎起病急骤,有寒战、高热、头痛、全身不适、疲乏无力、食欲减退、恶心、呕吐等全身症状,并伴有尿频、尿急、尿痛等尿路刺激症状,还可有下腹痛或肾区不适、肾区压痛、叩击痛等,腹部上中输尿管点和耻骨上膀胱区压痛。慢性肾盂肾炎,临床表现多不典型而复杂多样化,间歇急性发作类似于急性肾盂肾炎,体征不明显,后期可出现高血压及水肿等。

（2）评估患者对疾病的认知：评估患者知识水平和学习能力，评估患者对肾盂肾炎的了解程度，如发病特点、发病原因、生活习惯、临床表现和体征、治疗方法、药物过敏史等，特别要评估患者对用药原则和药物不良反应了解情况。根据评估结果，遵循满足患者需要和循序渐进的原则，制订因人施教的健康教育计划。

3.心理-社会评估

由于起病急，排尿困难，或病情迁延不愈及羞于描述病情，患者可出现烦躁、紧张、焦虑情绪。可应用症状自评量表 SCL-90 评估患者心理。

（二）连续护理实施

肾盂肾炎是一种临床上较为常见的泌尿系统疾病，女性是好发人群，尤其是老年女性，患病容易反复，往往需要长时间治疗，患者住院期间一般不能全部治愈，仍需要患者回家继续服药治疗，加强生活护理。因为患者及家属为非专业人员，对治疗及护理易产生误区，影响治疗效果，甚至引起疾病反复，迁延不愈。而连续护理的实施保障了医疗服务的连贯性、规范性和科学性，巩固了患者自我护理的能力和健康行为，提高肾盂肾炎患者生活质量，降低治疗费用具有重要意义。

1.入院时

患者从社区的疾病预防及健康观察，转到医院的治疗阶段。对患者进行护理查体，分析、判断并正确做出护理诊断或提出护理问题提供依据。

（1）治疗相关方面：对社区建立健康档案的患者，护士要全面了解患者的既往健康信息。对肾盂肾炎患者采用慢性肾病患者连续护理认知问卷对身体、心理及社会状况进行评估。协助患者完成必需的检查项目：血常规、尿常规、便常规、血生化等检查。告知患者检查注意事项。

（2）护理相关方面：①立即安排患者住院治疗，保持环境清洁、安静、光线柔和，维持病室适合的温湿度，使患者可以充分休息。②在无禁忌的情况下鼓励患者多饮水，每天饮水量在 2 000～3 000 mL，同时摄取清淡、易消化、营养丰富的食物。③发热时患者出汗增多，出汗后要及时更换衣物和床单。内衣裤应为吸汗且透气性好的棉质材料，应宽松、干净。做好会阴部的护理。④养成良好的卫生习惯，用温开水清洗外阴，避免长期用高锰酸钾或其他消毒液清洗。排便后最好冲洗外阴或擦拭。⑤注意女性在月经期或妊娠期更应注意多饮水，勤排尿，禁忌憋尿。已婚女性注意房事清洁，事后排尿以冲洗尿道。

（3）心理-社会方面：责任护士在与患者接触和进行语言交流中，取得患者信任，鼓励患者表达内心感受，向患者解释病因及预后，减轻患者紧张、焦虑等不良心理反应。可应用症状自评量表 SCL-90，准确评估患者存在的心理问题，以及问题的轻重，采取自我调节或请专业心理治疗师干预治疗。

2.住院时

（1）治疗相关方面：对肾盂肾炎的患者，要根据患者本人的实际情况，诸如性别、年龄，以及是否患有糖尿病、是否妊娠等，把握其不同的临床特点，采取不同的治疗措施。积极选用敏感抗生素抗感染，碱化尿液，保护肾功能，加强生活习惯的管理。

（2）护理相关方面：①饮食指导。病情较轻者，进食清淡、高营养、高维生素的食物。重症患者应给予流质或半流质饮食，指导患者尽量多摄入水分，每天 2 000 mL 以上，使尿量增加达到冲洗膀胱、尿道，促进细菌和炎症分泌物排出，减少尿路刺激症状。②用药指导。尿路感染使用抗生素治疗一般根据中段尿培养和药敏结果用药，而中段尿培养应在未使用抗生素治疗或停用抗生素使用 7 天后进行,中段尿培养应连续留取 3 天,阳性结果可能性较大。使用抗生素治疗疗程为 7～14 天,用药过程中应复查尿常规白细胞的减少情况,必要时复查中段尿培养。注意观察药物的疗效及药物不良反应,如磺胺类药物口服可引起恶心、呕吐、厌食等胃肠道反应,经肾脏排泄时易析出结晶,还可引起粒细胞减少等。喹诺酮类药物可引起轻度的消化道反应,皮肤瘙痒等。发现不良反应时,应及时报告医师处理。③疾病指导。向家属和患者说明肾盂肾炎是可以预防和治愈的疾病。当患者有高热时应卧床休息,体温超过 39 ℃时进行物理降温或药物降温,碱化尿液,多饮水。对于慢性肾盂肾炎后期的患者,应注意观察有无肾功能不全的表现,并遵医嘱及时送检血生化检查标本,患者发生肾功能不全时,按肾功能不全实施相应的护理。④生活指导。保持室内适宜的温湿度,做好生活护理。各项护理操作最好能集中进行,避免过多的打扰患者,加重不适。

(3)心理-社会方面:部分肾盂肾炎为难治性反复发作性尿路感染,常由于患者的不规范治疗引起,因此做好患者的心理疏导,减轻对尿路感染的恐惧心理,积极配合治疗。可应用症状自评量表 SCL-90,及时发现患者心理状况,进行心理疏导。

3.出院前

为保证整体护理的连续性,在患者出院前给予患者正确的出院指导是护理过程中的重要部分。所以出院前应与患者及家属进行有效沟通,树立正确意识,并建立连续护理随访档案,保证患者出院后的治疗及护理的完整性及延续性。

(1)治疗相关方面:教会患者及家属常用药物的服用方面和并发症的观察,加强患者居家生活习惯的管理,让患者明白多喝水勤排尿对肾盂肾炎的治疗及预后至关重要。告知患者出院后门诊复查时间,复查时需要携带的资料,为患者建立健康档案,医院保留患者的家庭住址及联系方式。

(2)护理相关方面:①加强身体锻炼,提高机体抵抗力,避免劳累、便秘和不必要的导尿和泌尿系检查,积极治疗全身性疾病,如糖尿病、慢性肝病等,去除各种易感因素,减少感染机会。②保持个人卫生,尤其是会阴部及肛周皮肤清洁,便后及时清洗,如炎症与性生活有关,应在性生活后即排尿或行高锰酸钾坐浴。并做好月经期、妊娠期、产褥期的卫生。③日常生活中多饮水,勤排尿是最简单有效的预防尿路感染的措施。④遵医嘱服用抗生素治疗,定期随访,检查尿常规,当出现尿频、尿急、尿痛等症状时,应及时就诊,早期治疗。⑤避免使用肾毒性药物,如四环素类、氨基糖苷类、非甾体抗炎药等,用药时应在医师指导下进行,切勿滥用。⑥育龄期妇女急性期治愈后 1 年内避免妊娠。

(3)心理-社会方面:护士在出院前对患者以诚相待,并用温和、通俗易懂的语言耐心细致地与患者交谈,安慰患者,了解患者各方面的需要以便在护理活动中尽可能地满足患者需求。

4.出院后

肾盂肾炎患者出院后护士要与其保持有效合作,通过定期电话回访,并与患者家属有效沟通,强化患者按时服药及生活护理是否到位。并及时解答患者及家属提出的问题。

(1)治疗相关方面:急性肾盂肾炎患者抗菌治疗 10～14 天,或用药至症状完全消失,出院后每周行尿菌检查,共 2～3 周,尿检阴性后,第 6 周再复查 1 次,若为阴性为临床治愈,若尿菌为阳性,应再抗菌药物治疗 1 个疗程。慢性肾盂肾炎疗程应适当延长,一般需用药 2～3 周,疗程长达 6～12 个月,方能有效防止再发。期间需每月复查尿检,如有不适,随时就诊。

(2)护理相关方面:①注意个人清洁卫生,尤其会阴部及肛周皮肤的清洁,特别是女性月经期、产褥期、婴儿尿布卫生等。不穿紧身衣裤,保持居室空气清新,不到人群集中的场所,避免受凉、感冒、劳累和剧烈活动。②避免引起肾盂肾炎复发的各种诱因,注意劳逸结合,坚持体育锻炼,增强机体抵抗力。③鼓励患者进食高热量、高维生素、适量优质蛋白质和低脂肪的低盐饮食。④多饮食、勤排尿是最简单有效的预防尿路感染的措施。定期门诊随访,了解尿液检查的内容、方法和注意事项。

（3）心理-社会方面:告知患者情绪与症状的关系,教会患者自我放松的方法,以减轻患者的紧张、焦虑等不良心理反应;对于慢性患者焦虑严重者,可适当应用抗焦虑药物或进行心理咨询,采取倾听或暗示疗法减轻患者的焦虑。鼓励患者家属和朋友给予患者关心和支持。患者还可以通过听音乐、看电视、聊天等方式减轻焦虑症状。可应用症状自评量表 SCL-90,及时发现患者心理状况,进行心理疏导。

(三) 院外延伸护理

肾盂肾炎患者接受治疗,出院后仍需要较长时间应用抗生素。患者知道并能做到多饮水、勤排尿,避免辛辣刺激性食物,如有发热及泌尿系统感染症状时及时就诊。要定期门诊复查尿常规。

1.疾病知识指导

指导患者及家属了解本病的发病原因、主要危险因素和危害、肾盂肾炎常见症状体征,帮助其掌握本病服药方法、并发症的观察与自我护理方法,帮助分析和消除不利于疾病康复的因素,落实康复计划。

2.生活指导

指导患者注意个人清洁卫生,勤换内衣内裤,勤洗澡,特别是要在产褥期、月经期的卫生,已婚妇女注意性生活的清洁,事后及时排尿或清洗。要做到多饮水勤排尿,注意休息,加强体育锻炼。

3.疾病恢复情况

急性肾盂肾炎患者抗菌治疗 10～14 天,出院后每周行尿菌检查,尿检阴性后,第 6 周再复查 1 次,若为阴性为临床治愈,若尿菌为阳性,应再使用抗菌药物治疗 1 个疗程。慢性肾盂肾炎疗程适当延长,一般需用药 2～3 周,疗程长达 6～12 个月,方能有效防止再发。期间需每月复查尿常规。

4.避免诱发

指导患者尽量多饮水、勤排尿,注意个人清洁卫生,劳逸结合,增强体质。

（周太荣）

第五节　慢性肾功能不全

慢性肾功能不全指各种原因造成的慢性进行性肾实质损害,致使肾脏明显萎缩,不能维持其基本功能,临床出现以代谢产物潴留,水、电解质、酸碱平衡失调,全身各系统受累为主要表现的临床综合征,也称为尿毒症。

一、疾病特点

(一)按肾功能损害程度分期

见表 6-1。

(二)症状及体征

大多数病例起病隐匿,病程长,病情多缓慢进展。不同的病理类型,临床表现不一致,多表现为基础疾病的症状。在肾功能轻、中度下降时,患者可无明显症状或仅有乏力、食欲减退、轻度贫血、腰酸、夜尿增多等表现。随着肾功能恶化,上述症状明显加重,各个脏器系统功能失调,可出现急性心力衰竭、代谢性酸中毒、严重高钾血症、消化道出血、中枢神经系统障碍、内分泌系统功能紊乱等尿毒症的各种临床表现。

表 6-1　肾功能损害程度分期

分期	描述	GFR(肾小球滤过滤)mL/(min·1.73 m³)
1 期	肾损伤	GFR 正常或增加≥90
2 期	肾损伤	GFR 轻度下降 60～89
3 期	GFR 中度下降	GFR 30～59
4 期	GFR 严重下降	GFR 15～29
5 期	肾衰竭	GFR<15(或透析)

二、治疗原则

纠正水及电解质紊乱、控制感染、解除尿路梗阻、治疗心力衰竭、停用肾毒性药物等,防止肾功能进一步恶化,促使肾功能不同程度的恢复。

(1)注意水及电解质平衡,有失水或低钠血症时应及时纠正。高血磷低血钙者,给予碳酸钙,根据血钙浓度调整剂量。

(2)尿少、水肿明显者可用呋塞米(速尿)。但禁用保钾类利尿剂,以免加重高钾血症。明显高血压者用降压药,以选用血管紧张素转换酶抑制剂(ACEI)类药物为主。

(3)有感染因素者应以抗生素积极控制感染。

(4)肾脏替代治疗:肾脏移植或透析治疗。

三、护理

慢性肾功能不全患者的肾功能是不可逆转性减退直至肾功能丧失,导致以代谢产物和毒物潴留,水、电解质紊乱为主要表现的临床综合征。患者病情反复、久治不愈,症状复杂,且受饮食、生活所限制。所以,患者出院回家后的休息、饮食及用药都至关重要,应给予低蛋白、低磷、低脂、低盐饮食及必需氨基酸,还要补充足够的维生素。慢性肾功能不全患者有多系统症状,涉及药物广,指导患者不可自行乱服药,尤其是其他中药、"偏方"等,应严格遵医嘱服药,不能漏服,正确服药,如复方 α-酮酸片应餐中嚼服。慢性肾功能不全患者的休息方式及时间应根据病情而定,运动量不宜过大,时间不宜过长,以不感到劳累为宜,运动方式应结合患者的爱好,如慢跑、散步、打太极拳等,高血压患者应指导其预防直立性低血压。

（一）综合护理评估

1.健康状况评估

对患者的精神状况、贫血表现及慢性病表现加以评估。仔细观察患者血压是否升高,眼睑及身体是否有水肿,呼出的气体是否有尿的味道,注意患者的肢体及胸背部的皮肤是否干燥,有无抓痕,还要评估患者呼吸困难的程度、呼吸的深度及频率,心律是否整齐,心率是否正常。对患者有无心包摩擦音,皮肤黏膜出血、瘀斑等情况也要注意观察评估。

2.疾病相关评估

（1）主要症状评估:慢性肾功能不全起病多隐匿,早起多无临床症状,而仅表现为基础疾病的症状,随着肾功能代偿功能的下降,逐渐出现尿毒症症状。①胃肠道症状:最早和最常见症状,可表现为厌食、腹胀、口腔和舌黏膜溃疡、口腔内有尿臭味、恶心、呕吐、腹泻,甚至上消化道出血等。②贫血:尿毒症患者共有症状,面部萎黄伴轻度水肿,也可出现皮下出血、月经过多或外伤后严重出血等。③心血管系统:常表现为高血压、心脏扩大、心律失常、心力衰竭、尿毒症性心包炎、动脉粥样硬化,而心力衰竭和动脉硬化是常见死亡原因。④呼吸系统:表现为尿毒症性支气管炎、肺炎和胸膜炎,酸中毒时呼吸深大。⑤神经、肌肉系统:早期有疲乏、失眠、注意力不集中,神经肌肉兴奋性增强,出现呃逆、肌肉痛性抽搐、抑郁、记忆力下降、瞻望、昏迷等,晚期常有周围神经病变,可出现肢体麻木、腱反射消失、肌无力等。⑥皮肤瘙痒伴抓痕,尿毒症面容。⑦易并发严重感染,常见肺部和尿道感染,为主要死亡原因之一。⑧水、电解质和酸碱紊乱:可表现为高钾或低钾血症、高钠或低钠血症,水肿或脱水,低钙血症,高磷和高镁血症,代谢性酸中毒等症状。患者常有焦虑甚至绝望的心理反应。

（2）评估患者对疾病的认知:评估患者的知识水平和学习能力,特别要评估患者对该病的了解程度,如该病的特点、发病原因、发展及转归、流行病学情况,有哪些临床表现和体征,治疗方法等,特别是评估患者对用药原则、用药方法和药物不良反应及是否具有肾毒性等的了解情况。根据评估结果,遵循满足患者需要和循序渐进的原则,制订因人施教的健康教育计划。

3.心理-社会评估

慢性肾功能不全患者的最终发展结局是慢性肾衰竭,患者常有明显的心理变化,心理问题不仅影响疾病转归,而且易造成患者丧失生活信心,家庭不和谐,部分患者甚至放弃治疗结束生命。因此要正确评估患者心理状况,及时发现患者心理变化,可以最大限度地减少不良事件的发生。可应用症状自评量表等工具,根据评估结果,制订相对应的护理计划。

（二）连续护理实施

慢性肾功能不全患者由于肾功能进行性减退,多表现为代谢产物潴留,水、电解质、酸碱平衡失调和全身各个系统症状。根据慢性肾功能不全患者临床治疗护理常规,慢性肾病患者连续护理认知问卷及患者住院期间的护理问题制订连续护理方案。患者回家后要保持情绪稳定,积极面对居家治疗、生活及工作;尽量提高自主生活能力,自身进行生活照料。患者能严格按照饮食要求进餐,保证出入液量平衡。

1.入院时

患者由社区的疾病预防及健康观察,转到医院的治疗阶段。主要由社区医师、肾脏病科医师及责任护士参与,明确患者的肾功能情况及症状、体征,制订相应的治疗护理方案。

（1）治疗相关方面:对社区建立健康档案的患者,责任护士要全面了解患者的既往健康信息。对所有患者的身体、心理及社会状况进行评估。协助患者完成必需的检查项目:血常规、尿常规、便常规、肝功能、肾功能、电解质、血糖、血脂、血沉、C反应蛋白、凝血功能、血型；感染性疾病筛查；X线、心电图。告知患者检查注意事项。根据患者的健康状况及检查结果，全面评估其病情严重程度。

（2）护理相关方面：①慢性肾功能不全患者入院时，护士应协助患者了解和熟悉环境，使患者尽快适应医院生活，消除紧张、焦虑等心理情绪。②满足患者的各种合理需求，以调动患者配合治疗护理的积极性；做好健康教育，满足患者对疾病知识的需求。③做好病室的消毒，并适当定时开窗通风，保持室内空气新鲜、流通、安全、安静。④给予患者低盐、低磷、优质低蛋白饮食，适当限制蛋白质的摄入，以减轻肾脏的负担。⑤重症患者卧床休息可减少代谢产物的形成。保持皮肤清洁，注意个人卫生，督促患者勤换衣、勤洗澡。保持口腔、会阴部清洁，避免到公共场所，做好保护性隔离，预防感染和感冒。

（3）心理-社会方面：患者入院后，护士要建立良好的护患关系，向患者及家属介绍慢性肾功能不全的临床表现、病程及时间等，缓解患者紧张、焦虑的情绪，减轻患者因知识缺乏造成的恐惧，使患者积极配合治疗。

2.住院时

住院时医疗团队由主管医师、责任护士组成，按照肾功能损害程度的不同对患者进行药物治疗延缓肾脏功能衰竭的速度或肾脏替代治疗。

护士根据医嘱应用利尿、降压药物，消除水肿，降低血压达到目标值，对于有感染的患者使用抗感染药物，对于肾功能严重损害的患者使用透析治疗，做好患者用药及透析的健康宣教。

（1）饮食指导：严格控制液体入量，给予低盐、优质低蛋白、高热量、高维生素饮食。限制蛋白质的摄入，可降低血尿素氮的产生，减轻尿毒症症状，同时也有利于降低血磷和减轻酸中毒。长期低蛋白饮食的患者，应给予足量的糖类和脂肪，以减少体内蛋白质的分解。根据患者的肾功能来调整蛋白质的摄入量。

非透析患者：宜低蛋白饮食，尽量控制蛋白质的摄入，宜优质低蛋白饮食[$0.4 \sim 0.8$ g/(kg·d)]，多食淀粉类以增加热量。患者有高钾血症时，应限制含钾高的食物的摄入，如白菜、萝卜、榨菜、橘子、香蕉、梨、桃、葡萄、香瓜、西瓜等。

透析患者：保证足够的营养和弥补透析的丢失，保证正氮平衡；每天蛋白质以优质蛋白为主；透析后饮食中蛋白质的量需增加，血液透析每天 $1.0 \sim 1.2$ g/kg 体重供给，腹膜透析每天 $1.2 \sim 1.3$ g/kg体重供给；每天可进食鸡蛋 2 个，牛奶 500 mL，适量的鱼、肉等。饮食中还应注意补充富含铁质、维生素 C、B 族维生素及叶酸的食物等。

（2）用药指导：遵医嘱正确使用药物，尤其是利尿药，避免使用肾毒性大的药物，如氨基糖苷类抗生素、非甾体抗炎药、抗癌药等。并观察治疗疗效和药物不良反应。严格控制输液速度。积极纠正贫血，如遵医嘱使用促红细胞生成激素时，需观察用药后反应，如头痛、高血压、癫痫发作等，定期复查血红蛋白和血细胞比容等。遵医嘱使用降压药和强心药。用药过程中出现不良反应时，应及时告诉医师，及时减量或停用对肾脏功能有影响的药物。需长期用药者，应经常到医院检测药物浓度。注意药物间的相互作用，以防止某种药物的疗效或药物不良反应因其他药物的影响而发生变化。在用药过程中应定期检查肝、肾功能，同时细致观察自己原有疾病有无变化。

（3）疾病指导：密切观察患者的意识状态，贫血及尿毒症面容、有无血压升高、水肿、呼出的气味有无尿酸味，皮肤是否干燥及抓痕，有无恶心、呕吐、腹泻、呼吸困难、呼吸的频率和深度的改变，心率是否规律，有无心包摩擦音，皮肤黏膜是否有瘀斑等。注意观察血、电解质的变化。如钾、钠、钙、磷、pH 的变化情况,有无出现水中毒或稀释性低钠血症的症状,严格控制出入量,量出为入,掌握水、电解质的平衡。①消化系统指导:保持口气清新,加强口腔护理,饭后漱口,观察呕吐物及粪便的颜色。恶心、呕吐不能进食者,遵医嘱给予氯丙嗪、甲氧氯普胺肌内注射。②贫血:严重时,要多卧床休息。遵医嘱静脉补充铁剂及皮下注射促红细胞生长激素。坐起、上下床时动作宜慢,防止直立性低血压及皮肤黏膜受损。③神经系统:如有头疼、失眠、躁动,应安置在光线较暗的房间内,保持安静,注意安全,使用镇静药物时防止蓄积中毒。④心血管系统:严格观察血压、心率、心律的变化及降压药物的不良反应,发生颅内压增高及心功能不全时应及时报告医师,做必要处理。⑤呼吸系统:观察患者有无咳嗽、胸闷、呼吸困难等表现,若出现深大呼吸伴嗜睡,提示代谢性酸中毒,需及时处理。⑥皮肤护理:因尿素沉积对皮肤的刺激,故应勤用温水擦洗,保持皮肤清洁,忌用肥皂和乙醇,勤换衣裤及被单。对严重水肿者,应经常变换卧床体位,防止压疮。

(4)透析指导:透析前向患者介绍透析有关知识,消除患者的恐惧心理,取得其配合,评估患者的总体健康状况。透析过程严密观察患者生命体征及透析的各项监测指标是否在正常范围,及时发现患者不适或透析并发症、监护系统的报警、机器故障等,及时处理。维持性血液透析患者一般透析 2～3 次/周,透析前后测量患者生命体征、体重,留取血标本做生化检查。可以据此对患者进有针对性的指导,如体重增加过多者应控制水分的摄入。

(3)心理-社会方面:大多数患者有多年的慢性肾脏病史,病情迁延不愈,症状日益加重,大部分存在抑郁和恐惧心理,耐心解释疾病有关知识,使其能正确对待疾病,积极参与治疗护理,争取延缓病程的进展。

3.出院前

慢性肾功能不全患者的出院前护理工作是很重要的,在此期间,护士不能单纯地完成医嘱内容的护理工作,应针对患者的心理、生理、病理、医疗,以及社会生活家庭情况、经济情况、文化水平等进行全面了解,与患者建立起密切关系,根据慢性肾功能不全患者疾病分期的不同特点进行不同程度的护理。如一慢性肾功能不全的患者住院 1 个月,病情好转,多方面检查未发现明显异常,患者仍主诉无力、胸闷,后经过观察、接触、交流,才了解到他想在医院多住一些时日,待疾病完全治好,稳定后再出院,担心早期出院,回家后病情复发,因为他家较偏远。针对这些情况,护士做了细致的解释工作,讲清了要患者怎样对待自己的疾病,怎样做好预防工作及注意事项等,几天后患者就安心出院了。

(1)治疗相关方面:教会患者及家属休息及饮食管理,讲解饮食控制的必要性和重要性,使其积极配合。教会患者观察疾病症状,告知其出院后门诊复查时间,需携带的资料;联系医师及随访护士的方法;医院保留患者家庭住址及联系方法。

(2)护理相关方面:①增强自我保健意识,预防感染,避免各种应激因素的发生。要减轻工作负荷,避免受凉、受湿和过劳,防止感冒。劳逸结合,坚持锻炼,提高机体抵抗力。②饮食指导:给予高热量、高维生素、高钙、低磷和优质低蛋白饮食,高血压、水肿及尿少者,应限盐。如行透析治疗,适当增加蛋白质的摄入量,每天尿量少于 500 mL 时,应避免高钾食物及饮料。③按医嘱服药,定期检查尿液,出现症状立即就医。避免使用肾毒性较大的药物。④心理疏导:指导患者正确对待疾病,积极配合治疗,延缓疾病进展。⑤日常活动:讲究卫生,做好口腔护理,保持皮肤清洁,注意保暖,避免外邪侵袭。准确记录每天体重、血压、尿量。⑥保护血管:慢性肾衰竭的患者应注意保护和有计划的使用血管,尽量保留前臂、肘部等部位的血管,以备透析治疗时使用。已行透析治疗的患者,血液透析者应注意保护好血管通路,腹膜透析者保护好腹透短管。⑦育龄妇女注意避孕。

（3）心理-社会方面：慢性肾功能不全患者思想负担重，使患者失去安全感和信心，护士应对患者加强解释工作，增加患者战胜疾病的信心，积极配合治疗和护理。

4.出院后

由于慢性肾功能不全是慢性迁延性疾病，疾病多呈逐渐发展状态，所以慢性肾功能不全患者在病情稳定出院回家后，如果不能正确认识疾病，树立战胜疾病的信心，积极配合治疗，预防感染，按时服药，加强饮食及生活护理，肾单位将会不断毁损，最终引起体内氮质和其他代谢产物潴留，水、电解质和酸碱平衡失调，以及某些内分泌活性物质生成和灭活障碍等一系列临床综合征。因此慢性肾功能不全患者出院后的连续护理至关重要，护士要根据患者的心理、生理、社会、环境及疾病发展情况等因素综合评估，制订护理方案，使患者处于最佳的治疗状态和治疗环境，减缓疾病的进展。

（1）治疗相关方面：患者治疗从医院转到社区。出院后根据肾功能损害程度的不同要定期来门诊复查，如慢性肾功能不全4期的患者至少3个月来门诊复查1次，慢性肾功能不全5期的患者至少1个月门诊复查一次，每次复查都要填写调查问卷，复查血常规、肾功能、血电解质、血铁三项、甲状旁腺素、24小时尿蛋白定量、尿常规等，并由肾脏病科医师根据检查结果评估肾脏功能。其他时间，由随访护士及社区医师与患者联系，对患者进行健康宣教跟踪指导。

（2）护理相关方面：预防感染，限制亲友过多探视，尽量避免慢性肾功能不全患者去人员聚集较多的公共场所，避免交叉感染。由于大量肌酐、尿素氮经口腔、皮肤、消化道排出，可引起患者口腔溃疡、皮肤感染、恶心、呕吐等不适症状，应加强指导患者饭前饭后漱口，选软毛牙刷及正确的刷牙方法。保持皮肤清洁，避免抓挠，居家床单位保持清洁、干燥、平整。积极控制血压，减轻肾小球的高压状态，尽可能每天测体重、尿量，以便对摄入的液体量加以控制，减轻心脏负担。当患者出现食欲下降、恶心、呕吐等消化道症状时应及时联系医师及随访护士，给予及时的处理。

（3）心理-社会方面：慢性肾功能不全病程长，病情进展快，医疗费用昂贵，患者易产生焦虑、烦躁不安、悲观失望心理，不敢正视现实等心理问题。或部分患者缺乏本病的相关信息，认识不到疾病的严重性等出现角色缺如。根据慢性肾功能不全患者的不同心理状态，采取不同的护理措施，向患者及家属耐心讲解疾病的起因、发展、转归、治疗经过，以及所用药物的作用和不良反应，使其对疾病有一个正确的认识，树立战胜疾病的信心，积极配合治疗。

（三）院外延伸护理

慢性肾功能不全患者出院后实施护理延伸服务，可提高患者对疾病自我管理能力，患者根据计划进行正确生活和饮食，按时服药，预防感染，延缓肾功能不全的进展速度，增强治疗效果，提高生活质量。根据患者知识结构、社会背景、人文环境了解患者的依从性，通过对家庭随访、效果评估、定期举办病友会等方式，加强患者对疾病知识的认识。患者可以自行保存治疗相关资料，还可通过互联网平台、手机客户端、电话沟通等多媒体方式与主管医师或肾内科专业人员保持联系，随时接受指导。

1.疾病知识指导

介绍肾功能不全的相关知识，做好自我观察护理，减少并发症。定期就诊，频度按病情决定，一般1次/1～3个月，查血常规、尿常规、便常规、肝功能、肾功能、电解质等。

2.生活指导

正确指导患者休息和活动，以不感到劳累为准。合理摄取蛋白质，非透析及早期血液透析的患者给予优质蛋白质饮食，腹膜透析、充分透析阶段的血液透析患者给予优质高（或适量）蛋白饮食。限制水、钠摄入,保持平衡。合理调节食物中的钙、磷、钾,保持电解质平衡。

3.预防感染指导

定期测量生命体征及其他感染征象,发现异常,及时处理;病室定期通风并做空气消毒;注意防寒保暖,避免与呼吸道感染者接触。保持皮肤、黏膜的完整性。注意保护腹膜透析出口处、静脉置管处,以及动静脉内瘘穿刺处,疑有感染时应及时来院处理,必要时拔管。

4.避免诱发

养成良好的卫生习惯和生活方式,适当参加户外运动,以增强抵抗力,避免受凉、劳累等诱发因素。

（周太荣）

第七章 风湿免疫科护理

第一节 类风湿关节炎

一、概述

类风湿关节炎（RA）是以对称性、慢性、进行性多关节炎关为主要临床表现的自身免疫性疾病。多见于中年女性。

二、病因与发病机制

病因不清，可能与遗传因素、激素水平、环境因素（如潮湿及寒冷等）、EB病毒感染有关，因而发病机制各不相同，骨关节的滑膜在病程中异常增生形成血管翳，对骨关节造成侵蚀性破坏，导致关节强直、畸形、功能丧失而致残。

三、临床表现

（一）全身症状
低热，全身不适、乏力，偶有全身肌肉酸痛。体重下降和食欲减退也是常见症状。伴有贫血情况。

（二）关节表现
RA以周围关节的对称性多关节炎为主要特征，双手近端指间关节、掌指关节、腕、膝、肘、踝、肩、趾等关节受累最为多见，颞颌关节亦可受累，张口、咀嚼食物时疼痛，第一、二颈椎受累时可致颈前区疼痛，影响吞咽及呼吸，手腕屈肌腱鞘炎压迫手的正中神经时可造成患者拇、食、中指的一般感觉减退，患者感到麻木刺痛，临床上称之为"腕管综合征"。关节炎表现为对称性、持续性肿胀、压痛，可伴有晨僵，20％～30％患者有类风湿节结。最常见的关节畸形是掌指关节的半脱位和手指向尺侧偏斜和呈"天鹅颈"样及"纽扣花"样表现。重症患者关节呈纤维性或骨性强直，关节活动受限、畸形直至完全丧失功能，生活不能自理，影响生活质量。

（三）关节外表现
除关节症状外，还可出现多脏器受累的全身症状。

1.血液学改变

小细胞低色素性贫血、缺铁性贫血、溶贫等。

2.类风湿节结节

浅表结节的好发部位在肘部、关节鹰嘴突、骶部,可一个或多个。深部结节也称为内脏结节,易发生在胸膜和心包膜的表面及肺或心脏的实质组织。

3.心脏

20%有心包炎,还可有心肌炎、心内膜炎。患者可有胸闷、心悸。

4.肺脏

肺间质病变多见,肺功能检查异常,晚期 X 线胸片提示肺间质纤维化,胸膜受累出现胸腔积液。

5.肾脏

多在使用 NSAIDs、金制剂后出现肾小球肾炎、肾病综合征的表现。

6.神经系统

神经系统受损可涉及中枢神经、周围神经、自主神经和肌肉。神经受压迫引起神经痛,知觉异常。正中、尺、后胫骨、桡神经后骨间肌支常受累,可出现"腕管综合征"症状。观察四肢的触觉、温觉、痛觉等感觉的变化及四肢各关节的活动度有无改变。

四、辅助检查

(一)实验室检查

血尿常规、血清免疫球蛋白、正色素性贫血,多数活动期患者有轻至中度正细胞性贫血,血沉增快,C 反应蛋白增高,类风湿因子阳性对诊断具有一定价值,但没有特异性。类风湿因子阴性也不能说就不是类风湿关节炎。血清免疫球蛋白 IgG、IgM、IgA 可升高,血清补体水平多数正常或轻度升高,其他如抗角质蛋白抗体(AKA)、抗核周因子(APF)和抗环瓜氨酸多肽(CCP)等自身抗体对类风湿关节炎有较高的诊断特异性,敏感性在 30%～40%。

(二)关节液检查

目的为检查关节腔内积液的性质或用于抽液后进行关节腔内给药。RA 滑液检查呈半透明或不透明的黄色或黄绿色液体。内含白细胞和中性粒细胞,细菌培养阴性。

(三)X 线检查

为明确本病的诊断、病期和发展情况,在病初应摄包括双腕关节、手及(或)双足 X 线片,以及其他受累关节的 X 线片。RA 的 X 线片早期表现为关节周围软组织肿胀,关节附近轻度骨质疏松,关节间隙狭窄,关节破坏,关节脱位或融合。根据 X 线改变将关节破坏程度分为四期。

(四)关节镜检查

关节镜检查可直接观察到关节内部的结构,滑膜、软骨的变化,既明确诊断,也可进行治疗。

(五)病理检查

通过活检组织病理检查进行诊断及检查。

(六)CT 检查和磁共振成像检查

以求早期诊断。

五、治疗原则

(一)药物治疗方案

1.非甾体抗炎药(NSAIDs)

缓解疼痛,减轻症状。

2.糖皮质激素

控制炎症。

3.抗风湿药（DMARDs）

改善和延缓病情。

（二）物理治疗

常用的理疗和康复治疗,如红外线治疗、热水疗、石蜡疗法、冷热敷及关节按摩等。

（三）外科治疗

1.滑膜切除术

剥离血管翳,减轻肿痛,防止软骨破坏。

2.人工关节成形术或人工关节置换

矫正畸形,改善关节功能。

（四）其他治疗

生物制剂——肿瘤坏死因子-α（TNF-α）抑制剂:疗效肯定,可阻止骨侵蚀进展。

六、护理问题

（一）疼痛

疼痛与疾病引起的炎性反应有关。

（二）生活自理能力缺陷

生活自理能力缺陷与关节活动受限僵直畸形有关。

（三）有废用综合征的危险

废用综合征与关节骨质破坏有关。

（四）有感染的危险

感染与肺间质病变有关。

（五）有受伤的危险

受伤与骨质疏松有关。

（六）焦虑

焦虑与疾病有关。

（七）知识缺乏

缺乏疾病及保健知识。

七、护理措施

（一）一般护理

（1）对于关节活动受限,生活不能完全自理者,护士应经常巡视,做好生活护理,增加舒适感,满足患者生理需要。急性期关节肿痛明显且全身症状较重的患者应卧床休息。不宜睡软床垫,枕头不宜过高。避免突然的移动和负重,勿肢体突然用力和过度用力,防止骨折发生。

（2）RA患者关节及其周围血管、神经受侵犯,血管收缩缓慢且不充分,使皮温升降迟缓,应注意关节的保暖,避免潮湿寒冷加重关节症状。

（3）饮食:营养丰富,纠正贫血。以富含优质蛋白质（牛奶、鸡蛋、瘦肉等）、维生素和矿物质的食物为主,多吃蔬菜、水果等富含纤维素的食物防止便秘,避免食用辛、辣、酸、硬、刺激性强的食物,以避免诱发或加重消化道症状。饮用药酒可起到活血化瘀、祛风散寒、疏通经络的作用。

(二)专科护理

(1)对于急性期关节肿痛明显患者,嘱卧床休息,不宜睡软床,卧硬板床,床垫薄厚适宜,加强翻身预防压疮的发生。枕头不宜过高,急性期患者卧床可给予短期内(2～3周)使用夹板制动,保持关节功能位。手掌心向上可用甲板或辅助物支持和固定关节,减轻疼痛,双手掌可握小卷轴,维持指关节伸展。肩关节不能处于外旋位,双肩置枕头维持肩关节外展位,维持功能位。髋关节两侧放置靠垫,预防髋关节外旋。不要在膝下长期放置枕头,防止膝关节固定于屈曲位。平躺者小腿处垫枕头,防止足下垂。

(2)缓解期鼓励患者进行功能锻炼,加强活动,主动或被动地进行肢体活动,如伸展运动等,但已有强直的关节禁止剧烈运动。培养患者的自理意识,逐步锻炼生活自理能力,参加更多的日常活动。在病情许可的情况下应注意关节的活动,如手指的抓捏练习,活动关节的方法:如织毛衣、下棋、玩魔方、摸高、伸腰、踢腿等。作业疗法包括职业技能训练、工艺品制作、日常生活活动训练。

(3)为减轻疼痛的症状,可给予肿痛关节按摩、热水疗。向理疗科和康复科的医师咨询,进行针对性的选择。如红外治疗仪、频仪等,另外可以进行泉水浴、石蜡疗法。评估患者关节疼痛的时间、部位、程度。通过指导患者服药的同时,可进行冷热敷,进行关节周围皮肤和肌肉的按摩,增进血液循环,防止肌肉萎缩。加强保暖,分散对疼痛的注意力等方法减轻疼痛。

(4)肺部护理:预防肺部感染,房间定时通风,适时增减衣服,少去公共场所,避免感冒。适当运动,如扩胸运动,增加肺活量。扩胸运动,拍背咳痰,防止感冒。

(5)关节处皮损及溃疡护理:加强换药,预防感染。平时涂润肤霜保护皮肤。

(6)外科手术治疗时护士做好术前和术后的护理,滑膜切除术剥离血管翳,可减轻疼痛、肿胀、防止软骨破坏,晚期病例关节成形术或人工关节置换术,以减少疼痛,矫正畸形,改善关节功能。但术后仍需内科正规治疗。

(7)注意药物的不良反应:胃肠道反应、肝功能、肾功能的异常、白细胞及血小板的减少、药物变态反应。非甾体抗炎药可缓解关节症状,要控制病情发展应尽早应用改变病情药。中医中药也有效果,如服用雷公藤苷片。必要时可联合应用。

(8)可用外用药控制局部症状,涂扶他林乳剂和优迈霜。

(9)个体化方案治疗:糖皮质激素及免疫抑制剂,对于长时间使用激素的患者注意补钙。

(10)应用生物制剂可改善关节症状,注意有无变态反应发生,如皮肤瘙痒、皮疹、寒战、发冷甚至呼吸困难等严重变态反应。

(三)心理护理

关节疼痛、害怕残废或已经面对残废、生活不能自理、经济损失、家庭、朋友等关系改变、社交娱乐活动的停止等诸多因素不可避免地给类风湿关节炎患者带来精神压力,他们渴望治疗,却又担心药物不良反应或对药物实际作用效果信心不足,这又加重了患者的心理负担。抑郁是类风湿关节炎患者中最常见的精神症状,严重的抑郁有碍疾病的恢复。因此,早诊断、早治疗对疗效及转归有重要影响。在积极合理的药物治疗患者的同时,还应注重类风湿关节炎的心理护理,使患者树立信心,积极配合治疗。对于急性期关节剧烈疼痛和伴有全身症状者应卧床休息,并注意休息时的体位,尽量避免关节受压,保持关节于功能位,防止关节畸形。在病情允许的情况下,进行被动和主动的关节活动度训练,防止肌萎缩。对缓解期患者,在不使患者感到疲劳的前提下,多进行肢体的运动锻炼,恢复体力,培养患者自理意识,并在物理康复科医师指导下进行治疗。

通过护理活动与患者建立良好的护患关系,直到患者认同进行功能锻炼具有重要意义。总之,医患的相互配合,宣教、休息及物理治疗较重要。加强功能锻炼,预防减少畸形发生,提高患者的工作能力和生活质量。

(四)健康教育

类风湿关节炎是一种慢性、对称性,多发性的自身免疫性疾病。早期关节肿痛,晚期强直、畸形和功能障碍。目前此病病因不清,尚不能完全治愈,有缓解与发作的特点。现在已有一些有效的治疗方法,约 50% 的患者可以自我照顾及从事工作。

(1)在护士指导下了解本疾病的内容、治疗、服药及注意事项,预防保健知识等。避免有奇迹疗法的想法,坚定信心,坚持治疗。

(2)此病病程长,反复发作,加之关节疼痛,畸形,功能障碍会给患者身心带来极大痛苦。此时患者更要有信心,与家人、医师护士、社会配合治疗,达到最佳疗效。

(3)鼓励自强,消除自卑依赖感,在允许的体能范围内,可以继续工作。

(4)对于各种感染要积极预防和治疗。

(5)避免各种诱因,如寒冷、潮湿、过度劳累及精神刺激。要适度做到"饮食有节,起居有常"选择衣服的标准应该是舒适、轻巧和容易穿脱,用拉链和尼龙带,冬季衣服要暖、要轻,鞋要轻便柔软硬底软帮,鞋带宜用松紧带代替。关节疼痛时除服药外,可行热敷,局部按摩。但在热敷时避免与皮肤直接接触而造成损伤。

(6)坚持服药,不可擅自停药、改药、加减药。同时了解药物不良反应。

(7)定期复查。

(8)活动与休息:运动和锻炼目的在于掌握的姿势,减轻疼痛,减少畸形的发生。原则为活动后 2 小时体力恢复。要循序渐进,计划可行。在急性期,炎症比较明显的时候,卧床休息,轻度、适当的关节活动可以防止关节僵硬。炎症消退后,应进行积极的锻炼,以不产生疲劳为度,可以避免关节强直和肌肉的萎缩,对大多数患者而言,游泳、散步、拳操等是比较适合的运动方式。鼓励患者生活自理,适当做家务和锻炼身体,劳逸结合。睡硬板床。少数患者应鼓励拄棍行走,需要轮椅时鼓励患者自己推动轮椅。若患者工作和居住的地方潮湿,应积极创造条件加以改善,夏季用电扇和空调要适度适时。在工作中,应向患者领导和同事讲清疾病,以求理解,安排适当工作,鼓励患者自立自理。

(9)饮食与食疗:以富含优质蛋白质(牛奶、鸡蛋、瘦肉等)、维生素和矿物质的食物为主,对于常出现便秘的患者应多吃蔬菜、水果等富含纤维素的食物。避免食用辛、辣、酸、硬等刺激性强的食物,以避免诱发或加重消化道症状。饮用药酒可起到活血化瘀、祛风散寒、疏通经络的作用。

(周太荣)

第二节 强直性脊柱炎

一、概述

强直性脊柱炎(AS)是一种慢性进行性疾病,主要侵犯骶髂关节、脊柱骨突、脊柱旁软组织及外周关节,并可伴发关节外表现。严重者可发生脊柱畸形和关节强直。发病年龄通常在 13～31 岁,30 岁以后及 8 岁以前发病者少见。

二、病因与发病机制

AS 的病因未明。从流行病学调查发现,基因和环境因素在本病的发病中发挥作用。已证实,AS 的发病和 HLA-B$_{27}$ 密切相关,并有明显家族发病倾向。

三、临床表现

本病的全身表现轻微,少数重症者有发热、疲倦、消瘦、贫血或其他器官受累。

(一)疼痛

本病发病隐袭。患者逐渐出现腰背部或骶髂部疼痛和/或发僵,半夜痛醒,翻身困难,晨起或久坐后起立时腰部发僵明显,但活动后减轻。有的患者感臀部钝痛或骶髂部剧痛,偶尔向周边放射。咳嗽、打喷嚏、突然扭动腰部疼痛可加重。疾病早期疼痛多在一侧呈间断性,数月后疼痛多在双侧呈持续性。随病情进展由腰椎向胸颈部脊椎发展,则出现相应部位疼痛、活动受限或脊柱畸形。

(二)关节病变

24％～75％的 AS 患者在病初或病程中出现外周关节病变,以膝、髋、踝和肩关节居多,肘及手和足小关节偶有受累。非对称性、少数关节或单关节,及下肢大关节的关节炎为本病外周关节炎的特征。

(三)关节受累

髋关节受累占 38％～66％,表现为局部疼痛,活动受限,屈曲挛缩及关节强直,其中大多数为双侧,而且 94％的髋部症状起于发病后头 5 年内。发病年龄小,及以外周关节起病者易发生髋关节病变。

(四)肌腱末端病

跖底筋膜炎、跟腱炎和其他部位的肌腱末端病在本病常见。肌腱末端病为本病的特征之一。

(五)视力障碍

1/4 的患者在病程中发生眼色素膜炎,单侧或双侧交替,一般可自行缓解,反复发作可致视力障碍。

(六)神经系统

神经系统症状来自压迫性脊神经炎或坐骨神经痛、椎骨骨折或不全脱位,以及马尾综合征,后者可引起阳痿、夜间尿失禁、膀胱和直肠感觉迟钝、踝反射消失。

(七)呼吸系统

极少数患者出现肺上叶纤维化。有时伴有空洞形成而被认为结核,也可因并发真菌感染而使病情加剧。

(八)心血管系统

因主动脉根部局灶性中层坏死可引起主动脉环状扩张,以及主动脉瓣膜尖缩短变厚,从而导致主动脉瓣关闭不全。主动脉瓣闭锁不全及传导障碍见于 3.5％～10％的患者。

(九)其他

AS 可并发 IgA 肾病和淀粉样变性。

四、辅助检查

(一)体格检查

骶髂关节和椎旁肌肉压痛为本病早期的阳性体征。随病情进展可见腰椎前凸变平,脊柱各个方向活动受限,胸廓扩展范围缩小,及颈椎后突。以下几种方法可用于检查骶髂关节压痛或脊柱病变进展情况。

1.枕壁试验

正常人在立正姿势双足跟紧贴墙根时,后枕部应贴近墙壁而无间隙。而颈僵直和/或胸椎段畸形后凸者该间隙增大至几厘米以上,致使枕部不能贴壁。

2.胸廓扩展

在第4肋间隙水平测量深吸气和深呼气时胸廓扩展范围,两者之差的正常值不小于2.5 cm,而有肋骨和脊椎广泛受累者则使胸廓扩张减少。

3.Schober 试验

于双髂后上棘连线中点上方垂直距离10 cm 及下方5 cm 处分别做出标记,然后嘱患者弯腰(保持双膝直立位)测量脊柱最大前屈度,正常移动增加距离在5 cm 以上,脊柱受累者则增加距离少于4 cm。

4.骨盆按压

患者侧卧,从另一侧按压骨盆可引起骶髂关节疼痛。

5.Patrick 试验(下肢4字试验)

患者仰卧,一侧膝屈曲并将足跟放置到对侧伸直的膝上。检查者用一只手下压屈曲的膝(此时髋关节在屈曲、外展和外旋位),并用另一只手压对侧骨盆,可引出对侧骶髂关节疼痛则视为阳性。有膝或髋关节病变者也不能完成4字试验。

(二)影像学检查

(1)X 线表现具有诊断意义。AS 最早的变化发生在骶髂关节。该处的 X 线片显示软骨下骨缘模糊,骨质糜烂,关节间隙模糊,骨密度增高及关节融合。脊柱的 X 线片表现有椎体骨质疏松和方形变,椎小关节模糊,椎旁韧带钙化,以及骨桥形成。晚期广泛而严重的骨化性骨桥表现称为"竹节样脊柱"。

(2)对于临床可疑病例,而 X 线片尚未显示明确的或Ⅱ级以上的双侧骶髂关节炎改变者,应该采用计算机断层(CT)检查。该技术的优点还在于假阳性少。但是,由于骶髂关节解剖学的上部为韧带,因其附着引起影像学上的关节间隙不规则和增宽,给判断带来困难。另外,类似于关节间隙狭窄和糜烂的骶髂关节髂骨部分的软骨下老化是一自然现象,不应该视为异常。

(3)磁共振成像技术(MRI)对了解软骨病变优于 CT,但在判断骶髂关节炎时易出现假阳性结果,又因价格昂贵,目前不宜作为常规检查项目。

(三)实验室检查

(1)活动期患者可见血沉增快,C 反应蛋白增高及轻度贫血。类风湿因子阴性和免疫球蛋白轻度升高。

(2)虽然 AS 患者 HLA-B$_{27}$ 阳性率达90%左右,但无诊断特异性,因为正常人也有 HLA-B$_{27}$ 阳性。HLA-B$_{27}$ 阴性患者只要临床表现和影像学检查符合诊断标准,也不能排除 AS 可能。

五、治疗原则

(一)非甾体抗炎药(简称抗炎药)

这一类药物可迅速改善患者腰背部疼痛和发僵,减轻关节肿胀和疼痛及增加活动范围,无论早期或晚期 AS 患者的症状治疗都是首选的。

(二)柳氮磺吡啶

本品可改善 AS 的关节疼痛、肿胀和发僵,并可降低血清 IgA 水平及其他实验室活动性指标,特别适用于改善 AS 患者的外周关节炎,并对本病并发的前葡萄膜炎有预防复发和减轻病变的作用。磺胺过敏者禁用。

(三)甲氨蝶呤

活动性 AS 患者经柳氮磺吡啶和非甾体抗炎药治疗无效时,可采用甲氨蝶呤。

(四)糖皮质激素

少数病例即使用大剂量抗炎药也不能控制症状时,甲泼尼龙 15 mg/(kg·d)冲击治疗,连续 3 天,可暂时缓解疼痛。对其他治疗不能控制的下背痛,在 CT 指导下行皮质类固醇骶髂关节注射,部分患者可改善症状,疗效可持续 3 个月左右。

(五)其他药物及治疗

(1)一些男性难治性 AS 患者应用沙利度胺后,临床症状和血沉及 C 反应蛋白均明显改善。

(2)外科治疗:髋关节受累引起的关节间隙狭窄、强直和畸形,是本病致残的主要原因。为了改善患者的关节功能和生活质量,人工全髋关节置换术是最佳选择。置换术后绝大多数患者的关节痛得到控制,部分患者的功能恢复正常或接近正常,置入关节的寿命90%达 10 年以上。

六、护理问题

(一)疼痛

疼痛与疾病引起关节活动受限及畸形有关。

(二)有受伤的危险

受伤与疾病导致关节疼痛及活动受限有关。

(三)活动受限

活动受限与疾病导致关节强直,影响关节正常活动有关。

(四)知识缺乏

不了解疾病相关知识。

(五)焦虑

焦虑与疾病影响生活和工作有关。

七、护理措施

(一)一般护理

(1)遵医嘱给予非药物、药物或手术等综合治疗,缓解疼痛和发僵,控制或减轻炎症。

(2)巡视患者,及时满足其生活需要。

(3)与患者多交流,多安慰患者,使其接受现实,勇敢面对,积极配合治疗。通过非药物、药物和手术等综合治疗,缓解疼痛和发僵,控制或减轻炎症,保持良好的姿势,防止脊柱或关节变形,以及必要时矫正畸形关节,以达到改善和提高患者生活质量目的。

(二)专科护理

(1)对患者及其家属进行疾病知识的教育是整个治疗计划中不可缺少的一部分,有助于患者主动参与治疗并与医师的合作。长期计划还应包括患者的心理-社会和康复的需要。

(2)劝导患者要谨慎而不间断地进行体育锻炼,以取得和维持脊柱关节的最好位置,增强椎旁肌肉和增加肺活量,其重要性不亚于药物治疗。

(3)站立时应尽量保持挺胸、收腹和双眼平视前方的姿势。坐位也应保持胸部直立。应睡硬板床,多取仰卧位,避免促进屈曲畸形的体位。枕头要矮,一旦出现上胸或颈椎受累应停用枕头。

(4)减少或避免引起持续性疼痛的体力活动。定期测量身高。保持身高记录是防止不易发现的早期脊柱弯曲的一个好措施。

(5)对炎性关节疼痛或其他软组织疼痛选择必要的物理治疗。

(6)注意患者眼部卫生,及时清除异常分泌物,遵医嘱滴眼液滴眼并给予局部和全身性的积极抗感染治疗。观察患者视力及视野有无损害。安全护理措施到位,防止跌倒。

(7)对行关节置换的患者做好术前术后护理。

(三)心理护理

多与患者交流,告知患者 AS 尚无根治方法,但是如能及时诊断及合理治疗,可以达到控制症状并改善预后,提高生活质量,因此要遵医嘱规律治疗。通过交流消除其焦虑心理,配合治疗。

(四)健康教育

(1)正确认识疾病,消除恐惧心理,保持乐观态度,配合治疗。

(2)若卧床不起,只能使病情进展加快,导致关节肢体废用和肌肉萎缩。因此要采取积极主动的锻炼态度,减轻脊柱及关节的畸形程度。

(3)活动原则:按计划逐渐增加活动量。服药后行屈膝、屈髋、转头和转体运动。以运动后疲劳疼痛在 2 小时后恢复为标准。疼痛时要卧床休息,行热敷,热水浴后可以减轻。在锻炼前先行按摩缓解椎旁肌肉,避免肌肉拉伤。锻炼同时可配合理疗和水疗。

(4)卧硬板床,低枕。避免长期弯腰活动,减少对脊柱的负重和创伤。体重过重者要减肥。

(5)加强营养增加抵抗力。

(6)明白规律用药的意义,遵医嘱按时服药,不可擅自停药、减药、加药、改药。在医师和护士指导下了解药物不良反应。定期监测血常规、肝功能、肾功能。

(7)学会自我认识疾病活动的征象,配合治疗。遵从医嘱,懂得长期随访的必要性。定期门诊复查。

(8)合并有色素膜炎患者,可局部使用肾上腺糖皮质激素。要经常冲洗眼中滞留的分泌物,保持结膜囊的清洁,避免遮盖,以免结膜囊内发生感染。

(9)预防肺部感染,由于胸廓扩展有限,故应每天行深呼吸及扩胸运动。卧床患者需加强翻身拍背,教会患者正确的咳嗽、咳痰方法。禁烟,保证室内通风,尽量少到公共场所。如发生感染积极治疗。

(周太荣)

第三节　银屑病关节炎

一、概述

银屑病关节炎（PSA）是一种与银屑病相关的炎性关节病，病程迁延、易复发，晚期可关节强直，导致残废。我国患病率约为1.23‰，可发生于任何年龄，高峰年龄为30～50岁，无性别差异。

二、病因与发病机制

本病病因尚不清楚。

三、临床表现

（一）不对称性少关节炎型

不对称性少关节炎型占70%，以手、足远端或近端指（趾）间关节为主，膝、踝、髋、腕关节亦可受累，分布不对称，因伴发远端和近端指（趾）间关节滑膜炎和腱鞘炎，受损指（趾）可呈现典型的腊肠指（趾），常伴有指（趾）甲病变。

（二）对称性多关节炎型

对称性多关节炎型占15%，病变以近端指（趾）间关节为主，可累及远端指（趾）间关节及大关节，如腕、肘、膝和踝关节等。

（三）残毁性关节型

残毁性关节型约占5%，是银屑病关节炎的严重类型。受累指、掌、跖骨可有骨溶解，关节可强直、畸形，常伴发热和骶髂关节炎。此型的皮肤银屑病常广泛而严重，为脓疱型或红皮病型。

（四）远端指间关节型

远端指间关节型占5%～10%，病变累及远端指间关节，为典型的银屑病关节炎，通常与银屑病指甲病变相关。

（五）脊柱关节病型

脊柱关节病型约5%为年龄大的男性，以脊柱和骶髂关节病变为主（常为单侧或节段性）。

（六）皮肤银屑病变

皮肤银屑病变好发于头皮及四肢伸侧，尤其肘、膝部位，呈散在或泛发分布。表现为丘疹或斑块、圆形或不规则形。表面有丰富的银白色鳞屑，去除鳞屑后为发亮的薄膜，除去薄膜可见点状出血。该特征对银屑病具有诊断意义。存在银屑病是与其他炎性关节病的重要区别。

（七）指甲病变

指甲病变是顶针样凹陷，或白甲。

（八）全身症状

少数有发热、体重减轻和贫血等。

（九）系统性损害

（1）眼部病变，如结膜炎、葡萄膜炎、虹膜炎和干燥性角膜炎等。

（2）主动脉瓣关闭不全，常见于疾病晚期。

（3）心脏肥大和传导阻滞等。

（4）肺部可见上肺纤维化。

（5）胃肠道可有炎性肠病。

四、辅助检查

(一)实验室检查

非特异性炎症性指标升高：ESR 增快、γ 和 α_2 球蛋白升高，血清 IgG、IgA 升高，IgM 降低，可伴有慢性贫血；血尿酸升高，常与皮损严重程度相关；RF 多为阴性，约半数患者 HLA-B_{27} 阳性，且与骶髂关节和脊柱受累显著相关。

(二)影像学检查

手和足的小关节呈骨性强直，指间关节破坏伴关节间隙增宽，末节指骨茎突的骨性增生及末节指骨吸收，近端指骨破坏变尖和远端指骨骨性增生的兼有改变，造成"带帽铅笔"样畸形。

五、治疗原则

(一)非甾体抗炎药

非甾体抗炎药可控制炎症，适用于轻、中度活动性关节炎者，具有抗炎、止痛、退热和消肿作用，但对皮损和关节破坏无效。

(二)改善病情抗风湿药物(DMARDs)

（1）甲氨蝶呤对皮损和关节炎均有效，可作为首选药。

（2）柳氮磺吡啶对外周关节炎有效。

（3）青霉胺口服适宜量，口服见效后可逐渐减至维持量。

（4）硫唑嘌呤对皮损也有效，按每天常用剂量起服用，见效后给予维持量。

（5）环孢素对皮肤和关节型银屑病有效，美国 FDA 已通过将其用于重症银屑病治疗。

（6）来氟米特用于中、重度患者。

(三)抗 TNF-α 制剂

抗 TNF-α 制剂适用于中重度 PSA，对中轴关节炎、指或趾炎和附着点炎疗效确切。

(四)糖皮质激素

糖皮质激素用于病情严重和一般药物治疗不能控制者。避免全身应用，少关节型 PSA 可关节局部注射。

(五)手术治疗

手术治疗可以恢复关节功能。

六、护理问题

(一)疼痛

疼痛与疾病引起的关节肌肉炎性反应有关。

(二)皮肤黏膜受损

皮肤黏膜受损与疾病导致的皮疹有关。

（三）有废用综合征的危险

废用综合征与关节滑膜炎、腱鞘炎及骨溶解有关。

（四）有受伤的危险

受伤与疾病导致眼部病变有关。

（五）焦虑

焦虑与疾病影响生活和工作有关。

七、护理措施

（一）一般护理

（1）去除各种可能的诱发因素，如避免外伤和精神创伤、刺激、过度紧张等精神因素，保持良好的饮食习惯，忌食刺激性食物。

（2）加强身体锻炼，提高机体免疫力。

（3）生活规律，保持舒畅的心情。

（4）注意皮肤清洁卫生，防止银屑病复发感染。

（二）专科护理

（1）关节肌肉疼痛的护理：详见类风湿关节炎患者的护理。

（2）皮肤及指甲护理：保证皮肤清洁，可涂抹凡士林，减少鳞屑脱落，防止皮肤破溃感染。保证甲剥离患者甲周局部清洁干燥，预防感染勿磕碰，注意保暖。

（3）眼葡萄膜炎护理：眼部保持清洁，遵医嘱予诺氟沙星等眼药水滴眼，睡前可在眼睑外涂红霉素眼膏。

（周太荣）

第四节　多发性肌炎和皮肌炎

一、概述

多发性肌炎（Polymyositis，PM）和皮肌炎（Dermatomyositis，DM）是横纹肌非化脓性炎性肌病。其临床特点是以肢带肌、颈肌及咽肌等肌组织出现炎症、变性改变，导致对称性肌无力和一定程度的肌萎缩，并可累及多个系统和器官，亦可伴发肿瘤。PM指无皮肤损害的肌炎，伴皮疹的肌炎称DM。

二、病因与发病机制

该病属自身免疫性疾病，发病与病毒感染、免疫异常、遗传及肿瘤等因素有关。女性多见，男女比为1∶2。

三、临床表现

本病在成人发病隐匿，儿童发病较急。急性感染可为其前驱表现或发病的病因。早期症状为近端肌无力或皮疹,全身不适、发热、乏力、体重下降等。

(一)肌肉

本病累及横纹肌,以肢体近端肌群无力为其临床特点,常呈对称性损害,早期可有肌肉肿胀、压痛,晚期出现肌萎缩。多数患者无远端肌受累。

1.肌无力

几乎所有患者均出现不同程度的肌无力。肌无力可突然发生,并持续进展数周到数月以上,受累肌肉的部位不同出现不同的临床表现。

2.肌痛

在疾病早期可有肌肉肿胀,约25%的患者出现近端肌肉疼痛或压痛。

(二)皮肤

DM除有肌肉症状外还有皮肤损害,多为微暗的红斑,皮损稍高出皮面,表面光滑或有鳞屑。皮损常可完全消退,但亦可残留带褐色的色素沉着、萎缩、瘢痕或白斑。皮肤病变往往是皮肌炎患者首先注意到的症状。

1.向阳性紫红斑

眶周水肿伴暗紫红皮疹,见于60%～80%的DM患者,它是DM的特异性体征。

2.Gottron征

此征由Gottron首先描述。被认为是DM的特异性皮疹。皮疹位于关节伸面,多见于肘、掌指、近端指间关节处,也可出现在膝与内踝皮肤,表现为伴有鳞屑的红斑,皮肤萎缩、色素减退。

3.暴露部位皮疹

在颈前、上胸部(V形区)、颈后背上部(披肩状)、前额、颊部、耳前、上臂伸面和背部等可出现弥漫性红疹,久后局部皮肤萎缩,毛细血管扩张,色素沉着或减退。

4.技工手

部分患者双手外侧掌面皮肤出现角化、裂纹,皮肤粗糙脱屑,同技术工人的手相似,故称"技工"手。尤其在抗Jo-1抗体阳性的PM/DM患者中多见。

5.其他病变

其他一些皮肤病变虽非特有,但亦时而出现,包括:指甲两侧呈暗紫色充血皮疹,指端溃疡、坏死,甲缘梗死灶,雷诺现象,网状青斑,多形性红斑等。慢性患者有时出现多发角化性小丘疹,斑点状色素沉着、毛细血管扩张、轻度皮肤萎缩和色素脱失,称为血管萎缩性异色病性DM。

皮损程度与肌肉病变程度可不平行,少数患者皮疹出现在肌无力之前。约7%的患者有典型皮疹,但始终没有肌无力、肌病,肌酶谱正常,称为"无肌病的皮肌炎"。

(三)关节

关节痛和关节炎见于约15%的患者,为非对称性,常波及手指关节,由于手的肌肉萎缩可引起手指屈曲畸形,但X线相无骨关节破坏。

(四)消化道

10%～30%的患者出现吞咽困难、食物反流,为食管上部及咽部肌肉受累所致,造成胃反流性食管炎。X线检查吞钡造影可见食管梨状窝钡剂潴留,甚至胃的蠕动减慢,胃排空时间延长。

(五)肺

约30%的患者有肺间质改变。急性间质性肺炎、急性肺间质纤维化临床表现有发热、干咳、呼吸困难、发绀、可闻及肺部细湿啰音,X线检查在急性期可见毛玻璃状、颗粒状、结节状及网状阴影。在晚期 X 线检查可见蜂窝状或轮状阴影,表现为弥漫性肺纤维化。肺纤维化发展迅速是本病死亡的重要原因之一。

(六)心脏

仅 1/3 患者病程中有心肌受累,心肌内有炎性细胞浸润,间质水肿和变性,局灶性坏死,心室肥厚,出现心律失常、充血性心力衰竭,亦可出现心包炎。

(七)肾脏

肾脏病变很少见,极少数暴发性起病者,因横纹肌溶解,可出现肌红蛋白尿、急性肾衰竭。少数 PM/DM 患者可有局灶性增殖性肾小球肾炎,但大多数患者肾功能正常。

(八)钙质沉着

钙质沉着多见于慢性皮肌炎患者,尤其是儿童。沿深筋膜钙化多见,钙化使局部软组织出现发木或发硬的浸润感,严重者影响该肢体的活动。钙质在软组织内沉积,X 线示钙化点或钙化块。若钙质沉积在皮下,则在沉着处溃烂可有石灰样物流出,并可继发感染。

四、辅助检查

(一)血清肌酶

绝大多数患者在病程某一阶段可出现肌酶活性增高,是诊断本病的重要血清指标之一。其中以 CK 最敏感。肌酶的升高常早于临床表现数周,晚期肌萎缩肌酶不再释放,肌酶可正常。在一些慢性肌炎和广泛肌肉萎缩的患者,即使处于活动期,其肌酶水平也可正常。

(二)肌红蛋白测定

肌红蛋白仅存于心肌与横纹肌,当肌肉出现损伤、炎症、剧烈运动时肌红蛋白均可升高。多数肌炎患者的血清中肌红蛋白水平增高,且与病情呈平行关系,有时先于 CK 升高。

(三)自身抗体

1.抗核抗体(ANA)

PM/DM 中 ANA 阳性率为 20%～30%,对肌炎诊断不具特异性。

2.抗 Jo-1 抗体

抗 Jo-1 抗体是诊断 PM/DM 的标记性抗体。抗 Jo-1 阳性的 PM/DM 患者,临床上常表现为抗合成酶抗体综合征:肌无力、发热、间质性肺炎、关节炎、雷诺征和"技工手"。

(四)肌电图

几乎所有患者出现肌电图异常,表现为肌源性损害,即在肌肉松弛时出现纤颤波、正锐波、插入激惹及高频放电;在肌肉轻微收缩时出现短时限低电压多相运动电位;最大收缩时出现干扰相。

(五)肌活检

取受损肢体近端肌肉如三角肌、股四头肌及有压痛和中等无力的肌肉送检为好,应避免在肌电图插入处取材。因肌炎常呈灶性分布,必要时需多部位取材,提高阳性率。

肌肉病理改变:①肌纤维间质、血管周围有炎性细胞(以淋巴细胞为主,其他有组织细胞、浆细胞、嗜酸性粒细胞、多形核白细胞)浸润。②肌纤维破坏变性、坏死、萎缩,肌横纹不清。③肌束间有纤维化,肌细胞可有再生,再生肌纤维嗜碱性,核大呈空泡,核仁明显。④血管内膜增生。皮肤病理改变无特异性。

五、治疗原则

（1）糖皮质激素是本病的首选药物。待肌力明显恢复，肌酶趋于正常则开始减量，减量应缓慢（一般1年左右），在减量过程中如病情反复应及时加用免疫抑制剂，对病情发展迅速或有呼吸肌无力、呼吸困难、吞咽困难者，可用甲泼尼龙0.5～1 g，每天一次静脉冲击治疗，连用3天，之后再根据症状及肌酶水平逐渐减量。

（2）免疫抑制剂对病情反复及重症患者应及时加用免疫抑制剂。激素与免疫抑制剂联合应用可提高疗效、减少激素用量，及时避免不良反应。常用免疫抑制剂：甲氨蝶呤（MTX），硫唑嘌呤（AZA），环磷酰胺（CYC）。

（3）合并恶性肿瘤的患者，在切除肿瘤后，肌炎症状可自然缓解。

六、护理问题

（一）肌痛肌无力
肌痛肌无力与原发病有关。

（二）自理能力缺陷
自理能力缺陷与肌无力有关。

（三）皮肤完整性受损
皮肤完整性受损与皮疹有关。

（四）营养失调
营养失调与消化道受累有关。

（五）有感染的危险
感染与吸入性肺炎及激素等用药有关。

（六）废用综合征
废用综合征与肌无力有关。

（七）限制性通气功能障碍
限制性通气功能障碍与呼吸肌受累有关。

（八）低氧血症
低氧血症与呼吸肌受累有关。

七、护理措施

（一）一般护理
急性期卧床休息，并适当进行肢体被动运动，以防肌肉萎缩，症状控制后适当锻炼。给以高热量、高蛋白的食物，保持大便通畅，避免感染。

（二）专科护理
（1）患者肌痛明显时安慰患者，认真听取患者主诉，使用分散注意力的各种方法，必要时遵医嘱给予止痛药物，缓解疼痛。

（2）加强巡视，及时满足患者生活需要。

（3）肌炎患者会出现皮疹，伴有发红瘙痒疼痛等症状。对于合并皮损的患者，后期会有脱屑，应保持皮肤清洁，局部用粉剂处理好，保持干燥，表面不要包裹尽量暴露，可以涂中性护肤品，如果出现皮损切勿抓挠以免造成感染。用清水清洁皮肤,不涂化妆品,必要时外涂凡士林油防止破损加重。勤换内衣,注意保暖,避免日光晒。

(4)肌活检术后护理:观察伤口渗血感染情况,保持敷料清洁,协助医师定时予消毒换药,两周后拆线,可根据伤口情况延长拆线时间,拆线后观察伤口愈合状况。

(5)对于进食咳呛的患者,嘱其进餐时尽量采取坐位或半卧位,进餐后30～60分钟内尽量避免卧位,细嚼慢咽,进食咳呛严重或吞咽困难的患者必要时遵医嘱给予肠内或肠外营养以满足机体需要量,防止吸入性肺炎。

(6)保持病室清洁,温湿度适宜,并嘱患者做好个人卫生。对生活不能自理的患者,加强基础护理,给予口腔护理和会阴冲洗,监测体温变化,监测血常规变化,预防交叉感染。

(7)对于肺部受累患者,保持病室温湿度适宜,遵医嘱给予吸氧和雾化稀释痰液,同时加强雾化后的拍背咳痰,预防及治疗肺部感染。

(8)严密观察生命体征变化,特别是监测血氧及心律变化,及时发现病情变化,准备好抢救物品。

(三)心理护理

多与患者交流,使患者了解本病的治疗原则,告知患者此病为慢性病,可迁延多年,若早期诊断,合理治疗,在治疗护理下可控制病情发展,使其趋于稳定。本病可获得满意的长时间缓解,可同正常人一样从事正常的工作学习。因此要向患者宣教正确认识疾病,消除恐惧心理,了解规律用药的意义,嘱患者遵医嘱规律治疗。同时学会自我认识疾病活动的征象,配合治疗、遵从医嘱,定期随诊。懂得长期随访的必要性。通过与患者交流消除其焦虑心理。

(四)健康教育

1.树立信心

以一种乐观的情绪、良好的精神状态去面对此疾病,配合长期治疗。

2.劳逸结合

在疾病的缓解期注意休息并且做适当的活动,避免过度劳累,活动2小时后体力恢复为最佳。在生活上尽量自理,消除依赖感。锻炼肌力防止肌肉萎缩。功能锻炼应在服药30分钟开始,运动之前应做充分的准备活动,如:肌肉的按摩、热敷等。

3.合理膳食

此病可累及消化道肌肉,会出现吞咽困难,食管蠕动减慢,易引起反流性食管炎。肠蠕动减弱,肛门膀胱括约肌松弛导致大小便失禁,所以,应选用高蛋白(优质蛋白)、高维生素、易消化的食物(软食),少食干硬油炸食物。餐前可用一些增加胃动力的药物,进餐时尽量采取坐位或半卧位,进餐后30～60分钟内尽量避免卧位。

4.按时服药

不可随意增减药物,不可擅自停药或改药。用药期间应定期复查血常规和肝、肾功能。

5.了解药物不良反应

了解激素、免疫抑制剂等药物不良反应。

6.自我监测

要自我监测心、肺的病变,如出现呼吸困难、发绀、心慌或心前区疼痛等要立即就诊。注意定期复查。

7.保持皮肤清洁

肌炎患者会出现皮疹,伴有发红瘙痒疼痛等症状,后期会有脱屑,应保持皮肤清洁,局部用粉剂处理好,保持干燥,表面不要包裹尽量暴露,可以涂中性护肤品,如果出现皮损切勿抓挠以免造成感染。勤换内衣,注意保暖,避免日光晒。

（周太荣）

第五节　系统性红斑狼疮

一、概述

系统性红斑狼疮(systemic lupus erythematosus,SLE)是自身免疫介导的,以免疫性炎症为突出表现的弥漫性结缔组织病。血清中出现以抗核抗体为代表的多种自身抗体和多系统受累是SLE的两个主要临床特征。多数慢性起病,病程迁延反复。死亡原因主要是感染、肾衰竭和中枢神经系统病变。SLE好发于生育年龄女性,多见于15～45岁年龄段,女：男为(7～9)：1,患病率为70/10万人。

二、病因与病理生理

遗传、感染、环境、性激素、药物等综合因素所致的免疫紊乱导致了SLE的发生。其基本病理改变是免疫复合物介导的血管炎。

三、临床表现

SLE临床表现复杂多样。多数呈隐匿起病,开始仅累及1～2个系统,表现轻度的关节炎、皮疹、隐匿性肾炎、血小板减少性紫癜等,部分患者长期稳定在亚临床状态或轻型狼疮,部分患者可由轻型突然变为重症狼疮,更多的则由轻型逐渐出现多系统损害;也有一些患者一起病就累及多个系统,甚至表现为狼疮危象。SLE的自然病程多表现为病情的加重与缓解交替。

(一)全身表现

患者常常出现发热,可能是SLE活动的表现,但应除外感染因素,尤其是在免疫抑制治疗中出现的发热,更需警惕。疲乏是SLE常见但容易被忽视的症状,常是狼疮活动的先兆。

(二)皮肤与黏膜

在鼻梁和双颧颊部呈蝶形分布的红斑是SLE特征性的改变,其他皮肤损害还有光敏感、脱发、手足掌面和甲周红斑、盘状红斑、结节性红斑、脂膜炎、网状青斑、雷诺现象等。

(三)关节和肌肉

常出现对称性多关节疼痛、肿胀,通常不引起骨质破坏。SLE可出现肌痛和肌无力,少数可有肌酶谱的增高。激素治疗中的SLE患者出现髋关节区域隐痛不适,需除外无菌性股骨头坏死。

(四)肾脏损害

肾脏损害又称狼疮性肾炎(Lupus nephritis,LN),表现为蛋白尿、血尿、管型尿,乃至肾衰竭。50%～70%的SLE病程中会出现临床肾脏受累,肾活检显示几乎所有SLE均有肾脏病理学改变。LN 对 SLE 预后影响甚大,肾衰竭是 SLE 的主要死亡原因之一。病理分型对于估计预后和指导治疗有积极的意义,通常Ⅰ型和Ⅱ型的预后较好,Ⅳ型和Ⅵ型预后较差。

(五)神经系统损害

神经系统损害又称神经精神狼疮。轻者仅有偏头痛、性格改变、记忆力减退或轻度认知障碍;重者可表现为脑血管意外、昏迷、癫痫持续状态等。中枢神经系统表现包括无菌性脑膜炎、脑血管病、脱髓鞘综合征、头痛、运动障碍、脊髓病、癫痫发作、急性精神错乱、焦虑、认知障碍、情绪失调、精神障碍,周围神经系统表现包括格林-巴利综合征、自主神经系统功能紊乱、单神经病变、重症肌无力、脑神经病变、神经丛病变、多发性神经病变等。存在一种或一种以上上述表现,并除外感染、药物等继发因素,结合影像学、脑脊液、脑电图等检查可诊断神经精神狼疮。

(六)血液系统表现

贫血和/或白细胞减少和/或血小板减少常见。贫血可能为慢性病贫血或肾性贫血。短期内出现重度贫血常是自身免疫性溶血所致,多有网织红细胞升高,Coomb's 试验阳性。本病所致的白细胞减少,一般发生在治疗前或疾病复发时,多数对激素治疗敏感;而细胞毒药物所致的白细胞减少,其发生与用药相关,恢复也有一定规律。血小板减少与血清中存在抗血小板抗体、抗磷脂抗体,以及骨髓巨核细胞成熟障碍有关。部分患者在起病初期或疾病活动期伴有淋巴结肿大和/或脾大。

(七)肺部表现

SLE 常出现胸膜炎,如合并胸腔积液其性质为渗出液。SLE 所引起的肺脏间质性病变主要是急性和亚急性期的磨玻璃样改变和慢性期的纤维化,表现为活动后气促、干咳、低氧血症,肺功能检查常显示弥散功能下降。少数病情危重者、伴有肺动脉高压或血管炎累及支气管黏膜者可出现咯血。SLE 合并弥漫性出血性肺泡炎病死率极高。SLE 还可出现肺动脉高压、肺梗死、肺萎缩综合征。后者表现为肺容积的缩小,横膈上抬,盘状肺不张,呼吸肌功能障碍,而无肺实质、肺血管的受累,也无全身性肌无力、肌炎、血管炎的表现。

(八)心脏表现

患者常出现心包炎,表现为心包积液,但心脏压塞少见。可有心肌炎、心律失常,多数情况下SLE 的心肌损害不太严重,但重症者,可伴有心功能不全,为预后不良指征。

(九)消化系统表现

消化系统症状表现为恶心、呕吐、腹痛、腹泻或便秘,其中以腹泻较常见,可伴有蛋白丢失性肠炎,并引起低蛋白血症。活动期 SLE 可出现肠系膜血管炎,其表现类似急腹症,甚至被误诊为胃穿孔、肠梗阻而手术探查。当 SLE 有明显的全身病情活动,有胃肠道症状和腹部阳性体征(反跳痛、压痛),在除外感染、电解质紊乱、药物、合并其他急腹症等继发性因素后,应考虑本病。

(十)其他

眼部受累包括结膜炎、葡萄膜炎、眼底改变、视神经病变等。眼底改变包括出血、视盘水肿、视网膜渗出等,视神经病变可以导致突然失明。SLE 常伴有继发性干燥综合征,有外分泌腺受累,表现为口干、眼干,常有血清抗 SSB、抗 SSA 抗体阳性。

四、辅助检查

(一)免疫学异常

(1)抗核抗体谱(ANAs)免疫荧光抗核抗体(IFANA)是 SLE 的筛选检查。对 SLE 的诊断敏感性为 95%，特异性相对较低为 65%。除 SLE 之外，其他结缔组织病的血清中也常存在 ANA，一些慢性感染也可出现低滴度的 ANA。ANAs 包括一系列针对细胞核中抗原成分的自身抗体。其中，抗双链 DNA(ds-DNA)抗体对 SLE 的特异性 95%，敏感性为 70%，它与疾病活动性及预后有关。抗 Sm 抗体的特异性高达 99%，但敏感性仅 25%，该抗体的存在与疾病活动性无明显关系。抗核糖体 P 蛋白抗体与 SLE 的精神症状有关；抗单链 DNA、抗组蛋白、抗 u1RNP、抗 SSA 抗体和抗 SSB 抗体等也可出现于 SLE 的血清中，但其诊断特异性低，因为这些抗体也见于其他自身免疫性疾病。抗 SSB 与继发干燥综合征有关。

(2)抗磷脂抗体综合征有关的抗磷脂抗体(包括抗心磷脂抗体和狼疮抗凝物)；与溶血性贫血有关的抗红细胞抗体；与血小板减少有关的抗血小板抗体；与神经精神性狼疮有关的抗神经元抗体。

(3)血清类风湿因子阳性，高 γ 球蛋白血症和低补体血症。

(二)肾活检

LN 的肾脏免疫荧光多呈现多种免疫球蛋白和补体成分沉积，被称为"满堂亮"。

(三)腰穿

中枢神经受累时常有脑脊液压力增高、蛋白和白细胞增多。

(四)X 线表现

(1)胸膜增厚或胸腔积液。

(2)斑点或片状浸润性阴影，阴影呈游走性。

(3)双中下肺网状结节状阴影，晚期出现蜂窝状。

(4)肺水肿。

(5)心影增大。

(五)CT 表现

肺纹理增粗，肺门周围的片状阴影，表现为间质性或肺泡性肺水肿、肺出血等。

(六)超声心动图检查

超声心动图检查用于诊断心脏瓣膜病变、心包积液、肺动脉高压等。

(七)SLE 的免疫病理学检查

皮肤狼疮带试验表现为皮肤的表真皮交界处有免疫球蛋白(IgG、IgM、IgA 等)和补体(C_{3c}、C_{1q}等)沉积，对 SLE 具有一定的特异性。

五、治疗原则

SLE 是一种高度异质性的疾病，临床医师应根据病情的轻重程度，掌握好治疗的风险与效益之比。既要清楚药物的毒副作用，又要明白药物给患者带来的生机。SLE 活动性和病情轻重程度的评估是治疗方案拟订的先决条件。常需要有经验的专科医师参与和多学科的通力协作。

(一)轻型 SLE 的药物治疗

患者虽有疾病活动，但症状轻微，仅表现光过敏、皮疹、关节炎或轻度浆膜炎，而无明显内脏损害。药物治疗包括。

1.非甾体抗炎药(NSAIDs)

NSAIDs 可用于控制关节炎。应注意消化道溃疡、出血及肾功能、肝功能等方面的不良反应。

2.抗疟药

抗疟药可控制皮疹和减轻光敏感,常用氯喹 0.25 g,每天一次,或羟氯喹 200 mg,每天 1～2 次。主要不良反应是眼底病变,用药超过 6 个月者,可停药一个月,有视力明显下降者,应检查眼底,明确原因。有心脏病史者,特别是心动过缓或有传导阻滞者禁用抗疟药。

3.激素治疗

可短期局部应用激素治疗皮疹,但脸部应尽量避免使用强效激素类外用药,一旦使用,不应超过 1 周。小剂量激素(泼尼松≤10 mg,每天一次)可减轻症状。

注意事项:权衡利弊,必要时可用硫唑嘌呤、甲氨蝶呤或环磷酰胺等免疫抑制剂。应注意轻型 SLE 可因过敏、感染、妊娠生育、环境变化等因素而加重,甚至进入狼疮危象。

(二)重型 SLE 的治疗

治疗主要分两个阶段,即诱导缓解和巩固治疗。诱导缓解目的在于迅速控制病情,阻止或逆转内脏损害,力求疾病完全缓解(包括血清学指标、症状和受损器官的功能恢复),但应注意过分免疫抑制诱发的并发症,尤其是感染、性腺抑制等。目前,多数患者的诱导缓解期需要超过半年至 1 年才能达到缓解,不可急于求成。

1.糖皮质激素

糖皮质激素具有强大的抗炎作用和免疫抑制作用,是治疗 SLE 的基础药。糖皮质激素对免疫细胞的许多功能及免疫反应的多个环节均有抑制作用,尤以对细胞免疫的抑制作用突出,在大剂量时还能够明显抑制体液免疫,使抗体生成减少,超大剂量则可有直接的淋巴细胞溶解作用。重型 SLE 的激素标准剂量是泼尼松 1 mg/(kg·d),通常晨起 1 次服用(高热者可分次服用),病情稳定后 2 周或疗程 8 周内,开始以每 1～2 周减 10% 的速度缓慢减量,减至泼尼松 0.5 mg/(kg·d)后,减药速度按病情适当调慢;如果病情允许,维持治疗的激素剂量尽量小于泼尼松 10 mg,每天一次。在减药过程中,如果病情不稳定,可暂时维持原剂量不变或酌情增加剂量或加用免疫抑制剂联合治疗。可选用的免疫抑制剂如环磷酰胺、硫唑嘌呤、甲氨蝶呤等,联合应用以便更快地诱导病情缓解和巩固疗效,并避免长期使用较大剂量激素导致的严重不良反应。对有重要脏器受累,乃至出现狼疮危象的患者,可以使用较大剂量[泼尼松≥2 mg/(kg·d)]甚至甲泼尼龙冲击治疗,甲泼尼龙可用至 500～1 000 mg,每天 1 次,加入 5% 葡萄糖 250 mL,缓慢静脉滴注 1～2 小时,连续 3 天为 1 个疗程,疗程间隔期 5～30 天,间隔期和冲击后需口服泼尼松 0.5～1 mg/(kg·d),疗程和间隔期长短视具体病情而定。甲泼尼龙冲击疗法对狼疮危象常具有立竿见影的效果,疗程多少和间隔期长短应视病情因人而异。MP 冲击疗法只能解决急性期的症状,疗效不能持久,必须与环磷酰胺冲击疗法配合使用,否则病情容易反复。需强调的是,在大剂量冲击治疗前或治疗中应密切观察有无感染发生,如有感染应及时给予相应的抗感染治疗。

激素的不良反应除感染外,还包括高血压、高血糖、高血脂、低钾血症、骨质疏松、无菌性骨坏死、白内障、体重增加、水钠潴留等。治疗开始应记录血压、血糖、血钾、血脂、骨密度、X 线胸片等作为评估基线,并定期随访。应指出对重症 SLE 患者,尤其是在危及生命的情况下,股骨头无菌性坏死并非是使用大剂量激素的绝对禁忌。大剂量 MP 冲击疗法常见不良反应包括脸红、失眠、头痛、乏力、血压升高、短暂的血糖升高;严重不良反应包括感染、上消化道大出血、水钠潴留、诱发高血压危象、诱发癫痫大发作、精神症状、心律失常,有因注射速度过快导致突然死亡的报道,所以 MP 冲击治疗应强调缓慢静脉滴注 60 分钟以上;用药前需注意水、电解质和酸碱平衡。

2.环磷酰胺(CTX)

CTX 是主要作用于 S 期的细胞周期特异性烷化剂,通过影响 DNA 合成发挥细胞毒作用。其对体液免疫的抑制作用较强,能抑制 B 细胞增殖和抗体生成,且抑制作用较持久,是治疗重症 SLE 的有效的药物之一,尤其是在狼疮性肾炎和血管炎的患者中,环磷酰胺与激素联合治疗能有效地诱导疾病缓解,阻止和逆转病变的发展,改善远期预后。目前普遍采用的标准环磷酰胺冲击疗法是:$0.5 \sim 1.0$ g/m² 体表面积,加入生理盐水 250 mL 中静脉滴注,每 $3 \sim 4$ 周一次,个别难治、危重患者可缩短冲击间期。白细胞计数对指导环磷酰胺治疗有重要意义,治疗中应注意避免导致白细胞过低,一般要求白细胞低谷不小于 3.0×10^9/L。环磷酰胺冲击治疗对白细胞影响有一定规律,一次大剂量环磷酰胺进入体内,第 3 天左右白细胞开始下降,$7 \sim 14$ 天至低谷,之后白细胞逐渐上升,至 21 天左右恢复正常。对于间隔期少于 3 周者,应更密切注意血常规监测。大剂量冲击前需查血常规。

除白细胞减少和诱发感染外,环磷酰胺冲击治疗的不良反应包括:性腺抑制(尤其是女性的卵巢功能衰竭)、胃肠道反应、脱发、肝功能损害,少见远期致癌作用(主要是淋巴瘤等血液系统肿瘤)、出血性膀胱炎、膀胱纤维化和长期口服而导致的膀胱癌。

3.硫唑嘌呤

硫唑嘌呤为嘌呤类似物,可通过抑制 DNA 合成发挥淋巴细胞的细胞毒作用。疗效不及环磷酰胺冲击疗法,尤其在控制肾脏和神经系统病变效果较差,而对浆膜炎、血液系统、皮疹等较好。用法 $1 \sim 2.5$ mg/(kg·d),常用剂量 $50 \sim 100$ mg,每天一次。不良反应包括:骨髓抑制、胃肠道反应、肝功能损害等。少数对硫唑嘌呤极敏感者用药短期就可出现严重脱发和造血危象,引起严重粒细胞和血小板缺乏症,轻者停药后血常规多在 $2 \sim 3$ 周内恢复正常,重者则需按粒细胞缺乏或急性再障处理,以后不宜再用。

4.甲氨蝶呤(MTX)

MTX 为二氢叶酸还原酶拮抗剂,通过抑制核酸的合成发挥细胞毒作用。疗效不及环磷酰胺冲击疗法,但长期用药耐受性较佳。剂量 $10 \sim 15$ mg,每周 1 次,或依据病情适当加大剂量。主要用于关节炎、肌炎、浆膜炎和皮肤损害为主的 SLE。其不良反应有胃肠道反应、口腔黏膜糜烂、肝功能损害、骨髓抑制,偶见甲氨蝶呤导致的肺炎和肺纤维化。

5.环孢素

环孢素可特异性抑制 T 淋巴细胞 IL-2 的产生,发挥选择性的细胞免疫抑制作用,是一种非细胞毒免疫抑制剂。对狼疮性肾炎(特别是 V 型 LN)有效,环孢素剂量 $3 \sim 5$ mg/(kg·d),分两次口服。用药期间注意肝、肾功能及高血压、高尿酸血症、高血钾等,有条件者应测血药浓度,调整剂量,血肌酐较用药前升高 30%,需要减药或停药。环孢素对 LN 的总体疗效不如环磷酰胺冲击疗法,且价格昂贵,毒副作用较大,停药后病情容易反跳。

6.霉酚酸酯

霉酚酸酯为次黄嘌呤单核苷酸脱氢酶抑制剂,可抑制嘌呤从头合成途径,从而抑制淋巴细胞活化。治疗狼疮性肾炎有效,能够有效地控制 IV 型 LN 活动。剂量为 $10 \sim 30$ mg/(kg·d),分 2 次口服。

(三)狼疮危象的治疗

治疗目的在于挽救生命、保护受累脏器、防止后遗症。通常需要大剂量甲泼尼龙冲击治疗,针对受累脏器的对症治疗和支持治疗,以帮助患者度过危象。后继的治疗可按照重型 SLE 的原则,继续诱导缓解和维持巩固治疗。

1.急进性肾小球肾炎

急进性肾小球肾炎表现为急性进行性少尿、浮肿、蛋白尿/血尿、低蛋白血症、贫血、肾功能进行性下降、血压增高、高血钾、代谢性酸中毒等。B超肾脏体积常增大,肾脏病理往往呈新月体肾炎,多符合 WHO 的 LN 的 Ⅳ型。治疗包括纠正水、电解质、酸碱平衡紊乱及低蛋白血症,防治感染,纠正高血压、心力衰竭等并发症,为保护重要脏器,必要时需要透析支持治疗。为判断肾损害的急慢性指标,明确肾损病理类型,制定治疗方案和判断预后,应抓住时机肾穿。对明显活动、非纤维化/硬化等不可逆病变为主的患者,应积极使用激素[泼尼松≥2 mg/(kg·d)],或使用大剂量 MP 冲击疗法,同时用环磷酰胺 0.4~0.8 g,每 2 周静脉冲击治疗。

2.神经精神狼疮

神经精神狼疮必须除外化脓性脑膜炎、结核性脑膜炎、隐球菌性脑膜炎、病毒性脑膜脑炎等中枢神经系统感染。弥漫性神经精神狼疮在控制 SLE 的基础药物上强调对症治疗,包括抗精神病药物(与精神科医师配合),癫痫大发作或癫痫持续状态时需积极抗癫痫治疗,注意加强护理。ACL 相关神经精神狼疮,应加用抗凝、抗血小板聚集药物。有全身血管炎表现的明显活动证据,应用大剂量 MP 冲击治疗。中枢狼疮包括横贯性脊髓炎在内,在除外中枢神经系统感染的情况下,可试用地塞米松 10 mg,或地塞米松10 mg加 MTX 10 mg,鞘内注射,每周 1 次,共 2~3 次。

3.重症血小板减少性紫癜

血小板<20×10⁹/L,有自发出血倾向,常规激素治疗无效[1 mg/(kg·d)],应加大激素用量用至2 mg/(kg·d)以上。还可静脉滴注长春新碱(VCR)每周 1 次,每次 1~2 mg,3~6 次。静脉输注大剂量静脉注射用人免疫球蛋白(IVIG)对重症血小板减少性紫癜有效,可按0.4 g/(kg·d),静脉滴注,连续 3~5 天为 1 个疗程。IVIG 一方面对 SLE 本身具有免疫治疗作用,另一方面具有非特异性的抗感染作用,可以对大剂量甲泼尼龙和环磷酰胺的联合冲击治疗所致的免疫力挫伤起到一定的保护作用,能够明显提高各种狼疮危象治疗的成功率。无骨髓增生低下的重症血小板减少性紫癜还可试用其他免疫抑制剂,如环磷酰胺、环孢素等。其他药物包括达那唑、三苯氧胺、维生素 C 等。内科保守治疗无效,可考虑脾切除。

4.弥漫性出血性肺泡炎和急性重症肺间质病变

部分弥漫性出血性肺泡炎的患者起病可无咯血,支气管镜有助于明确诊断。本病极易合并感染,常同时有大量蛋白尿,预后很差。迄今无治疗良策。对 SLE 肺脏累及应提高警惕,结合SLE 病情系统评估、影像学、血气分析和纤维支气管镜等手段,以求早期发现、及时诊断。治疗包括氧疗、必要时机械通气,控制感染和支持治疗。可试用大剂量 MP 冲击治疗,IVIG 和血浆置换。

5.严重的肠系膜血管炎

严重的肠系膜血管炎常需 2 mg/(kg·d)以上的激素剂量方能控制病情。应注意水、电解质、酸碱平衡,加强肠外营养支持,防治合并感染,避免不必要的手术探查。一旦并发肠坏死、穿孔、中毒性肠麻痹,应及时手术治疗。

(四)特殊治疗

血浆置换等治疗不宜列入常规治疗,应视患者具体情况选择应用。

六、护理问题

(一)体温过高
体温过高与原发病有关。

(二)皮肤黏膜受损
皮肤黏膜受损与狼疮导致的皮疹与血管炎有关。

(三)体液过多
体液过多与无菌性炎症引起的多浆膜腔积液有关。

(四)潜在并发症
(1)感染:与长期应用激素及白细胞减少有关。

(2)出血:与血小板低下有关。

(3)狼疮脑病:与原发病有关。

(4)排便异常:腹泻或肠梗阻。

(5)血栓:与原发病有关。

七、护理措施

(一)一般护理
保持病室温湿度,急性期嘱患者卧床休息,嘱患者进食高热量、高维生素、低盐、低蛋白食物,准确记录 24 小时液体出入量,如肾脏受损要注意低盐饮食,同时注意补钙。活动时注意勿碰撞,以防发生骨折。

(二)专科护理
1.全面护理

监测体温,并及时通知医师,必要时遵医嘱给予物理或药物降温,使体温下降,勤换被服,增加舒适感,多饮水,必要时补液,保证出入量平衡,满足生理需求。

2.注意休息

活动期患者应卧床休息,卧床期间要注意保持关节功能位;慢性期或病情稳定的患者可以适当活动或工作,并注意劳逸结合。关节疼痛者遵医嘱给予镇痛药及外涂药,给予心理安慰,协助患者摆放关节功能位,指导患者关节肌肉的功能锻炼,协助患者做好生活护理。

3.皮肤受累的护理

(1)嘱患者避免日光照射,指导患者避免将皮肤暴露于阳光的方法,如:避免在上午 10 点至下午 3 点阳光较强的时间外出,禁止日光浴,夏日外出就穿长袖长裤,打伞戴遮阳镜及遮阳帽等,以免引起光过敏,使皮疹加重。不烫发,不使用碱性或其他有刺激性的物品洗脸,禁用碱性强的肥皂清洁皮肤,宜用偏酸或中性的肥皂,最好用温水洗脸。勿用各类化妆品。

(2)剪指甲不要过短,防止损伤指甲周围皮肤。

(3)注意个人卫生,特别是口腔、女性会阴部的清洁。因服用大量激素及免疫抑制剂,造成全身抵抗力下降,应注意预防各种感染。预防感冒,一旦发现感染灶如疖肿立即积极治疗。顽固腹泻患者肛周皮肤保证干燥清洁。

4.狼疮脑病的护理

评估狼疮脑病的程度,观察病情变化,遵医嘱给予脱水降颅压治疗,观察用药效果,对于躁动、抽搐患者注意安全防护,必要时给予约束,防止自伤、伤人行为,稳定患者及家属情绪,配合治疗及护理。

5.血液系统受累的护理

(1)白细胞下降:监测血常规变化,个人饮食卫生,保证六洁,防止感染,必要时保护性隔离,限制探视,减少感染来源。

(2)血小板下降:评估血小板降低的程度,遵医嘱给予卧床/绝对卧床,指导患者口腔、牙齿护理,观察有无出血倾向,避免外伤,遵医嘱给予成分输血。血小板低的患者易出血,避免外伤,刷牙时用软毛牙刷,勿用手挖鼻腔。

(3)贫血:评估贫血的程度,必要时遵医嘱给予吸氧,指导患者活动,防止因头晕出现跌倒等不良情况。遵医嘱给予成分输血,同时指导患者饮食,协助纠正贫血。

6.肺受累的护理

倾听患者主诉,给予氧气吸入,协助患者排痰,必要时给予雾化吸入,加强翻身拍背咳痰,预防肺部感染。遵医嘱给予抗感染治疗,协助医师对有胸腔积液患者进行胸腔穿刺,指导并协助肺栓塞/肺动脉高压患者活动,警惕猝死。注重抗凝治疗的护理及观察,观察用药疗效。

7.心脏受累的护理

评估心脏病变程度,倾听患者主诉,注意控制高血压,给予吸氧,指导患者活动与休息,控制出入量,预防心力衰竭的发生。

8.消化系统受累的护理

饮食以高蛋白、富含维生素、营养丰富、易消化为原则,避免刺激性食物。肾功能损害者,宜给予低盐饮食,适当限水;尿毒症患者应限制蛋白质的摄入;心脏明显受累者,应给予低盐饮食;吞咽困难者给予鼻饲;消化功能障碍者应给予无渣饮食。必要时给予肠内或肠外营养以满足机体需要量。

9.肾脏受累的护理

评估患者水肿程度、部位、范围,以及皮肤状况。每天测量患者体重、腹围、肢围。严格记录24小时出入量,尿量少时应及时通知医师。对于使用利尿剂的患者,护士应监测患者血清电解质浓度。有腹水、肺水肿、胸腔积液、心包积液的患者应半坐位或半卧位,以保证呼吸通畅。对于有下肢水肿的患者,应抬高下肢,以利于静脉回流。因肾脏损害而致水肿时,应限制盐及水的摄入,尿毒症患者应限制蛋白的摄入。护士应协助卧床水肿患者及时更换体位,防止压疮发生。

(三)心理护理

目前还没有根治的办法,但恰当的治疗可以使大多数患者达到病情的完全缓解。强调早期诊断和早期治疗,以避免或延缓组织脏器的病理损害。多与患者交流,使患者了解本病的治疗原则、告知患者此病为慢性病,可迁延多年,在治疗护理下可控制病情发展,使其趋于治疗。通过交流消除其焦虑心理,配合治疗。

(四)健康教育

(1)向患者宣教正确认识疾病,消除恐惧心理。保持心情舒畅及乐观情绪,对疾病的治疗树立信心,积极配合,避免情绪波动及各种精神刺激。

(2)学会自我认识疾病活动的征象,同时注意药物的不良反应。长期服用大量激素及免疫抑剂可造成血压高、糖尿病、骨质疏松、骨坏死、血白细胞下降、结核复发、消化道出血、兴奋、失眠、库欣综合征等,必要时随诊治疗。定期监测血常规、肝功能、肾功能。

(3)避免过度疲劳,劳逸结合,坚持身体锻炼。

(4)遵医嘱服药,不可擅自停药、减量、加量,明白规律用药的意义。

(5)避免过多的紫外光暴露,外出使用防紫外线用品(防晒霜等)。

(6)定期复查,随时了解自己的疾病情况。配合治疗、遵从医嘱,定期随诊。懂得长期随访的必要性。

(7)女性患者要在医师指导下妊娠。

(周太荣)

第六节　赖特综合征

一、概述

赖特综合征(RS)是以关节炎、尿道炎和结膜炎三联征为临床特征的一种特殊临床类型的反应性关节炎,常表现为突发性急性关节炎并且伴有独特的关节外皮肤黏膜症状。目前认为本病有两种形式:性传播和痢疾型。

二、病因与发病机制

性传播型患者主要见于 20～40 岁年轻男性,大多数情况下是生殖器被沙眼衣原体感染。痢疾型通常在肠道细菌感染后获得,其中主要是志贺菌属、沙门菌属、耶尔森菌属及弯曲杆菌属。赖特综合征的发病与感染、遗传标记($HLA-B_{27}$)、免疫失调有关。

三、临床表现

典型表现有关节炎、尿道炎、结膜炎三联征。患者大多急性发病,关节炎呈多发性、不对称性、轻重不等,以下肢居多,最常见的是膝、踝、跖趾关节,指、趾小关节也可累及,呈红、肿、热、痛。反复发作和严重的关节炎,可出现关节变形。

四、辅助检查

(一)实验室检查

(1)病原体培养:可行尿道拭子培养、大便培养,对确定诱发疾病的微生物感染有帮助,能为可疑的反应性关节炎提供诊断依据。

(2)炎症指标:急性期可有白细胞增高,血沉增快,CRP 升高。慢性患者可出现轻度正细胞性贫血。补体水平可以增高。

(3)滑液与滑膜检查:滑液有轻至重度炎性改变,滑液黏度降低,白细胞轻度至中度升高,滑膜活检显示为非特异性炎症改变。

(4)$HLA-B_{27}$ 检测:$HLA-B_{27}$ 阳性率 $60\% \sim 80\%$。

（5）类风湿因子多为阴性,抗核抗体阴性。

（二）影像学检查

特征性 X 线表现有:肌腱端病、骶髂关节炎、脊柱形成韧带骨赘。

五、治疗原则

（一）非甾体抗炎药（NSAIDs）

NSAIDs 可缓解急性期关节症状。

（二）糖皮质激素

糖皮质激素应用于全身炎症症状严重,NSAIDs 治疗控制不佳的患者,可关节腔内局部注射。虹膜炎应及时行局部治疗。

（三）改善病情抗风湿药（DMARDs）

DMARDs 可用于应用 NSAIDs 和关节内注射激素效果不佳的严重病例,首选柳氮磺吡啶。

（四）抗菌药

抗菌药可用于生殖系统衣原体感染的患者及配偶。

六、护理问题

（一）疼痛

疼痛与疾病引起的关节炎性反应及尿道炎有关。

（二）有废用综合征的危险

废用综合征与关节炎引起的关节变形有关。

（三）有受伤的危险

受伤与疾病导致关节疼痛及变形有关。

（四）焦虑

焦虑与疾病影响生活和工作有关。

七、护理措施

（一）一般护理

（1）生活规律,注意营养,锻炼身体以增强自身免疫功能。

（2）注意环境和个人卫生,经常洗澡,更换衣服。

（3）预防尿道炎、子宫颈炎、前列腺炎等疾病的发生。

（二）专科护理

（1）观察患者尿道红斑、水肿、溃疡及异常分泌物等的情况及严重程度。

（2）保证患者外阴及尿道口清洁,协助女性患者每天会阴冲洗,男性患者每天消毒尿道口。每天早晚用浓度为 1∶5 000 的高锰酸钾温水坐浴。

（3）给患者穿柔软棉质的内衣,每天更换。应避免男性患者早期尿道口出现的小水泡破裂感染。保持患者溃疡面的清洁干燥,大小便如若污染溃疡面,应及时清洁并消毒。

（周太荣）

第七节　系统性硬化

一、概述

系统性硬化是一种原因不明的临床上以局限性或弥漫性皮肤增厚和纤维化为特征的结缔组织病。除皮肤受累外，它也可影响内脏（心、肺和消化道等器官）。本病的严重程度和发展情况变化较大，有多种亚型，它们的临床表现和预后各不相同。一般以皮肤受累范围为主要指标将系统性硬化分为多种亚型。本文主要讨论弥漫性硬皮病。

二、病因与发病机制

本病病因不明，女性多见，发病率大约为男性的 4 倍，儿童相对少见。

三、临床表现

（一）早期症状

系统性硬化最多见的初期表现是雷诺现象和隐袭性肢端和面部肿胀，并有手指皮肤逐渐增厚。多关节病同样也是突出的早期症状。胃肠道功能紊乱（胃烧灼感和吞咽困难）或呼吸系统症状等，偶尔也是本病的首发表现。患者起病前可有不规则发热、胃纳减退、体重下降等。

（二）皮肤

皮肤病变可局限在手指（趾）和面部或向心性扩展，累及上臂、肩、前胸、背、腹和腿。有的可在几个月内累及全身皮肤，有的在数年内逐渐进展，有些呈间歇性进展，通常皮肤受累范围和严重程度在 3 年内达高峰。临床上皮肤病变分期及表现。

（三）骨和关节

多关节痛和肌肉疼痛常为早期症状，也可出现明显的关节炎。约 29% 可有侵蚀性关节病。

（1）于皮肤增厚且与其下关节紧贴，致使关节挛缩和功能受限。

（2）由于腱鞘纤维化，当受累关节主动或被动运动时，特别在腕、踝、膝处，可觉察到皮革样摩擦感。

（3）长期慢性指（趾）缺血，可发生指端骨溶解。

（4）X 线表现关节间隙狭窄和关节面骨硬化。

（5）由于肠道吸收不良、废用及血流灌注减少，常有骨质疏松。

（四）消化系统

消化道受累为硬皮病的常见表现，仅次于皮肤受累和雷诺现象。消化道的任何部位均可受累，其中食管受累最为常见，肛门、直肠次之，小肠和结肠较少。

1.口腔

张口受限，舌系带变短，牙周间隙增宽，齿龈退缩，牙齿脱落，牙槽突骨萎缩。

2.食管

食管下部括约肌功能受损可导致胸骨后灼热感，反酸。长期可引起糜烂性食管炎、出血、下食管狭窄等并发症。

3.小肠

常可引起轻度腹痛、腹泻、体重下降和营养不良。

4.大肠

钡灌肠可发现 10%～50% 的患者有大肠受累,但临床症状往往较轻。累及后可发生便秘,下腹胀满,偶有腹泻。

5.CREST 综合征

患者可发生胆汁性肝硬化。

(五)肺部

在硬皮病中肺脏受累普遍存在。病初最常见的症状为运动时气短,活动耐受量降低;后期出现干咳。随病程增长,肺部受累机会增多,且一旦累及,呈进行性发展,对治疗反应不佳。肺间质纤维化和肺动脉血管病变常同时存在。在弥漫性硬皮病伴抗 Scl-70 阳性的患者中,肺间质纤维化常常较重;在 CREST 综合征中,肺动脉高压常较为明显。肺动脉高压常为棘手问题,它是由于肺间质与支气管周围长期纤维化或肺间小动脉内膜增生的结果。

(六)心脏

病理检查 80% 的患者有片状心肌纤维化。临床表现为气短、胸闷、心悸、水肿。

(七)肾脏

硬皮病肾病变临床表现不一,部分患者有多年皮肤及其他内脏受累而无肾损害的临床现象;有些在病程中出现肾危象,即突然发生严重高血压、急进性肾衰竭,如不及时处理,常于数周内死于心力衰竭及尿毒症。虽然肾危象初期可无症状,但大部分患者感疲乏加重,出现气促、严重头痛、视力模糊、抽搐、神志不清等症状。

四、辅助检查

(一)一般化验

一般化验无特殊异常。血沉可正常或轻度增快。

(二)免疫学检测

(1)血清 ANA 阳性率达 90% 以上。

(2)抗着丝点抗体(ACA):80% 的 CREST 综合征患者阳性。

(3)20%～40% 的系统性硬化症患者,血清抗 Scl-70 抗体阳性。

(4)约 30% 的病例 RF 阳性。

(5)约 50% 的病例有低滴度的冷球蛋白血症。

(三)病理及甲皱检查

硬变皮肤活检见表皮变薄,表皮突消失,皮肤附属器萎缩。甲褶毛细血管显微镜检查显示毛细血管襻扩张与正常血管消失。

(四)食管组织病理

食管组织病理示平滑肌萎缩,黏膜下层和固有层纤维化,黏膜呈不同程度变薄和糜烂。

(五)食管功能

食管功能可用食管测压、卧位稀钡钡餐造影、食管镜等方法检查。

(六)高分辨 CT

高分辨 CT 可显示肺部呈毛玻璃样改变,肺间质纤维化常以嗜酸性肺泡炎为先导。

(七)支气管肺泡灌洗

支气管肺泡灌洗可发现灌洗液中细胞增多。

(八)X 线胸片

X 线胸片示肺间质纹理增粗,严重时呈网状结节样改变,在基底部最为显著。

(九)肺功能检查

肺功能检查示限制性通气障碍,肺活量减低,肺顺应性降低,气体弥散量减少。

(十)心导管检查

心导管检查可发现肺动脉高压。

(十一)超声心动图检查

超声心动检查可发现肺动脉高压或心包肥厚或积液。

(十二)肾活检

硬皮病的肾病变以叶间动脉、弓形动脉及小动脉为最著,其中最主要的是小叶间动脉。血管平滑肌细胞发生透明变性。血管外膜及周围间质均有纤维化。

五、治疗原则

本病尚无特效药物。皮肤受累范围和病变程度为诊断和评估预后的重要依据,而重要脏器累及的广泛性和严重程度决定它的预后。早期治疗的目的在于阻止新的皮肤和脏器受累,而晚期的目的在于改善已有的症状。

(1)糖皮质激素对本症效果不显著,通常对炎性肌病、间质性肺部疾病的炎症期有一定疗效;在早期水肿期,对关节痛、肌痛亦有疗效。免疫抑制剂疗效不肯定。常用的有环孢素、环磷酰胺、硫唑嘌呤、甲氨蝶呤等,有报道对皮肤关节和肾脏病变有一定疗效,与糖皮质激素合并应用,常可提高疗效和减少糖皮质激素用量。

(2)青霉胺能抑制新胶原成熟,并激活胶原酶,使已形成的胶原纤维降解。

(3)钙通道拮抗剂、丹参注射液、双嘧达莫(潘生丁)和小剂量阿司匹林、血管紧张素受体拮抗剂可缓解雷诺现象,治疗指端溃疡,阻止红细胞及血小板的聚集,降低血液黏滞性,改善微循环。

(4)组胺受体阻断剂(西咪替丁或雷尼替丁等)或质子泵抑制剂等减少胃酸,缓解反流性食管炎的症状。

(5)血管紧张素转换酶抑制剂,如卡托普利、依那普利、贝那普利等药物,控制血压增高,预防肾危象出现。

(6)近年来国外采用口服内皮素受体拮抗剂和抗转移生长因子 β1(TGFβ1)治疗硬皮病所致的肺动脉高压已取得一定疗效。

六、护理问题

(一)皮肤黏膜完整性受损

皮肤黏膜完整性受损与皮肤黏膜失去弹性有关。

(二)感染

感染与长期服用激素有关。

(三)焦虑

焦虑与患慢性疾病有关。

(四)知识缺乏

不了解疾病相关知识。

七、护理措施

(一)一般护理

(1)密切监测患者生命体征,听取患者主诉,嘱其保持情绪稳定;尽量减少活动;进食纤维易消化食物,保持大便通畅,必要时给予通便处理。

(2)巡视患者,及时满足其生活需要。

(3)与患者多交流,多安慰患者,使其接受现实,勇敢面对,积极配合治疗。

(4)监测体温,监测血常规。对已发生的感染,遵医嘱给予口服或静脉抗菌药治疗。

(二)专科护理

1.皮肤自我护理

(1)皮肤硬化失去弹性,应在患处涂油预防干裂。避免接触刺激性较强的洗涤剂。口唇、鼻腔干裂可涂油。注意保暖,冷天外出多加衣服,戴棉手套,穿厚袜,衣着宽松。

(2)患者皮肤调节体温的功能减退,夏季应多饮水,多吃一些利尿解暑的蔬菜水果,如:西瓜、冬瓜、黄瓜、丝瓜、苦瓜等,通过尿液带走体内热量而起到降温的作用。此外应避免高温时外出,避免阳光曝晒,外出应戴遮阳帽或打伞,避免中暑。室内温度过高可装空调或电扇。

(3)经常摩擦肢端、关节或骨骼隆起处,避免磕碰、外伤而导致营养性溃疡。

2.饮食自我护理

饮食上注意多吃蛋白质含量丰富的食物,如蛋类、肉等。多吃新鲜的蔬菜水果以保证维生素和食物纤维的供给。并可减少便秘的发生。注意少吃多餐、细嚼慢咽。避免辛辣过冷的食物,以细软易消化为好并食用含钙多的食物如牛奶等。若进食后有胸骨后不适等症状应注意不能一次大量进食,少吃多餐,进食后稍走动后再躺下,再取头高足低位以减少食物反流。戒烟戒酒。

3.环境及健康

避免感冒而引起继发肺部感染,加重肺脏负担。保持居室内一定的温度和湿度,定时通风换气,保持空气新鲜。不去人多拥挤的公共场所,在感冒流行季节减少外出。

4.做好防御

经常监测血压,发现血压升高应及时处理。当患者出现气短、胸闷、心悸、水肿等时,积极协助医师处理,密切观察病情变化,准备好抢救物品。

(三)心理护理

多与患者交流,告知患者此病为慢性病,主要是采取措施改善症状,控制病情使其稳定,减缓病情进展,因此要遵医嘱规律治疗。通过交流消除其焦虑心理,配合治疗。

(四)健康教育

(1)正确认识疾病,消除恐惧心理。保持乐观的精神、稳定的情绪,避免过度激动、紧张、焦虑等不良情绪。

(2)适当锻炼身体,增加机体抗病能力。劳逸结合,但要避免过度劳累加重病情。

(3)了解皮肤保护的方法,特别是手足避冷保暖。

（4）有心脏受累应长期服药,并备有硝酸甘油等药物随身携带。

（5）了解药物的作用和不良反应。明白规律用药的意义,配合治疗、遵从医嘱。定期监测血常规、肝功能、肾功能。

（6）严格遵医嘱服药,不可随意加量、减量、停药和改药。禁用血管收缩剂:新麻液、麻黄素、肾上腺素等。

（7）学会自我认识疾病活动的征象,定期复查。懂得长期随访的必要性。

（8）告知患者要少食多餐,餐后取立位或半卧位。戒烟、酒、咖啡等刺激性食物。

（周太荣）

第八节　干燥综合征

一、概述

干燥综合征(Sjogren's syndrome,SS)是一个主要累及外分泌腺体的慢性炎症性自身免疫病。临床除有唾液腺和泪腺受损功能下降而出现口干、眼干外,尚有其他外分泌腺及腺体外其他器官的受累而出现多系统损害的症状。本病分为原发性和继发性两类,前者指不具另一诊断明确的结缔组织病(CTD)的干燥综合征。后者是指发生于另一诊断明确的 CTD 如系统性红斑狼疮(SLE)、类风湿关节炎等的干燥综合征。本节主要叙述原发性干燥综合征。

二、病因与发病机制

本病的确切病因和发病机制尚不明确,一般认为与遗传、免疫、病毒感染有关。原发性干燥综合征属全球性疾病,在我国人群的患病率为 0.3%～0.7%,在老年人群中患病率为 3%～4%。本病女性多见,男女比为 1:(9～20)。发病年龄多在 40～50 岁,也见于儿童。

三、临床表现

(一)局部表现

1.口干燥症

因唾液腺病变,使唾液黏蛋白缺少而引起下述常见症状。

（1）有 70%～80% 的患者诉有口干,但不一定都是首症或主诉,严重者因口腔黏膜、牙齿和舌发黏以致在讲话时需频频饮水,进固体食物时必须伴水或流食送下,有时夜间需起床饮水等。

（2）猖獗性龋齿是本病的特征之一,表现为牙齿逐渐变黑,继而小片脱落,最终只留残根。

（3）成人腮腺炎,50% 的患者表现有间歇性交替性腮腺肿痛,累及单侧或双侧。大部分在 10 天左右可以自行消退。

（4）舌部表现为舌痛、舌面干裂、舌乳头萎缩而光滑。

（5）口腔黏膜出现溃疡或继发感染。

2.干燥性角结膜炎

因泪腺分泌的黏蛋白减少而出现眼干涩、异物感、泪少等症状,严重者痛哭无泪。部分患者有眼睑缘反复化脓性感染、结膜炎、角膜炎等。

3.其他表现

其他浅表部位如鼻、硬腭、气管及其分支、消化道黏膜、阴道黏膜的外分泌腺体均可受累,使其分泌较少而出现相应症状。

(二)系统表现

除口眼干燥表现外,患者还可出现全身症状如乏力、低热等。约有 2/3 患者出现系统损害。

1.皮肤

皮肤病变的病理基础为局部血管炎,有下列表现。

(1)过敏性紫癜样皮疹:多见于下肢,为米粒大小边界清楚的红丘疹,压之不褪色,分批出现。每批持续时间约为 10 天,可自行消退而遗有褐色色素沉着。

(2)结节红斑:较为少见。

(3)雷诺现象:多不严重,不引起指端溃疡或相应组织萎缩。

2.骨骼肌肉

关节痛较为常见。仅小部分表现有关节肿胀但多不严重且呈一过性。关节结构的破坏非本病的特点。肌炎见于约 5% 的患者。

3.肾

主要累及远端肾小管,表现为因Ⅰ型肾小管酸中毒而引起的低血钾性肌肉麻痹,严重者出现肾钙化、肾结石及软骨病。

4.肺

大部分患者无呼吸道症状。轻度受累者出现干咳,重者出现气短。肺部的主要病理为间质性病变,部分出现弥漫性肺间质纤维化,少数人可因此而呼吸功能衰竭而死亡。

5.消化系统

胃肠道可以因其黏膜层的外分泌腺体病变而出现萎缩性胃炎、胃酸减少、消化不良等非特异性症状。约 20% 的患者有肝脏损害,临床谱从黄疸至无临床症状而有肝功能损害不等。

6.神经

以周围神经受累为多见,不论是中枢或周围神经损害均与血管炎有关。

7.血液系统

本病可出现白细胞减少和/或血小板减少,血小板低下严重者可出现出血现象。

四、辅助检查

(一)眼部检查

Schirmer(滤纸)试验(+);角膜染色(+);泪膜破碎时间(+)。

(二)口腔检查

唾液流率(+);腮腺造影(+);唾液腺核素检查(+);唇腺活检组织学检查(+)。

(三)尿液检查

如多次尿 pH>6,则有必要进一步检查肾小管酸中毒相关指标。

(四)周围血检测

周围血检测可以发现血小板低下,或偶有的溶血性贫血。

(五)血清免疫学检查

(1)抗 SSA 抗体是本病中最常见的自身抗体,见于 70% 的患者。

(2)抗 SSB 抗体有称是本病的标记抗体,见于 45% 的患者。

(3)高免疫球蛋白血症,均为多克隆性,见于 90% 的患者。

(六)肺影像学检查

肺影像学检查可以发现有相应系统损害的患者。

五、治疗原则

本病目前尚无根治方法,主要是采取措施改善症状,控制和延缓因免疫反应而引起的组织器官损害的进展及继发性感染。

(1)口干可适当饮水,或用人工唾液,减少对口腔的物理刺激。嘱患者保持口腔清洁,勤漱口,减少龋齿和口腔继发感染的可能。防止口腔细菌增殖,应早晚刷牙,选用软毛牙刷,继发口腔感染者可用复方硼砂溶液漱口,真菌感染者可用制霉菌素涂口腔,口干严重者可用麦冬、枸杞子、甘草等泡水喝。

(2)保护眼睛,干燥性角结膜炎可给以人工泪液滴眼以减轻眼干症状并预防角膜损伤。

(3)肌肉、关节痛者可用非甾体抗炎药及羟氯喹。

(4)系统损害者应以受损器官及严重度而进行相应治疗。给予肾上腺糖皮质激素,剂量与其他结缔组织病治疗用法相同。对于病情进展迅速者可合用免疫抑制剂,如环磷酰胺、硫唑嘌呤等。出现有恶性淋巴瘤者宜积极、及时地进行联合化疗。

(5)合并肾小球肾炎,纠正低钾血症的麻痹发作可采用静脉补钾(氯化钾),待病情平稳后改口服钾盐液或片,有的患者需终身服用,以防低血钾再次发生。

(6)合并肺间质性病变、呼吸道黏膜干燥明显者,可给予雾化吸入。鼻黏膜干燥者可给予复薄油滴鼻。

六、护理问题

(一)皮肤黏膜改变

皮肤黏膜改变与唾液减少有关。

(二)潜在的感染

感染与服用激素及免疫抑制剂有关。

(三)电解质紊乱

电解质紊乱与肾小管酸中毒有关。

(四)舒适的改变

不适与口干、眼干有关。

(五)部分自理能力受限

自理能力受限与电解质紊乱有关。

(六)有出血的危险

出血与血小板降低有关。

七、护理措施

(一)一般护理

(1)减轻口干较为困难,嘱患者应停止吸烟、饮酒及避免服用引起口干的药物如阿托品等。保持口腔清洁,勤漱口,减少龋齿和口腔继发感染的可能,对生活不能自理的患者给予口腔护理。干燥性角结膜炎可给以人工泪液滴眼以减轻眼干症状并预防角膜损伤。有些眼膏也可用于保护角膜。

(2)巡视患者,及时满足其生活需要。

(3)嘱患者床旁活动,必要时需绝对卧床,避免磕碰,用软毛牙刷刷牙,定期监测血常规。

(二)专科护理

(1)减少对口腔的物理刺激,防止口腔细菌增殖,应早晚刷牙,选用软毛牙刷,饭后漱口,戒烟酒。

(2)保护眼睛,睡前涂眼膏保护角膜,避光避风,外出时戴眼防护镜。

(3)对于皮肤油性水分减少的患者应预防皮肤干裂,给予润肤剂外涂。冬季嘱患者减少洗澡次数。

(4)注意观察激素及免疫抑制剂的不良反应,定期监测血常规、肝功能、肾功能,并告知患者用药注意事项。

(5)合并有神经系统受累者大部分为周围神经病变,肢体麻木,感觉减退,护士应注意安全防护。

(6)低钾血症的患者在补钾过程中,注意观察患者尿量的变化、尿 pH,准确记录出入量及分记日夜尿量。

(7)合并肺间质性病变、呼吸道黏膜干燥明显者,注意补充水分,预防感冒及肺部感染,加强拍背咳痰。

(8)合并肝脏损害、胰腺外分泌功能受影响引起消化液减少,导致营养不良,故应为患者提供清淡易消化的食物。

(9)合并血细胞低下的患者注意安全防护,避免磕碰,观察患者出血倾向。

(三)心理护理

多与患者交流,使患者了解本病的治疗原则、告知患者此病为慢性病,主要是采取措施改善症状,控制和延缓因免疫反应而引起的组织器官损害的进展及继发性感染。本病预后良好,经恰当治疗后大多数可以控制病情达到缓解,因此要遵医嘱规律治疗。通过交流消除其焦虑心理,配合治疗。

(四)健康教育

(1)正确认识疾病,消除恐惧心理,保持心情舒畅及乐观情绪,对疾病治疗树立信心。

(2)注意口腔卫生,每天早晚至少刷牙两次,选用软毛牙刷,饭后漱口并用牙签将食物的碎屑从牙缝中清除。忌烟酒,忌刺激性食物,这可预防继发口腔感染和减少龋齿,可用朵贝尔漱口液、2% $NaHCO_3$ 漱口液。有龋齿要及时修补。

(3)保护眼睛,眼泪的减少可引起角膜干涩、损伤,易细菌感染。日间可用人工泪液 4~5 次/天,睡前可抹眼膏。多风天气外出时可戴防风眼镜。

(4)保护皮肤、减少沐浴次数,使用中性沐浴品。沐浴后可适当用中性护肤液涂抹全身皮肤,以防止瘙痒。

（5）干燥综合征可引起肾小管损害，出现低血钾（腹胀、乏力、肠蠕动减慢、诱发肠麻痹、心动过速等症状）。故需定期监测血钾，并服用含钾高的食物，如橘子、香蕉、肉、蛋、谷类。有时药物补钾需终身服用，以防低血钾发生。饮食中注意多食含水量多、易消化、高蛋白、高维生素的食物。

（6）观察日夜尿量并记录，观察排尿时有无尿频、尿急、尿痛。每天应清洗会阴部，以防止泌尿系统感染。

（7）病变累及鼻、气管、肺等可引起咽干、慢性咳嗽、肺纤维化，可用雾化吸入，加强扩胸运动，学会正确咳痰方法，预防肺部感染。

（8）预防感冒，流行期应尽量少到公共场所，避免感冒。室内应定时开窗通风，时间15～30分钟，保证房间的湿度适宜。

（9）了解激素及免疫抑制剂的不良反应。遵医嘱服药，不可擅自停药、减量、加量。明白规律用药的意义。

（10）应定期复查，随时了解自己疾病的情况，学会自我认识疾病活动的征象，配合治疗，遵从医嘱，定期随诊。懂得长期随访的必要性。

（周太荣）

第九节　大 动 脉 炎

一、概述

大动脉炎（TA）是指主动脉及其主要分支的慢性进行性、非特异性闭塞性动脉炎。病变多见于主动脉弓及其分支，其次为降主动脉、腹主动脉和肾动脉。主动脉的二级分支，如肺动脉、冠状动脉也可受累。受累的血管可为全层动脉炎。由于血管内膜增厚，导致管腔狭窄或闭塞，少数患者因炎症破坏动脉壁中层，弹力纤维及平滑肌纤维坏死，而致动脉扩张、假性动脉瘤或夹层动脉瘤。导致临床表现各异。

二、病因与发病机制

病因迄今尚不明确，一般认为可能由感染引起的免疫损伤所致。本病多发于年轻女性，30岁以前发病约占90%，40岁以后较少发病。可急性发作，也可隐匿起病。

三、临床表现

（一）全身症状

在局部症状或体征出现前数周，少数患者可有全身不适、易疲劳、发热、食欲缺乏、恶心、出汗、体重下降、肌痛、关节炎和结节红斑等症状，当局部症状或体征出现后，全身症状可逐渐减轻或消失，部分患者则无上述症状。

(二)局部症状体征

按受累血管不同,有不同器官缺血的症状与体征,如头痛、头晕、晕厥、卒中、视力减退、四肢间歇性活动疲劳,肱动脉或股动脉搏动减弱或消失,颈部、锁骨上下区、上腹部、肾区出现血管杂音,两上肢收缩压差大于 1.3 kPa(10 mmHg)。

(三)临床分型

根据病变部位可分为头臂动脉型(主动脉弓综合征)、胸腹主动脉型、广泛型和肺动脉型 4 种类型。

四、辅助检查

(一)实验室检查

无特异性血化验项目,主要包括以下几个方面。

1.红细胞沉降率

红细胞沉降率是反映本病病变活动的一项重要指标。疾病活动时血沉增快,病情稳定血沉恢复正常。

2.C 反应蛋白

其临床意义与血沉相同,为本病病变活动的指标之一。

3.抗链球菌溶血素"O"抗体

抗链球菌溶血素"O"抗体的增加仅说明患者近期曾有溶血性链球菌感染,本病仅少数患者出现阳性反应。

4.抗结核菌素试验

我国的资料提示,约 40% 的患者有活动性结核,如发现活动性结核灶应抗结核治疗。

5.其他

少数患者在疾病活动期白细胞增高或血小板增高,慢性轻度贫血。

(二)影像学检查

1.彩色多普勒超声检查

彩色多普勒超声检查可探查主动脉及其主要分支狭窄或闭塞(颈动脉、锁骨下动脉、肾动脉等),但对其远端分支探查较困难。

2.血管造影检查

(1)数字减影血管造影(DSA):对头颅部动脉、颈动脉、胸腹主动脉、肾动脉、四肢动脉、肺动脉及心腔等均可进行此项检查。

(2)动脉造影:可直接显示受累血管管腔变化、管径的大小、管壁是否光滑、受累血管的范围和长度。

3.电子计算机断层扫描(CT)与磁共振成像(MRI)

增强 CT 可显示部分受累血管的病变,特别是磁共振成像能显示出受累血管壁的水肿情况,以助判断疾病是否活动。

五、治疗原则

(一)糖皮质激素

激素对本病活动仍是主要的治疗药物,及时用药可有效改善症状,缓解病情。

(二)免疫抑制剂

免疫抑制剂与糖皮质激素合用,能增强疗效。最常用的免疫抑制剂为环磷酰胺、硫唑嘌呤和甲氨蝶呤等。

(三)扩血管抗凝改善血循环

使用扩血管、抗凝药物治疗,能部分改善因血管狭窄较明显所致的一些临床症状,如地巴唑、妥拉唑林、阿司匹林、双嘧达莫(潘生丁)。

(四)经皮腔内血管成形术

经皮腔内血管成形术为大动脉炎的治疗开辟了一条新的途径,目前已应用治疗肾动脉狭窄及腹主动脉、锁骨下动脉狭窄等,获得较好的疗效。

(五)外科手术治疗

手术目的主要是解决肾血管性高血压及脑缺血。

六、护理问题

(一)发热

发热与原发病有关。

(二)受伤的危险

受伤与脑缺血有关。

(三)高血压

高血压与血管狭窄和闭塞有关。

(四)意识障碍

意识障碍与脑缺血有关。

(五)自理能力缺陷

自理能力缺陷与脑缺血有关。

(六)猝死

猝死与动脉瘤破裂有关。

七、护理措施

(一)一般护理

病室内温湿度适宜,环境舒适安静,提供合理饮食,保证患者休息与睡眠,减少活动,避免直立性低血压。保持大便通畅。监测各项生命体征,特别是血压变化,倾听患者主诉,及时给予对症处理。注意患者的安全防护。

(二)专科护理

(1)密切监测血压,做到四定,即定时、定部位、定体位、定血压计。对高血压患者应积极控制血压。

(2)视力明显障碍者注意安全防护,嘱家属陪伴,远离危险物品。满足基本生活需要。

(3)嘱患者注意体位突然变化,预防直立性低血压。

(4)间歇性跛行患者注意安全防护,嘱家属陪伴,远离危险物品,满足基本生活需要。

(5)密切观察生命体征变化,特别是神志变化,如晕厥、抽搐或昏迷。及时采取抢救措施。

(6)做好造影术前后护理。

(三)心理护理

本病约 20% 是自限性的,在发现时疾病已稳定,对这类患者如无并发症可随访观察。对发病早期有上呼吸道、肺部或其他脏器感染因素存在,应有效地控制感染,告知患者对防止病情的发展可能有一定的意义。高度怀疑有结核菌感染者,应同时抗结核治疗。在积极合理的药物治疗患者的同时,还应注重患者的心理护理,使患者树立信心,积极配合治疗。

(四)健康教育

(1)本病为慢性进行性血管病变,受累后的动脉由于侧支循环形成丰富,故大多数患者预后好,可参加轻工作。预后主要取决于高血压的程度及脑供血情况,糖皮质激素联合免疫抑制剂积极治疗可改善预后。

(2)其并发症有脑出血、脑血栓、心力衰竭、肾衰竭、心肌梗死、主动脉瓣关闭不全、失明等。死因主要为脑出血、肾衰竭。使患者了解发生并发症的症状,及时就诊。嘱患者定期复查。

(3)了解药物的作用和不良反应,长期服用激素注意补钙,在使用免疫抑制剂过程中注意复查血常规及肝功能。

(周太荣)

第八章　神经外科护理

第一节　面肌痉挛

面肌痉挛是指以一侧面神经所支配的肌群不自主地、阵发性、无痛性抽搐为特征的慢性疾病。抽搐多起于眼轮匝肌,从一侧眼轮匝肌很少的收缩开始,缓慢由上向下扩展到半侧面肌,严重可累及颈肩部肌群。抽搐为阵发性、不自主痉挛,不能控制,情绪紧张、过度疲劳可诱发或加重病情。开始抽搐较轻,持续仅几秒,之后抽搐逐渐延长至几分钟,频率增多,严重者致同侧眼不能睁开,口角向同侧歪㖞斜,严重影响身心健康。女性患者多见,左侧多见,通常在青少年出现,神经外科常用手术方法为微血管减压术。

一、护理措施

(一)术前护理

1.心理护理

充分休息,减轻心理负担,消除心理焦虑,并向患者介绍疾病知识、治疗方法及术后患者的康复情况,以及术后可能出现的不适和应对办法,使患者对手术做好充分的准备。

2.饮食护理

营养均衡,可进食高蛋白、低脂肪、易消化食物。

3.术前常规护理

选择性备皮(即术侧耳后向上、向下、向后各备皮约 5 cm,尤其适用于长发女性,可以很好地降低因外貌改变造成的不良心理应激)、配血、灌肠、禁食、禁水。

(二)术后护理

(1)密切观察生命体征、意识、瞳孔变化。

(2)观察有无继发性出血。

(3)保持呼吸道通畅,如有恶心、呕吐,去枕头偏向一侧,及时清除分泌物,避免吸入性肺炎。

(4)饮食:麻醉清醒 4 小时后且不伴恶心、呕吐,由护士亲自喂第一口水,观察有无呛咳,防止误吸。术后第一天可进流食,逐渐过渡至正常饮食。鼓励营养均衡,并适当摄取汤类食物,多饮水,以缓解低颅内压症状。

(5)体位:去枕平卧 4～6 小时,患者无头晕、恶心、呕吐等不适主诉,在主管医师协助下给患者垫薄软枕或毛巾垫。如术后头晕、恶心等明显低颅内压症状,要遵医嘱去枕平卧1～2天。术后2～3天可缓慢坐起,如头晕不适,立即平卧,反复锻炼至症状消失,在他人搀扶下可下床活动,注意避免跌倒。

(6)观察有无颅内感染、切口感染。观察伤口敷料,监测体温4次/天,了解有无头痛、恶心等不适主诉。

(7)手术效果观察:评估术后抽搐时间、强度、频率。部分患者术后面肌痉挛会立即消失,部分患者需要营养受损的神经,一段时间后可消失。

(8)对患者进行健康宣教,告知完全恢复需要3个月时间,加强护患配合。

(9)术后并发症护理。①低颅内压反应:因术中为充分暴露手术视野需放出部分脑脊液,所以导致颅内压降低。术后根据情况去枕平卧1～3天,如恶心、呕吐,头偏向一侧,防止误吸。每天补液1 500～2 000 mL,并鼓励患者多进水、汤类食物,促进脑脊液分泌。鼓励床上活动下肢,防止静脉血栓形成。②脑神经受累:因手术中脑神经根受损可致面部感觉麻木,不完全面瘫。不完全面瘫者注意口腔和眼部卫生,眼睑闭合不全者予抗生素软膏涂抹,饭后及时清理口腔,遵医嘱给予营养神经药物,并做好细致解释,健康指导。③听力下降:因术中损失相邻的听神经,所以导致同侧听力减退或耳聋。密切观察,耐心倾听不适主诉,及时发现异常。遵医嘱使用营养神经药物,并注意避免使用损害听力的药物,保持安静,避免噪声。

(三)健康指导

(1)避免情绪激动,去除不安、恐惧、愤怒、忧虑等不利因素,保持心情舒畅。

(2)饮食清淡,多吃含水分、含纤维素多的食物;多食蔬菜、水果。忌烟、酒及辛辣刺激性强的食物。

(3)定期复查病情。

二、主要护理问题

(1)知识缺乏:与缺乏面肌痉挛相关疾病知识有关。

(2)自我形象紊乱:与不自主抽搐有关。

(3)有出血的可能:与手术有关。

(4)有体液不足的危险:与体液丢失过多有关。

(5)有感染的危险:与手术创伤有关。

(尹　婷)

第二节　脑　出　血

脑出血是指原发于脑实质内的出血,主要发生于高血压和动脉硬化的患者。脑出血多发生于55岁以上的老年人,多数患者有高血压史。常在情绪激动或活动用力时突然发病,出现头痛、呕吐、偏瘫及不同程度昏迷等。

一、护理措施

(一)术前护理

(1)密切监测病情变化,包括意识、瞳孔、生命体征变化及肢体活动情况,定时监测呼吸、体温、脉搏、血压等,发现异常(瞳孔不等大、呼吸不规则、血压高、脉搏缓慢),及时报告医师立即抢救。

(2)绝对卧床休息,取头高位,15°~30°,头置冰袋可控制脑水肿,降低颅内压,利于静脉回流。吸氧可改善脑缺氧,减轻脑水肿。翻身时动作要轻,尽量减少搬动,加床档以防坠床。

(3)神志清楚的患者谢绝探视,以免情绪激动。

(4)脑出血昏迷的患者24~48小时禁食,以防止呕吐物反流致气管造成窒息或吸入性肺炎,以后按医嘱进行鼻饲。

(5)加强排泄护理:若患者有尿潴留或不能自行排尿,应进行导尿,并留置导尿管,定时更换尿袋,注意无菌操作,每天会阴冲洗1~2次,便秘时定期给予通便药或食用一些粗纤维的食物,嘱患者排便时勿用力过猛,以防再出血。

(6)遵医嘱静脉快速输注脱水药物,降低颅内压,适当使用降压药,使血压保持在正常水平,防止高血压引起再出血。

(7)预防并发症:①加强皮肤护理,每天擦澡1~2次,定时翻身,每2小时翻身1次,床铺干净平整,对骨隆突处的皮肤要经常检查和按摩,防止发生压力性损伤。②加强呼吸道管理,保持口腔清洁,口腔护理每天1~2次;患者有咳痰困难,要勤吸痰,保持呼吸道通畅;若患者呕吐,应使其头偏向一侧,以防发生误吸。③急性期应保持偏瘫肢体的生理功能位。恢复期应鼓励患者早期进行被动活动和按摩,每天2~3次,防止瘫痪肢体的挛缩畸形和关节的强直疼痛,以促进神经功能的恢复,对失语的患者应进行语言方面的锻炼。

(二)术后护理

1.卧位

患者清醒后抬高床头15°~30°,以利于静脉回流,减轻脑水肿,降低颅内压。

2.病情观察

严密监测生命体征,特别是意识及瞳孔的变化。术后24小时内易再次脑出血,如患者意识障碍继续加重、同时脉搏缓慢、血压升高,要考虑再次脑出血可能,应及时通知医师。

3.应用脱水剂的注意事项

临床常用的脱水剂一般是20%甘露醇,滴注时注意速度,一般20%甘露醇250 mL应在20~30分钟输完,防止药液渗漏于血管外,以免造成皮下组织坏死;不可与其他药液混用;血压过低时禁止使用。

4.血肿腔引流的护理

注意引流液量的变化,若引流量突然增多,应考虑再次脑出血。

5.保持出入量平衡

术后注意补液速度不宜过快,根据出量补充入量,以免入量过多,加重脑水肿。

6.功能锻炼

术后患者常出现偏瘫和失语,加强患者的肢体功能锻炼和语言训练。协助患者进行肢体的被动活动,进行肌肉按摩,防止肌肉萎缩。

（三）健康指导

1.清醒患者

（1）应避免情绪激动,去除不安、恐惧、愤怒、忧虑等不利因素,保持心情舒畅。

（2）饮食清淡,多吃含水分、含纤维素多的食物;多食蔬菜、水果。忌烟、酒及辛辣、刺激性强的食物。

（3）定期测量血压,复查病情,及时治疗可能并存的动脉粥样硬化、高脂血症、冠心病等。

（4）康复活动。①应规律生活,避免劳累、熬夜、暴饮暴食等不利因素,保持心情舒畅,注意劳逸结合。②坚持适当锻炼。康复训练过程艰苦而漫长(一般为1～3年,长者需终身训练),需要信心、耐心、恒心,在康复医师指导下,循序渐进、持之以恒。

2.昏迷患者

（1）昏迷患者注意保持皮肤清洁、干燥,每天床上擦浴,定时翻身,防止压力性损伤形成。

（2）每天坚持被动活动,保持肢体功能位置。

（3）防止气管切开患者出现呼吸道感染。

（4）不能经口进食者,应注意营养液的温度、保质期及每天的出入量是否平衡。

（5）保持大小便通畅。

（6）定期高压氧治疗。

二、主要护理问题

（1）疼痛:与颅内血肿压迫有关。

（2）生活自理能力缺陷:与长期卧床有关。

（3）脑组织灌注异常:与术后脑水肿有关。

（4）有皮肤完整性受损的危险:与昏迷、术后长期卧床有关。

（5）躯体移动障碍:与出血所致脑损伤有关。

（6）清理呼吸道无效:与长期卧床所致的机体抵抗力下降有关。

（7）有受伤的危险:与术后癫痫发作有关。

（尹　婷）

第三节　颅　脑　损　伤

颅脑损伤是暴力直接或间接作用于头部引起颅骨及脑组织的损伤。可分为开放性颅脑损伤和闭合性颅脑损伤。颅底骨折可出现脑脊液耳漏、鼻漏。脑干损伤时可出现意识障碍、去大脑强直,严重时发生脑疝危及生命。颅脑损伤的临床表现为意识障碍、头痛、恶心、呕吐、癫痫发作、肢体瘫痪、感觉障碍、失语及偏盲等。重度颅脑损伤以紧急抢救、纠正休克、清创、抗感染及手术为主要治疗方法。

一、颅脑损伤的分型

目前国际上通用的是格拉斯哥昏迷量表方法,是1974年英国一些学者设计的一种脑外伤昏述评分法,经改进后被推广,现成为国际上公认评判脑外伤严重程度的准绳,统一了对脑外伤严重程度的目标标准(表8-1)。根据格拉斯哥昏迷量表对昏迷患者检查睁眼、言语和运动反应进行综合评分。正常总分为15分,病情越重,积分越低,最低3分。总分越低表明意识障碍越重,伤情越重。总分在8分以下表明已达昏迷阶段。

我国的颅脑损伤分型大致划分为:轻型、中型、重型,(其中包括特重型)。轻型13~15分,意识障碍时间在30分钟内;中型9~12分,意识模糊至浅昏迷状态,意识障碍时间在12小时以内;重型5~8分,意识呈昏迷状态,意识障碍时间>12小时;特重型3~5分,伤后持续深昏迷。

表 8-1 脑外伤严重程度目标标准

项目	记分	项目	记分	项目	记分
睁眼反应		言语反应		运动反应	
正常睁眼	4	回答正确	5	按吩咐动作	6
呼唤睁眼	3	回答错乱	4	刺痛时能定位	5
刺痛时睁眼	2	词句不清	3	刺痛时躲避	4
无反应	1	只能发音	2	刺痛时肢体屈曲	3
		无反应	1	刺痛时肢体伸直	2
				无反应	1

(一)轻型(单纯脑震荡)

(1)原发意识障碍时间在30分钟以内。

(2)只有轻度头痛、头晕等自觉症状。

(3)神经系统和脑脊液检查无明显改变。

(4)可无或有颅骨骨折。

(二)中型(轻的脑挫裂伤)

(1)原发意识障碍时间不超过12小时。

(2)生命体征可有轻度改变。

(3)有轻度神经系统阳性体征,可有或无颅骨骨折。

(三)重型(广泛脑挫伤和颅内血肿)

(1)昏迷时间在12小时以上,意识障碍逐渐加重或有再昏迷的表现。

(2)生命体征有明显变化,即出现急性颅内压增高症状。

(3)有明显神经系统阳性体征。

(4)可有广泛颅骨骨折。

(四)特重型(有严重脑干损伤和脑干衰竭现象者)

(1)伤后持续深昏迷。

(2)生命体征严重紊乱或呼吸已停止者。

(3)出现去大脑强直,双侧瞳孔散大等体征者。

二、重型颅脑损伤的护理

(一)卧位

依患者伤情取不同卧位。

（1）低颅内压患者适合取平卧,如头高位时则头痛加重。

（2）颅内压增高时,宜取头高位,以利颈静脉回流,减轻颅内压。

（3）脑脊液漏时,取平卧位或头高位。

（4）重伤昏迷患者取平卧、侧卧与侧俯卧位,以利口腔与呼吸道分泌物向外引流,保持呼吸道通畅。

（5）休克时取平卧或头低卧位,时间不宜过长,避免增加颅内淤血。

（二）营养的维持与补液

重型颅脑损伤的患者由于创伤修复、感染和高热等原因,机体消耗量增加,维持营养及水与电解质平衡极为重要。

（1）伤后 2～3 天一般予以禁食,每天静脉输液量 1 500～2 000 mL,不宜过多或过快,以免加重脑水肿与肺水肿。

（2）应用脱水剂甘露醇时应快速输入。

（3）出血性休克的患者宜先输血。严重脑水肿患者先用脱水剂后酌情输液,补液须缓慢限制入液量,以免脑水肿加重。

（4）脑损伤患者输浓缩人血清清蛋白与血浆,既能增高血浆蛋白,也有利于减轻脑水肿。

（5）长期昏迷,营养与水分摄入不足,可输氨基酸、脂肪乳剂、间断小量输血。

（6）准确记录出入量。

（7）颅脑伤可致消化吸收功能减退,肠鸣音恢复后,可用鼻饲给予高蛋白、高热量、高维生素和易于消化的流质食物,常用混合奶（每 1 000 mL 所含热量约 4.6 kJ）或要素饮食,用胃肠营养泵维持。

（8）患者吞咽反射恢复后,即可试行喂食,开始少量饮水,确定吞咽功能正常后,可喂少量流质食物,逐渐增加,使胃肠功能逐渐适应,防止发生消化不良或腹泻。

（三）呼吸系统护理

（1）保持呼吸道通畅,防止缺氧、窒息及预防肺部感染。

（2）氧疗:术后（或入监护室后）常规持续吸氧 3～7 天,中等浓度吸氧（氧流量 2～4 L/min）。

（3）观察呼吸音和呼吸频率、节律并准确描述记录。

（4）深昏迷或长期昏迷、舌后坠影响呼吸道通畅者,早期行气管切开术。

（5）做好切开后护理,监护室做好空气消毒隔离,保持一定温度和湿度（温度 22～25 ℃,相对湿度约 60%）。

（6）吸痰要及时,按无菌操作,吸痰要充分和有效,动作要轻,防止损伤支气管黏膜,一次性吸痰管可防止交叉感染。一人一盘,每吸一次戴无菌手套,气管内滴入稀释的糜蛋白酶＋生理盐水＋庆大霉素有利于黏稠痰液的排出。

（7）做好给氧,辅助呼吸:呼吸异常,可给氧或进行辅助呼吸,呼吸频率每分钟少于 9 次或超过 30 次,血气分析氧分压过低,二氧化碳分压过高,呼吸无力,及呼吸不整等都是呼吸异常之征象。通过吸氧及浓度调整,使 PaO_2 维持在 1.3 kPa 以上,$PaCO_2$ 保持在 3.3～4 kPa 代谢性酸中毒者静脉补充碳酸氢钠,代谢性碱中毒者可用静脉补生理盐水给予纠正。

（四）颅内伤情监护

重点是防治继发病理变化,在颅内血肿清除后脑水肿是颅脑损伤后最突出的继发变化,伤后 48～72 小时达到高峰,采用甘露醇或呋塞米＋清蛋白,每 6 小时 1 次交替使用。

（1）意识的判断。①清醒：回答问题正确，判断力和定向力正确。②模糊：意识蒙眬，可回答简单话但不一定确切，判断力和定向力差，伤员呈嗜睡状。③浅昏迷：意识丧失，对痛刺激尚有反应、角膜、吞咽反射和病理反射均尚存在。④深昏迷：对痛的刺激已无反应，生理反射和病理反射均消失，可出现去脑强直、尿潴留或充溢性失禁。如发现伤员由清醒转为嗜睡或躁动不安，或有进行性意识障碍重时，可考虑有颅内压增高表现，可能有颅内血肿形成，要及时采取措施。应早行 CT 扫描确定是否颅内血肿。对原发损伤的程度和继发性损伤的发生、发展均是最可靠的指示。避免过度刺激和连续护理操作，以免引起颅内压持续升高。

（2）严密观察瞳孔（大小、对称、对光反射）变化，病情变化往往在瞳孔细微变化中发现：如瞳孔对称性缩小并有颈项强直、头剧痛等脑膜刺激征，常为伤后出现的蛛网膜下腔出血，可做腰椎穿刺放出 1～2 mL 脑脊液证实。如双侧瞳孔针尖样缩小、光反应迟钝，伴有中枢性高热，深昏迷则多为脑桥损害。如瞳孔光反应消失、眼球固定，伴深昏迷和颈项强直，多为原发性脑干伤。伤后伤侧瞳孔先短暂缩小继之散大，伴对侧肢体运动障碍，则往往提示伤侧颅内血肿。如一侧瞳孔进行性散大，光反射逐渐消失，伴意识障碍加重、生命体征紊乱和对侧肢体瘫痪，是脑疝的典型改变。如瞳孔对称性扩大、对光反射消失则伤员已濒危。

（3）生命体征对颅内继发伤的反映，以呼吸变化最为敏感和多变。颅脑损伤对呼吸功能的影响主要有：①脑损伤直接导致中枢性呼吸障碍。②间接影响呼吸道发生支气管黏膜下水肿出血、意识障碍者，呼吸道分泌物不能主动排出、咳嗽和吞咽功能降低，引起呼吸道梗阻性通气障碍。③可引起肺部充血、淤血、水肿和神经源性肺水肿致换气障碍，伤后脑细胞脆弱，血氧供给不足将加重脑细胞损害，呼吸功能障碍是颅脑外伤最常见的死亡原因，加强呼吸功能的监护对脑保护是至关重要的。

（4）护理操作时避免引起颅内压变化，头部抬高 30°，保持中位，避免前屈、过伸、侧转（均影响脑部静脉回流），避免胸腹腔压升高，如咳嗽、吸痰、抽搐（胸腹腔内压增高可致脑血流量增高）。

（5）掌握和准确执行脱水治疗，颅脑外伤的病员在抢救治疗中，常用的脱水剂有甘露醇，该药静脉快速注射后，血中浓度迅速增高，产生一时性血中高渗压，将组织间隙中水分吸入血管中，由于脱水剂在体内不易代谢，仍以原形经肾脏排泄而利尿能使组织脱水。颅脑外伤使用脱水剂后，可明显降低颅内压力，一般注射后 10 分钟可产生利尿，2～3 小时血中达到高峰，维持 4～6 小时。甘露醇脱水静脉滴注时要求 15～30 分钟滴完，必要时进行静脉推注，及时准确收集记录尿量。

（五）消化系统护理

重型颅脑损伤对消化系统的影响，一般认为可能有两个方面：一是由于交感神经麻痹使胃肠血管扩张、淤血，同时又由于迷走神经兴奋使胃酸分泌增加，损害胃黏膜屏障，导致黏膜缺血，局部糜烂。二是重型颅脑损伤均有不同程度缺氧，胃肠道黏膜也受累，缺氧水肿，影响胃肠道正常消化功能。对消化道功能监护主要是观察和防治胃肠道出血和腹泻，尤其是亚低温状态下，伤员胃肠道蠕动恢复慢。伤后几天内应放置胃管，待肠鸣音恢复后给予胃肠道营养。

重型颅脑损伤，特别是丘脑下部损伤的患者，可并发神经原性应激性胃肠道出血。出血之前患者多有呼吸异常、缺氧或并发肺炎、呃逆，随之出现咖啡色胃液及柏油样便，多次大量柏油便，可导致休克和衰竭。在处理上，要改善缺氧，稳定生命体征，记录出血情况，禁食，药物止血，如给予西咪替丁、酚磺乙胺、氨甲苯酸、云南白药等。必要时胃内注入少量肾上腺素稀释液，对止血有帮助。同时采取抗休克措施、输血或血浆，注意水、电解质平衡，对于便秘 3 天以上者可给缓泻剂,润肠剂或开塞露,必要时戴手套掏出干结大便块。

（六）五官护理

（1）注意保护角膜,由于外伤造成眼睑闭合不全,故要防止角膜干燥坏死。一般可戴眼罩,眼部涂眼药膏,必要时暂时缝合上下眼睑。

（2）脑脊液漏及耳漏,宜将鼻、耳血迹擦净,禁用水冲洗、禁加纱条、棉球填塞。患者取半卧位或平卧位多能自愈。

（3）及时做好口腔护理,清除鼻咽与口腔内分泌物与血液。用 3% 过氧化氢溶液或生理盐水或 0.1% 呋喃西林清洗口腔 4 次/天,长期应用多种抗生素者,可并发口腔霉菌,发现后宜用制霉菌素液每天清洗 3～4 次。

（七）皮肤护理

昏迷及长期卧床,尤其是衰竭患者易发生压疮,预防要点如下。

（1）勤翻身,至少 1 次/2 小时翻身,避免皮肤连续受压,采用气垫床、海绵垫床。

（2）保持皮肤清洁干燥,床单平整,大小便浸湿后随时更换。

（3）交接班时,要检查患者皮肤,如发现皮肤发红,只要避免再受压即可消退。

（4）昏迷患者如需应用热水袋,一定按常规温度 50 ℃,避免烫伤。

（八）泌尿系统护理

（1）留置导尿管,每天冲洗膀胱 1～2 次,每周更换导尿管。

（2）注意会阴护理,防止泌尿系统感染,观察有无尿液含血,重型颅脑伤者每天记尿量。

（九）血糖监测

高血糖在脑损伤 24 小时后发生较为常见,它可进一步破坏脑细胞功能,因此对高血糖的监测防治也是必需的。监测方法应每天采血查血糖,应用床边血糖监测仪和尿糖试纸监测血糖和尿糖 4 次/天,脑外伤术后预防性应用胰岛素 12～24 U 静脉滴注,每天 1 次。

护理要点:①正确掌握血糖、尿糖测量方法。②掌握胰岛素静脉点滴的浓度,每 500 mL 液体中不超过 12 U,滴速＜60 滴/分钟。

（十）伤口观察与护理

（1）开放伤或开颅术后,观察敷料有无血性浸透情况,及时更换,头下垫无菌巾。

（2）注意是否有脑脊液漏。

（3）避免伤口患侧受压。

（十一）躁动护理

颅脑伤急性期因颅内出血,血肿形成,颅内压急剧增高,常引起躁动。此外,缺氧、休克兴奋期、尿潴留、膀胱过度膨胀、脑外伤恢复期也可有躁动。对患者躁动应适当将四肢加以约束,防止自伤、防止坠床,分析躁动原因针对原因加以处理。

（十二）高热护理

颅脑损伤患者出现高热时,急性期体温可达 38～39 ℃,经过 5～7 天逐渐下降。

（1）如体温持续不退或下降后又高热,要考虑伤口、颅内、肺部或泌尿系统并发感染。

（2）颅内出血,尤其脑室出血也常引起高热。

（3）因丘脑下部损伤发生的高热可以持续较长时间,体温可高达 41 ℃以上,部分患者因高热不退而死亡。

高热处理:①一般头部枕冰袋或冰帽,酌用冬眠药。②小儿及老年人应着重预防肺部并发症。③长期高热要注意补液。④冬眠低温是治疗重型颅脑伤、防治脑水肿的措施,也用于高热时。⑤目前我们采用亚低温,使患者体温降至 34 ℃左右,一般 3～5 天可自然复温。⑥冰袋降温时要外加包布,避免发生局部冻伤。⑦在降温时,观察患者需注意区别药物的作用与伤情变化引起的昏迷。

(十三)癫痫护理

颅骨凹陷骨折、急性脑水肿、蛛网膜下腔出血、颅内血肿、颅内压增高、高热等均可引起癫痫发作,应注意以下几点。

(1)防止误吸与窒息,有专人守护,将患者头转向一侧,上下牙之间加牙垫防舌咬伤。

(2)自动呼吸停止时,应即行辅助呼吸。

(3)大发作频繁,连续不止,称为癫痫持续状态,可造成脑缺氧而加重脑损伤,一旦发现应及时通知医师做有效的处理。

(4)详细记录癫痫发作的形式与频度,以及用药剂量。

(5)癫痫持续状态用药,常用地西泮、冬眠药、苯妥英钠。

(6)癫痫发作和发作后不安的患者,要倍加防范,避免坠床而发生意外。

(十四)亚低温治疗的护理

亚低温治疗重型颅脑伤是近几年临床开展的有效新方法。大量动物实验研究和临床应用结果都表明,亚低温对脑缺血和脑外伤具有肯定的治疗效果,但亚低温保护的确切机制尚不十分清楚,可能包括以下几个方面。

(1)降低脑组织氧耗量,减少脑组织乳酸堆积。

(2)保护血-脑屏障,减轻脑水肿。

(3)抑制内源性毒性产物对脑细胞的损害作用。

(4)减少钙离子内流,阻断钙对神经元的毒性作用。

(5)减少脑细胞结构蛋白破坏,促进脑细胞结构和功能修复。

(6)减轻弥漫性轴索损伤,弥漫性轴索损伤是导致颅脑伤死残的主要病理基础,尤其是脑干网状上行激活系统轴索损伤是导致长期昏迷的确切因素。

亚低温能显著地控制脑水肿,降低颅内压,减少脑组织细胞耗能,减轻神经毒性产物过度释放等。目前临床常用半导体冰毯制冷与药物降温相结合方法,使患者肛温一般维持在 30～34 ℃,持续 3～10 天。

亚低温治疗状态下护理要点如下。①生命体征监测:亚低温状态下会引起血压降低和心率缓慢,护理工作中应该严密观察伤员心率、心律、血压等,尤其是儿童和老年患者,以及心脏病、高血压伤员应该重视,采用床边监护仪连续监测。②降温毯置于患者躯干部,背部和臀部皮肤温度较低,血循环减慢,容易发生压疮,每小时翻身一次,避免长时间压迫,血运减慢而发生压疮。③防治肺部感染。亚低温状态下,伤员自身抵抗力降低,气管切开后较易发生肺部感染。加强翻身叩背、吸痰,呼吸道冲洗时将冲洗液吸净是关键护理措施。

(十五)精神与心理护理

不论伤情轻重,患者都可能对脑损伤存在一定的忧虑,担心今后的工作能否适应、生活是否受影响。护士对患者从机体的代偿功能和可逆性多做解释,给患者安慰和鼓励,以增强自信心。对饮食、看书等不宜过分限制,早期锻炼有利康复。因器质性损伤引起失语、瘫痪者,宜早期进行训练与功能锻炼。

（十六）康复催醒治疗的护理

目前认为颅脑伤患者伤后持续昏迷 1 个月以上为长期昏迷。长期昏迷催醒治疗应包括：预防各种并发症、使用催醒药物，减少或停用苯妥英钠和巴比妥类药物，交通性脑积水外科治疗等。

高压氧是目前用于长期昏迷患者催醒的行之有效的方法之一，颅脑伤昏迷患者一旦伤情平稳，应该尽早接受高压氧治疗，疗程通常过 30 天左右。对于高热、高血压、心脏病和活动性出血的昏迷患者应该慎用此类治疗以防发生意外。

长期昏迷的正规康复治疗包括早期和后期康复治疗。早期康复治疗是指患者在伤后住院期间由医护人员所进行的康复治疗；后期康复治疗指是患者出院后转至康复中心，在康复体疗、心理等方面的医护人员指导下进行的康复训练和治疗。康复治疗的原则如下。

（1）从简单基本功能训练开始循序渐进。

（2）放大效应：例如收录机音量适当放大，选用大屏幕电视机、放大康复训练器材和生活用具，选择患者喜爱的音像带等。

（3）反馈效应：在整个训练康复过程中，医护人员要经常给患者鼓励、称赞和指导性批评。有条件时将患者整个康复治疗过程进行录像定期放给患者看，使其感到康复的过程中，神经功能较前逐渐恢复，增强自信心。

（4）替代方法：若患者不能行走则教会患者如何使用各种辅助工具行走。

（5）重复训练，是在相当长的康复训练过程中，既要让患者反复训练以促进运动功能重建，又要不断改进训练方法和器材，才能不使患者产生厌倦情绪。迄今已经有大量随机双盲前瞻性临床观察结果表明，正规康复治疗对重型颅脑伤患者运动神经功能恢复较未接受正规康复治疗患者明显。早期（＜35 天）较晚期（＞35 天）开始正规康复治疗的患者神经功能恢复快一倍以上。对正规康复治疗伤后 7 天内开始与 7 天以上开始者进行评分，前者明显高于后者。一般情况下，早期康复治疗疗程 1～3 个月，重残颅脑伤患者需要 1～2 年。

目前临床治疗颅脑伤患者智能障碍的主要药物包括三大类：儿茶酚胺类、胆碱能类和智能增强剂。近年来发现神经节苷脂和促甲状腺释放激素对颅脑伤患者智能的恢复也有促进作用。

颅脑伤患者伤后智能障碍主要临床表现为记忆力障碍、语言障碍和计数能力障碍。记忆力障碍主要包括视觉记忆力障碍、听觉记忆力障碍、空间记忆力障碍和颞叶定向障碍，语言障碍主要包括阅读理解障碍、失认症、失写症、语言理解障碍、发音和拼音障碍等。近年来采用智能训练和药物结合治疗颅脑伤患者智能障碍已受到人们重视。智能康复训练加药物治疗有助于颅脑伤患者的智能恢复。然而，智能康复训练应与体能康复训练同期进行。目前我们的智能康复训练主要包括仪器工具训练、反复操作程度训练，以及帮助记忆力的技巧训练等。

康复期伤病员需加强心理护理：对于轻型伤员应鼓励尽早自理生活、防止过度依赖医护人员。要鼓励他们树立战胜伤病的信心，清除"脑外伤后综合征"的顾虑。脑外伤后综合征是指脑外伤后患者所出现的临床精神神经症或主诉，主要包括头痛、眩晕、记忆力减退、软弱无力、四肢麻木、恶心、复视和听力障碍等。应该向伤员做适当解释，让伤员知道有些症状属于功能性的，可以恢复。对于遗留神经功能残疾伤员的今后生活工作问题，偏瘫失语的锻炼等问题，应该积极向伤员及家属提出合理建议和正确指导，帮助伤员恢复，鼓励伤员面对现实、树立争取完全康复的信心。

（尹　婷）

第四节　神经胶质瘤

神经胶质瘤是颅内最常见的恶性肿瘤,发生于神经外胚层。神经外胚层发生肿瘤包括两类,分别为神经间质细胞形成的胶质瘤和神经元形成的神经细胞瘤。神经胶质瘤占全部脑肿瘤的33.3%～58.6%,以男性较多见,特别在多形性胶质母细胞瘤、髓母细胞瘤中男性明显多于女性。各类型胶质瘤各有其好发年龄,如星形细胞瘤多见于壮年,多形性胶质母细胞瘤多见于中年,室管膜瘤多见于儿童及青年,髓母细胞瘤大多发生在儿童。

一、专科护理

(一)护理要点

在观察患者病情变化的同时,针对患者情绪状态的变化给予心理护理,对癫痫持续状态的患者给予安全护理,同时对长期卧床的患者应避免压疮的发生。

(二)主要护理问题

(1)有皮肤完整性受损的危险与患者意识障碍或肢体活动障碍长期卧床有关。

(2)慢性疼痛与肿瘤对身体的直接侵犯、压迫神经及心理因素有关。

(3)有受伤害的危险与术前或术后癫痫发作有关。

(4)有窒息的危险与癫痫发作有关。

(5)营养失调:低于机体需要量与患者频繁呕吐及术后患者无法自主进食有关。

(6)活动无耐力与偏瘫、偏身感觉障碍有关。

(7)无望感与身体状况衰退和肿瘤恶化有关。

(三)护理措施

1.一般护理

将患者安置到相应病床后,责任护士向患者进行自我介绍,并向患者介绍同病室的病友,以增强患者的安全感和对医护人员的信任感。进行入院护理评估,为患者制定个性化的护理方案。

2.对症护理

(1)有皮肤完整性受损的危险的护理:由于长期卧床,神经胶质瘤患者存在皮肤完整性受损的危险,易发生压疮。护士应使用压疮危险因素评估量表进行评估后,再采取相应的护理措施,从而避免压疮的产生。出现中枢性高热的患者应适时给予温水浴等物理降温干预;营养不良或水代谢紊乱的患者,在病情允许的情况下给予其高蛋白质和富含维生素的食物;保持床铺清洁、平整、无褶皱。

(2)慢性疼痛的护理:对疼痛的时间、程度、部位、性质、持续性和间断性、疼痛治疗史等进行详细的评估,做好记录并报告医师。当疼痛位于远端或躯干的某些部位时,应遵医嘱给予止痛药物。注意观察药物的作用和变态反应并慎用止疼剂和镇静剂,以免掩盖病情。神经外科患者应慎用哌替啶,因其可导致焦虑、癫痫等。引起慢性疼痛的原因不仅包含患者的躯体因素,还有其心理方面的因素,护士应运用技巧分散患者的注意力以减轻疼痛,如放松疗法、想象疗法、音乐疗法等。

（3）有受伤害的危险的护理：术前对有精神症状的患者，适当应用镇静剂及抗精神病药物如地西泮、苯巴比妥、水合氯醛等，病床两侧加护栏以防止患者坠床；对躁动的患者要避免不良环境的刺激，保持病室安静，适当陪护，同时加强巡视，防止患者自伤及伤人；对皮质运动区及附近部位的手术，以及术前有癫痫发作的患者，术后要常规给予抗癫痫药物进行预防用药。

（4）有窒息危险的护理：胶质瘤患者在癫痫发作期间可对呼吸产生抑制，导致脑代谢需求增加，引起脑缺氧。若忽视对癫痫持续状态的处理，可产生窒息或永久性神经功能损害。在癫痫发作时，应迅速让患者仰卧，将压舌板垫在其上下牙齿间以防舌咬伤。将患者头偏向一侧，清理口腔分泌物，保持气道通畅。

（5）营养失调的护理：患者由于颅内压增高及频繁呕吐，可导致营养不良和水、电解质失衡，从而降低患者对手术的耐受力，并影响组织的修复，增加手术的危险性。因此，术前应给予营养丰富、易消化的高蛋白、高热量食物，或静脉补充营养液，以改善患者的全身营养状况。鼓励其多进食富含纤维素的食物，以保持大便通畅，对于术后进食困难或无法自主进食的患者应给予留置胃管，进行鼻饲饮食，合理搭配，制定饮食方案。

（6）活动无耐力的护理：胶质瘤术后患者可能产生偏瘫、偏身感觉障碍等症状，从而导致患者生活自理能力部分缺陷。护士应鼓励患者坚持自我照顾的行为，协助其入浴、如厕、起居、穿衣、饮食等生活护理，指导其进行肢体功能训练，提供良好的康复训练环境及必要的设施。

（7）无望感的护理：对于恶性胶质瘤的患者，随着病程的延长及放射治疗（放疗）、化学治疗（化疗），病痛的折磨常让患者产生绝望。护士应对疾病为患者带来的痛苦表示同情和理解，并采用温和的态度和尊重患者的方式为其提供护理，帮助其正确应对。鼓励患者回想过去的成就，从而证明他的能力和价值，增强其战胜疾病的信心。

（四）护理评价

（1）患者未发生压疮。

（2）患者疼痛有所缓解，能够掌握缓解疼痛的方法。

（3）患者在住院期间安全得到保障。

（4）患者癫痫症状得到控制。

（5）患者营养的摄入能够满足机体的需要。

（6）患者肢体能够进行康复训练。

（7）患者情绪稳定，能够配合治疗与护理。

二、健康指导

（一）疾病知识指导

1.概念

神经胶质瘤又称胶质细胞瘤，简称胶质瘤，是来源于神经上皮的肿瘤。可分为髓母细胞瘤、多形性胶质母细胞瘤、星形细胞瘤、少突胶质瘤、室管膜瘤等。其中，多形性胶质母细胞瘤恶性程度最高，病情进展很快，对放疗、化疗均不敏感；髓母细胞瘤也为高度恶性，好发于2～10岁儿童，多位于颅后窝中线部位，常占据第四脑室、阻塞导水管而引发脑积水，对放射治疗较敏感；少突胶质细胞瘤占神经胶质瘤的7%，生长速度较慢，分界较清，可手术切除，但术后往往复发，需要进行放疗及化疗；室管膜瘤约占12%，术后需放疗及化疗；星形细胞瘤在胶质瘤当中最常见，占40%，恶性程度比较低，生长速度缓慢，呈实质性者与周围组织分界不清，常不能彻底切除，术后容易复发。

2.临床表现

可表现为颅内占位性病变引起的颅内压增高症状,如头痛、呕吐、视盘水肿等,或者因为肿瘤生长部位不同而出现局灶性症状,如偏瘫、失语、感觉障碍等。部分肿瘤患者有精神及癫痫症状,表现为性格改变、注意力不集中、记忆力减退、癫痫大发作或局限性发作等。

3.神经胶质瘤的辅助诊断

主要为颅脑 CT、MRI、EEG 等。

4.神经胶质瘤的处理原则

由于颅内肿瘤浸润性生长,与脑组织间无明显边界,难以做到手术全部切除,一般给予综合疗法,即手术后配合以放疗、化疗、分子靶向治疗及免疫治疗等,通常可延缓肿瘤复发,延长患者生存期。对于复发恶性胶质瘤,局部复发推荐再次手术或者放疗、化疗;如果曾经接受过放疗不适合再放疗者,推荐化疗;化疗失败者,可改变化疗方案;对于弥漫或多灶复发的患者,推荐化疗和/或分子靶向治疗。

(1)手术治疗:胶质瘤患者以手术治疗为主,即在最大限度保存正常神经功能的前提下,最大范围安全切除肿瘤病灶。但对不能实施最大范围安全切除肿瘤的患者,酌情采用肿瘤部分切除术,活检术或立体定向穿刺活检术,以明确肿瘤的组织病理学诊断。胶质瘤手术治疗的目的在于:①明确诊断。②减少肿瘤负荷,改善辅助放疗和化疗的结果。③缓解症状,提高患者的生活质量。④延长患者的生存期。⑤为肿瘤的辅助治疗提供途径。⑥降低进一步发生耐药性突变的概率。

(2)放射治疗:放射线作用于细胞后会将细胞杀死。高级别胶质瘤属于早期反应组织,对放射敏感性相对较高,同时又由于肿瘤内存在部分乏氧细胞,较适合进行多次分割放疗使得乏氧细胞不断氧化并逐步被杀死。目前美国国立综合癌症网络发布的胶质瘤指南、欧洲恶性胶质瘤指南及国内共识均将恶性胶质瘤经手术切除后 4 周开始放射治疗作为恶性胶质瘤综合治疗的标准方法。

(3)化学治疗:利用化疗可以进一步杀死实体肿瘤的残留细胞,有助于提高患者的无进展生存时间及平均生存时间。

(4)分子靶向治疗:即在细胞分子水平上,针对已经明确的致癌位点(该位点可以是肿瘤细胞内部的一个蛋白分子,也可以是一个基因片段),来设计相应的治疗药物。药物进入体内会特异地选择致癌位点相结合发生作用,使肿瘤细胞特异性死亡,而不会波及肿瘤周围的正常组织细胞的一种治疗方法。

(5)免疫治疗:免疫疗法可以通过激发自身免疫系统来定位和杀灭胶质瘤细胞。目前,在胶质瘤免疫治疗方面虽然取得了一些进展,但所有的免疫治疗方案在临床试验中均不能完全清除肿瘤。尽管这种治疗方法有各种不足,但由于免疫治疗可以调动人体自身的免疫系统,产生特异性抗肿瘤免疫反应,其理论上是较理想的胶质瘤治疗方法。

5.神经胶质瘤的预后

随着影像诊断技术的发展、手术理念和设备的进步、放疗技术的日益更新,以及化疗药物的不断推出,胶质瘤患者的预后得到了很大的改善。但神经胶质瘤侵袭性很强,目前仍无确切有效的治愈手段,特别是恶性胶质瘤,绝大多数患者预后很差,即使采取外科手术、放疗及化疗等综合疗法,5 年生存率约 25%。

　　(二)饮食指导

　　(1)合理进食,保持良好的饮食习惯。注意低盐饮食,防止由于钠离子在机体潴留而引起血压升高,进而导致颅内压升高。

　　(2)增加纤维素类食物的摄入,如蔬菜、水果等,减少便秘发生,必要时可口服缓泻剂,促进排便。

　　(3)对胶质瘤术后的患者,除一般饮食外,可多食营养脑神经的食品,如酸枣仁、桑椹、白木耳、黑芝麻等。避免食用含有致癌因子的食物,如腌制品、发霉的食物、烧烤、烟熏类食品等。

　　(三)预防指导

　　(1)通过向患者提供有关疾病的康复知识,以提高患者自我保健的意识。

　　(2)为预防胶质瘤患者癫痫发作,应遵医嘱合理使用抗癫痫药物。口服药应按时服用,不可擅自减量、停药。若患者以往没有接受过化疗,可给予替莫唑胺口服,防止肿瘤复发。剂量为200 mg/(m^2 · d),28 天为一个周期,连续服用 5 天;若患者以往接受过其他方案化疗,建议患者起始量为 150 mg/(m^2 · d),28 天为一个周期,连续服用 5 天。

　　(四)日常生活指导

　　(1)指导患者建立良好的生活习惯,鼓励患者日常活动自理,树立恢复健康的信心。

　　(2)指导患者要保持心情舒畅,避免不良情绪刺激。家属要关心体贴患者,给予生活照顾和精神支持,避免因精神因素引起病情变化。

三、循证护理

　　胶质瘤是常见的颅内肿瘤,流行病学调查结果显示,尽管世界各地胶质瘤发病率存在差异,但就整体而言,其发病率约占原发脑肿瘤的一半,且近年来有不断上升的趋势。目前以手术治疗为主,同时配合其他手段如放射治疗、化学治疗、免疫治疗等,因此对胶质瘤的围术期的观察与护理及术后并发症的护理显得尤为重要。研究结果显示对观察组 30 例脑胶质瘤患者进行中西医结合护理,包括鼓励患者饮用蜂蜜水,花生衣煮水,化疗次日饮用当归、何首乌、灵芝炖乌鸡汤,使用耳穴贴等,效果显著。有学者对 60 例脑胶质瘤患者间质内化疗的护理研究中提到化疗前要帮助患者增强战胜疾病的信心,并取得家属的配合,发挥社会支持系统的作用。在对免疫治疗脑胶质瘤患者的研究结果中显示,术后 4～5 天要警惕颅内感染的发生,护士需监测患者的体温变化;在疫苗稀释液回输时,可能发生过敏性休克,因此输注时要有 10～15 分钟的观察期,同时要控制滴速,观察期的滴速应为每分钟 10～20 滴,观察期结束后如无不适可调至每分钟 30～40 滴,输注完毕后应观察 4～6 小时后方可离院;免疫治疗过程中要注意观察患者是否有肌无力及关节疼痛发生,如有则应及时停止治疗或调整治疗方案。

　　中枢神经系统损伤的患者基础营养需求原因:①代谢率增高。②蛋白质需要量增加。③脂肪需要量增加。

　　中枢神经系统损伤时,患者的代谢反应过度。多数研究者证明,昏迷患者在安静状态下的代谢消耗是正常基础代谢率的 120%～250%。此时的机体为满足高代谢的能量需求,葡萄糖异生和肝清蛋白的合成显著增加,蛋白、碳水化合物和脂肪的利用增加。增加蛋白质和脂肪的利用不仅导致营养供给困难,加速禁食患者的营养不良。对于神经系统受损的患者,需要营养成分的比例发生改变,对蛋白和脂肪热量的需要增多,而对碳水化合物的需要相对减少。

(尹　婷)

第九章　肛肠外科护理

第一节　痔

痔是肛垫的病理性肥大、移位及肛周皮下血管丛血流淤滞形成的团块。痔是一种常见病、多发病,其发病率占肛门直肠疾病的首位,约为 80.6%。随着年龄的增长,发病率逐渐增高。任何年龄皆可发病,但以 20～40 岁为最多。主要表现为便血、肿物脱出及肛缘皮肤突起三大症状。

一、病因与发病机制

痔的确切病因尚不完全明了,可能与以下学说有关。

(一)肛垫下移学说

1975 年,Thomson 提出肛垫病理性肥大和下移是内痔的原因,亦是目前临床上最为接受的痔的原因学说。肛垫具有协助肛管闭合、节制排便。若肛垫发生松弛,导致肛垫病理性肥大、移位,从而形成痔。

(二)静脉曲张学说

早在 18 世纪,Huter 在解剖时发现痔内静脉中呈连续扩张为依据,认为痔静脉扩张是内痔发生的原因。但现代解剖已证实痔静脉丛的扩张属生理性扩张,内痔的好发部位与动脉的分支类型无直接联系。

(三)血管增生学说

其认为痔的发生是由于黏膜下层类似勃起的组织化生而成。

(四)慢性感染学说

直肠肛管区的感染易引起静脉炎,使周围的静脉壁和周围组织纤维化、失去弹性、扩张而形成痔。

此外,长期饮酒、嗜食刺激性食物、肛周感染、长期便秘、慢性腹泻、妊娠分娩及低膳食纤维饮食等因素都可诱发痔的发生。

二、临床表现

临床上,痔分为内痔、外痔、混合痔及环形痔 4 种(图 9-1)。

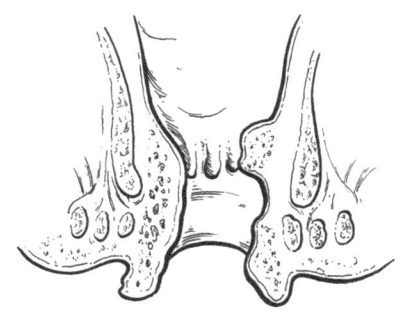

图 9-1　痔的分类

（一）内痔

临床上最多见,占64.1%。主要临床表现是无痛性便血和肿物脱出。常见于右前、右后和左侧。根据内痔的脱出程度,将内痔分为4期。Ⅰ期:便时带血、滴血或喷射状出血,色鲜红,便后自行停止,无肛内肿物脱出。Ⅱ期:常有便血,色鲜红,排便时伴有肿物脱出肛外,便后可自行还纳。Ⅲ期:偶有便血,便后或久站、久行、咳嗽、劳动用力、负重远行增加腹压时肛内肿物脱出,不能自行还纳,需休息或手法还纳。Ⅳ期:痔体增大,肛内肿物脱出肛门外,不能还纳,或还纳后又脱出。

1.便血

其便血特点是无痛性、间歇性便后出鲜血,是内痔及混合痔的早期的常见症状。便血较轻时表现为大便表面附血或手纸上带血,继而滴血,严重时则可出现喷射状出血。长期出血可导致患者发生缺铁性贫血。

2.肿物脱出

常是晚期症状。轻者可自行回纳,重者需手法复位,严重时,因不能还纳,常可发生嵌顿、绞窄。

3.肛门疼痛

单纯性内痔无疼痛,当合并有外痔血栓形成内痔、感染或嵌顿时,可出现肛门剧烈疼痛。

4.肛门瘙痒

痔块外脱时常有黏液或分泌物流出,可刺激肛周皮肤引起肛门瘙痒。

（二）外痔

平时无感觉,仅见肛缘皮肤突起或肛门异物感。当排便用力过猛时,肛周皮下静脉破裂形成血栓或感染,出现剧烈疼痛。

（三）混合痔

兼有内痔和外痔的症状同时存在。

三、辅助检查

（一）直肠指诊

内痔早期无阳性体征,晚期可触到柔软的痔块。其意义在于除外肛管直肠肿瘤性疾病。

（二）肛门镜检查

肛门镜检查是确诊内痔的首选检查方法。不仅可见到痔的情况,还可观察到直肠黏膜有无充血、水肿、溃疡、肿块等,以及排除其他直肠疾病。

（三）直肠镜检查

图文并茂,定位准确,防止医疗纠纷,可准确诊断痔、直肠肿瘤等肛肠疾病。

（四）肠镜检查

对于年龄超过 45 岁便血者,应建议行电子结肠镜检查,除外结直肠肿瘤及炎症性肠病等。

四、治疗要点

痔的治疗遵循 3 个原则:①无症状的痔无须治疗,仅在合并出血、痔块脱出、血栓形成和嵌顿时才需治疗;②有症状的痔重在减轻或消除其主要症状,无须根治;③首选保守治疗,失败或不宜保守治疗时才考虑手术治疗。

（一）非手术治疗

1.一般治疗

适用于痔初期及无症状静止期的痔。

(1)调整饮食:多饮水,多吃蔬菜、水果,如韭菜、菠菜、地瓜、香蕉、苹果等,忌食辣椒、芥末等辛辣刺激性食物。多进食膳食纤维性食物,改变不良的排便习惯。

(2)热水坐浴:改善局部血液循环,有利于消炎及减轻瘙痒症状。便后热水坐浴擦干、便纸宜柔软清洁、肛门要保温、坐垫要柔软。

(3)保持大便通畅:通过食物来调整排便,养成定时排便,每 1～2 天排出一次软便,防止便秘或腹泻。

(4)调整生活方式,改变不良的排便习惯,保持排便通畅,禁烟酒。

2.药物治疗

药物治疗是内痔首选的治疗方法,能润滑肛管,促进炎症吸收,减轻疼痛,解除或减轻症状。局部用痔疾洗液或硝矾洗剂(张有生方)熏洗坐浴,可改善局部血液循环,有消肿、止痛作用;肛内注入痔疮栓剂(膏)或奥布卡因凝胶,有止血、止痛和收敛作用。

3.注射疗法

较常用,适用于Ⅰ期、Ⅱ期内痔。年老体弱、严重高血压、有心、肝、肾等内痔患者均可适用。常用的硬化剂有聚桂醇注射液、芍倍注射液、消痔灵注射液等。

4.扩肛疗法

适用于内痔、嵌顿或绞窄性内痔剧痛者。

5.胶圈套扎疗法

适用于单发或多发Ⅰ～Ⅲ期内痔的治疗。

6.物理治疗

包括 HCPT 微创技术、激光治疗及铜离子电化学疗法等。

（二）手术治疗

当非手术治疗效果不满意,痔出血、脱出严重时,则有必要采用手术治疗。常用的方法主要有以下 6 种。

1.内痔结扎术

常用于Ⅱ～Ⅲ期内痔。

2.血栓外痔剥离术

适用于血栓较大且与周围粘连者或多个血栓者。

3.外剥内扎术

目前临床上最常用的术式,是在外切内扎术(Milligan-Morgan)和中医内痔结扎术基础上发展演变而成,简称外剥内扎术。适用于混合痔和环状痔。

4.分段结扎术

适于环形内痔、环形外痔、环形混合痔。

5.吻合器痔上黏膜环切术

该方法微创、无痛,是目前国内外首选的治疗方法(图 9-2)。主要适用于Ⅱ～Ⅳ期环形内痔、多发混合痔、以内痔为主的环状混合痔,也适用于直肠前突和直肠内脱垂。由于此手术保留了肛垫,不损伤肛门括约肌,故与传统手术相比具有术后疼痛轻、住院时间短、恢复快、无肛门狭窄及大便失禁、肛门外形美观等优点,临床效果显著。

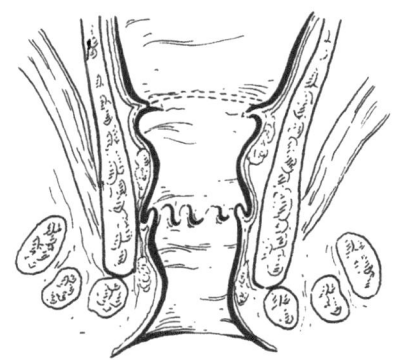

图 9-2　术后吻合口示意图

6.选择性痔上黏膜切除术

选择性痔上黏膜切除术是一种利用开环式微创痔吻合器进行治疗的手术方式。适用于Ⅱ～Ⅳ期内痔、混合痔、环状痔、严重脱垂痔、直肠前突、直肠黏膜脱垂等。可准确定位目标组织,做到针对性切除,并保护非痔脱垂区黏膜组织,该术式更加符合肛管形态和生理,有效预防术后大出血、肛门狭窄等并发症,值得临床推广应用。

五、护理评估

(一)术前评估

1.健康史

(1)了解患者有无长期饮酒的习惯,有无喜食刺激性食物或低纤维素饮食的习惯。

(2)有无长期便秘、腹泻史,长期站立、坐位或腹压增高等因素。或有痔疮药物治疗、手术史;有无糖尿病、血液疾病史。

(3)了解患者有无肛隐窝炎、肛周感染、营养不良等情况促进痔的形成。

(4)家族中有无家族性息肉、家族中有无大肠癌或其他肿瘤患者。

(5)既往是否有溃疡性结肠炎、克罗恩病、腺瘤病史、手术治疗史及用药情况。

2.身体状况

(1)注意观察患者的生命体征、神志、尿量、皮肤弹性等。

(2)排便时有无疼痛及排便困难,大便是否带鲜血或便后滴血、喷血,有无黏液,有无脓血、便血量、发作次数等。

(3)注意患者的营养状况,有无消瘦、头晕、眼花、乏力等贫血的体征。

(4)肛门有无肿块脱出,能否自行回纳或用手推回,有无肿块嵌顿史。

(5)直肠指诊肛门有无疼痛、指套退出有无血迹、直肠内有无肿块等。

3.心理-社会状况

(1)疾病认知:了解患者及家属对疾病相关知识的认知程度,评估患者及家属对所患疾病及站立方法的认识,对手术的接受程度,对痔传统手术或微创手术知识及手术前配合知识的了解和掌握程度。

(2)心理承受程度:患者和家属对接受手术及手术可能导致的并发症带来的自我形象紊乱和生理功能改变的恐惧、焦虑程度和心理承受能力。

(3)经济情况:家庭对患者手术及并发症进一步治疗的经济承受能力。

(二)术后评估

1.手术情况

了解麻醉方式、手术方式,手术过程是否顺利,术中有无出血、出血部位、出血量,有无输血及输血量。

2.病情评估

观察患者神志和生命体征变化,生命体征是否平稳,切口敷料是否渗血,出血量多少,引流是否通畅,引流液的颜色、性质和引流量,切口愈合情况,大便是否通畅,有无便秘或腹泻等情况。

3.切口情况

切口渗出、愈合情况,有无肛缘水肿、切口感染,引流是否通畅,有无假性愈合情况。定期进行血常规、血生化等监测,及时发现出血、切口感染、吻合口出血、吻合口瘘等并发症的发生。

4.评估手术患者的肛门直肠功能

有无肛门狭窄、肛门失禁,包括排便次数、控便能力等。

5.心理-社会状况

患者对手术后康复知识的了解程度。评估患者有无焦虑、失眠,家庭支持系统等。

六、护理诊断

(一)恐惧

与出血量大或反复出血有关。

(二)便秘

与不良饮食、排便习惯及惧怕排便有关。

(三)有受伤的危险

出血与血小板减少、凝血因子缺乏、血管壁异常有关。

(四)潜在并发症

尿潴留、肛门狭窄、排便失禁等。

七、护理措施

(一)非手术治疗护理/术前护理

1.调整饮食

嘱患者多饮水,多进食新鲜蔬菜、水果,多食粗粮,少食辛辣刺激性食物,忌烟酒。养成良好生活习惯。适当增加运动量,促进肠蠕动,切忌久站、久坐、久蹲。

2.热水坐浴

便后及时清洗,保持局部清洁舒适。必要时用 1：5 000 高锰酸钾溶液或复方荆芥熏洗剂熏洗坐浴,控制温度在 43～46 ℃,每天 2 次,每次 20～30 分钟,可有效改善局部血液循环,减轻出血、疼痛症状。

3.痔块还纳

痔块脱出时应及时还纳,嵌顿性痔应尽早行手法复位,防止水肿、坏死;不能复位并有水肿及感染者用复方荆芥熏洗剂坐浴,局部涂痔疮膏,用手法再将其还纳,嘱其卧床休息。注意动作轻柔,避免损伤。

4.纠正贫血

缓解患者的紧张情绪,指导患者进少渣食物,术前排空大便,必要时灌肠,做好会阴部备皮及药敏试验,贫血患者应及时纠正。贫血体弱者,协助完成术前检查,防止排便或坐浴时晕倒受伤。

5.肠道准备

术前 1 天给予全流质饮食,手术当天禁食,术前晚口服舒泰清 4 盒,饮水 2 500 mL 或术晨 2 小数甘油灌肠剂 110 mL 灌肠,以清洁肠道。

(二)术后护理

1.饮食护理

术后当天应禁食或给无渣流食,次日半流食,以后逐渐恢复普食。术后 6 小时内尽量卧床休息,减少活动。6 小时后可适当下床活动,如厕排尿、散步等,逐渐延长活动时间,并指导患者进行轻体力活动。

2.疼痛护理

因肛周末梢神经丰富,痛觉十分敏感,或因括约肌痉挛、排便时粪便对创面的刺激、敷料堵塞过多导致大多数肛肠术后患者创面剧烈疼痛。疼痛轻微者可不予处理,但疼痛剧烈者应给予处理。指导患者采取各种有效止痛措施,如分散注意力、听音乐等,必要时遵医嘱予止痛药物治疗。

3.局部坐浴

术后每次排便或换药前均用 1：5 000 高锰酸钾溶液或痔疾洗液熏洗坐浴,控制温度在 43～46 ℃,每天 2 次,每次 20～30 分钟,坐浴后用凡士林油纱覆盖,再用纱垫盖好并固定。

4.保持大便通畅

术后早期患者有肛门下坠感或便意,告知其是敷料压迫刺激所致;术后 3 天内尽量避免解大便,促进切口愈合,可于术后 48 小时内口服阿片酊以减少肠蠕动,控制排便。术后第 2 天应多吃新鲜蔬菜和水果,保持大便通畅。如有便秘,可口服液体石蜡或麻仁软胶囊等润肠通便药物,宜用缓泻剂,忌用峻下剂或灌肠。避免久站、久坐、久蹲。

5.避免剧烈活动

术后 7～15 天应避免剧烈活动,防止大便干燥,以防痔核或吻合钉脱落而造成继发性大出血。

6.并发症的观察与护理

(1)尿潴留:因手术、麻醉刺激、疼痛等原因造成术后尿潴留。若术后 8 小时仍未排尿且感下腹胀痛、隆起时,可行诱导、热敷或针刺帮助排尿。对膀胱平滑肌收缩无力者,肌内注射新斯的明 1 mg(1 支),增强膀胱平滑肌收缩,可以排尿。必要时导尿。

(2)创面出血:术后 7~15 天为痔核脱落期,因结扎痔核脱落、吻合钉脱落、切口感染、用力排便等导致创面出血。如患者出现恶心、呕吐、头昏、眼花、心慌、出冷汗、面色苍白等并伴肛门坠胀感和急迫排便感进行性加重,敷料渗血较多,应及时通知医师行相应消除处理。

(3)切口感染:直肠肛管部位由于易受粪便、尿液等的污染,术后易发生切口感染。应注意术前改善全身营养状况;术后 2 天内控制好排便;保持肛门周围皮肤清洁,便后用 1∶5 000 高锰酸钾液坐浴;切口定时换药,充分引流。

(4)肛门狭窄:术后观察患者有无排便困难及大便变细,以排除肛门狭窄。术后 15 天左右应行直肠指诊,如有肛门狭窄,定期扩肛。

八、护理评价

(1)患者便血、脱出明显减轻或消失。

(2)患者及家属知晓所患疾病名称、手术术式、优缺点及相关知识,能复述并遵从护士指导。

(3)患者是否能正确面对手术,积极参与手术的自我护理并了解手术并发症的预防和处理,如大出血、切口感染、肛门狭窄等。未发生并发症或并发症被及时发现和处理。

(4)患者排便正常、顺畅,无腹泻、便秘或排便困难。肛周皮肤完整清洁无损。

九、健康教育

(1)指导患者合理搭配饮食,多饮水,多食蔬菜、水果及富含纤维素的食物,少食辛辣等刺激性食物,忌烟酒。

(2)指导患者养成良好的排便习惯,保持排便通畅,避免久蹲、久坐。

(3)便秘时,应增加粗纤维食物,必要时口服适量蜂蜜或润肠通便药物。

(4)出院后近期可坚持熏洗坐浴,保持会阴部卫生清洁,并有利于创面愈合。

(5)术后适当活动,切勿剧烈活动。若出现创面出血,随时与医师联系,及早处理。

(6)术后早期做提肛运动,每天 2 次,每次 30 分钟,促进局部血液循环。一旦出现排便困难或便条变细情况时,应及时就诊,定期进行肛门扩张。

(杨园媛)

第二节　肛　裂

肛裂是指齿状线以下肛管皮肤全层破裂形成的慢性溃疡,主要表现为便后肛门疼痛、便血、便秘三大症状。其发病率仅次于痔位居第二位,可发生于任何年龄,但多见于青壮年。具有"四最"特点:病变最小、痛苦最大、诊断最易、治法最多。

一、病因与发病机制

(一)解剖因素

肛门外括约肌浅部在肛门后方形成肛尾韧带,较硬,伸缩性差,并且皮肤较固定,肛直角在此部位呈 90°,且肛门后方承受压力较大,故后正中处易受损伤。

(二)外伤因素

大便干硬,排便时用力过猛,可损伤肛管皮肤,反复损伤使裂伤深及全层皮肤,形成溃疡。肛门镜等内镜检查或直肠指检方法不当,也容易造成肛管后正中的皮肤损伤,形成肛裂。

(三)感染因素

齿状线附近的慢性炎症,如发生在肛管后正中处的肛窦炎,可向下蔓延而致肛管皮下脓肿,脓肿破溃后形成溃疡,加之肛门后正中的血供较其他部位差,肛管直肠的慢性炎症易引起内括约肌痉挛又加重了缺血,致使溃疡不易愈合。

肛裂与肛管纵轴平行,其溃疡直径<1 cm。一般地,将肛管裂口、前哨痔和肛乳头肥大称为肛裂三联征(图 9-3)。按病程分为:急性(早期)肛裂:可见裂口边缘整齐,底浅,呈红色并有弹性,无瘢痕形成;慢性(陈旧性)肛裂:因反复发作,底深,边缘不整齐、增厚纤维化,肉芽灰白,伴有肛乳头肥大、前哨痔及皮下瘘形成。

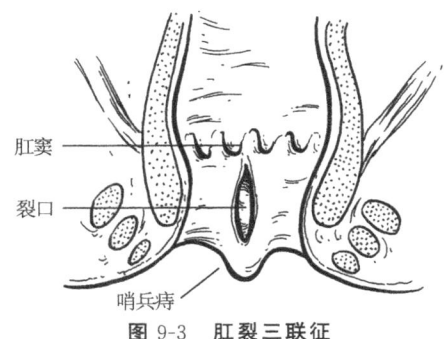

肛窦

裂口

哨兵痔

图 9-3 肛裂三联征

二、临床表现

肛裂患者的典型临床表现是疼痛、便秘和便血。

(一)疼痛

肛裂可因排便引起肛门周期性疼痛,这是肛裂的主要症状。排便时,粪块刺激溃疡面的神经末梢,立刻感到肛门灼痛或剧痛,便后数分钟疼痛缓解,此期称疼痛间歇期。

(二)便血

排便时常在粪便表面或便纸上有少量新鲜血迹或滴鲜血。出血的多少与裂口的大小,深浅有关,但很少发生大出血。

(三)便秘

因肛门疼痛不愿排便,久而久之引起便秘,粪便变得更为干硬,排便时会使肛裂进一步加重,形成恶性循环。这种恐惧排便现象可导致大便嵌塞。

三、辅助检查

(1)用手牵开肛周皮肤视诊,可看见裂口或溃疡,此时,应避免强行直肠指诊或肛门镜检查。

(2)若发现侧位的慢性溃疡,应想到有否结核、癌、克罗恩病及溃疡性结肠炎等罕见病变,必要时行活组织病理检查。

四、治疗要点

(一)非手术治疗

1.调整饮食

对于急性新鲜肛裂,通过调整饮食、软化大便,可以缓解肛裂症状,促使裂口愈合。增加多纤维食物如蔬菜、水果等,增加每天饮水量,纠正便秘。

2.局部坐浴

用温热盐水或中药坐浴,温度 43～46 ℃,每天 2～3 次,每次 20～30 分钟。温水坐浴可松弛肛门括约肌,改善局部血液循环,促进炎症吸收,减轻疼痛,并清洁局部,以利创口愈合。

3.口服药物

口服缓泻剂如福松或液状石蜡,使大便松软、润滑,以利排便。

4.外用药物

通过局部用药物如太宁栓可缓解内括约肌痉挛以达到手术效果。新近用于临床的奥布卡因凝胶可有效缓解肛管括约肌痉挛性疼痛,改善局部血液循环,促进肛裂愈合,疼痛剧烈者可以选用。必要时局部应用长效麻药封闭治疗,可有效缓解疼痛,部分病例可以使溃疡愈合。

5.扩肛疗法

适用于急性或慢性肛裂不伴有肛乳头肥大及前哨痔者。优点是操作简便,不需要特殊器械,疗效迅速。

(二)手术治疗

对经久不愈,非手术治疗无效的慢性肛裂可采用以下手术方法治疗。目前国内常用的术式:①肛裂切除术;②肛裂切除术加括约肌切断术;③V-Y 肛门成形术;④肛裂切除纵切横缝术等。实践证明,肛裂切除术加括约肌切断术的效果较好,可作为首选术式。

五、护理评估

(一)术前评估

1.健康史

了解患者疼痛部位多与病灶位置及疾病性质有关。注意询问患者疼痛的部位、持续的时间、急缓、性质及病程长短,有无明确的原因或诱因;了解患者有无长期便秘史,便秘发生的时间、病程长短、有无便意感,起病原因或诱因;排便的次数和量;有无便血、肛门疼痛、腹痛、腹胀、嗳气、食欲减退、肛门坠胀、排便不尽、反复排便等伴随症状,甚至用手挖便的情况;有无用药史,效果如何。有无焦虑、烦躁、失眠、抑郁,乃至性格改变等精神症状。评估患者有无肛窦炎、直肠炎等诱发肛管溃疡的因素。

2.身体评估

(1)便秘的原因很多,有功能性便秘和器质性便秘两种,应加以区分。

(2)有无便后肛周出现烧灼样或刀割样剧烈疼痛,缓解后又再次出现剧痛,持续 30 分钟至数小时不等。

（3）因惧怕肛周疼痛而不敢排便。便后滴新鲜血，或便中带新鲜血。

（4）肛裂便秘，多伴便后手纸染血、肛门剧痛，呈周期性。

（5）了解肛门局部检查结果，有无发现裂口、肛乳头肥大、哨兵痔、肛窦炎、皮下瘘、肛门梳硬结。

3.心理-社会状况

评估患者及家属对肛裂相关知识的了解程度及心理承受能力，以及对治疗、护理等的配合程度。

（二）术后评估

1.手术情况

了解患者术中采取的麻醉方式、手术方式，手术过程是否顺利，术中有无出血及其量。

2.康复状况

观察患者生命体征是否平稳，手术切口愈合情况，有无发生出血、肛门狭窄、排便失禁等并发症。

3.心理-社会状况

评估患者有无焦虑、失眠，家庭支持系统等。了解患者及其家属对术后康复知识的掌握程度；是否担心并发症及预后等。

六、护理诊断

（一）排便障碍

与患者惧怕疼痛不愿排便有关。

（二）急性疼痛

与粪便刺激及肛管括约肌痉挛、手术创伤有关。

（三）潜在并发症

增加了结直肠肿瘤发生的风险。

七、护理措施

（一）非手术治疗护理/术前护理

1.心理支持

向患者详细讲解有关肛裂知识，鼓励患者克服因害怕疼痛而不敢排便的情绪，配合治疗。

2.调理饮食

增加膳食中新鲜蔬菜、水果及粗纤维食物的摄入，少食或忌食辛辣和刺激性食物，多饮水，以促进胃肠蠕动，防止便秘。

3.热水坐浴

每次排便后应热水坐浴，清洁溃疡面或创面，减少污染，促进创面愈合，水温 43～46 ℃，每天 2～3 次，每次 20～30 分钟。

4.肠道准备

术前 3 天少渣饮食，术前 1 天流质饮食，术前日晚灌肠，尽量避免术后 3 天内排便，有利于切口愈合。

5.疼痛护理

遵医嘱适当应用止痛剂,如肌内注射吗啡、消炎栓纳肛等。

（二）术后护理

1.术后观察

有无渗血、出血、血肿、感染和尿潴留并发症发生,如有急事报告医师,并协助处理。

2.保持大便通畅

鼓励患者多饮水,多进食新鲜蔬菜、水果、粗纤维食物,指导患者养成每天定时排便的习惯,进行适当的户外锻炼,防止便秘。便秘者可服用缓泻剂或液体石蜡等,也可选用蜂蜜、番泻叶等泡茶饮用,以润滑、松软大便利于排便。

3.局部坐浴

术后每次排便或换药前均用1：5 000高锰酸钾溶液或痔疾洗液熏洗坐浴,控制温度在43～46 ℃,每天2次,每次20～30分钟,坐浴后用凡士林油纱覆盖,再用纱垫盖好并固定。

4.术后常见并发症的预防和护理

（1）切口出血:多发生于术后7～12天,常见原因多为术后大便干结、用力排便、换药粗暴等导致创面裂开、出血。预防措施包括:保持大便通畅,防止便秘;避免腹内压增高的因素如剧烈咳嗽、用力排便等;切忌换药动作粗暴,轻轻擦拭。密切观察创面的变化,一旦出现创面大量渗血,紧急压迫止血,并报告医师处理。

（2）肛门狭窄:大便变细或肛门狭窄者,遵医嘱可于术后10～15天行扩肛治疗。

（3）排便失禁:多由于术中不慎损伤肛门括约肌所致。询问患者排便前有无便意,每天的排便次数、量及性状。若为肛门括约肌松弛,可于术后3天开始指导患者进行提肛运动,每天2次,每次30分钟;若发现患者会阴部皮肤常有黏液及粪便污染,或无法随意控制排便时,立即报告医师,及时处理。

八、护理评价

（1）患者术后焦虑情绪得到缓解,心态平和,积极配合治疗。

（2）术后患者疼痛、便血得到缓解,自诉伤口疼痛可耐受,疼痛评分为2～3分。

（3）未发生肛门狭窄、肛门失禁等并发症,或得到及时发现和处理。

九、健康教育

（1）指导患者养成定时排便的习惯,避免排便时间延长。保持排便通畅,鼓励患者有便意时,尽量排便,纠正便秘。

（2）多饮水,多吃蔬菜、水果及富含纤维素的食物,禁止饮酒及食辛辣等刺激性食物。

（3）出现便秘时,应增加粗纤维食物,必要时口服适量蜂蜜或润肠通便药物。

（4）出院时如创面尚未完全愈合者,便后温水坐浴,保持创面清洁,促进创面早期愈合。

（5）大便变细或肛门狭窄者,遵医嘱可于术后10～15天行扩肛治疗。

（6）肛门括约肌松弛者,手术3天后做肛门收缩舒张运动,大便失禁者需二次手术。

（杨园媛）

第三节　肛　瘘

肛瘘是指肛门直肠因肛门周围间隙感染、损伤、异物等病理因素形成的与肛门周围皮肤相通,形成异常通道的一种疾病。肛瘘是常见的直肠肛管疾病之一,发病年龄以 20～40 岁青壮年为主,男性多于女性。

一、病因与发病机制

大多数肛瘘由直肠肛周脓肿发展而来。由内口、瘘管和外口三部分组成。内口即原发感染灶,外口为脓肿破溃处或手术切开引流部位,内外口之间由脓腔周围增生的纤维组织包绕的管道即瘘管,近管腔处有炎性肉芽组织。其内口多在肛窦内及其附近,外口位于肛门周围的皮肤上,内、外口既可为单个,也可以为多个。由于致病菌不断由内口进入,而瘘管迂曲,少数存在分支,常引流不畅,且外口皮肤生长速度较快,常发生假性愈合并形成脓肿。脓肿可从原外口溃破,也可从他处穿出形成新的外口,反复发作,发展为有多个瘘管和外口的复杂性肛瘘。

二、临床表现

肛门周围流脓水、潮湿、瘙痒,甚至出现湿疹。外口处有脓性、血性、黏液性分泌物流出,有时有粪便及气体排出。外口因假性愈合或暂时封闭时,脓液积存,形成脓肿,可出现肛周肿痛、发热、寒战、乏力等症状。脓肿破溃或切开引流后,脓液排出,症状缓解,上述症状反复发作是肛瘘的特点。

三、辅助检查

(一)直肠指诊
在内口处有轻压痛,瘘管位置表浅时可触及硬结内口及条索样肛瘘。

(二)探针检查
探针检查是最常用、最简便、最有效的方法。自外口处插入,沿瘘管轻轻探向肠腔,可找到内口的位置。

(三)染色检查
自外口注入 1%亚甲蓝溶液,检查确定内口位置。

(四)实验室检查
发生肛周脓肿时,血常规中可出现白细胞计数及中性粒细胞比例增高。

(五)X 线造影
碘油造影或 70%泛影葡胺造影,适用于高位复杂性肛瘘的检查。检查自外口注入造影剂,可判定瘘管的分布、多少、位置、走行和内口的位置。

(六)MRI 检查
可清晰显示瘘管位置及括约肌间的关系,明确肛瘘分型。

另外,特别注意复杂性肛瘘青年患者是否合并炎症性肠病可能,必要时行肠镜检查。

四、治疗要点

肛瘘一般不能自愈,必须手术治疗。手术成败的关键在于:①准确寻找和处理内口;②切除或清除全部瘘管和无效腔;③合理处理肛门括约肌;④创口引流通畅。

(一)堵塞法

适用于单纯性肛瘘。瘘管用1%甲硝唑、生理盐水冲洗后,自外口注入生物蛋白胶。治愈率较低。

(二)手术治疗

1.肛瘘切开术

主要应用于单纯性括约肌间型肛瘘和低位经括约肌间型肛瘘。用探针自外口进入瘘管,沿瘘管到达位于齿状线附近的内口。将探针上方的组织切开,将肉芽组织用刮匙刮除,若存在高位盲道或继发分支,则需彻底清除。

2.肛瘘切除术

在瘘管切开的基础上,将瘘管壁全部切除,直至健康组织,并使创面呈内小外大,以利引流。

3.肛瘘切开挂线术

适用于距肛缘3～5 cm,有内外口的单纯性肛瘘、高位单纯性肛瘘,或坐位复杂性肛瘘切开、切除的辅助治疗。利用橡皮筋或有腐蚀作用药线的机械性压迫作用,使结扎处组织发生血运障碍而坏死,以缓慢切开肛瘘。

4.经肛直肠黏膜瓣内口修补术

经肛直肠黏膜瓣内口修补术是治疗复杂性肛瘘的一种保护括约肌的技术,切除内口及其周围约1 cm的全厚直肠组织,然后游离其上方的直肠瓣,并下移修复内口处缺损。通过清除感染灶,游离内口上方直肠黏膜肌瓣或内口下方肛管皮瓣覆盖缝合于内口上,阻碍直肠内容物使之不能进入瘘管管道。

五、护理评估

(一)术前护理评估

1.健康史

了解有无肛管直肠周围脓肿自行溃破或切开引流的病史。

2.病情评估

(1)肛门皮肤有无红、肿。

(2)肛周外口有无反复流脓及造成皮肤瘙痒感。

(3)了解直肠指检、内镜及钡灌肠造影等检查结果。

3.心理-社会状况

对肛瘘的认知程度及心理承受能力。

4.其他

自理能力。

(二)术后护理评估

(1)肛门皮肤有无红、肿、疼痛,肛周外口有无反复流脓及造成皮肤瘙痒感。

(2)了解辅助检查结果及手术方式。

（3）患者的饮食及排便情况。

（4）评估患者对术后饮食、活动、疾病预防的认知程度。

六、护理诊断

（一）急性疼痛
与肛周炎症及手术有关。

（二）完整性受损
与肛周脓肿破溃、皮肤瘙痒、手术治疗等有关。

（三）潜在并发症
肛门狭窄、肛门松弛。

七、护理措施

（一）术前护理措施
（1）观察患者有无肛门周围皮肤红、肿、疼痛、流脓或排便困难。症状明显时，嘱其卧床休息，肛门局部给予热水坐浴，以减轻疼痛，利于大便的排出。

（2）鼓励患者进高蛋白、高热量、高维生素、易消化的少渣饮食，多食新鲜蔬菜、水果及脂肪类食物，保持大便通畅。

（3）急性炎症期，遵医嘱给予抗生素，每次排便后用清水冲洗干净，再用 1：5 000 高锰酸钾溶液温水坐浴，每次 20 分钟，3 次/天。

（4）术前一天半流质饮食，术前晚进食流质，视所采取的麻醉方式决定术前是否禁食禁饮。术前晚按医嘱给予口服泻药，但应具体应用时视患者有无长期便秘史进行调整。若排便不充分时，可考虑配合灌肠法，洗至粪便清水样，肉眼无粪渣为止。

（5）准备手术区域皮肤，保持肛门皮肤清洁，予以修剪指甲。

（二）术后护理措施
（1）腰麻、硬膜外麻醉，术后需去枕平卧 6 小时，避免脑脊液从蛛网膜下腔针眼处漏出，致脑脊液压力降低引起头痛。监测脉搏、呼吸、血压 6～8 小时，至生命体征平稳。

（2）加强伤口换药，避免假性闭合。伤口距离肛门近，有肠黏液或粪便污染时，需拆除敷料，温水冲洗、1：5 000 的高锰酸钾溶液或中药熏洗坐浴，洗净沾在伤口上的粪渣和脓血水；伤口换药要彻底、敷料填塞要达深部，保证有效引流，避免无效腔。如行挂线术的患者创面换药至挂线脱落后 1 周。

（3）做好排便管理术前给予口服泻药或清洁灌肠，术后给予轻泻软便药乳果糖或麻仁丸及纤维增加剂，使粪便松软，易于排出。排便后及时坐浴和换药，以保持伤口和肛门周围皮肤清洁。

（4）肛门括约肌松弛者，术后 3 天可指导患者进行提肛运动。

八、护理评价

（1）能配合坐浴、换药，肛周皮肤清洁，术后伤口未发生二次感染。

（2）能配合术后的饮食、活动及提肛训练技巧。

（3）掌握复诊指征。

九、健康教育

(1)饮食指导:术后1～2天少渣半流质饮食,之后正常饮食,忌辛辣刺激性食物如辣椒及烈性酒等,多食粗纤维富营养的食物,如新鲜蔬菜、水果等,切忌因惧怕疼痛而少吃饭或不吃饭。鼓励患者多饮水,防止便秘。

(2)肛门伤口的清洁:每天排便后用1:5 000高锰酸钾溶液或痔疮洗液坐浴,坐浴时应将局部创面全部浸入药液中,药液温度适中。平时排便后,可用温水清洗肛门周围,由周边向中间洗净分泌物。

(3)术后活动指导:手术创面较大,而伤口尚未完全愈合期间,应尽量少走路,避免伤口边缘因用力摩擦而形成水肿,延长创面愈合时间。创面愈合后3个月左右不要长时间骑自行车,以防愈合的创面因摩擦过多而引起出血。

(4)如发现排便困难或大便失禁,应及时就诊。

(杨园媛)

第四节　肛管直肠狭窄

肛管直肠狭窄是指由于先天缺陷或后天炎症反复刺激、肛门直肠损伤、肿瘤等因素,正常的肠道黏膜被瘢痕组织取代或者肠管被瘢痕组织包绕,直肠、肛管、肛门进而出现管径缩小变窄,患者出现排便困难或排便时间延长,常伴有便时肛门疼痛、便形细窄等症状。

一、病因与发病机制

(一)直肠肛门损伤
直肠肛门在受到外伤、烧伤、烫伤、药物腐蚀、分娩时会阴的裂伤、直肠及肛门部手术后出现瘢痕生长,形成的直肠与肛门狭窄。

(二)慢性炎症或溃疡粘连
如克罗恩病,结肠与肛门瘢痕会形成挛缩,进而造成结肠、肛门狭窄。

(三)直肠肛门肿瘤等因素
因直肠恶性肿瘤、肛门部肿瘤、性病、淋巴肉芽肿、平滑肌瘤、畸胎瘤等,也可引起肛门和肛管狭窄。

二、临床表现

(一)排便困难或排便时间延长
排便困难是肛门狭窄最常见的临床表现之一。肛门直肠腔瘢痕导致肛门直肠腔径变小,瘢痕缺乏弹性使较硬或较粗的粪便较难通过,排便的时间延长。

(二)粪便形状改变
由于肛门狭窄、排便困难,服用泻药后,粪便可成扁形或细条状,且自觉排便不净。即使排便次数增加,也多为少量稀便排出。

(三)疼痛

由于粪便通过困难,排粪便时经常导致肛管裂伤,造成持续性钝痛。也可在排粪便后出现持续性剧痛,甚至长达数小时。

(四)出血

肛门弹性差,粪便通过肛门时,使肛管皮肤破裂而导致出血。

(五)肛门瘙痒

肛门狭窄常合并肛门炎症,肛门狭窄也会导致直肠肛管黏膜或肛门皮肤的裂伤,使分泌物明显增加,导致肛门瘙痒和皮炎。

(六)肛门失禁

括约肌损伤导致的纤维化瘢痕形成会使肛门失去良好弹性,一方面表现为肛门狭窄,另一方面表现为肛门收缩功能差,出现肛门失禁,难于控制气体、液体甚至固体的排出。

(七)全身表现

肛门狭窄,会造成不同程度的肠道机械性梗阻,故部分患者出现腹痛、腹胀的症状;而且部分患者由于出现肛门狭窄、排便困难、排便疼痛等问题,会伴有不同程度的精神症状,如焦虑、紧张。

三、辅助检查

(一)直肠指检

可判断肛门狭窄及较低位的直肠狭窄或肛管直肠狭窄。狭窄处不能通过指尖,并可扪及程度不同的坚硬瘢痕组织。

(二)气钡双重造影和排粪造影

可明确狭窄位置及诊断直肠狭窄。

四、治疗要点

(一)非手术治疗

通过高纤维膳食、灌肠等疗法缓解患者的排便困难及便时疼痛的症状;渐进式扩肛法,如手指扩张法或扩张器扩张法,使狭窄处扩张来缓解症状;内镜下置入球囊扩张器的方法进行扩肛,可获得较好的疗效。

(二)直肠狭窄治疗

对于较低位的直肠狭窄,可应用超声刀、激光、尿道切开器在狭窄环后方切开狭窄,完成纵切横缝的手术;或者经肛门直肠狭窄环切除术也可达到比较好的疗效。

(三)肛门狭窄的手术治疗

瘢痕松解同时行内括约肌切开手术。中至重度的肛门狭窄,可考虑应用皮瓣转移的肛门成形术。

五、护理评估

(1)既往是否有肠道炎症、结直肠肛门部手术、痔注射治疗及臀部外伤或使用腐蚀性药物史。

(2)排便困难的严重程度,是否可以通过高纤维膳食、灌肠等疗法缓解患者的排便困难及便时疼痛的情况。

(3)了解辅助检查结果及主要治疗方式。

(4)心理状态和认知程度,是否存在紧张、焦虑的心理状态,对术后的扩肛是否配合,对术后的康复是否有信心,对出院后的继续扩肛是否清楚。

六、护理诊断

(一)急性疼痛

与肛门狭窄、排便困难有关。

(二)完整性受损

与肛周炎症、皮肤瘙痒等有关。

(三)潜在并发症

与出血、肛门狭窄有关。

(四)焦虑

与担心治疗效果有关。

七、护理措施

(一)术前护理措施

(1)观察患者排便情况,有无腹胀、腹痛、排便出血。

(2)有无肛门周围皮肤红、肿、疼痛、流脓、瘙痒,症状明显时,嘱其卧床休息,肛门局部给予热水坐浴,以减轻疼痛。

(3)鼓励患者进食高纤维的蔬菜、水果,如番薯叶、芹菜、韭菜、竹笋、茼蒿及苹果、香蕉,主食以燕麦、麦皮、番薯等为主,以软化大便,缓解患者的排便困难。

(4)术前一天半流质饮食,术前晚进食流质,配合灌肠,以减少术后早期粪便排出。术前视手术和麻醉方式给予禁食禁饮。

(5)准备手术区域皮肤,保持肛门皮肤清洁。

(二)术后护理措施

(1)腰麻、硬膜外麻醉,术后需去枕平卧6小时,避免脑脊液从蛛网膜下腔针眼处漏出,致脑脊液压力降低引起头痛。监测脉搏、呼吸、血压持续6～8小时,至生命体征平稳。

(2)做好排便管理。术后给予轻泻软便药乳果糖或麻仁丸及纤维增加剂,使粪便松软,易于排出。排便后及时坐浴和换药,以保持肛门周围皮肤清洁。

(3)术后7～10天,指导患者扩肛。术后扩肛治疗必须长期坚持,半年以上的扩肛会减少肛门部手术再次导致肛门狭窄的可能性,可以巩固手术的治疗效果。

八、护理评价

(1)能配合术前的饮食,灌肠,保证粪便的排出。

(2)能配合坐浴、换药,肛周皮肤清洁。

(3)能配合术后的饮食、活动及扩肛训练技巧。

(4)掌握复诊指征。

九、健康教育

(1)饮食指导:术后1～2天少渣半流质饮食,之后正常饮食,忌辛辣刺激性食物如辣椒及烈性酒等,进食高纤维的蔬菜、水果,如番薯叶、芹菜、韭菜、竹笋、茼蒿及苹果、香蕉,主食以燕麦、麦皮、番薯等,以软化大便,利于粪便排出。

（2）肛门伤口的清洁:每天排便后用1∶5 000高锰酸钾溶液或温水坐浴,坐浴时应将局部创面全部浸入药液中,药液温度适中。

（3）术后扩肛指导:渐进式扩肛法,用手指扩张或扩张器扩张,通过逐步增加手指数目或扩张器的大小使狭窄处扩张以达到缓解症状的目的。

（4）如发现排便困难或大便变细、变硬,应及时就诊。

（杨园媛）

第五节　肛　门　失　禁

肛门失禁又称大便失禁,指因各种原因引起的肛门自制功能紊乱,以致不能随意控制排气和排便,不能辨认直肠内容物的物理性质,不能保持排便能力。它是多种复杂因素参与而引起的一种临床症状。据过外文献报道,大便失禁在老年人中的发生率高达1.5％,女性多于男性。

一、病因及发病机制

（一）先天异常
肛门闭锁、直肠发育不全、脊椎裂、脊髓膜突出等先天性疾病均可造成肛门失禁。

（二）解剖异常
医源性损伤、产科损伤（阴道分娩）、直肠肛管手术、骨盆骨折、肠道切除手术后、肛门撕裂、直肠脱垂、内痔脱出等。

（三）神经源性
各种精神及中枢、外周神经病变和直肠感觉功能改变如痴呆、脑动脉硬化、运动性共济失调、脑萎缩、精神发育迟缓;中风、脑肿瘤、脊柱损伤、多发性硬化、脊髓瘤;马尾损伤,多发性神经炎,肛门、直肠、盆腔及会阴部神经损伤、"延迟感知"综合征等疾病均能导致肛门失禁。

（四）平滑肌功能异常
放射性肠炎、炎症性肠病、直肠缺血、粪便嵌顿、糖尿病、儿童肛门失禁。

（五）骨骼肌疾病
重症肌无力、肌营养不良、硬皮病、多发性硬化等。

（六）其他
精神疾病、全身营养不良、躯体残疾、肠套叠、肠易激综合征、特发性甲状腺功能减退等。

二、临床表现

（一）症状特点
患者不能随意控制排便和排气。完全失禁时,粪便自然流出,污染内裤,睡眠时粪便排出污染被褥;肛门、会阴部经常潮湿,粪性皮炎、疼痛瘙痒、湿疹样改变。不完全失禁时,粪便干时无失禁,粪便稀时和腹泻时则不能控制。

（二）专科体征

1.视诊

（1）完全性失禁：视诊常见肛门张开呈圆形，或有畸形、缺损、瘢痕、肛门部排出粪便、肠液，肛门部皮肤可有湿疹样改变或粪性皮炎的发生。

（2）不完全失禁：肛门闭合不紧，腹泻时可在肛门部有粪便污染。

2.直肠指诊

肛门松弛，收缩肛管时括约肌及肛管直肠环收缩不明显和完全消失，如损伤引起，则肛门部可扪及瘢痕组织，不完全失禁时指诊可扪及括约肌收缩力减弱。

3.肛门镜检查

可观察肛管部有无畸形，肛管皮肤黏膜状态，肛门闭合情况。

三、辅助检查

（一）肛管直肠测压

可测定内、外括约肌及耻骨直肠肌有无异常。肛门直肠抑制反射，了解其他基础压、收缩压和直肠膨胀耐受容量。失禁患者肛管基础、收缩压降低，内括约肌反射松弛消失，直肠感觉膨胀耐受容量减少。

（二）肌电图测定

可测定括约肌功能范围，确定随意肌、不随意肌及其神经损伤恢复程度。

（三）肛管超声检查

应用肛管超声检查，能清晰显示出肛管直肠黏膜下层、内外括约肌及其周围组织结构，可协助诊断肛门失禁，观察有无括约肌受损。

四、治疗要点

（一）非手术治疗

1.提肛训练

通过提肛训练以改进外括约肌、耻骨直肠肌、肛提肌随意收缩能力，从而锻炼盆底功能。

2.电刺激治疗

常用于神经性肛门失禁。将刺激电极置于内、外括约肌和盆底肌，使之有规律收缩和感觉反馈，提高患者对大便的感受，增加直肠顺应性，调节局部反射，均可改善肛门功能。

3.生物反馈治疗

生物反馈治疗是一种有效的治疗肛门失禁的方法。生物反馈仪监测到肛周肌肉群的生物信号，并将信号以声音传递给患者，患者通过声音和图片高低形式显示进行模拟排便的动作，达到锻炼盆底肌功能的作用。生物反馈的优点是安全无痛，但需要医患双方的耐心和恒心。

（二）手术治疗

由于手术损伤或产后、外力暴力损伤括约肌致局部缺陷。先天性疾病、直肠癌术后肛管括约肌切除等则需要进行手术治疗，手术方式较多，根据情况选用。包括：肛管括约肌修补术、括约肌折叠术、肛管成形术等。

五、护理评估

(一)焦虑
与大便不受控制影响生活质量有关。

(二)自我形象紊乱
与大便失禁污染有关。

(三)粪性皮炎
与大便腐蚀肛周皮肤有关。

(四)睡眠形态紊乱
与大便失禁影响睡眠质量有关。

(五)疼痛
与术后伤口有关。

(六)潜在并发症
尿潴留、出血、伤口感染。

六、护理措施

(一)焦虑护理
(1)术前患者心理护理:与患者及家属进行沟通,向患者及家属讲解所患疾病发生的原因、治疗方法、护理要点、影响手术效果的因素、可能出现的并发症和不适,使其对肛门失禁有正确的认识,积极配合手术治疗,对术后出现的并发症有心理准备。

(2)术后做好家属宣教使其亲人陪护在身边,使患者有安全感。向患者讲解手术的过程顺利使其放心,护士在护理过程中以耐心、细心的优质服务理念贯穿整个护理工作中让患者感到安心。

(二)自我形象紊乱的护理
护士做好患者基础护理,保持肛周及会阴清洁。及时协助患者更换衣裤及病床。护理操作过程中注意保护患者隐私。

(三)粪性皮炎护理
(1)一旦患者发生粪性皮炎护士应指导患者正确清洗肛周的方法。

(2)及时更换被粪便污染的衣裤。

(3)保持肛周、会阴局部清洁干燥。需要在护理粪性皮炎时同压疮做好鉴别。

(四)睡眠形态紊乱护理
病房保持安静,定时通风,鼓励患者养成良好的睡眠习惯。向患者及家属做好沟通,使其放松心情,评估影响患者睡眠的因素,帮助其排除,并讲解良好的睡眠质量对术后恢复的重要性。

(五)疼痛护理
术后建立疼痛评分表,根据评分值采取相应的护理措施,必要时常规使用镇痛泵。给予患者心理疗法,让其分散注意力,以缓解疼痛。

(六)并发症的护理
1.尿潴留
嘱患者小便时可听流水声、热敷小腹诱导排便。

2.出血

严密观察患者伤口敷料是否有渗血渗液;严密观察患者的生命体征、脉搏、心率、呼吸、神志、体温;观察患者排便时有无带血,嘱患者勿用力排便,以免引起伤口出血。如患者伤口敷料有鲜红色血液渗出,应立即通知医师并协助医师进行止血甚至抢救处理。

3.伤口感染

每天给予伤口换药,严密观察患伤口愈合情况及有无发热等症状。

七、护理评价

患者围术期细致的护理不仅是提高患者满意度,也是提高手术成功的重要保障,通过相应的护理措施可促进患者早日康复,在治疗护理过程中,心理护理尤为重要,可帮助患者及家属减轻心理负担,减少和消除患者术后不必要的并发症,提高患者的生活质量,使患者早日回归社会。

八、健康教育

(1)嘱患者清淡饮食,避免刺激辛辣性食物。

(2)指导患者正确的提肛运动。

(3)向患者讲解扩肛的目的、方法、注意事项。

(4)以多种形式的健康教育指导患者包括口头讲解、书面法、操作示范等,使患者充分掌握自我观察和自我调护的方法。

(5)对出院患者进行出院指导,并讲解随访时间,定期随访。

(6)告知患者适当活动,不可进行剧烈运动,保持肛周局部清洁干燥。

（杨园媛）

第六节　肛门周围化脓性汗腺炎

肛门周围化脓性汗腺炎是由于各种因素导致的肛周大汗腺开口发生角化性阻塞而继发的慢性复发性感染,是一种慢性蜂窝织炎样皮肤病。特点为肛周、会阴、臀部或骶尾反复出现疖肿,自行溃破或切开后形成窦道和瘘管,反复发作,病程较长,发病缓慢,常影响患者生活质量,若疏于治疗有恶变倾向。

一、病因与发病机制

人体大汗腺有较复杂的腺管,一般位于真皮深度,分布在腋下、腹股沟、阴囊、颈后、会阴部和肛门周围。分布在肛门周围的大汗腺约占11%,这种大汗腺由毛囊发育而来。当全身或局部的汗腺分泌功能障碍,或腺管阻塞、水肿感染,即可引起化脓性汗腺炎。若多数腺体均有严重的感染,即可发生脓肿。由于肛门周围的皮下毛囊与汗腺之间有导管相通,并和淋巴管相连,炎症可沿淋巴管或导管向会阴、臀部蔓延,形成广泛性脓肿和蜂窝织炎。反复感染即造成慢性化脓性汗腺炎,在皮下形成复杂性窦道和瘘管,甚至相互连通而形成"桥形瘢痕"。致病菌主要为金黄色葡萄球菌、链球菌。本病以20～40岁青壮年男性为多,尤其是有吸烟习惯、糖尿病、痤疮和肥胖者易患此病,可能与雄性激素分泌异常相关,由于本病有家族高发倾向,因此可能存在遗传易感性。

二、临床表现

(一)症状和体征

1.症状

初起肛门周围皮肤表面出现单发或多发的皮下或皮内、大小不等、与汗腺毛囊位置一致的小硬结,色红肿胀时有脓液,形如疖肿,触痛明显。脓肿自溃或切开后排出黏稠糊状有臭味的脓性分泌物,反复发作,愈合与复发交替出现,逐渐形成广泛皮下窦道和瘘口融合成片,瘘口可达数个至数十个。一般全身症状较轻,若继发感染,向深部蔓延,则有发热、头痛、全身不适、白细胞升高、淋巴结疼痛肿大等症。病程较长的可表现为慢性病容,贫血、消瘦、低蛋白血症等。

2.体征

病变部位色素沉着,皮肤呈褐色;皮肤萎缩、变硬、肥厚,形成片状瘢痕;窦道、瘘管和小脓肿融合成片,相互连通,炎症可广泛蔓延至会阴、臀部等处。病变一般相对浅表,仅位于皮下,但极少情况下也可侵犯深部组织;一般不深入内括约肌。若伴有腋窝、乳腺等大汗腺分布处相同的感染,则更易确诊。

(二)分类

赫尔利(Herley)分期:Ⅰ期,单发或多发的孤立性脓肿形成,不伴窦道和瘢痕。Ⅱ期,1个以上复发性脓肿,伴有窦道形成和瘢痕。Ⅲ期,多个窦道相互联通和广泛脓肿形成。

三、辅助检查

彩超检查可见瘘管表浅,位于皮下组织,未深及肌肉筋膜。

四、治疗要点

肛周化脓性汗腺炎的治疗,初期以抗感染治疗为主,可以局部或系统使用抗生素治疗;成脓、形成窦道或反复感染者,以手术彻底切除炎症累及的大汗腺组织为主。

(一)非手术治疗

1.抗生素的使用

抗生素可根据培养加药敏决定,针对软组织感染推荐的抗生素有头孢菌素类、克林霉素、青霉素、米诺环素、环丙沙星等,虽然抗生素不能治愈,但能有效缓解疼痛和减少排脓,可以对赫尔利Ⅰ期的患者起到控制感染的作用,宜早期介入。由于本病病变部位长期慢性炎症刺激,局部病灶纤维化明显,药物浸润困难,所以药敏试验不一定与临床效果一致。

2.抗雄性激素治疗

没有足够的证据支持化脓性汗腺炎患者使用抗雄激素治疗。对于疾病分期为轻、中度(赫尔利Ⅰ、Ⅱ期),抗感染治疗无效的女性患者或激素水平异常的女性患者可考虑抗雄激素治疗。

3.激素治疗

早期皮损局部使用激素软膏可以迅速缓解局部症状。大剂量抗生素控制不佳的患者可全身性使用激素,阻止硬结形成脓肿。激素治疗需要尽快减量并撤药。

4.急性炎症期

可局部应用温高渗性盐水冲洗。

(二)手术治疗

反复发作形成皮内窦道、瘘管及瘢痕时,应选择手术治疗。

1.术前准备

完善术前辅助检查:血、尿常规,凝血机制,生化等实验室检查,腹部彩色多普勒超声等影像学检查。清洁灌肠1~2次。根据病情选择腰部麻醉、硬膜外麻醉或全身麻醉,需术前禁食禁水。一般取侧卧位或折刀位。

2.手术方法

(1)急性期:可简单切开引流术。

(2)缓解期:根据病变情况,手术可一期或分期进行。

初期阶段,各病变部位范围局限且独立未融合,可将各病灶分别切开,并充分敞开引流。

病灶广泛,有感染,深达正常筋膜者可行扩创术,充分切开潜在皮下瘘管,术中将病变区瘘管全部切开,彻底搔刮管壁,术中用过氧化氢溶液冲洗。手术时充分暴露化脓性汗腺炎瘘管的基底,修剪时必须在正常组织的边缘,目的是去除可能因炎症的纤维化反应而使汗腺管道堵塞,防止病变复发。要细心检查残留的瘘管基底。任何微小的残留肉芽都应用细探针详细探查,以发现极微细的瘘管,广泛切除感染灶,开放引流,用填塞法或袋形缝合术创口Ⅱ期愈合或植皮。切除时,既要范围广泛,使窦道彻底开放,又要尽量保留皮岛或真皮小岛,以利于伤口愈合。

病灶特大者,可行广泛切除加转流性结肠造口术。造口是为了避免创口污染,并非常规,一般不轻易采用。

3.术后处理

由于本病的手术主要是扩创,故术后换药至关重要,密切观察创面,直到整个创面完全被皮肤覆盖。可选用甲硝唑、碘伏等局部换药,紫草膏等促进愈合。

4.注意事项

(1)汗腺炎的治疗必须个体化,并且涉及多学科。对于皮肤缺损大的患者可采用皮瓣移植的方法,本病对患者的心理影响也不能被医师忽视。

(2)易复发是本病的特点,尽管有多种治疗方式,复发仍然很常见。

(3)皮肤或皮下有较多窦道,故应注意探查切除,以免遗漏。切除时,既要范围广泛,切开全部瘘管,使窦道彻底开放,又要尽量保留皮岛或真皮小岛,以利于伤口的愈合。

五、护理评估

(一)健康史

了解患者年龄、性别、身高、体重、既往史(肛周有反复发作的化脓性感染、破溃或切开引流史,病程持续3个月以上)、家族史、职业、生活及饮食习惯等,找出诱发疾病发生发展的因素。本病以20~40岁青壮年男性为多,尤其是有吸烟习惯、糖尿病、痤疮和肥胖者易患此病,由于本病有家族高发倾向,因此可能存在遗传易感性。

(二)身体情况

典型的症状:肛门周围可见数个甚至数十个瘘口,瘘口周围增厚、变硬,色素沉着,呈暗紫色,瘘口处瘢痕多,融合成片,以致病变区凹凸不平。

(三)心理-社会状况

由于本病发病年龄较年轻,多有痤疮和肥胖,病程较长,发病缓慢,又容易反复发作,易形成瘢痕,常影响患者生活质量,若疏于治疗有恶变倾向。给患者生活和工作带来痛苦和不适,而产生焦虑、恐惧或自卑心理。

(四)辅助检查
彩色多普勒超声检查可见瘘管表浅,位于皮下组织,未深及肌肉筋膜。

六、护理诊断

(一)疼痛
与肛周疾病或手术创伤有关。

(二)便秘
与饮水或纤维素摄入量不足、惧怕排便时疼痛有关。

(三)潜在并发症
切口出血、感染等。

(四)尿潴留
与麻醉后抑制排尿反射、切口疼痛等有关。

(五)焦虑
与病情反复、病程长、易形成瘢痕等因素有关。

(六)知识缺乏
缺少有关疾病的治疗和术后康复知识有关。

七、护理措施

(一)非手术治疗护理
1.饮食护理

高脂食物会使皮脂腺分泌过量皮脂。含糖高的食品如摄入过量,大量的糖可以转化为脂类,可加重痤疮生长。因而嘱家属为患者提供低脂、低糖、高维生素、高蛋白质的食物,并鼓励患者多饮水,多进食新鲜蔬菜、水果,避免辛辣刺激性食物。

2.养成良好排便习惯

习惯性便秘者,轻症可每天服用适量蜂蜜,重症可用缓泻药。粪便过于干结有排便困难者,可考虑灌肠通便。

3.肛周中药熏洗

可以清洁肛门,改善局部血液循环、促进炎症吸收、缓解括约肌痉挛、减轻疼痛。

4.缓解疼痛

对有剧烈疼痛的患者,可肛周使用消炎镇痛的药膏。

5.保持肛周清洁

每天便后或睡前清洗肛周。

(二)手术治疗护理
1.术前护理

(1)饮食:术前1天禁食辛辣、刺激、肥腻的食物。术前晚6点遵医嘱服用清肠药。术前禁食10小时,禁水4小时。

(2)肠道准备:术日晨给予清洁灌肠,以确保肠道清洁。

2.术后护理

(1)饮食:手术当天宜进食少渣的半流质食物,如稀饭、米粥、面条等。不宜过早饮用豆浆、牛奶,以免肠胀气不适;术后第 1 天可进普食,适当摄入肉、蛋等营养食物;术后第 2 天可进食含纤维素的蔬菜、水果。禁烟酒、辛辣刺激、肥甘食品,同时应多饮水以软化大便。

(2)保持大便通畅:48 小时后鼓励患者排便,并要养成每天定时排便的习惯,保持大便通畅。便秘时,用手绕脐周顺时针按摩腹部,每天 3 次,每次 20～30 圈。有一部分患者因为害怕排便引起伤口疼痛,故通过严格控制饮食来控制排便,常常因此导致营养不良使伤口愈合延迟,作为护理人员应及时发现此类患者并加以劝导,告之为控制饮食而控制排便会人为导致排便困难的后果,应顺其自然形成规律饮食、规律排便的良性循环。

(3)疼痛护理:由于肛周部血管、神经丰富,神经末梢对炎症、水肿、压力等刺激非常敏感,也和患者对疼痛的耐受性有关。要多与患者交谈,分散其注意力,如疼痛较重不能耐受者,中医疗法可给予中药熏洗、耳穴压豆、穴位按摩、理疗、中药湿敷等,必要时遵医嘱给予止痛药物。

(4)病情观察:密切观察术后情况,及时测量血压、脉搏、呼吸及面色变化,注意创面有无渗血,敷料是否染血等。观察有无切口感染等其他并发症。如发现异常,应及时报告医师,做到及时处理。

(5)尿潴留处理:术后患者出现排尿障碍是因为麻醉、精神紧张、切口疼痛等所致,要做到心平气和,不要急躁,正常饮水。可听流水声,热敷小腹部,一般都能自行排出,如上述措施无效,可遵医嘱给予耳穴压豆。若患者腹部难忍、有急迫排尿感、膀胱充盈,小便仍未自行解出,则考虑为尿潴留,遵医嘱可导尿。

(6)换药与肛周中药熏洗:术后应保持伤口清洁,要每天换药。伤口在排便后中药熏洗,并更换敷料。护理程序为:先排便-再清洗-再熏洗-后换药。

3.心理护理

在护理本病患者时,护理人员首要问题是鼓励患者主动宣泄疾病带来的各种身心压抑,用心倾听患者,主动调动患者积极性,对患者表示理解与同情。耐心向患者讲解肛门周围化脓性汗腺炎的病情及相关知识,消除或减轻患者的焦虑、恐惧、自卑心理。

八、护理评价

(1)患者疼痛是否减轻或消失。

(2)患者的排便是否正常。

(3)患者有无并发症发生或并发症得以及时发现或处理。

(4)患者的排尿是否正常。

(5)患者是否发生过焦虑或焦虑减轻。

(6)患者是否了解肛门周围化脓性汗腺炎治疗和术后康复知识的方法。

九、健康教育

(1)患者应多进食新鲜蔬果,发病时禁饮酒或食辛辣刺激食物,少食厚味食物。

(2)加强局部卫生护理,保持皮肤功能的完整性及肛周干燥,对于皮肤病,尤其是瘙痒性皮肤病,应及时进行合理治疗,防治皮肤损伤,避免搔抓及皮肤摩擦等刺激。嘱患者注意个人卫生,既要保持皮肤、头发清洁,又要避免过度清洗。清洁皮肤时应以温水为宜,如需选择洗涤剂,则应选择中性、柔和的洗涤剂,不能选择碱性或刺激性强的洗涤剂。穿着以宽松、柔软的棉质衣服为宜,尤其是贴身衣服,宜勤换并用开水烫洗或阳光曝晒消毒。嘱患者不与他人混用梳子,宜选用稀齿梳,尖端不可过锐,用力不能过猛,以免损伤头皮,用后定时清洁消毒。

(3)养成良好的生活习惯,勤剪指甲,勿搔抓、搓擦皮肤,严禁挤压痤疮脓点,尤其面部三角区部位的脓点,防止继发颅内感染。

(4)本病易发生于肥胖人群,故控制吸烟、减轻体重、多运动,有利于改善患者内环境的代谢紊乱。

(5)给予患者适当的心理疏导,帮助患者建立正确的疾病观,益于治疗。

(杨园媛)

第七节　肛隐窝炎与肛乳头炎

肛隐窝炎与肛乳头炎均为常见病,只是由于其症状较轻而易被忽视。临床上这两种疾病多为伴发而可视为一种疾病。

肛隐窝炎(又称肛窦炎)是指肛隐窝、肛门瓣的急、慢性炎症性疾病。由于炎症的慢性刺激,常可并发肛乳头炎、肛乳头肥大。其临床症状是肛门部不适、潮湿、瘙痒,甚至有分泌物、疼痛等。通常由于症状较轻,又在肛门内部,易被忽视。有研究表明肛隐窝炎是引起肛肠感染性疾病的主要原因。据统计约有85%的肛门周围脓肿、肛瘘、肛乳头肥大等是由肛窦感染所引起。因此,对本病的早期诊断和治疗,对预防严重的肛管直肠部位感染性疾病有积极的意义。

肛乳头炎是由于排便时创伤或齿状线附近炎症引起的疾病。常与肛窦炎并发,是肛裂、肛瘘等疾病的常见并发症。

一、病因与发病机制

(一)解剖因素

肛隐窝炎的发生与肛门部位的解剖特点有着密切的关联。肛隐窝的结构呈杯状,底在下部,开口朝上,不仅引流差,还使积存的粪渣或误入的外物通过肛管时,引发感染和损伤。

(二)机械因素

干硬粪便通过肛管时,超过了肛管能伸张的限度,造成肛窦及肛门瓣的损伤。

(三)细菌侵入

肛窦中存在大量细菌,当排便时肛窦加深呈漏斗状,造成粪渣积存,肛腺分泌受阻,细菌易繁殖,病原菌从其底部侵入肛腺,引起肛隐窝炎,继而向周围扩散引发其他肛肠疾病。

(四)病理改变

局部水肿、充血、组织增生。

二、临床表现

轻度的肛隐窝炎和肛乳头炎常无明显的症状,病变程度较重时可出现以下表现。

(一)肛隐窝炎临床表现

1.肛门不适

往往会有排便不尽、肛门坠胀及异物感。

2.疼痛

疼痛为常见症状,一般为灼痛或撕裂样痛。撕裂样痛多为肛门瓣损伤或肛管表层下炎症扩散所致,排便时加重。若肛门括约肌受炎性刺激,可引起括约肌轻度或中度痉挛性收缩使疼痛加剧,常有短时间阵发性钝痛,或疼痛持续数小时,严重者疼痛可通过阴部内神经、骶神经、会阴神经出现放射性疼痛。

3.肛门潮湿、瘙痒、分泌物

由于肛隐窝炎和肛门瓣的炎症致使分泌物增加。肛门周围组织炎性水肿可引起肛门闭锁不全性渗出,出现肛门潮湿、瘙痒。

(二)肛乳头炎临床表现

发生急性炎症时,而引起肛内不适感或隐痛。长时期炎症刺激可引起肛乳头肥大,并随多次排便动作使肥大的乳头逐渐伸长而成为带蒂的白色小肿物,质地较硬,不出血。该肿物起源齿状线,在排便时脱出肛门外,同时加重肛门潮湿和瘙痒症状。

三、辅助检查

直肠指诊和肛门镜是主要的检查手段。明确诊断可以通过上述的临床表现,再结合直肠指诊和肛门镜即可。

(一)直肠指诊

检查时常会感到肛门括约肌较紧张,转动手指时在齿线附近可扪及明显隆起或凹陷,并伴有明显触痛,多在肛管后方中线处。

(二)肛门镜检查

检查时可看见肛窦和肛门瓣充血、水肿,轻压肛窦会有分泌物溢出,肛乳头炎也肿大、充血。

四、治疗要点

(一)肛隐窝炎

1.非手术治疗

包括中药灌肠,每天2次;栓剂有止痛栓、消炎栓。方法:大便后清洗肛门,坐浴后将栓剂轻轻塞入肛门内,每天2次,每次1~2粒;化腐生肌膏外敷,同时配合坐浴等治疗。

2.手术治疗

对于药物治疗无效者,可行肛窦切开术等。肛窦切开术方法:先用钩形探针钩探加深的肛隐窝,然后沿探针切开肛隐窝到内括约肌,切断部分内括约肌,切除病窦及结节,做梭形切口至皮肤,创面修整,使引流通畅。可在切口上方黏膜缝合1针以止血。注意切除不可过深以防术后出血,本术式可根治肛窦炎。

(二)肛乳头炎

1.非手术治疗

适用于急性肛乳头炎,方法同肛隐窝炎的非手术治疗处理。

2.手术治疗

可行肛乳头切除术。方法:患者侧卧位,在骶麻下用止血钳将肛乳头基底部钳夹,用丝线结扎,然后切除。对术后患者,应每天中药熏洗坐浴,口服润肠通便的药物,防止大便干燥,影响伤口愈合。同时,在3～5天后以手指扩张肛管,以免伤口粘连。

五、护理评估

(一)术前评估

1.健康史

(1)一般情况:包括性别、年龄、婚姻状况。

(2)家族史:了解患者家庭中有无肿瘤等病史。

(3)既往史:了解患者有无习惯性便秘、肠炎等病史。

2.身体情况

(1)主要症状与体征:评估患者大便性质、次数,大便后有无疼痛、坠胀,肛门有无肿物脱出,有无分泌物从肛门流出,肛周皮肤有无瘙痒等情况。

(2)辅助检查:直肠指诊、肛门镜等检查结果异常。

(3)心理-社会状况:了解患者对本病及手术的认知情况、心理承受能力,家庭对患者支持度,患者承担手术的经济能力等。

(二)术后评估

1.手术情况

了解术后手术、麻醉方式及术中情况。

2.康复情况

了解术后生命体征是否平稳,伤口出血和愈合情况,有无感染并发症发生,肛门功能恢复情况。

3.心理-社会状况

了解患者情绪变化,对术后护理相关知识的知晓及配合程度。

六、护理诊断

(一)疼痛

与排便时肛管扩张,刺激肛管引起括约肌痉挛有关。

(二)便秘

与不良饮食或不良的排便习惯或患者恐惧排便疼痛等因素有关。

(三)潜在并发症

感染,与直肠肛管脓肿、肛门周围脓肿与积存粪渣,细菌繁殖引起局部感染,并向周围组织扩张有关。

七、护理措施

(一)非手术治疗护理

1.缓解疼痛

(1)坐浴:便后用中药熏洗坐浴或温水坐浴,可松弛肛门括约肌,改善局部血液循环,缓解肛门疼痛。坐浴过程中注意观察患者意识、神志、面色等防止虚脱;严格控制水温防止烫伤。

（2）药物:疼痛明显者,可遵医嘱口服止痛药或肛门内塞入止痛或消炎栓,注意观察用药后的反应。

2.肛门护理

每次大便后及时清洗肛门,定期更换内裤,保持局部清洁干燥。肛门局部瘙痒时,勿用手抓挠,以免损伤皮肤。

3.保持大便通畅

（1）要多饮水,多食含粗纤维多的蔬菜、水果(如笋类,纤维素含量达到30%～40%)。此外,还有蕨菜、菜花、菠菜、南瓜、白菜、油菜菌类等;水果有其红果干、桑葚干、樱桃、酸枣、黑枣、大枣、小枣、石榴、苹果、鸭梨等,其中含量最多的是红果干,纤维素含量接近50%。少食辛辣刺激的食物,防止大便干燥,引起便秘。

（2）养成良好的排便习惯。每天定时排便,适当增加机体活动量,促进肠蠕动,利于排便。

（3）对于排便困难者,必要时服用缓泻剂或灌肠,以润肠松软大便,促进大便的排出。

（二）手术治疗护理

1.术前护理

（1）心理护理:多与患者沟通,讲解疾病的相关知识及术前术后注意事项等,消除患者紧张的心理,积极配合治疗,使其以良好的心态迎接手术。

（2）肠道准备:术前1天晚上7点开始口服润肠药如聚乙二醇电解质散,排便数次。晚10点起禁食、水。术日晨首先给肥皂水500 mL灌肠,排一次便后,再给予甘油灌肠剂110 mL肛注。

2.术后护理

（1）病情观察:观察患者神志、生命体征是否平稳、有无肛门坠胀疼痛、伤口敷料有无渗血等,发现异常,及时报告医师,给予相应处理。

（2）饮食与活动:手术当天给予清淡的半流食,术后第一天开始进普食。可选择高蛋白、高热量、高维生素的食物。手术当天卧床休息,术后第一天开始下地活动,以后逐渐增加活动量。目的是防止由于过早排便造成伤口出血或感染。

（3）伤口换药:每天伤口换药1～2次,换药时评估伤口创面肉芽生长情况。换药时注意消毒要彻底,动作要轻柔,以免增加患者痛苦。

（4）排便的护理:术后控制大便2天,术后第一天晚上口服润肠药如聚乙二醇电解质散,术后第二天早晨开始排便,以后保持每天排成形软便一次。便后首先用温水冲洗伤口,再用中药熏洗坐浴10分钟。目的是清洁伤口、减轻疼痛,促进创面愈合、预防感染的发生。熏洗坐浴过程中要防止患者虚脱、烫伤等意外发生。

八、护理评价

（1）患者疼痛缓解或消失。

（2）患者排便正常。

（3）并发症能够被有效预防或及时发现并得到相应治疗。

九、健康教育

(1)加强饮食调节,防止大便干燥。多食新鲜的水果和蔬菜,多饮水,禁食辣椒等刺激性食物。

(2)积极锻炼身体,增强体质,增进血液循环,加强局部的抗病能力。

(3)保持肛门清洁,勤换内裤,坚持每天便后清洗肛门,防止感染。

(4)积极防治便秘及腹泻,对预防肛隐窝炎和肛乳头炎的形成有重要意义。

(5)一旦发生肛隐窝炎或肛乳头炎,应早期医治,以防止并发症的发生。

(杨园媛)

第十章　泌尿外科护理

第一节　肾　结　石

肾结石也称尿路结石,结石病是现代社会最常见的疾病之一,并在古代已有所描述。肾结石男性发病率是女性的 3 倍。肾结石发病高峰年龄为 20～30 岁,手术虽可以去除结石,但结石形成的趋势往往是终生的。

一、病因

肾结石形成原因非常复杂,人们对尿石症发病机制的认识仍未完全明了,可能包括的危险因素有外界环境、职业因素和泌尿系统因素等。

(一)外界环境

外界环境包括自然环境和社会环境、气候和地理位置等,而社会环境包括社会经济水平和饮食文化等。相关研究表明结石病的季节性变化很可能与温度有关,通过出汗导致体液丧失,进而促进结石形成。

(二)个体因素

种族遗传因素、饮食习惯、职业因素、代谢性疾病等。其中职业环境中暴露于热源和脱水同样是结石病的危险因素。水分摄入不足可导致尿液浓缩,结石形成的概率增加。大量饮水导致尿量增多,可显著降低易患结石患者的结石发病率。

(三)泌尿系统因素

因素包括肾损伤、感染、泌尿系统梗阻、异物等。梗阻可以导致感染和结石形成,而结石本身也是尿中异物,会加重梗阻与感染程度,所以两者会相互促进疾病发展程度。

上述因素最终都导致人类尿液中各种成分过饱和、滞留因素和促进因素的增加等机制,进而导致肾结石形成。

二、分类

泌尿系统结石最常见的成分是钙,以草酸钙为主,多在肾脏和膀胱处形成。肾结石按照结石晶体的成分,主要分为 4 类,即钙结石、感染性结石、尿酸结石和胱氨酸结石。

三、临床表现

（一）症状

1.疼痛

肾结石最常见的症状是肾绞痛，经常突然起病，这通常是结石阻塞输尿管引起的。最常见的是从腰部开始，可辐射到腹股沟。肾盂内大结石和肾盏结石可无明显临床症状，患者活动后会出现上腹或腰部钝痛。40%～50%的肾结石患者有腰痛的症状，发生的原因是结石造成肾盂梗阻。通常可表现为腰部酸胀、钝痛。

2.血尿

绝大多数尿路结石患者存在血尿，通常为镜下血尿，少数也可见肉眼血尿。常常在腰痛后发生。有时患者活动后出现镜下血尿是上尿路结石的唯一临床表现，但当结石完全阻塞尿路时也可以没有血尿。血尿产生的原因是结石移动或结石对集合系统的损伤。血尿的多少取决于结石对尿路黏膜损伤程度大小。

3.发热

由于结石、梗阻和感染可互相促进，所以肾结石造成梗阻可继发或加重感染，出现腰痛伴高热、寒战。出现脓尿的患者很少见，若出现需要行尿培养，检测是否存在尿路感染。结石继发急性肾盂肾炎或肾积脓时可有畏寒、发热、寒战等全身症状出现。

4.无尿和急性肾功能不全

双侧肾结石、功能性或解剖孤立肾结石阻塞导致尿路急性梗阻，可以出现无尿和急性肾后性肾功能不全的症状。

（二）体征

肾结石典型体征是患侧肾区叩击痛。患者脊肋角和腹部压痛也可不明显，一般不伴有腹部肌紧张。肾结石慢性梗阻时引起巨大肾积水，这时可出现腹部包块。

四、辅助检查

（一）实验室检查

1.血常规检查

肾绞痛时可伴血 WBC 短时轻度增高。结石合并感染或发热时，血中 WBC 可明显增高。结石导致肾功能不全时，可有贫血表现。

2.尿液检查

常能见到肉眼或镜下血尿；脓尿很少见，伴感染时有脓尿、感染性尿路结石患者应行尿液细菌培养；尿液分析也可测定尿液 pH、钙、磷、尿酸、草酸等。

（二）影像学检查

1.超声检查

肾钙化和尿路结石都可通过超声诊断，可显示结石梗阻引起的肾积水及肾实质萎缩等。可发现泌尿系统 X 线平片不能显示的小结石和 X 线透光结石，当肾脏显示良好时，超声还可检测到 5 mm 的小结石。超声作为无创检查应作为首选影像学检查，适合于所有患者包括肾功能不全患者、孕妇、儿童，以及对造影剂过敏者。

2.X 线检查

由于大约 90％的尿路结石不透 X 线,腹部 X 线片对于怀疑尿路结石的患者,是一种非常有用的检查。

3.尿路系统 X 线平片(KUB)

KUB 是《CUA 尿路结石诊疗指南》推荐的常规检查方法,KUB 上结合可显示出致密影。KUB 可初步判断肾结石是否存在,以及肾结石的位置、数目、形态和大小,并且可以初步地提示结石的化学性质。

4.CT 检查

螺旋 CT 平扫对肾结石的诊断准确、迅速。有助于鉴别不透光的结石、肿瘤、凝血块等,以及了解有无肾畸形。

5.内镜检查

内镜检查包括经皮肾镜、软镜、输尿管和膀胱镜检查。通常在泌尿系统 X 线平片未显示结石时,静脉尿路造影有充盈缺损不能确诊时,借助于内镜可以明确诊断和进行治疗。

6.肾盂造影像

可以确定透 X 线结石的存在,可以确诊引起患者形成结石的解剖部位。

五、诊断要点

任何评估之前都应先明确是否有与结石复发有关的代谢性疾病。至少应进行筛选性评估,包括远端肾小管性酸中毒、原发性甲状旁腺功能亢进症、痛风体质等疾病。只有明确了相关疾病才可以从根本上纠正治疗。

尿路结石与腹膜后和腹腔内病理状态引起的症状相似,所以应与急腹症进行全面的鉴别诊断,其中包括急性阑尾炎异位或未被认识的妊娠、卵巢囊肿蒂扭转等,体检时应注意检查有无腹膜刺激征。

六、治疗原则

肾结石治疗的总体原则是:解除疼痛和梗阻、保护肾功能、有效祛石、治疗病因、预防复发。由于约 80％的尿路结石可自发排出,因此可能没必要进行干预,有时多饮水就能自行排出结石。其他结石的性质、形态、大小部位不同,患者个体差异等因素,治疗方法的选择和疗效也大不相同。因此,对尿石症的治疗应该实施患者个体化治疗,通常需要各种方法综合治疗,来保证治疗效果。

(一)病因治疗

少数患者能找到结石成因如甲状腺旁腺功能亢进(主要是甲状旁腺瘤),只有积极治疗原发病防止尿路结石复发;尿路梗阻的患者,需要解除梗阻,这样可以避免结石复发,因此此类患者积极治疗病因即可。

(二)非手术治疗

1.药物治疗

结石小于 0.6 cm 且表面光滑、结石以下尿路无梗阻时可采用药物排石治疗。多选择口服 α 受体拮抗剂(如坦索罗辛)或钙通道阻滞剂。尿酸结石选用枸橼酸氢钾钠,碳酸氢钠碱化尿液。口服别嘌醇及饮食调节等方法治疗也可取得良好的效果。

2.增加液体摄入量

机械性多尿可以预防有症状结石的形成和滞留,每天饮水 2 000～3 000 mL,尽量保持昼夜均匀。限制蛋白、钠摄入,避免草酸饮食摄入和控制肥胖都可防止结石的发病概率。

(三)微创碎石

1.体外冲击波碎石

体外冲击波碎石(extracorporeal shock wave lithotripsy,ESWL)通过 X 线或超声对结石进行定位,利用高能冲击波聚焦后作用于结石,将结石粉碎成细沙,然后通过尿液排出体外。实践证明它是一种创伤小、并发症少、安全有效的非侵入性治疗,大多数上尿路结石可采用此方法治疗。ESWL 碎石术后可能形成"石街"。引起患者的腰痛不适,也可能合并继发感染,患者病程也将相应延长。

2.经皮肾镜碎石取石术

经皮肾镜碎石取石术(percutaneous nephrolithotomy,PCNL)是通过建立经皮肾操作通道,击碎结石并同时通过工作通道冲出结石及取出肾结石。本手术通常在超声或 X 线定位下操作,在肾镜下取石或碎石。较小的结石通过肾镜用抓石钳取出,较大的结石将结石粉碎后用水冲出。

3.输尿管肾镜取石术

输尿管肾镜取石术(ureteroscope lithotripsy,URL)适用于中、下段输尿管结石,泌尿系统平片不显影结石,因结石硬、停留时间长、患者自身因素(肥胖)而使用 ESWL 困难者,也可用于 ESWL 治疗所致的"石街"。下尿路梗阻、输尿管狭窄或严重扭曲等不宜采用此法。

(四)开放手术

由于 ESWL 及内镜技术的普遍开展,现在上尿路结石大多数已不再开放手术。

七、临床护理

(一)评估要点

1.术前评估

(1)健康史:了解患者基本情况,包括年龄、职业、生活环境、饮食与饮水习惯等。

(2)相关因素:了解患者的既往史和家族史;有无可能引起结石的相关疾病,如泌尿系统梗阻、感染和异物史,有无甲状旁腺功能亢进、肾小管酸中毒等。了解用药史,如止痛药物、钙通道阻滞剂等药物的应用情况。

(3)心理和社会支持状况:结石复发率较高,患者可能产生焦躁心理,故应了解患者及家属对相关知识的掌握程度和多治疗的期望,及时了解患者及家属心理状况。

2.术后评估

(1)术后恢复:结石排出、尿液引流和切口愈合情况,有无尿路感染。

(2)肾功能状态:梗阻解除程度,肾功能恢复情况,残余结石对泌尿系统功能的影响。

(二)护理诊断/问题

1.疼痛

与疾病、排石过程、损伤及平滑肌痉挛有关。

2.尿形态异常

与结石或血块引起梗阻及术后留置尿管有关。

3.潜在并发症

血尿、感染、结石导致阻塞、肾积水。

4.部分生活自理缺陷

与疾病及术后管道限制有关。

5.焦虑

与患者担心疾病预后有关。

6.知识缺乏

缺乏疾病预防及治疗相关知识。

(三)护理目标

(1)患者自述疼痛减轻,舒适感增强。

(2)患者恢复正常的排尿功能。

(3)患者无相关并发症发生,若发生能够得到及时发现和处理。

(4)患者了解相关疾病知识及预防知识。

(5)患者能满足相关活动需求。

(四)护理措施

1.缓解疼痛

(1)观察:密切观察患者疼痛的部位及相关生命体征变化。

(2)休息:发作期患者应卧床休息。

(3)镇痛:指导患者采用分散注意力、安排适当卧位、深呼吸、肌肉放松等非药物性方法缓解疼痛,不能缓解时,舒缓疼痛。

2.促进排石

鼓励非手术治疗的患者大量饮水,每天保持饮水量在 2 000 mL 以上,在病情允许的情况下,下床运动,适当做些跳跃、改变体位的活动以促进结石排出。手术治疗后患者均可出现血尿,嘱患者多饮水,以免出现血块进而堵塞尿路。

3.管道护理

(1)若患者有肾造瘘管,遵医嘱夹闭数小时开放,应保持通畅并妥善固定,密切观察引流性质及量。

(2)留置尿管应保持管路通畅,观察排石情况。

(3)留置针妥善固定,保持补液的顺利进行。

4.体外冲击波碎石的护理

采用体外冲击波碎石(ESWL)的患者,在碎石准备前告知接受治疗前三天忌食产气性食物,治疗前一天服用缓泻剂,手术当日早晨禁饮食。碎石后应注意观察结石排出效果,协助患者采取相应体位(一般采取侧卧位,肾下盏取头低位),饮水量在 3 000 mL 以上,适当活动促进结石排出。

5.并发症观察、预防和护理

(1)血尿:观察血尿变化情况。遵医嘱应用止血药物。肾实质切开者,应绝对卧床 2 周,减少出血机会。

(2)感染:①加强护理观察。监测患者生命体征,注意观察尿液颜色和性状。②鼓励患者多饮水,也有利于感染的控制。③做好创腔引流管护理。患者留置肾盂造瘘管时应注意观察记录并妥善固定,保持通畅。开放性手术术后除注意相应管路护理外还应注意伤口护理,避免感染。④有感染者,遵医嘱应用抗菌药控制感染。

(五)健康教育

根据结石成分、代谢状态及流行病学因素,坚持长期预防,对减少或延迟结石复发十分重要。

1.饮食

大量饮水以增加尿量,稀释尿液,减少晶体沉积。成人保持每天尿量在 2 000 mL 以上,尤其是睡前及半夜饮水,效果更好。饮食以清淡、易消化为主,可根据结石成分调整饮食种类,如含钙结石者宜食用含纤维丰富的食物;含草酸量高,避免大量摄入动物蛋白、精制糖和动物脂肪等;尿酸结石者不宜食用动物内脏、豆制品等。

2.活动与休息

病情允许的情况下适当活动,注意劳逸结合。

3.解除局部因素

尽早解除尿路梗阻、感染、异物等因素,可从根本上避免结石形成。

4.药物成分

根据结石成分,应用药物降低有害成分、碱化或酸化尿液,预防结石复发。鼓励长期卧床者适当进行功能锻炼,防止骨脱钙,减少尿钙含量。

5.定期复查

术后 1 个月门诊随访。以后 3 个月至半年复查排泄性尿路造影。

(戎小燕)

第二节　输尿管结石

输尿管结石是泌尿系统结石中的常见疾病,发病年龄多为 20～40 岁,男性略高于女性。其发病率高,约占上尿路结石的 65%。其中 90% 以上为继发性结石,即结石在肾内形成后降入输尿管。原发于输尿管的结石较少见。通常会合并输尿管梗阻、憩室等其他病变。所以输尿管结石的病因与肾结石基本相同。从形态上看,由于输尿管的塑形作用,结石进入输尿管后常形成圆柱形或枣核形,亦可由于较多结石排入,形成结石串俗称"石街"。

一、解剖

输尿管位于腹膜后间隙,上接肾脏下连膀胱,是一根细长的管道结构。输尿管全长在男性为 27～30 cm,女性为 25～28 cm。解剖学上输尿管的三个狭窄部将其分为上、中、下三段:①肾盂输尿管连接部;②输尿管与髂血管交叉处;③输尿管的膀胱壁内段,此三处狭窄部常为结石停留的部位。除此之外,输尿管与男性输精或女性子宫阔韧带底部交叉处以及输尿管与膀胱外侧缘交界处管径较狭窄,也容易造成结石停留或嵌顿。结石最易停留或嵌顿的部位是输尿管的上段,约占全部输尿管结石的 58%,其中又以第 3 腰椎水平最多见;而下段输尿管结石仅占 33%。在结石下端无梗阻的情况下,直径≤0.4 cm 的结石约有 90% 可自行降至膀胱随尿流排出,其他情况则多需要进行医疗干预。

二、临床表现

（一）症状

1.疼痛

上中段结石引起的输尿管疼痛为一侧腰痛,疼痛性质为绞痛,输尿管结石可引起肾绞痛或输尿管绞痛,典型表现为阵发性腰部疼痛并向下腹部睾丸或阴唇部放射。

2.血尿

90%的患者可出现镜下血尿也可有肉眼血尿,前者多见。血尿多发生在疼痛之后,有时是唯一的临床表现。输尿管结石急性绞痛发作时,可出现肉眼血尿。血尿的多少与结石对尿路黏膜的损伤程度有关。输尿管完全梗阻时也可无血尿。

3.恶心、呕吐

输尿管结石引起尿路梗阻时,使输尿管管腔内压力增高管壁局部扩张痉挛或缺血,由于输尿管与肠有共同的神经支配而导致恶心呕吐常等胃肠道症状。

（二）体征

结石可表现为肾区和胁腹部压痛和叩击痛,输尿管走行区可有深压痛;若伴有尿外渗时,可有腹膜刺激征。输管结石梗阻引起不同程度的肾积水,可触到腹部包块。

三、辅助检查

（一）实验室检查

1.尿液检查

尿常规检查可见尿中红细胞,伴感染时有脓细胞。感染性尿路结石患者应行尿液细菌培养。肾绞痛有时可发现晶体尿,通过观察结晶的形态可以推测结石成分。

2.血液检查

当输尿管绞痛可导致交感神经高度兴奋,机体出现血白细胞升高;当其升到 $13 \times 10^9/L$ 以上则提示存在尿路感染。血电解质、尿素和肌酐水平是评价总肾功能的重要指标。

3.24 小时尿分析

主要用于评估结石复发危险性较高的患者,是目前常用的一种代谢评估技术。

4.结石分析

结石成分分析可以确定结石的性质,是诊断结石病的核心技术,也是选择溶石和预防疗法的重要依据。

（二）影像学检查

1.超声检查

超声是一种简便无创的检查方法,是目前最常用的输尿管结石的筛查手段。能同时观察膀胱和前列腺,寻找结石形成诱因及并发症。

2.螺旋 CT 检查

螺旋 CT 对结石的诊断能力最高,能分辨出 0.5 mm 以上任何成分的结石,准确测定结石大小。

3.泌尿系统 X 线平片检查

泌尿系统 X 线平片检查(KUB)可以发现 90%非 X 线透光结石,能够大致地确定结石的位置、形态、大小和数目,并且通过结石影的明暗初步提示结石的化学性质。因此作为结石检查的常规方法。

4.静脉尿路造影检查

静脉尿路造影(intravenous urography,IVU)应该在泌尿系统 X 线平片的基础上进行,有助于确认结石在尿路上的位置、了解尿路解剖、发现有无尿路异常等。可以显示平片上不能显示的 X 线阴性结石,同时可以显示尿路的解剖结构,对发现尿路异常有重要作用。

5.逆行尿路造影检查

逆行尿路造影很少用于上尿路结石的初始诊断,属于有创性的检查方法,不作为常规检查手段。

6.放射性核素肾显像检查

放射性核素检查不能直接显示泌尿系统结石,主要用于确定分侧肾功能。提供肾血流灌注、肾功能及尿路梗阻情况等,因此对手术方案的选择及手术疗效的评价具有一定价值。

四、诊断要点

尿路结石应该与急腹症进行全面鉴别诊断。输尿管结石的诊断应包括:①结石部位数目、大小、形态、成分等;②并发症的诊断;③病因学的评估。通过对病史症状的和体检后发现,具有泌尿系统结石或排石病史,出现右眼或镜下血尿或运动后输尿管绞痛的患者应进一步检查确诊。

五、治疗原则

目前治疗输尿管结石的主要方法有保守治疗(药物治疗和溶石治疗)、体外冲击波碎石(ESWL)、输尿管镜(URSL)、经皮肾镜碎石术(PCNL)开放及腔镜手术。

(一)保守治疗

1.药物治疗

临床上多数尿路结石需要通过微创的治疗方法将结石粉碎并排出体外,少数比较小的尿路结石,可以选择药物排石。使用的排石药物为 α_1 受体拮抗剂如坦索罗辛等,排石治疗期间应保证有足够的尿量,每天需饮水 2 000～3 000 mL。双氯芬酸钠可以缓解症状并减轻输尿管水肿,有利于排石治疗。钙通道阻滞剂及一些中医中药对排石也有一定的效果。

2.溶石治疗

我国在溶石治疗方面处于领先地位。如胱氨酸结石:口服枸橼酸氢钾钠或碳酸氢钠片,以碱化尿液,维持尿液 pH 在 7.0 以上,帮助结石治疗。

3.微创手术

主要有体外冲击波碎石、经皮肾镜碎石取石术、输尿管肾镜取石术等。

(1)体外冲击波碎石:详见本章肾结石内容。

(2)经皮肾镜碎石取石术:详见本章肾结石内容。

(3)输尿管肾镜取石术(ureteroscope lithotripsy,URL):和肾结石基本相同但在治疗输尿管上段结石的过程中发现,碎石后石块容易回流至肾盂,导致术后需要再行经皮取石术,所以现在临床通常会采取输尿管镜拦截网固定下采用钬激光碎石技术治疗输尿管上段结石。

(二)开放手术治疗

随着 ESWL 及腔内治疗技术的发展,目前上尿路结石行开放手术治疗的比例已显著减少,逐渐被腹腔镜手术取代。

六、临床护理

详见本章肾结石的临床护理内容。

（戎小燕）

第三节　膀　胱　结　石

膀胱结石是较常见的泌尿系统结石,好发于男性,男女比例约为 10：1,膀胱结石的发病率有明显的地区和年龄差异。总的来说,在经济不发达地区,膀胱结石以婴幼儿为常见,主要由营养不良所致。

一、病因

膀胱结石分为原发性和继发性两种。原发性膀胱结石多发于男性,与营养不良有关。继发性膀胱结石主要继发于下尿路梗阻、膀胱异物等。

（一）营养不良

婴幼儿原发性膀胱结石主要发生于贫困饥荒年代,营养缺乏,尤其是动物蛋白摄入不足是其主要原因。

（二）下尿路梗阻

下尿路梗阻时,如良性前列腺增生、膀胱颈部梗阻、尿道狭窄、先天畸形、膀胱膨出、憩室、肿瘤等,均可使小结石和尿盐结晶沉积于膀胱而形成结石。

（三）膀胱异物

医源性的膀胱异物主要有长期留置的导尿管、被遗忘取出的输尿管支架管、不被机体吸收的残留缝线、膀胱悬吊物等,非医源性异物如子弹头、发卡、电线、圆珠笔芯等。均可作为结石的核心而使尿盐晶体物质沉积于其周围而形成结石。

（四）尿路感染

继发于尿液潴留及膀胱异物的感染,尤其是分泌尿素酶的细菌感染,由于能分解尿素产生氨,使尿 pH 升高,使尿磷酸钙、铵和镁盐的沉淀而形成膀胱结石。

（五）其他

临床手术后也可能导致膀胱结石发生如肠道膀胱扩大术、膀胱外翻-尿道上裂等。

二、病理生理

膀胱结石的继发性病理改变主要表现为局部损害、梗阻和感染。膀胱结石如表面光滑且无感染者,在膀胱内存在相当长时间,也不至造成膀胱壁明显的病理改变。由于结石的机械性刺激,膀胱黏膜往往呈慢性炎症改变。光滑且无感染者,继发感染时,可出现滤泡样炎性病变、出血和溃疡,膀胱底部和结石表面均可见脓苔。晚期可发生膀胱周围炎,使膀胱和周围组织粘连,甚至发生穿孔。膀胱结石易堵塞于膀胱出口、膀胱颈及后尿道,导致排尿困难。

三、临床表现

（一）症状

1.疼痛

疼痛可为下腹部和会阴部钝痛，亦可为明显或剧烈疼痛，常因活动和剧烈运动而诱发或加剧。膀胱结石的典型症状为排尿突然中断，疼痛放射至远端尿道及阴茎头部，伴排尿困难和膀胱刺激症状。由结石刺激膀胱底部黏膜而引起，常伴有尿频和尿急，排尿终末时疼痛加剧。

2.血尿

膀胱壁由于结石的机械性刺激，可出现血尿，并往往表现为终末血尿。尿流中断后再继续排尿亦常伴血尿。

3.其他

因排尿费劲，腹压增加，可并发脱肛。若结石位于膀胱憩室内，可仅有尿路感染的表现。少数患者，重时发生急性尿潴留。

（二）体征

体检时下腹部有压痛。结石较大和腹壁较薄弱时，在膀胱区可触及结石。较大结石也可经直肠腹壁双合诊被触及。

四、辅助检查

（一）实验室检查

实验室检查可发现尿中有红细胞或脓细胞，伴有肾功能损害时可见血肌酐、尿素氮升高。如并发感染可见白细胞，尿培养可有细菌生长。

（二）影像学检查

1.超声检查

检查能发现膀胱及后尿道，强光团及声影，还可同时发现膀胱憩室良性前列腺增生等。

2.X 线检查

X 线平片亦是诊断膀胱结石的重要手段，结合 B 超检查可了解结石大小、位置、形态和数目，怀疑有尿路结石可能还需做泌尿系统平片及排泄性尿路系平片及排泄性尿路造影。

3.CT 检查

所有膀胱中结石在 CT 中都为高密度，且 CT 可明确鉴别肿瘤钙化和结石。

4.膀胱镜检查

膀胱镜检查是最确切的诊断方法，可直接观察膀胱结石的大小、数目和形状，同时还可了解有无前列腺增生、膀胱颈纤维化、尿道狭窄等病变。但膀胱镜检查属于有创操作，一般不作为常规使用。

五、诊断原则

膀胱结石的诊断，主要是根据病史、体检、B 超、X 线检查，必要时做膀胱镜检查。但需要注意引起结石的病因如良性前列腺增生、尿道狭窄等前尿道结石可沿尿道扪及，后尿道结石经直肠指检可触及，较大的膀胱结石可经直肠-腹壁双合诊被扪及。虽然不少病例可根据典型症状，如疼痛的特征，排尿时突然尿流中断和终末血尿，做出初步诊断。但这些症状绝非膀胱结石所独有。

六、治疗

治疗应根据结石体积大小选择合适的治疗方法。膀胱结石的治疗应遵循两个原则:一是取出结石,二是去除结石形成的病因。一般来说,直径<0.6 cm,表面光滑的膀胱结石可自行排出体外。绝大多数膀胱结石均需行外科治疗,方法包括体外冲击波碎石术、内腔镜手术和开放性手术。

(一)体外冲击波碎石术

小儿膀胱结石多为原发性结石,可首选体外冲击波碎石术;成人原发性膀胱结石≤3 cm 者亦可以采用体外冲击波碎石术。

(二)内腔镜手术

几乎所有类型的膀胱结石都可以采用经尿道手术治疗。在内镜直视下经尿道碎石是目前治疗膀胱结石的主要方法,可以同时处理下尿路梗阻病变。目前常用的经尿道碎石方式包括机械碎石、液电碎石、气压弹道碎石、超声碎石、激光碎石等。

(三)开放性手术

随着腔内技术的发展,目前采用开放手术取石已逐渐减少,开放手术取石不应作为膀胱结石的常规治疗方法,仅适用于需要同时处理膀胱内其他病变或结石体积>4 cm 时使用。膀胱结石采用手术治疗,并应同时治疗病因。膀胱感染严重时,应用抗生素治疗;若有排尿,则应先留置导尿,以利于引流尿液及控制感染。

七、临床护理

详见本章肾结石的临床护理内容。

(戎小燕)

第四节 肾 损 伤

肾脏是实质性器官,左右各一,形似蚕豆。肾脏表面光滑,活体时呈红褐色。肾脏为腹膜后器官,解剖位置隐蔽,其前后内外均有良好的保护,不易受到损伤。但由于肾实质脆弱、包膜薄,对来自腰部、背部、下胸或上腹部受到的暴力打击也会引起损伤。肾损伤常是严重多发性损伤的一部分。肾损伤占腹部损伤的 8%～10%,占全部损伤的 1%～5%。根据美国报道的数据,全球每年肾损伤发生数量大约为 20 万例。肾损伤多见于 20～40 岁男性,男女比例约为 3∶1。儿童肾脏相对成人大且位置低,肾周围的保护作用较弱,肾创伤的发生率较高。

一、病因

按损伤病因的不同,可分为开放性损伤、闭合性损伤、医源性损伤和自发性肾破裂。

(一)开放性损伤

因刀刃、弹片、枪弹等锐器致伤,损伤复杂而严重,常伴有胸、腹部等其他组织器官损伤。

（二）闭合性损伤

因直接暴力或间接暴力所致。直接暴力引起的闭合性损伤往往是钝性外力直接撞击腹部、腰部或背部造成的肾实质损伤，如撞击、跌打、挤压、肋骨骨折或横突骨折等。

（三）医源性损伤

医源性损伤是指在疾病诊断或治疗过程中发生的肾损伤，如经皮肾穿穿刺活检、肾造瘘、经皮肾镜碎石术、体外冲击波碎石等医疗操作有可能造成不同程度的肾损伤。

（四）自发性肾破裂

无明显外伤情况下突然发生的肾损伤，如巨大肾积水、肾肿瘤、肾结核或肾囊性疾病等，有时肾区受到轻微的创伤，即可造成严重的"自发性"肾破裂。

二、分型

按肾损伤所致的病理改变，肾损伤分为轻度肾损伤和重度肾损伤。目前国内外都普遍采用美国创伤外科协会（AAST）的创伤分级系统，能够对肾损伤进行精确分度（表 10-1）。

表 10-1　美国创伤外科协会肾损伤分级

分级	类型	表现
Ⅰ	挫伤	镜下或肉眼血尿，泌尿系统检查正常
	血肿	包膜下血肿，无实质损伤
Ⅱ	挫伤	肾实质裂伤深度不超过 1.0 cm，无尿外渗
	血肿	局限于腹膜后肾区的肾周血肿
Ⅲ	裂伤	肾实质裂伤深度超过 1.0 cm，无集合系统破裂或尿外渗
Ⅳ	裂伤	肾损伤贯穿肾皮质、髓质和集合系统
	血管损伤	肾动脉、静脉主要分支损伤伴出血
Ⅴ	裂伤	肾脏碎裂，肾盂输尿管连接部损伤
	血管损伤	肾门血管撕裂、离断伴肾脏无供血

注：对于Ⅲ级损伤，如双侧肾损伤，应评级为Ⅳ级

（一）轻度肾损伤

Ⅰ～Ⅱ级为轻度肾损伤，包括：①包膜下血肿；②浅表肾脏裂伤；③肾挫伤。轻度肾损伤一般不产生肾脏以外的血肿，无尿外渗。大多数患者属此类损伤，一般不需手术治疗。

（二）重度肾损伤

Ⅲ～Ⅴ级为重度肾损伤，包括：①肾实质损伤；②肾血管损伤。

三、临床表现

肾损伤的临床表现与损伤类型和程度有关，有时同一肾脏可同时存在多种病理分型损伤。在合并其他器官损伤时，轻度肾损伤的症状有时不易被察觉。

（一）症状

1.休克

由于创伤和失血引起，多发生于重度肾损伤。尤其合并其他脏器损伤时，因创伤和出血常发

生休克,可危及生命。

2.血尿

血尿是提示泌尿系统损伤最重要的指标。肾损伤80%以上的患者出现血尿。肾挫伤时血尿轻微,重度肾实质损伤更容易出现肉眼血尿。血尿的严重程度与肾损伤程度并不一致。如肾盂输尿管连接部的破坏、肾蒂血管断裂、肾动脉血栓形成、肾盂破裂、输尿管断裂、血凝块阻塞输尿管时,血尿轻微不明显,甚至无血尿。血尿和休克同时存在往往提示肾损伤。

3.疼痛

往往是受到外伤后的第一症状,一般情况下疼痛部位和程度与受伤部位和程度是一致的。因肾包膜张力增高、肾周围软组织损伤可表现为患侧肾区或腰腹部疼痛,可出现钝痛。血块通过输尿管时,可出现肾绞痛。尿液、血液渗入腹腔或合并腹部脏器损伤时,可出现全腹痛和腹膜刺激症状。

4.发热

肾损伤所致血肿、尿外渗易继发感染,造成肾周脓肿或化脓性腹膜炎,引起发热等伴全身中毒症状。

(二)体征

肾周围尿外渗及血肿可使局部肿胀,可形成腰腹部肿块,有明显触痛和肌肉强直,随着病情的进展,肿块有逐渐增大的趋势。

四、辅助检查

(一)实验室检查

1.血液检查

血常规检查时发现血红蛋白和血细胞比容持续降低提示有活动性出血。若血中白细胞增多则提示有感染。

2.尿液检查

尿常规检查时可见大量红细胞。血尿为诊断肾损伤的重要依据,伤后的几次排尿由于输尿管血块堵塞可出现暂时性血尿消失的现象,因此应注意收集伤后第一次排尿进行检测。若肾组织损伤时可释放大量乳酸脱氢酶,尿中含量可增高。

(二)影像学检查

1.X线平片

严重的肾脏裂伤、肾脏粉碎性裂伤或肾盂破裂时,可见肾影像模糊不清、腰大肌影像不清晰等,还可发现脊柱、肋骨骨折等现象。

2.B超检查

能提示肾损伤的部位,有无肾内、包膜下和肾周血肿、尿外渗,其他器官损伤及对侧肾等情况。B超是常用的筛选和评价肾损伤的便捷检查,可用于对造影过敏者和不能接受X线检查的患者,其应用广泛。

3.CT检查

对肾周血肿及尿外渗范围的判断能力均优于静脉尿路造影,可作为肾损伤的首选检查。CT为重度肾损伤患者是否能采用非手术治疗提供更多信息,避免过多的开放手术导致肾切除的风险。

4.MRI检查

MRI诊断肾损伤的作用与CT类似,但可以提供肾脏解剖精细细节,对血肿的显示比CT更具特征性,只有在造影剂过敏情况下才考虑使用 MRI。

5.其他检查

静脉尿路造影(IVU)可以显示肾脏实质的外形,更为重要的是可以显示肾脏的缺失情况以及分肾功能。肾动脉造影是作为一种辅助的影像学方法。逆行肾盂造影用于 CT 不能排除肾脏集合系统损伤、肾盂输尿管交接部撕裂的患者。这些检查在临床上一般不作为首选。

五、诊断要点

通过 CT、B 超、MRI 等检查指标可以确诊肾损伤的部位、程度、有无尿外渗,以及对侧肾的情况。

六、治疗原则

肾损伤的治疗与损伤程度直接相关。轻微肾挫伤时一般症状较轻微,经短期休息可以自行康复,大多数患者属此类损伤。大多数肾部分裂伤可行非手术治疗,仅有少数需手术治疗。

(一)保守治疗

单纯性或轻度肾损伤,如无严重的出血或休克,一般采用保守治疗。

(1)绝对卧床休息 2～4 周,待病情稳定、尿常规正常后才能允许患者离床活动。一般损伤后4～6 周肾部分裂伤才逐渐愈合,过早过多离床活动,可能导致再度出血。保守治疗恢复后在 2～3 个月内不宜参加体力劳动或竞技运动。

(2)定时观察生命体征的变化,注意腰、腹部肿块范围有无增大和血尿进展情况,观察每次排出的尿液颜色深浅的变化。必要时进行影像学检查或复查,对肾损伤是否出现进展或并发症进行临床判断和救治。

(3)及时补充血容量和热量,维持水、电解质平衡,保持足够尿量,必要时输血。

(4)应用镇静、止痛、止血和解痉剂。

(5)因伤后组织脆弱或局部血肿,尿外渗易发生感染,因此应适量应用抗生素预防和抗感染。

(二)手术治疗

1.开放性肾损伤

几乎所有开放性肾损伤的患者都要施行手术探查,特别是枪伤或从前面进入的锐器伤,需经腹部切口进行手术包括清创、缝合及引流,并探查腹部脏器有无损伤。

2.闭合性肾损伤

一旦确定为严重肾部分裂伤、肾破裂及肾蒂血管损伤需尽早经腹进行手术。若损伤患者在保守治疗期间发生:①经抗休克治疗后,生命体征仍未改善,提示有内出血;②血尿逐渐加重,血红蛋白和血细胞比容继续降低;③腰、腹部肿块明显增大;④有腹腔脏器损伤可能。这些情况时需要及时实施手术治疗。

3.医源性肾损伤

根据损伤程度及时在原有手术基础上改变手术方式,及时进行治疗,以免延误最佳治疗时机。

七、临床护理

(一)评估要点

1.术前评估

(1)健康史:了解患者的年龄、性别、职业等;了解受伤既往史,包括受伤的原因、时间、地点、部位,受伤至就诊期间的病情发生哪些变化及就诊前采取的急救措施有哪些。

（2）身体状况：局部有无腰、腹部疼痛,肿块和血尿等情况,有无腹膜炎的症状与体征；患者的生命体征、尿量及尿色的变化情况,有无休克征象；辅助检查,血、尿常规检查结果的动态情况,影像学检查有无发现异常。

（3）心理-社会状况：患者及家属对伤情的认知度、对突发事故及预后的心理承受力、对治疗费用的承受力、对疾病治疗的知晓度。

2.术后评估

伤口愈合情况,引流管是否通畅；有无出血、感染等并发症。

（二）护理诊断/问题

1.焦虑与恐惧

与外伤打击、害怕手术和患者担心疾病发展及预后不良有关。

2.舒适的改变

与疼痛、血尿、体位受限等有关。

3.有皮肤完整性受损的危险

与术后活动受限有关。

4.组织灌流量改变

与肾裂伤、肾蒂裂伤或其他脏器损伤引起的大出血有关。

5.自理能力缺陷

与疼痛、活动受限有关。

6.知识缺乏

缺乏相关的护理知识。

7.潜在并发症

缺乏肾脏损伤相关知识。感染、出血。

（三）护理目标

（1）患者恐惧与焦虑程度减轻,情绪稳定,配合治疗及护理。

（2）患者不适感减轻或消失。

（3）患者皮肤完好,无压疮发生。

（4）患者的有效循环血量得以维持。

（5）患者基本生活需要得以满足。

（6）患者及家属了解或掌握肾损伤的相关知识。

（7）术后未发生并发症,或并发症得到及时发现和处理。

（四）护理措施

1.术前护理

（1）心理护理：术前做好患者的心理护理尤为重要,主动关心、安慰患者及其家属,稳定情绪,减轻焦虑与恐惧。耐心向患者及家属讲解肾损伤的病情发展情况、主要的治疗及护理措施,鼓励患者及家属积极配合各项治疗及护理工作,尽量减轻患者及家属的心理负担。

（2）术前准备：有手术指征者,在抗休克治疗的同时,紧急做好各项术前准备。①完善相关检查：心电图、X线片、B超、CT。②完成血液及体液检查：血常规、血生化、凝血功能试验、尿常规等。③采血样、备血,做好术中用血准备。④遵医嘱带患者术中用药。⑤做好术前处置：术区备皮,术前灌肠。告知患者术前禁食禁饮6小时以上。⑥戴好腕带,遵医嘱进行术前补液。⑦与手术室人员进行患者、药物等相关信息核对后,送患者进入手术室。

2.术后护理

(1)病情观察:①了解麻醉及手术方式、切口、引流情况等,持续心电血压血氧监测、吸氧,定时记录测量的心率、血压、血氧饱和度、呼吸数值,并观察其变化。②观察各管道情况及护理保持引流管通畅、妥善固定、防止滑脱,定时挤压引流管,避免折叠、扭曲、受压而导致引流不畅。观察引流液颜色、性质和量的变化。保持尿管通畅,观察尿液的颜色、性质、量的变化,若血尿颜色逐渐加深,说明出血加重,及时通知医师。留置尿管的患者,做好尿管护理,每天至少2次会阴护理。③做好患者的基础护理,保持患者皮肤清洁、干燥,定时翻身,做好口腔护理、会阴护理、皮肤护理等工作。④动态监测血红蛋白和血细胞比容变化,以判断出血情况。⑤感染的预防及护理,保持伤口清洁、干燥,敷料渗湿后及时更换。定时观察患者的体温和血白细胞计数,判断有无继发感染。⑥维持体液平衡、保证组织有效灌流量,合理安排输液种类,以维持水、电解质及酸碱平衡。

(2)饮食护理:①术后当日,肛门排气前,患者保持禁食禁饮。②术后第一日,一般患者会出现肛门排气,患者可流质饮食,先少量饮水,若无腹胀等不适,可少量多餐,如出现腹胀等不适立即停止进食。③肛门排气后2~3天,患者可行半流质饮食逐渐过渡至普食,少量多餐,以不引起腹胀等不适为宜。注意进食营养丰富、易消化的粗纤维食物,保持大便通畅,避免便秘。

(3)体位与活动:①患者麻醉清醒前,取平卧位,头偏向一侧。②患者麻醉清醒后,一般术后6小时后可采取患侧卧位或半卧位,以便减轻腹胀,有利于伤口引流和机体恢复。③肾修复术、肾部分切除:绝对卧床休息1~2周,以平卧位为主,鼓励患者行肢体主动运动,健侧卧位与平卧位交替。术后2周后,肾修复术、肾部分切除患者,待病情稳定、血尿消失后可床旁坐或沿床沿活动,逐渐增加活动量,避免再度出血。

(4)健康宣教:①嘱患者多食高蛋白、高热量、高纤维、易消化、粗纤维的食物,多饮水、忌辛辣刺激食物,保持排便通畅。②适当活动,避免劳累。肾修复术、肾部分切除患者出院3个月内避免剧烈运动和重体力劳动。③自我监测,观察尿液颜色、性质及量,若有异常情况,需及时就诊。④行肾切除术后的患者须注意保护健肾,防止外伤,尽量不使用对肾功能有损害的药物,如氨基糖苷类抗生素等,最好在医师指导下用药。⑤定期复查肾功能、尿常规、B超等。

(五)护理评价

通过治疗与护理,患者是否存在以下情况。

(1)恐惧与焦虑程度减轻,情绪稳定,配合治疗及护理。

(2)不适感减轻或消失。

(3)皮肤完好,无压疮发生。

(4)有效循环血量得以维持。

(5)基本生活需要得以满足。

(6)了解或掌握肾损伤的相关知识。

(7)术后未发生并发症,或并发症得到及时发现和处理。

(戎小燕)

第五节 输尿管损伤

输尿管位于腹膜后间隙,其位置隐蔽,一般由外伤直接引起的损伤不常见,以医源性损伤多见,如手术损伤或器械损伤等。根据输尿管损伤的性质和类型,其临床表现不尽相同,主要为血尿、尿外渗、尿瘘、梗阻等。凡腹腔、盆腔手术后患者发生无尿、漏尿,腹腔或盆腔有刺激症状时,均有输尿管损伤的可能。对怀疑有输尿管损伤的患者,应进行全面的泌尿系统检查以尽早确诊。输尿管损伤的处理原则主要是手术治疗,包括输尿管置管术和输尿管吻合或再植术。

一、常见护理诊断/问题

(一)疼痛
与输尿管损伤或手术有关。

(二)潜在并发症
输尿管狭窄、尿瘘、感染。

(三)知识缺乏
缺乏输尿管损伤的相关知识。

二、护理措施

(一)非手术治疗的护理
1.缓解疼痛

嘱患者卧床休息,指导患者深呼吸、放松以减轻疼痛。

2.病情观察

观察并正确记录 24 小时尿量,注意有无血尿、少尿、无尿,并及时通知医师。

3.手术准备

备皮、配血,必要时做好手术的准备。

(二)手术治疗的护理
1.术前护理

(1)解释:向患者及家属解释手术治疗的方法、效果及配合要求。

(2)检查:协助做好术前常规检查。

2.术后护理

(1)病情观察:观察患者生命体征,尿量、颜色及性状。

(2)预防感染:尿道口护理每天 1~2 次,女性患者每天行会阴冲洗;遵医嘱应用抗菌药物。

(3)双"J"管的护理:输尿管手术后放置双"J"管,可起到内支撑、内引流的作用,有利于损伤的修复和狭窄的改善。

要点:①术后指导患者尽早取半卧位,多饮水、勤排尿。②鼓励患者早期下床活动,但避免活动不当(四肢同时伸展的动作)引起双"J"管滑脱或上下移位。

注意:双"J"管一般留置 1~3 个月,经复查 B 超或腹部摄片确定无结石残留后拔除。

（4）盆腔引流及留置尿管护理：妥善固定；保持引流管通畅，勿压迫、折叠管道；观察并记录引流液量、颜色及性状；预防感染。

（5）饮食护理：术后应禁食、水，观察患者肠功能恢复情况，若恢复良好，即可进食流质饮食，次日可进软食或普食，指导患者多进食新鲜蔬菜水果，以保持大便通畅。

（三）术后并发症的观察及护理

1.感染

（1）观察：术后应密切观察患者体温变化，及早发现感染性征象。

（2）护理：遵医嘱合理应用抗菌药物；嘱患者多饮水；保持各引流管通畅，做好尿道口及会阴部的清洁卫生。

2.尿瘘

（1）观察：在拔除留置尿管后，若出现尿液不受控制地随时流出，须警惕尿瘘。

（2）护理：一旦发现异常应及时告知医师，并协助医师给予相应处理。

三、健康教育

（一）输尿管狭窄的预防

告知患者双"J"管的放置对于输尿管狭窄的预防至关重要，需要定期更换直至狭窄得以改善为止。

（二）双"J"管的自我观察与护理

1.自我护理

输尿管损伤患者会带双"J"管出院，期间若出现排尿疼痛、尿频、血尿时，多为双"J"管的膀胱端刺激所致，嘱患者多饮水，减少活动及对症处理后能得以缓解。术后 4 周回院复查，遵医嘱 1～3 个月后回院拔除双"J"管。

2.自我观察

如果出现无法缓解的膀胱刺激征、尿中有血块、发热等症状，应及时就诊。

（三）饮水与活动

指导患者多饮水，增加排尿次数，切勿憋尿；不宜做剧烈运动。

（四）其他

有膀胱刺激征的患者应遵医嘱给予解痉药物治疗。

（五）注意事项

（1）双"J"管放置对预防输尿管狭窄非常重要，应告知患者双"J"管需要定期回院更换至狭窄得以改善为止。

（2）带双"J"管出院的患者需严密观察，一旦出现不适症状须及时回院检查或拔管。

（窦晓庆）

第六节　膀　胱　损　伤

膀胱损伤是指膀胱壁在受到外力的作用时发生膀胱浆膜层、肌层、黏膜层的破裂，引起膀胱腔完整性破坏、血尿外渗。膀胱损伤有开放性和闭合性两种。开放性膀胱损伤常伴有骨盆骨折，易形成腹壁尿瘘、膀胱直肠瘘或膀胱阴道瘘;闭合性膀胱损伤主要因下腹部遭撞击、挤压所致;医源性膀胱损伤常见于膀胱镜检查或治疗。膀胱损伤的临床表现主要有腹痛、血尿和排尿困难,合并其他脏器损伤或骨盆骨折出血严重者,极易发生失血性休克。导尿试验阳性提示有膀胱破裂,影像学检查有助于诊断。膀胱损伤的主要处理原则包括:紧急处理、非手术治疗、手术治疗及并发症的处理等。

一、常见护理诊断/问题

(一)组织灌流量改变

与膀胱破裂、骨盆骨折损伤血管引起出血、尿外渗有关。

(二)排尿困难

与外伤导致的膀胱损伤有关。

(三)潜在并发症

休克、感染。

二、护理措施

(一)紧急处理

(1)积极抗休克治疗,如输液、输血、镇静、止痛等。

(2)预防感染,遵医嘱尽早使用抗菌药物。

(二)非手术治疗的护理

1.缓解排尿困难

膀胱轻度损伤,如挫伤或膀胱造影仅见少量尿液外渗、症状较轻者,可从尿道插入导尿管,持续引流尿液 7～10 天。

2.预防感染

合理使用抗菌药物。

3.病情观察

(1)严密观察体温、脉搏、呼吸、血压、神志及尿量的变化,及时发现休克征象和其他脏器的合并伤。

(2)观察排尿异常情况,尿液量、颜色、性状的变化,必要时留置尿管。

(3)观察下腹部疼痛、压痛、肌紧张情况。

(三)手术治疗的护理

1.术前准备

有手术指征者,在抗休克的同时,紧急做好各项术前准备。

2.术后护理

(1)病情观察:观察患者的生命体征,尿液颜色及尿量。

(2)膀胱造瘘管护理:术后留置膀胱造瘘管,是治疗排尿困难最直接有效的手段。

要点:①妥善固定造瘘管;②定时观察,保持管道引流通畅;③观察引流液的量、颜色、性状及气味;④保持造瘘口周围皮肤清洁、干燥,定期换药,定期更换引流袋;⑤拔管:膀胱造瘘管一般于置管后 10 天左右拔除,拔管前需先夹闭此管,观察患者排尿情况良好后再拔除,拔管后造瘘口应适当填塞纱布并覆盖。

三、健康教育

(一)膀胱造瘘管的自我护理

部分患者需要带膀胱造瘘管出院,需做好患者的指导。

(1)注意保持造瘘口周围皮肤清洁、干燥,定期换药。

(2)妥善固定引流管并防止折叠或脱落。

(3)引流管和引流袋的位置切勿高于膀胱区,防止尿流逆行导致感染。

(4)观察尿液有无沉淀物,尿液颜色淡黄为正常。

(5)增加饮水量,每天饮水量 2 500～3 000 mL 以上,起到生理性冲洗膀胱的作用。

(6)间断轻柔挤压引流管以促进沉淀物的排出,发现阻塞时不要自行冲洗,随时就诊。

(7)如果出现无法缓解的膀胱刺激征、尿中有血块、发热等症状,应及时就诊。

(二)用药指导

不随意服用对肾脏有损害的药物。

(三)注意事项

(1)带膀胱造瘘管出院者,做好患者的自我管理指导是预防感染的关键。

(2)拔除膀胱造瘘管前需先夹闭,观察患者排尿情况良好后再拔除,拔管后造瘘口应适当填塞纱布并覆盖。

(窦晓庆)

第七节　尿 道 损 伤

尿道损伤是泌尿外科常见的急症,多见于男性。男性尿道以尿生殖膈为界,分为前、后两段。前尿道损伤多发生于尿道球部,常因会阴部骑跨伤所致;后尿道损伤多发生于尿道膜部,多为骨盆骨折时尿生殖膈突然移位所致。依照尿道损伤程度可分为尿道挫伤、尿道裂伤、尿道球部断裂和尿道膜部断裂等 4 种病理类型。尿道损伤的典型症状为尿道出血、排尿困难或尿潴留。尿道损伤若早期处理不及时或处理不当,极易形成尿道狭窄。尿道损伤的主要处理原则包括:紧急抗休克、解除尿潴留,尿道挫伤及轻度裂伤者不需要特殊治疗;尿道断裂者需行手术治疗,前尿道裂伤者行经会阴尿道修补或断端吻合术,后尿道损伤做耻骨上高位膀胱造瘘或尿道会师复位术。

一、常见护理诊断/问题

(一)组织灌注量改变

与创伤、骨盆骨折引起的大出血有关。

(二)排尿困难

与外伤导致的尿道损伤有关。

(三)潜在并发症

感染、出血、尿道狭窄等。

二、护理措施

(一)紧急处理

1.积极抗休克治疗

(1)快速输液、输血、镇静、止痛。

(2)如伴骨盆骨折,应及时进行骨折复位固定,减少骨折端的活动,防止血管的进一步损伤。

2.解除急性尿潴留

(1)对尿道损伤患者应先尝试导尿,以确定尿道是否连续或完整,导尿成功后至少留置尿管4周。

(2)如无法插入尿管,则应行膀胱穿刺造瘘术。

(二)非手术治疗的护理

1.密切观察病情

监测患者的神志、脉搏、呼吸、血压、体温、尿量、腹肌紧张度、腹痛、腹胀等的变化,并详细记录。

2.感染的预防与护理

(1)嘱患者勿用力排尿,因可引起尿外渗而导致周围组织的继发感染。

(2)保持伤口的清洁、干燥,敷料渗湿时应及时更换。

(3)遵医嘱应用抗菌药物,并鼓励患者多饮水,以起到稀释尿液、自然冲洗尿路的作用。

(4)早期发现感染征象:尿道断裂后血、尿外渗容易导致感染,表现为伤处肿胀,搏动性疼痛、体温升高。如发现异常表现,应立即通知医师处理。若患者体温升高、伤口处疼痛并伴有血白细胞计数和中性粒细胞比例升高、尿常规示有白细胞时,多提示有感染,应及时通知并协助医师处理。

3.密切观察病情

监测患者的神志、脉搏、呼吸、血压、体温、尿量、腹肌紧张度、腹痛、腹胀等的变化,并详细记录。

4.骨盆骨折患者注意事项

骨盆骨折者须卧硬板床,勿随意搬动,以免加重损伤。

5.做好术后护理

做好膀胱造瘘术后患者的护理。

(三)手术治疗的护理

1.术前准备

对有手术指征者,做好各项术前准备。

2.术后护理

(1)病情观察:观察患者生命体征,尿量、尿液颜色和性质。

(2)饮食护理:术后禁食,待肛门排气后进流质饮食,逐渐过渡到普食,饮食要注意营养丰富;嘱患者多饮水,保持24小时尿量>2 000 mL,达到生理性膀胱冲洗的作用。

(3)引流管(尿管、膀胱造瘘管)护理:①妥善固定,保持尿管及膀胱造瘘管引流通畅;②观察引流液的量、颜色、性状;③引流袋的位置切勿高于膀胱区,以防止尿液逆行导致感染;④置管时间与拔管:膀胱造瘘管留置时间需酌情决定,拔管前夹管试行排尿;根据具体手术方式,尿管需留置7~10天不等,必要时可延长2~3周;尿道会师术者,留置时间4~8周。

(四)术后并发症的观察与护理

1.吻合口出血

除了术中因止血不彻底和局部感染外,术后阴茎勃起、海绵体充血是导致吻合口出血的重要原因。

（1）观察：引流液是否为血性，切口是否有出血或渗血。

（2）护理：术后应遵医嘱给予口服雌激素或镇静药物，抑制阴茎勃起，同时保持大便通畅。

2.吻合口感染

（1）观察：注意观察尿道吻合口疼痛情况及体温变化。若术后早期局部疼痛逐渐加重、切口肿胀发红、体温持续升高不降，提示吻合口感染。

（2）护理：留置尿管者，做好尿道口护理2次/天；保持手术切口清洁、干燥；加强损伤局部的护理，严格无菌操作；遵医嘱合理使用抗菌药物。若发生吻合口感染，适当拆除伤口缝线，延期拔出引流管；若局部积液、积血或形成脓肿，则应及时切开引流。

3.尿道狭窄

局部感染和尿瘘均可导致尿道狭窄，尤其是后尿道损伤时。

（1）观察：若患者出现排尿困难、排尿时间延长、尿液分叉、尿线变细、射程变短甚至呈滴沥状等表现时，应考虑发生尿道狭窄的可能。

（2）护理：拔除尿管后要密切观察患者排尿情况，必要时定期做尿道扩张术。

三、健康教育

（一）尿道狭窄的自我观察及预防

（1）自我观察：排尿是否有困难，排尿时间是否有延长，尿液性状是否发生改变等。

（2）预防：遵医嘱定期行尿道扩张术，以避免尿道狭窄导致的排尿困难（尿道扩张间隔时间依次为1周、2周、1个月、3个月、6个月），特殊情况一般需在3～6个月后再次手术。

（二）性功能障碍

患者可行心理性勃起的训练加辅助治疗。

（三）复诊

定期行X线检查，观察有无尿道狭窄；若发生排尿困难，应及时来医院就诊。

（四）注意事项

（1）多饮水，特别是带膀胱造瘘管及定期尿道扩张的患者，大量饮水可起到生理性膀胱冲洗的作用，预防尿路感染。

（2）尿道狭窄患者定期行尿道扩张术是治疗的关键。

（窦晓庆）

第八节 阴囊及睾丸损伤

一、概述

睾丸位于阴囊内、体表外，是男性最容易被攻击的部位。两者损伤常同时存在。闭合性损伤较多见，如脚踢、手抓、挤压、骑跨等。开放性损伤除战争年代外，平时较少，如刀刺、枪弹伤等。睾丸损伤的程度可以是挫伤、破裂、扭转、脱位，严重时睾丸组织完全缺失。阴囊皮肤松弛，睾丸血液回流丰富，损伤后极易引起血肿、感染。此外睾丸或其供应血管的严重损伤可导致睾丸萎缩,坏死,可能并发阳痿或其他性功能障碍。有阴茎损伤时要注意有无合并尿道损伤,阴囊皮肤撕脱脱伤应尽早清创缝合,若缺损过大可行植皮术。阴茎、阴囊损伤的治疗原则与一般软组织的损伤相似。睾丸损伤最常见,本节主要介绍睾丸损伤的护理。

二、护理评估

(一)损伤的类型及临床表现

阴囊及睾丸损伤时常出现疼痛、肿胀,甚至晕厥、休克,有时可危及生命。

1.阴囊损伤

阴囊皮肤瘀斑、血肿,开放性损伤阴囊撕裂,睾丸外露。

2.睾丸损伤的类型及临床表现

(1)睾丸挫伤:睾丸肿胀、硬,剧痛与触痛。

(2)睾丸破裂:剧疼甚至昏厥,阴囊血肿,触痛明显,睾丸轮廓不清。

(3)睾丸脱位:指睾丸被挤压到阴囊以外的部位,如腹股沟管、股管、会阴等部位的皮下,局部剧痛、触痛,痛侧阴囊空虚。

(4)睾丸扭转:是指睾丸或精索发生扭转,造成睾丸急性缺血。近年报告此病在青少年中有逐渐增多趋势,睾丸下降不全或睾丸系带过长时容易发生扭转。临床表现为突然发作的局部疼痛,可以向腹股沟及下腹部放射,可伴有恶心及呕吐。其主要体征是阴囊皮肤局部水肿,患侧睾丸上缩至阴囊根部;睾丸轻度肿大并有触痛;附睾摸不清;体温轻度升高。不及时治疗,睾丸会发生缺血性坏死,颜色发黑,逐渐萎缩以致功能丧失。

(二)辅助检查

1.视诊

阴囊在体表外,损伤的部位、程度可以直接判断。

2.B超检查

彩色超声波检查可以判断睾丸及其血管损伤的程度,能鉴别睾丸破裂与睾丸挫伤,及睾丸内血肿的存在,因而可为手术探查提供客观的检查依据。

(三)护理问题

1.疼痛

疼痛与外伤有关。

2.舒适改变

舒适改变与疼痛及手术后卧床有关。

3.部分生活自理缺陷

部分生活自理缺陷与外伤及手术有关。

4.知识缺乏

缺乏疾病相关知识。

三、护理措施

(一)生活护理

(1)做好基础护理,协助患者完成"七洁"。

(2)保持会阴部皮肤的清洁,避免排尿、排便污染。

(3)满足患者的护理需求,让患者感到舒适,遵医嘱应用止痛剂。

(4)加强病房管理,创造整洁安静的休养环境。

（二）心理护理

巡视患者或做治疗时多与患者交流,用通俗易懂的语言向患者讲解损伤的治疗及保健知识,缓解患者对突如其来的损伤产生的恐惧和焦虑,认真倾听患者主诉,及时帮助患者解决问题,做好基础护理,满足患者的合理需求,向患者解释每项检查治疗的目的,使患者能积极配合治疗护理。

（三）治疗配合

1.阴囊闭合性损伤

阴囊无明显血肿时应动态观察,卧床休息,将阴囊悬吊,早期局部冷敷;血肿较大时应抽吸或切开引流,放置引流条以充分引流渗液、渗血,给予抗生素预防感染。

2.阴囊开放性损伤

局部彻底清创,除去异物还纳睾丸,注射破伤风抗毒素,给予抗生素预防感染。

3.睾丸损伤破裂

止痛,减轻睾丸张力,控制出血,当有精索动脉断裂或睾丸严重破裂无法修复时,可手术切除睾丸,阴囊放置引流条,减少局部感染。

4.睾丸扭转

睾丸固定术是可靠、有效的治疗方法,术中可将扭转的睾丸松解后,观察血液循环恢复情况,半小时以内,如果血液运行逐渐恢复,睾丸颜色逐渐变红,表示睾丸功能已经恢复,可以保留。如果手术中睾丸颜色呈黑紫色,则表示已经坏死,应该切除。

（四）护理措施

(1)患者卧床休息,注意观察伤口周围的渗出,及时更换敷料,防止感染。

(2)观察生命体征变化,及时发现出血倾向。

(3)遵医嘱给予止痛剂,缓解疼痛不适;给予抗生素治疗,预防感染。

(4)观察局部血运情况,保持尿管和引流管的通畅,多饮水。

四、健康教育

(1)手术近期避免剧烈活动,禁房事。

(2)按时复诊,有不适及时来医院,不能随便用药。

（窦晓庆）

第九节　精索静脉曲张

精索静脉曲张是指精索内蔓状静脉丛的异常伸长,扩张和迂曲。多见于青壮年,发病率为男性人群的 $10\%\sim15\%$,以左侧发病为多,是引起男性不育症的原因之一。精索静脉曲张病变轻时一般无症状,仅在体检时或因不育症就诊时发现。严重时主要表现为患侧阴囊肿大、坠胀、隐痛,站立或者行走过久则症状加重,平卧休息后症状可缓解或消失。B超检查可帮助诊断。无症状或症状轻者可保守治疗;治疗多以手术为主,常见手术治疗方式为经腹股沟精索静脉内高位结扎术、腹腔镜精索内静脉高位结扎等。

一、常见护理诊断/问题

(一)焦虑
与疾病可能导致不育,担心预后有关。

(二)生育功能障碍
与精索静脉曲张影响精子的产生和精子质量有关。

二、护理措施

(一)非手术治疗的护理
轻度坠胀无导致不育者可用阴囊托托起阴囊或者穿紧身内裤;无症状者可不处理,定时复查。

(二)手术治疗的护理
1.术前护理

(1)协助完善各项术前检查,术前常规准备。

(2)心理护理:适当解释病情,告知手术治疗的必要性和重要性,介绍患者认识同类手术康复者,消除患者焦虑、恐惧心理。

2.术后护理

(1)观察生命体征变化。

(2)腹股沟手术区伤口可压沙袋 6 小时。

(3)排尿观察与护理:此类手术并非常规留置尿管。观察膀胱充盈情况,协助患者改变体位,倾听流水声,热敷膀胱促进排尿,必要时给予留置导尿。

三、健康教育

(一)生活指导
保持心情舒畅;注意休息,避免劳累、久站、久坐;术后 3 个月避免剧烈活动,1 个月内禁性生活。

(二)复查
不育者定期做精液检查。

(三)注意事项
(1)避免长时间站立、久坐,预防复发。

(2)不育者需定时复查精液常规检查。

(窦晓庆)

第十节 包皮过长和包茎

包皮过长是指阴茎在非勃起状态下,包皮覆盖于整个龟头和尿道口,但包皮仍能上翻外露龟头:阴茎勃起时,需用手上推包皮才能完全露出阴茎头者,也被认为是包皮过长。

包茎是指包皮口狭窄,或包皮与龟头粘连,使包皮不能上翻外露龟头。可分为先天性包茎和后天性包茎。先天性包茎见于正常的新生儿及婴幼儿,出生后包皮内板与龟头之间即有粘连,数月后粘连被逐渐吸收,包皮内板与龟头可逐渐分离;随着年龄的增长、阴茎的生长和勃起,积聚在包皮内板与龟头之间的包皮垢可使包皮内板与龟头之间的粘连分离,包皮逐渐自行上退,至青春期前龟头自然露出,这是一种生理现象,也称为"生理性包茎"。后天性包茎多继发于阴茎包皮炎、包皮及龟头损伤者,其包皮口有瘢痕挛缩,无弹性和扩张能力,包皮不能向上退缩,可伴有尿道外口狭窄,这类包茎不会自愈,往往会引起炎症、排尿困难、甚至影响阴茎的生长发育。

一、治疗要点

包皮环切术是治疗包茎和包皮过长的主要手术方法,它是把过长的阴茎包皮切除。包皮口较紧,龟头、包皮反复发炎的包皮过长患者及所有的包茎患者,均需行包皮环切术。

(一)有袖套式包皮环切术

具有损伤小、恢复快、术后并发症少的特点。

(二)环扎法

使用"商环"等环扎器械的包皮环切术更是优于传统的手术方法,具有微创、简便、不开刀、无缝合、生活影响小等特点。

(三)激光包皮环切术

用激光取代手术刀,术中出血少,但伤口仍需缝合,与开放手术相比无太多优势,开展较少。

二、"商环"包皮环扎术的护理

(一)术前护理

(1)按照泌尿外科一般护理常规护理。

(2)心理护理:讲解疾病病因和手术方式,手术中、术后可能发生的情况,减轻患者焦虑、恐惧和紧张的心理,使患者树立信心,积极配合治疗。

(3)术前一周停止服用抗凝药物。

(4)手术前1天,需沐浴,会阴部尤其是包皮要翻开清洗干净,更换干净的内衣裤。

(二)术后护理

(1)按局麻护理常规护理。

(2)活动和饮食指导:局麻术后即可进普通饮食,忌辛辣刺激性食物。3天内尽量卧床休息,宜穿宽松内裤,不宜做剧烈运动。

(3)预防感染:24小时内勿洗浴,24小时后可以淋浴,但注意保持创面清洁、干燥。带环7天内,用聚维酮碘溶液行局部浸泡,每次5分钟,每天2次,自然晾干,以减少伤口渗出。术后口服抗生素。

(4)伤口护理:保持伤口敷料的清洁、干燥,避免小便污染伤口。带环期间如患者出现脱环、伤口持续出血、有较大的皮下血肿、严重水肿或伤口分泌物增多等情况,应及时就诊。

(5)心理护理:告知患者伤口完全愈合需要1个月,要有适当的心理准备。手术后部分患者可能出现心理性ED,勃起信心下降,应消除患者对手术的误解和忧虑。

(6)拆环后的观察和护理:术后7天即可到医院拆环。拆环后,若出现伤口再度裂开和感染,应及时处理。①拆环后局部浸泡:拆环后,可使用聚维酮碘溶液浸泡,每天 2 次,每次 5 分钟,待自然晾干后用商环专用创可贴或纱布加压包扎,以减轻水肿。7～10 天水肿消退后,继续使用聚维酮碘溶液浸泡,每天 3 次,每次 5 分钟,直至痊愈。②拆环后换药:隔天 1 次。换药时,注意清理包皮内板分泌物,要用聚维酮碘溶液消毒创面,再用专用的包皮贴包裹创面。换药时,注意观察伤口的愈合情况,如果结痂处裂口较大或出血较多时,需立即给予处理。初期愈合阶段,痂面有少量的渗出物和液化的痂体会造成感染的假象,需要与感染相鉴别。③拆环后,如出现轻度水肿、少量分泌物、轻微疼痛、创面轻微开裂、结痂组织脱落都属于正常现象,患者无须紧张,伤口愈合时间因个人体质而定。

(7)排尿的观察:了解术后有无排尿异常,嘱患者多饮水,勤排尿。

(8)疼痛的护理:术后 4 小时是疼痛最敏感的时候,可口服非甾体抗炎药镇痛;如因夜间勃起造成剧烈疼痛而无法耐受,可口服雌激素类药物,以抑止勃起。夜间睡前少饮水,可减少因憋尿所致的睡眠勃起,对缓解疼痛有帮助。

(三)出院指导

(1)术后可以正常工作。术后 5 天内禁止骑自行车,避免剧烈活动 4～6 周。

(2)术后 6 周内避免性刺激,避免性交或手淫,防止勃起后伤口裂开。

(3)定期复诊。如出现伤口持续出血、阴茎部位皮下血肿、严重水肿、切口不愈合等情况,应及时就诊。

(窦晓庆)

第十一节　肾　积　水

尿液从肾盂排出受阻,蓄积后肾内压力增高,肾盂肾盏扩张,肾实质萎缩,功能减退,称为肾积水。造成肾积水的最主要的原因是泌尿系统梗阻。泌尿系统梗阻由于原发病因、梗阻部位、程度和时间长短不同,肾积水的临床表现也不相同。发展较缓慢者症状不明显或仅有腰部隐痛不适,甚至可无症状;当严重肾积水时,腹部可出现肿块和不同程度的肾功能损害。泌尿系统各部位的结石、肿瘤、炎症或结核引起的继发性肾积水,常以原发病的症状和体征为表现。肾积水如并发感染,则表现为急性肾盂肾炎症状,出现寒战、高热、腰痛及膀胱刺激征等。B 超是首选的检查方法,其他辅助检查还包括泌尿系统 X 线平片、尿路造影、MRI、CT 等影像学检查,实验室检查,放射性核素肾显像及肾图检查。主要处理原则包括去除病因、恢复患肾功能。主要治疗措施包括:病因治疗,肾造瘘术,放置双"J"管等。

一、常见护理诊断/问题

潜在并发症:肾脓肿、感染性休克、肾衰竭。

二、护理措施

(一)术前护理

(1)根据病因协助做好术前检查,术前常规准备。

（2）感染的观察与预防。观察患者生命体征、尿量、尿色、尿液性状、肾功能、膀胱刺激征等。遵医嘱合理应用抗菌药物。

（3）心理护理。适当解释病情，告知手术治疗的必要性和可行性，消除患者焦虑、恐惧心理。

（二）术后护理

1.病情观察

观察患者生命体征，尿量、尿色、尿液性状；引流液颜色、量及性状；电解质、肾功能情况。合并感染的患者警惕感染性休克的发生。

注意：术后注意感染性休克的观察，早期发现、及时处理。当患者可能未见明显的感染病灶，但出现体温不升（<36 ℃）或白细胞计数下降（<4×10^9/L），应警惕感染性休克的发生。

2.病因治疗护理

病因治疗包括肾盂输尿管成形术、尿路结石碎石取石术、放置双J管内引流术、经皮肾穿刺造瘘术、肾切除术等，护理措施详见相关章节。

三、健康教育

（一）自我监测

教会患者自我监测尿量，观察颜面、四肢水肿。

（二）复查

定期复查肾功能、尿常规、泌尿系统B超；原发病随诊。

四、护理评价

患者是否出现并发症，若出现是否得到及时发现和处理。

五、注意事项

（1）尽早解除梗阻，积极治疗原发病。

（2）术后严密观察生命体征，警惕感染性休克的发生。

（窦晓庆）

第十二节　鞘膜积液

鞘膜囊内积聚的液体增多而形成的囊肿者，称为鞘膜积液，多发生于儿童与青少年。可分为睾丸鞘膜积液，精索鞘膜积液，睾丸、精索鞘膜积液，交通性鞘膜积液。鞘膜积液以一侧多见，一般无自觉症状，常在体查时偶然发现。积液量大时，可表现为阴囊下坠、胀痛和牵扯感；巨大鞘膜积液时，阴茎缩入包皮内，影响排尿、行走与劳动。睾丸鞘膜积液位于阴囊内，触之有囊性感；精索鞘膜积液位于睾丸上方，其下方可触及睾丸；婴儿型鞘膜积液，阴囊内有梨形肿物。积液多时B超检查有助于诊断。婴儿的鞘膜积液可自行消失，可不急于手术治疗；成人的鞘膜积液量少、无任何症状时，不需手术治疗，积液较多时可行手术。手术方式包括睾丸鞘膜翻转术，鞘膜囊肿切除术，鞘状突高位结扎术等。

一、常见护理诊断/问题

(一)焦虑、恐惧
与患者年龄较小、疾病引起的不适有关。

(二)潜在并发症
阴囊水肿及血肿,睾丸附睾炎。

二、护理措施

(一)术前护理
(1)协助完善各项术前检查,术前常规准备。

(2)心理护理。鞘膜积液常引起阴囊不适,且儿童患病较多,易对医务人员产生恐惧心理;护士应多与患者和家属沟通,取得其信任。针对小儿不同年龄层次进行心理疏导,解除患者和家属的担忧。对成年患者多倾听,减轻其焦虑。

(3)对于年龄较小的患者尽量缩短禁食禁饮时间,避免因饥饿而哭闹,注意患者保暖,预防感冒。

(二)术后护理
1.病情观察

密切观察生命体征变化,伤口渗液情况。

2.伤口护理

腹股沟切口可压沙袋 6 小时,保持切口敷料干洁。

(三)术后并发症的观察与护理
1.阴囊水肿或者血肿

(1)观察:阴囊大小,质地,皮肤颜色,是否有疼痛。

(2)护理:使用阴囊托托住阴囊,以减少渗液聚集、促进回流。避免热敷降低精子活力。一旦怀疑血肿,嘱患者卧床休息,阴囊可给予加压包扎,冷敷,必要时抽吸血肿液。效果不佳时需手术治疗。

2.睾丸附睾炎

(1)观察:阴囊有无肿胀,阴囊皮肤有无发红、发热、疼痛,是否有膀胱刺激征。

(2)护理:予卧床休息,并将阴囊托起,止痛等对症处理,遵医嘱用药。

三、健康教育

(一)生活指导
术后 3 个月不宜久坐、久站,避免剧烈活动。注意保持会阴部卫生。

(二)复查
自查阴囊有无增大、肿胀、疼痛及睾丸位置。3 个月到半年定期复查 B 超。

(三)注意事项
教会患者自查阴囊和定期复查。

(窦晓庆)

第十三节　肾　肿　瘤

肾肿瘤是泌尿系统常见的肿瘤之一,多为恶性,且发病率正逐年上升。在临床上常见的恶性肿瘤肾细胞癌(renal cell carcinoma,RCC)是起源于肾实质泌尿小管上皮系统的恶性肿瘤,又称肾腺癌,简称为肾癌。肾细胞癌在成人恶性肿瘤中占 2%～3%,占肾恶性肿瘤的 85% 左右,各国或各地区发病率不同,发达国家高于发展中国家,城市地区高于农村地区。男性肾细胞癌发病率是女性的两倍。任何年龄都可能发病,但高峰期在 60 岁左右。肾盂癌较少见。肾母细胞瘤是小儿最常见的恶性实体肿瘤。

一、病因

引起肾癌的病因至今尚未明确,其病因可能与以下因素有关。

(一)职业因素

有报道长期接触金属铬和铅的工人,从事石棉、皮革相关工作的人群等患病危险性会增加。

(二)吸烟

吸烟导致肾癌的发病机制并不十分明确,但国外已经有前瞻性的研究证明吸烟人群的肾癌发病率会有所上升,升高约 50% 左右。亚硝基复合物可能起到一定作用。

(三)肥胖

越来越多的流行病学研究的证据都趋向肥胖是肾癌的危险因素,机制可能与某些激素水平升高有关。

(四)其他危险因素

与高血压、饮食、遗传因素、免疫功能障碍有关。有文献报道,在饮食方面多食蔬菜可降低肾癌发病风险。

二、病理生理

绝大多数肾癌多发于一侧肾,常为单个肿瘤,10%～20% 为多发病灶。多双侧先后或同时发病者占 2% 左右。瘤体多数为类似圆形的实性肿瘤,肿瘤的大小不等,平均为 7 cm 多见,与周围肾组织相隔。肾癌的组织病理多种多样,透明细胞癌是其主要构成部分,占肾癌 89%,主要由肾小管上皮细胞发生。

三、分类

1977 年美国癌症联合委员会(American Joint Committee on Cancer,AJCC)依据手术前影像学和/或手术后病理学将 T(tumor)、N(lymph nodes)、M(metastasis)三个方面的评价结果对恶性肿瘤进行 TNM 分期(表 10-2)。

四、临床表现

有 30%～50% 的肾癌患者缺乏早期临床表现,大多在健康体检或其他疾病检查时被发现。

常见的临床表现如下。

表 10-2　AJCC 肾癌的 TNM 分期

分期	标准
原发肿瘤（T）	
T_x	原发肿瘤无法评估
T_0	未发现原发肿瘤的证据
T_1	肿瘤局限在肾内，最大径≤7 cm
	T_{1a}肿瘤局限于肾内，肿瘤最大径≤4 cm
	T_{1b}肿瘤局限于肾内，肿瘤最大径＞4 cm 但≤7 cm
T_2	肿瘤局限于肾内，肿瘤最大径＞7 cm
	T_{2a}肿瘤最大径＞7 cm 但≤10 cm
	T_{2b}肿瘤局限于肾内，肿瘤最大径＞10 cm
T_3	肿瘤侵及主要静脉、肾上腺、肾周围组织，但未超过肾周筋膜
	T_{3a}肿瘤侵及肾上腺、肾周围脂肪组织和/或肾窦脂肪组织，但未超过肾周筋膜
	T_{3b}肉眼见肿瘤侵入肾静脉或肾静脉段分支（含肌层）或膈下下腔静脉
	T_{3c}肉眼见肿瘤侵入膈上下腔静脉或侵犯腔静脉壁
T_4	肿瘤浸润超过肾周筋膜
区域淋巴结（N）	
N_x	区域淋巴结转移无法成功
N_0	无区域淋巴结转移
N_1	单个区域淋巴结转移
远处转移（M）	
M_0	无远处转移
M_1	有远处转移

（一）"肾癌三联征"

典型的临床症状是腹部肿块、腰痛和血尿，由于早期肾癌检出增多，临床这些症状只在少数患者中出现为 6%～10%。间歇无痛肉眼血尿为常见症状，大约 50% 的患者都会发生。血尿通常为肉眼血尿，偶尔为镜下血尿。出现血尿表明肿瘤已侵入肾盏、肾盂。疼痛常为腰部钝痛或隐痛，多由于肿瘤生长牵张肾包膜或侵犯腰肌，邻近器官所致，血块通过输尿管时可发生肾绞痛。肿瘤较大时在腹部或腰部易被触及。

（二）副瘤综合征

10%～40% 有症状的肾癌患者出现副瘤综合征，表现常有发热、高血压、血沉增快等。发热可能因肿瘤坏死、出血、毒性物质吸收引起，高血压可能因瘤体内动-静脉瘘或肿瘤压迫动脉及其分支，肾素分泌过多所致。20% 的肾癌患者可出现副瘤综合征，容易与其他全身性疾病症状相混淆，应注意鉴别。

（三）转移症状

约有 30% 的患者因转移症状，如病理骨折、咳嗽、咯血、神经麻痹及转移部位出现疼痛等初次就诊，40%～50% 的患者在初次诊断后出现远处转移。

五、辅助检查

肾癌的临床诊断主要依靠影像学检查,胸部 X 线片和腹部 CT 平扫加增强扫描、MRI 扫描检查是治疗前临床分期的主要依据。

(一)实验室检查

实验室检查包括血、尿、便常规检查,以及病毒指标、血生化、血液肿瘤标志物检查,目前尚没有公认的、可用于肾癌诊断、鉴别诊断及预后判断的肿瘤标志物。

(二)影像学检查

1.X 线检查

X 线检查为肾癌患者的常规检查项目,泌尿系统平片(KUB)可见肾外形增大,偶然可见肿瘤散在钙化。胸部 X 线片是术前临床分期的主要依据之一。

2.B 超检查

超声检查经济、简便、普及率高是首选的筛查方法,也是诊断肾肿瘤最常用的检查方法。B 超也可判断恶性的指征,但部分 RCC 需借助 CT 和 MRI 进行鉴别诊断。

3.MRI 检查

灵敏度与 CT 相似,MRI 检查对肾肿瘤分期的准确性略优于 CT,特别在静脉瘤栓大小、范围及脑转移的判定方面 MRI 优于 CT,在压脂序列中可以观察到少血供肿瘤。

4.CT 检查

具有密度及空间分辨率高的特点,对肾脏肿块的检出率近 100%,肿瘤诊断正确率达 95%以上。

(三)组织学检查

在非肿瘤性肾病中肾穿刺活检已成为常规检测手段。但由于 CT 和 MRI 诊断肾肿瘤的准确性高达 95%以上,而肾穿刺活检有 15%假阴性率及 2.5%假阳性率,可能出现并发症对影像学诊断难以判定性质的小肾肿瘤患者,可以选择行保留肾单位手术或定期(1～3 个月)随诊检查,不推荐对能够进行保留肾单位手术的肾肿瘤患者行术前穿刺检查。同时对具有较高的特异性和敏感性,但对准备进行手术的患者一般也不推荐穿刺活检。对不能手术治疗,需系统治疗或其他治疗的晚期肾肿瘤患者,治疗前为明确诊断,可选择肾穿刺活检获取病理诊断。

六、治疗原则

(一)局限性肾癌

外科手术是局限性肾癌治疗的首选方法。

1.根治性肾切除

根治性肾切除是肾癌最主要的治疗方法。根治性切除范围包括:肾周筋膜、肾周脂肪、患肾、区域淋巴结及髂血管分叉以上的输尿管。

2.保留肾单位手术

肾癌发生于解剖性或功能性的孤立肾,根治性肾切除术将会导致肾功能不全或尿毒症的患者,也可以选择保留肾单位手术。

(二)局部进展性肾癌

首选治疗方法为根治性肾切除术。对转移的淋巴结或血管瘤栓应根据病变程度、患者身体状况等选择是否切除。术后尚无标准辅助治疗方案。

(三)转移性肾癌

一般采用综合治疗。应用生物制剂,白细胞介素等免疫治疗对预防和治疗转移癌有一定疗效。肾癌具有多药物耐药基因,对放射治疗及化学治疗不敏感。

七、临床护理

(一)评估要点

1.术前评估

健康史及相关因素:包括家族相关疾病遗传史,了解肾癌的发生时间,有无对生活质量的影响,发病特点。

(1)一般情况:年龄、性别、婚姻和职业等。

(2)发病特点:患者血尿程度,有无排尿形态改变和经常性腰部疼痛。本次病情发现情况如发病是体检时无意发现、自己扪及包块、持续性腰痛而就医。

(3)相关因素:患者是否吸烟,吸烟的频率及数量。患者是否有饮咖啡的习惯、患者以前长期服用哪些药物等。

2.术后评估

是否有尿瘘、腹腔内脏器损伤、继发出血、感染等并发症发生。

(二)护理诊断/问题

1.营养失调

低于机体需要量:与长期血尿、癌肿消耗、手术创伤有关。

2.恐惧与焦虑

与对癌症和手术的恐惧有关。

3.疼痛

与疾病本身、手术创伤有关。

4.知识缺乏

缺乏疾病相关知识。

5.潜在并发症

出血、感染。

(三)护理目标

(1)患者营养失调得到纠正或改善。

(2)患者恐惧与焦虑程度减轻或消失。

(3)患者疼痛缓解或消失。

(4)患者了解疾病相关知识。

(5)并发症得到有效预防或发生后得到及时发现和处理。

(四)护理措施

1.改善患者的营养状况

(1)饮食:指导胃肠道功能健全的患者尽量选择高蛋白、高热量、高纤维素、低脂、易消化、少渣的食物,改善就餐环境,以促进患者食欲。

(2)营养支持:对胃肠功能障碍者,可以通过静脉途径给予营养。

2.心理护理

(1)疏导患者减轻其内在压力:对担心得不到及时有效的诊治的患者,护理人员要主动关心患者,倾听患者诉说,告知手术治疗的必要性和可行性,稳定患者情绪,鼓励患者表达自身感受。

(2)担心术后恢复的患者:应加强术前各项护理措施的落实,让患者体会到手术前的充分准备,树立战胜疾病的信心。亦可通过已手术患者的现身说法,消除患者的恐惧心理。争取患者的积极配合。

3.并发症的预防和护理

(1)预防术后出血:密切观察病情,定时监测生命体征。观察引流管引流物状况:若患者术后引流量较多,色鲜红且很快凝固,同时伴血压下降、脉搏增快,常提示有出血,应立即通知医师处理。

(2)预防感染:监测体温变化情况,保持伤口干燥,严格无菌操作。若体温升高或伤口出现红、肿、热、痛,有脓性分泌物应及时告知医师。遵医嘱应用抗菌类药物,防止感染的发生。

(五)健康教育

1.康复指导

保证充分的休息,适度身体锻炼,循序渐进运动,加强营养,饮食以清淡、含优质蛋白的食物为主,增强体质。

2.用药指导

定时规律用药。由于肾癌对放、化疗均不敏感,生物素治疗可能是此类患者康复期的主要方法。在用药期间,患者不良反应如低热、乏力等,应及时就医,在医师指导下用药。

3.定期复查

本病的近、远期复发率均较高,患者需定期复查,术后 1 个月门诊随访,以后 3 个月复查一次,遵医嘱行后续治疗。

（窦晓庆）

第十四节　输尿管肿瘤

输尿管肿瘤多为恶性,下 1/3 段输尿管肿瘤占 75%,与膀胱移行细胞癌和肾盂移行细胞癌的生物学特性相似。双侧相对少见,同时或先后出现尿路其他部位癌者可达 1/2 以上。输尿管肿瘤发病年龄可从 20～90 岁不等,好发于 20～50 岁,男性比女性为多,约为 4∶1 或 5∶1,仅占肾盂肿瘤的 1/3 左右,占整个上尿路肿瘤约 1%。

一、病因

输尿管肿瘤的病因尚未完全明了。一般认为与输尿管局部炎症、结石、化学致癌物质等刺激或诱发因素有密切关系,诸如外源性化学物质苯胺类、内在性色氨酸代谢的异常、输尿管炎、寄生虫感染等;吸烟、饮用咖啡及镇痛剂也是相关的危险因素。

二、临床表现

(一)症状

良性肿瘤可长期无症状。

1.血尿

血尿最常见,约占75%。通常为间歇性、无痛性、肉眼全程血尿,并可出现条索状血块。

2.疼痛

60%左右的病例有患侧腹部疼痛,一方面与肿瘤周围组织浸润,侵犯附近的神经组织或骨转移有关,另一方面是因为肿瘤日渐增大导致输尿管梗阻。一般表现为腰部或沿输尿管方向的放射性钝痛或胀痛,血块阻塞会引起剧烈的绞痛。

(二)体征

(1)腹部肿块:多由继发肾积水所致。

(2)消瘦、骨痛等晚期症状。

三、辅助检查

(一)实验室检查

尿常规化验。

(二)尿细胞学检查

凡发现癌细胞者是诊断输尿管癌的重要线索。

(三)尿路造影

(1)在排泄性尿路造影检查中,常见的影像学表现为输尿管充盈缺损,可在50%~75%的患者中观察到。如出现患侧梗阻,可以表现为近侧输尿管肾盂扩张、积水。如果患侧肾脏积水严重,导致该侧肾功能严重受损,也可表现为患侧肾集合系统不显影。

(2)输尿管逆行造影:可显示肿瘤下方输尿管呈"高脚杯"状,对诊断有重要意义。随着CT影像检查技术的进步,现在利用CT进行泌尿系统造影,又称CTU,可以大幅度提高检查的准确性,也可让患者免受逆行造影检查所带来的痛苦。

(四)膀胱镜检

对于输尿管癌的患者,因为有很高的比例合并有膀胱肿瘤,因此,对于这类患者,术前均需要常规进行膀胱镜检查。膀胱镜有硬性和软性两种类型。在检查时,可以了解膀胱内是否合并有肿瘤病变,同时可以了解双侧输尿管是否有喷血,并可以在膀胱镜引导下行逆行造影检查。

(五)输尿管镜检查

输尿管镜下直视观察和活检可明确诊断。一般是在手术室麻醉状态下进行。

(六)B超

直接发现输尿管肿瘤较困难,一般只能发现肾积水和较大的转移灶。

(七)CT

目前对于上尿路肿瘤的诊断,CT的敏感性优于静脉肾盂造影,无论是影像清晰度还是敏感性都很好,是现在尿路上皮肿瘤的首选检查。

四、治疗要点

(一)内镜治疗

内镜治疗输尿管肿瘤的基本原则与膀胱肿瘤相同。孤立肾、双侧尿路受累、既往肾功能不全或并发其他严重的疾病是内镜治疗的指征。对侧肾功能正常的患者,若肿瘤体积小、级别低,也可以考虑内镜治疗。

1.输尿管镜检

输尿管下段肿瘤可以通过硬镜逆行治疗;而上段肿瘤可以选择逆行或顺行,软镜更适合逆行治疗。

2.经皮肾镜

主要治疗输尿管上段肿瘤,可以切除较大的肿瘤,能够获得更多的标本以使分期更准确。

3.电灼术

经输尿管镜借助激光或电灼等技术,对输尿管息肉及部分局限高分化浅表输尿管癌进行腔内治疗。

(二)手术治疗

1.肾、输尿管全长包括输尿管膀胱入口袖状切除术

根治性肾输尿管全长切除术及膀胱袖状切除术仍然是上尿路肿瘤治疗的"金标准"。近年来,随着腔镜技术的发展,传统的开放手术治疗已经较少采用,多被腹腔镜手术所替代。

2.输尿管局部切除

输尿管癌症病变局限,细胞分化好或双侧输尿管病变或对侧肾功能严重受损,及全身情况不佳者,可行输尿管局部切除,并恢复其连续性(输尿管-输尿管吻合,输尿管-膀胱吻合,输尿管-肾盂吻合,必要时还要游离肾脏或自体肾移植,以达到无张力情况下吻合)。

(三)局部免疫治疗和化疗

局部免疫治疗或化疗可用来成功地治疗上尿路移行上皮细胞癌,可以降低复发率。

五、内镜治疗护理

(一)术前护理

(1)按泌尿外科一般护理常规护理。

(2)皮肤及肠道准备。

(二)术后护理

(1)按泌尿外科术后一般护理常规护理。

(2)病情观察:严密监测生命体征的变化。

(3)尿管护理:保持尿管通畅,观察尿液颜色,勿挤压、扭曲、打折引流管,保持引流袋低于耻骨联合的位置,防止逆行感染。每天进行尿道口护理,预防泌尿系统感染。

(4)疼痛的护理:疼痛多由患者体内留置双J管所致。评估患者疼痛的程度,必要时遵医嘱给予解痉镇痛药。

(5)饮食护理:可进食后,应嘱患者多饮水,每天大于 2 000 mL。

(6)活动指导:麻醉清醒 6 小时后,患者可取侧卧位休息,亦可取半卧位,双下肢可行屈伸活动。术后第 1 天,可以下床活动,活动量应循序渐进。

(7)术后第 1 天晨,患者需行 KUB 检查,了解双 J 管的位置。检查要求患者禁食、禁饮。

(三)出院指导

(1)指导患者做好引流管的护理,确定体内双 J 管的拔除时间。

(2)嘱患者注意休息,适当运动,劳逸结合,生活规律。

(3)指导患者进食高蛋白、高粗纤维易消化食物,保持大便通畅。多饮水,每天饮水量大于 2 000 mL。

(4)出院后遵医嘱定期复查,如果有不适及时就诊。

(5)遵医嘱口服药物。

六、腹腔镜输尿管部分切除术护理

(一)术前护理

(1)按泌尿外科一般护理常规护理。

(2)心理护理。

(3)皮肤及肠道准备。

(二)术后护理

(1)按泌尿外科术后一般护理常规护理。

(2)病情观察:严密监测生命体征的变化。

(3)管路护理。①导尿管护理:保持尿管通畅,并妥善固定,避免打折。每天记录尿量,每天进行尿道口护理,保持尿道口清洁,预防泌尿系统感染。定期更换尿袋。②伤口引流管护理:保持引流管引流通畅,并妥善固定。密切观察引流液的颜色、性质和量的变化,并做好记录,如有异常及时通知医师给予处理。在无菌操作下,定时更换引流袋。③双 J 管护理:术中会在输尿管内置一个双 J 管,起支撑、引流作用;留置双 J 管期间会有不适症状,需要多饮水,每天 1 500~2 000 mL。

(4)疼痛护理:多由体内留置双 J 管引起,必要时遵医嘱给予解痉镇痛药。

(5)饮食护理:遵医嘱进食流食、半流食、逐渐过渡到普食。少食多餐,宜进食清淡、易消化的食物,禁食辛辣食物,保持大便通畅。多饮水。

(6)活动指导:指导患者术后 6 小时床上适当活动。术后第 1 天,鼓励患者下床活动,注意先慢慢坐起,在床边稍休息,未出现头晕等不适症状后在床边站立,再在床边行走,循序渐进。下地活动时将引流袋置于低于引流管置管处。适当的活动有助于肠蠕动,促进胃肠功能恢复,预防下肢静脉血栓。

(7)并发症的观察。①术后出血:观察尿管和伤口引流液的颜色、性质和量的变化并做好记录,如有异常及时通知医师。②肺部感染:观察患者痰液情况,嘱患者有痰尽量咳出,如痰液黏稠,遵医嘱进行雾化吸入。③下肢静脉血栓形成:观察双下肢有无肿胀、疼痛感,腿围是否有变化。

(三)出院指导

(1)未拔除尿管者,指导患者做好尿管护理。遵医嘱定期拔除。

(2)体内置双 J 管者术后遵医嘱拔除或更换。

(3)嘱患者注意休息,适当运动,劳逸结合,生活规律。

(4)指导患者进食高蛋白、高粗纤维、易消化食物,保持大便通畅。多饮水,每天饮水量要大于 2 000 mL。

(5)出院后遵医嘱定期复查,如果有不适及时就诊。

(6)遵医嘱口服药物。

七、腹腔镜肾、输尿管全长包括输尿管膀胱入口袖状切除术

(一)术前护理

见根治性肾切除术前护理。

(二)术后护理

见根治性肾切除术后护理。

(三)出院指导

(1)见根治性肾切除相关内容。

(2)未拔除尿管者,指导患者做好尿管护理。遵医嘱在规定时间内拔除。

(窦晓庆)

第十五节　膀　胱　肿　瘤

膀胱肿瘤是泌尿系统最常见的肿瘤,绝大多数来自上皮组织,发病年龄多在 50～70 岁,发病率城市高于农村,男性高于女性,约为 4∶1。

一、病因

膀胱癌的发病是一个多因素混合、多基因参与、多步骤形成的过程。下列是与发病相关的危险因素。

(一)致癌物质职业接触

如从事与芳香胺、染料、橡胶、印刷、皮革、油漆等相关的工作,发生膀胱癌的危险性显著增加。对致癌物质的易感性个体差异极大。

(二)吸烟

吸烟是目前明确的致癌因素,约 1/3 膀胱癌与吸烟有关。吸烟者患膀胱癌的危险性是不吸烟者的2～4 倍。致癌可能与香烟中含有多种芳香胺的衍生物致癌物质有关,发病危险与吸烟数量、持续时间和吸入程度有关,并无性别差异。

(三)其他

如长期饮咖啡者、服用大量镇痛药含非那西丁,盆腔放射治疗、膀胱慢性感染与异物长期刺激等,均可能为膀胱癌的病因或诱因。

研究资料显示,异常基因型的积累加上外在环境的作用最终导致恶性表型的出现。

二、病理

与肿瘤组织类型、细胞分化程度、生长方式和浸润深度有关,其中细胞分化程度和浸润对预后影响最大。

（一）组织类型

膀胱癌包括尿路上皮细胞癌（移行细胞癌）、鳞状细胞癌和腺细胞癌，其次还有较少见的转移癌等。其中尿路上皮移行细胞乳头状癌超过90%，鳞状细胞癌占3%～7%。腺状细胞癌小于2%。1%～5%为非上皮性肿瘤，多数为横纹肌肉瘤，可发生于任何年龄的患者但多数为儿童。

（二）膀胱癌的分级

2004年WHO将膀胱等尿路上皮肿瘤分为乳头状瘤，乳头状低度恶性倾向的尿路上皮肿瘤、低级别乳头状尿路上皮癌和高级别乳头状尿路上皮癌。该分类法中肿瘤的分类主要基于光镜下的显微组织特征，相关形态特征的细胞类型和组织构型。

（三）膀胱癌的分期

膀胱癌的分期指肿瘤浸润深度及转移情况。病理分期同临床分期，是判断膀胱肿瘤预后的最有价值的参数。目前常采用国际抗癌联盟的TNM分期法（图10-1）。

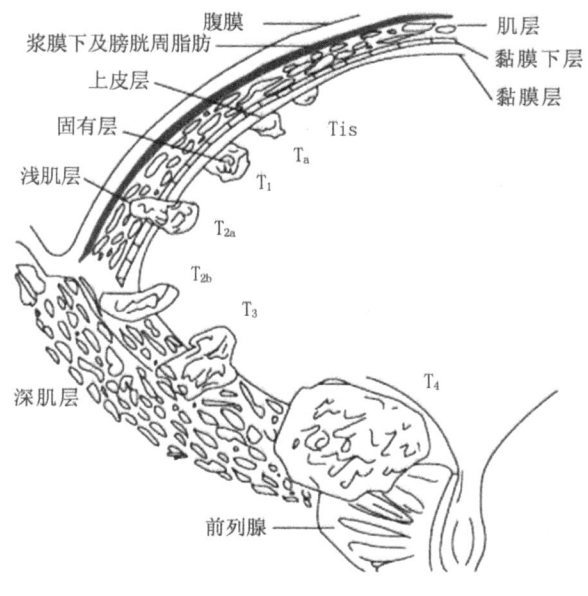

图 10-1　膀胱肿瘤分期

三、临床表现

（一）症状

1.血尿

血尿是膀胱癌最常见和最早出现的症状。约85%的患者表现为间歇性肉眼无痛血尿，有时可仅为显微镜下血尿。血尿多为全程血尿，也可表现为初始或终末血尿，可自行减轻或停止，易给患者造成好转的错觉而错过治疗时机。血尿程度与肿瘤大小、数目、恶性程度可不完全一致，非上皮肿瘤血尿情况一般不是很明显。严重时伴有血凝块，可阻塞尿道内口引起尿潴留。

2.膀胱刺激症状

肿瘤坏死、溃疡、合并炎症及形成感染时，患者可出现尿频、尿急、尿痛，多为膀胱肿瘤的晚期表现。

3.梗阻症状

肿瘤进展引起输尿管梗阻可导致肾积水及腰肋部疼痛。

4.其他

骨转移患者有骨痛,腹膜后转移或肾积水患者可出现腰痛。晚期膀胱肿瘤患者有贫血、水肿、下腹部肿块等症状,盆腔淋包结转移可引起腰骶部疼痛和下肢水肿。

(二)体征

多数无明显体征。膀胱癌患者触及盆腔包块多是局部进展性肿瘤的证据。发生肝或淋巴结转移时,可扪及肿大的肝或锁骨上淋巴结。

四、辅助检查

(一)实验室检查

尿检中可见血尿或脓尿,故尿细胞学检查可作为血尿的初步筛选。血常规见血红蛋白值和血细胞比容下降。

(二)影像学检查

1.超声检查

简单易行,可作为患者的最初筛选且具有较高检出率的一种诊断方法。超声检查能在膀胱适度充盈下清晰显示肿瘤的部位、数目、大小、形态及基底宽窄等情况。

2.CT 和 MRI 检查

多用于浸润性癌,CT 检查能清晰地显示 1 cm 以上的膀胱肿瘤,MRI 诊断原则与 CT 相同。不过 MRI 更有助于肿瘤分期。尿细胞学(UC)检查是膀胱癌的重要检测手段。对于高危人群的筛选有较大的意义。为了防止瘤细胞的自溶漏诊及增加阳性率,一般连续检查 3 天的尿液,留取尿液标本后应及时送检。

3.尿液脱落细胞检查

膀胱镜检查对诊断具有决定性意义。是易患膀胱癌年龄范围出现血尿患者的重要检查手段。可以直接观察到肿瘤所在部位、大小、数目、形态、位置等。

五、治疗原则

以手术治疗为主。根据肿瘤的临床分析、病理并结合患者全身状况,选择合适的手术方式。

(一)手术治疗

1.经尿道膀胱肿瘤切除术

经尿道膀胱肿瘤切除术(transurethral resection of bladder tumor,TUR-BT)是非肌层浸润性膀胱癌的重要诊断方法,同时也是主要的治疗手段。

2.膀胱部分切除

适用于肿瘤比较局限、呈浸润性生长,病灶位于膀胱侧后壁、顶部等,离膀胱三角区有一定的距离。

3.根治性膀胱切除术同时行盆腔淋巴结清扫术

根治性膀胱切除术同时行盆腔淋巴结清扫术(pelvic lymph node dissection,PLND)用于肌层浸润性膀胱癌的治疗。包括根治性放疗、辅助性放疗、姑息性放疗。根据患者不同的情况做出选择。

(二)放射治疗

10％～15％的肌层浸润性膀胱癌患者在确诊时已出现转移。术前主要目的是控制局部病变,降低手术难度和消除微转移灶,提高手术远期生存率。也可术后进行辅助化疗。

(三)化学药物治疗

对于身体条件不能耐受根治性膀胱切除术,或不愿接受根治性膀胱切除术的浸润性膀胱癌患者,可以考虑行保留膀胱的综合治疗。包括单纯经尿道电切手术、经尿道电切手术联合化疗、经尿道电切手术联合放疗、联合放化疗。

六、临床护理

(一)评估要点

健康史家族遗传史:包括有无诱发肿瘤的原因,发病时间的初步判断,影响生存质量等。

1.术前评估

(1)基本情况:患者的年龄、性别、婚姻和职业等。患者是否有吸烟史。职业是否为长期接触联苯胺及β萘胺的橡胶行业。疾病的临床表现如排尿是否疼痛,为间歇性还是持续性血尿,有无血块等。既往史:以往是否有过血尿史,手术创伤史。

(2)相关因素。

(3)身体状况:患者营养情况,重要脏器功能状况,有无转移的表现及恶病质。患者及家属对病情、拟采取的手术方式、排尿态改变的认知程度,可能出现的并发症,以及患者家庭经济承受能力。

(4)心理和社会支持状况。

2.术后评估

有无盆腔脓肿、尿瘘、直肠损伤、肠瘘、肠梗阻、术后感染等并发症。

(二)护理诊断/问题

1.恐惧与焦虑

与对癌症的恐惧、预后缺乏信心有关。

2.舒适度改变

与手术留置尿管、膀胱冲洗等有关。与膀胱全切除尿流改道、造瘘口或引流装置的存在,不能主动排尿有关。

3.潜在并发症

出血、感染。

4.其他

自我形象紊乱。

(三)护理目标

(1)患者恐惧与焦虑减轻或消失,能积极配合治疗。

(2)患者不适症状减轻,舒适感增加。

(3)患者能接受自我形象改变的现实。

(4)患者未发生出血及感染。

(四)护理措施

1.心理护理

减轻患者恐惧与焦虑。对担心手术预后的患者,护士要主动向其解释病情,以消除其恐惧心理。膀胱癌属中等恶性,及时手术治疗效果肯定,5年生存率非常高。鼓励患者家属和朋友给予患者关心和支持。

2.帮助患者接受自我形象改变

(1)解释尿流改道的必要性:告知患者尿流改道是膀胱癌治疗的一部分,通过护理和训练,不影响术后生活质量。

(2)造口的护理:保证造瘘处清洁,敷料渗湿后及时更换。管路保持通畅,在回肠内留置导尿管者,需经常冲洗,防止黏液堵塞。

(3)原位排尿新膀胱的护理:术后3周内定期冲洗留置导尿管,防止黏液堵塞。拔除导尿管前训练新膀胱,待容量达300 mL以上便可以拔管。告知患者做肛门括约肌功能锻炼,有利于早日恢复控尿功能。

(4)集尿袋护理:指导患者自行定期更换集尿袋。

3.并发症的预防与护理

(1)出血:膀胱全切手术创伤大,术后可发生出血。需密切观察血压、脉搏、引流物性状,若血压下降、脉搏加快、引流管内引出鲜血,每小时超过100 mL以上且易凝固,提示有出血,应及时通知医师处理。

(2)预防感染:观察体温变化情况;加强基础护理,保持切口清洁,敷料渗湿应及时更换;保持引流管引流通畅及牢靠的固定。应用广谱抗菌类药物预防感染。如有体温升高,引物为脓性并有切口疼痛,多提示有感染,应尽快通知医师处理。

(五)健康教育

1.康复指导

适当锻炼,加强营养,多食清淡易消化食物。多饮水,保持尿量在200~300 mL,禁止吸烟,避免接触联苯胺类致癌物质,降低癌症复发风险。

2.术后坚持膀胱灌注化疗药物

定期膀胱灌注治疗,无论肿瘤是否有复发都需终身灌注。若有肿瘤复发,立即再次手术治疗,1年后若无肿瘤复发,可将膀胱灌注间隔时间延长至2个月,终身灌注,每2~3年复查膀胱镜。膀胱灌注药物后需将药物保留在膀胱内2小时,每半小时变换体位,俯、仰、左、右侧卧位各半小时。

3.定期复查

定期门诊复查,主要是全身系统检查,以便及时发现转移及复发征象。

4.自我护理

尿流改道术后腹部佩戴接尿器者,应学会自我护理。保持清洁,定期更换尿袋。定期用生理盐水及开水冲洗集尿袋,清除黏液及沉淀物。

(窦晓庆)

第十六节　前列腺癌

前列腺癌(prostate cancer,PC)发病率在男性所有恶性肿瘤中位居第二。发病率有明显差异,欧洲和北美发病率最高,已成为第一位危害男性健康的肿瘤。前列腺癌发病率呈明显的地理和种族差异,亚洲前列腺癌发病率远低于欧美国家,但是近年来呈上升趋势。

一、病因

前列腺癌的发病原因尚不完全清楚,但已知危险因素包括年龄、种族、遗传、饮食等。其中遗传因素决定了临床前列腺癌的发生发展,其他危险因素可能影响潜伏型前列腺癌发展至临床型前列腺癌的进程。

(一)年龄

前列腺癌流行病学研究表明,年龄是最明显的危险因子,随着年龄增长,前列腺癌发病率也明显升高。新诊断患者中位年龄为 72 岁,高峰年龄为 75～79 岁。随着人类寿命的不断延长,人口结构呈老龄化趋势,男性罹患前列腺癌的可能性不断增加,死于前列腺癌的可能性也不断增大。

(二)遗传

遗传是前列腺癌发病的重要危险因素,一个一级亲属(兄弟或父亲)为前列腺癌,其本人发生前列腺癌的风险约是其他人的 2～3 倍;目前,许多有关基因多态性和前列腺癌遗传易感性的研究正在进行中,将为解释前列腺癌的发生提供遗传学证据。

(三)饮食

饮食的危险因素包括高动物脂肪饮食、饮酒和低植物摄入量等。这些危险因素并不能确定为存在因果关系的病因,不过,重视这些危险因素,在降低前列腺癌的发生率上是有一定效果的。另一方面,食用大豆制品、绿茶、番茄、红葡萄酒等有可能降低前列腺癌发病率。

(四)其他

前列腺癌发病危险因子还包括性活动和职业等社会因素。性活动方面:首次遗精年龄越小,危险性越大;职业方面:例如从事与镉相关职业的人,患前列腺癌的机会大;输卵管结扎术:有研究表明输卵管结扎术可增大前列腺癌危险性 1.2～2.0 倍。

二、病理生理

病理学诊断包括定性、分级和分期,有助于治疗方案的制订和准确的预后。

(一)组织类型

98％的前列腺癌组织类型为腺癌,其他少见的组织类型有移行细胞癌、鳞癌、黏液腺癌、小细胞癌及导管腺癌等。

(二)病理分级

目前存在大量评估前列腺癌的组织学分级系统,最广泛应用的是 Gleason 分级系统。根据每个区腺体分化程度和肿瘤细胞的形态给予 1～5 分之间的 Gleason 分值,1 分组织细胞分化最好,5 分最差。两区的分值相加,形成前列腺癌组织的 Gleason 分级常数。Gleason 2～4 分属于分化良好,Gleason 5～7 分属于中等分化,Gleason 8～10 分为分化差或未分化癌(表 10-3)。

(三)临床分期

前列腺癌分期对于治疗方案的选择和预后的评价都很重要。目前存在两种主要的临床分期方法:Whitmore-Jewett 法和 TNM 法,推荐应用的是美国癌症联合委员会(AJCC)的 TNM 法。T 分期表示原发肿瘤的情况。N 分期表示淋巴结情况。M 分期表示肿瘤远处转移的情况(表 10-4)。

表 10-3 前列腺癌 Gleason 分级标准

级别	肿瘤边界	腺体结构	腺体排列	浸润
1 级	清	单个、分散圆形或卵圆形规则	密、背靠背	少见
2 级	欠清	同上但稍不规则	分散	可见
3 级	不清	形状大小不一,含筛状或乳头状改变	更分散,成团快边缘整齐	明显
4 级	重度不清	小且融合,排列成条索状	融合成不规则团块	极明显
5 级	重度不清或团块	少有腺体形成,有小细胞或印戒细胞,包括粉刺癌	排列成实性片状或团块状、中心状坏死	极明显

表 10-4 前列腺癌临床分期

分期	表现
T_1	
T_{1a}	偶发肿瘤体积<所切除体积的 5%,直肠指检正常,PSA 正常
T_{1b}	偶发肿瘤体积>所切除体积的 5%,直肠指检正常,PSA 正常
T_{1c}	偶发肿瘤体积>所切除体积的 5%,直肠指检及经直肠超声检查正常,只是单纯 PSA 升高,穿刺活检发现肿瘤
T_2	
T_{2a}	直肠指检及经直肠超声检查能够发现肿瘤,肿瘤局限于并<单叶的 1/2,但仍局限在前列腺内
T_{2b}	直肠指检及经直肠超声检查能够发现肿瘤,肿瘤局限于并>单叶的 1/2,但仍局限在前列腺内
T_{2c}	肿瘤侵犯两叶,但仍局限在前列腺内
T_3	
T_{3a}	肿瘤侵犯并突破前列腺一叶或两叶包膜
T_{3b}	肿瘤侵犯精囊
T_4	肿瘤侵及膀胱颈、尿管括约肌、直肠、肛提肌和骨盆壁

三、临床表现

早期前列腺癌的临床症状多呈隐匿性,一部分患者甚至是在接受前列腺电切术或开放手术中才被发现。

(一)症状

1.排尿功能障碍症状

前列腺体积增大压迫尿道引起进行性排尿困难,表现为尿频、排尿费力、尿线变细、排尿不尽感、夜尿增多、排尿困难、充盈性尿失禁,甚至反复尿潴留。来自尿道周围腺体的前列腺癌患者可早期出现下尿路梗阻症状。当外周带前列腺患者出现排尿障碍时,预示前列腺癌已发展至晚期。

2.转移所致症状

前列腺癌首诊时可以是转移性症状,其中以转移性骨痛最为明显,而无下尿路梗阻症状。前列腺癌向直肠方向发展时,可以压迫直肠,出现便秘、腹痛、便血或间断性腹泻等异常表现,类似直肠癌的表现。其中最常见的转移部位是盆腔内淋巴结群及全身骨骼。骨骼转移表现为持续的、剧烈的腰背髋部疼痛及坐骨神经痛,疼痛严重程度可影响预后;淋巴结转移常无明显症状;内脏转移:肝转移表现为肝大、黄疸、肝功能异常;肺转移表现为咳嗽、咯血、呼吸困难等。

(二)体征

早期无明显体征,直肠指检可触及前列腺结节、质硬。

四、辅助检查

(一)直肠指检

直肠指检对诊断具有重要价值,同时有助于前列腺癌的诊断和分期。需要注意前列腺的大小、形态、质地。但由于主观性强,对比性差。直肠指检对小于 0.5 cm 的肿瘤病灶,就难以触及;所以,现在不推荐直肠指检作为前列腺癌筛查方法。

(二)PSA 检查血清

PSA 是目前诊断前列腺癌、评估各种治疗效果和预测预后的一个重要且可靠的肿瘤标记物。直肠指诊异常、影像学检查异常或有临床征象(如骨痛、骨折等)的男性应行 PSA 检查。

(三)影像学检查

1.经直肠超声检查(transrectal ultrasonography,TRUS)

超声检查是前列腺癌影像学检查的首选方法。可初步判断肿瘤的大小。但需注意 TRUS 诊断前列腺癌特异性较低,前列腺低回声病灶需与其他疾病鉴别。

2.CT 和 MRI 检查

CT 和 MRI 对前列腺内癌灶的诊断率均不高,主要用于临床分期,了解邻近组。和器官有无肿瘤侵犯及盆腔内有无肿大淋巴结有关。

3.ECT

放射性核素骨扫描是一种无创伤性检查,可以发现前列腺癌患者的骨转移癌灶。敏感性较高但特异性较差。

4.放射免疫显像

放射免疫显像是以抗肿瘤抗体为载体,以放射性核素为"弹头",对肿瘤原发病灶和/或转移病灶进行显像的技术。

(四)经直肠前列腺穿刺活检

现在基本不采用经直肠前列腺随意穿刺活检,而是在 TRUS 引导下,不仅对明确或可疑病灶进行穿刺,还对前列腺进行分区,以便系统穿刺。检出率受前列腺体积、年龄等影响。

五、治疗原则

前列腺癌治疗方法繁多,具体选用单一治疗还是联合治疗,应根据前列腺癌发展不同阶段来制定个体化治疗方案,同时兼顾患者年龄、全身状况、经济条件、生存意愿等。

(一)局限性前列腺癌治疗方法

1.保守治疗

积极监测和观察等待。延期治疗一般用于预期寿命短于 10 年(Gleason 评分 2～5 分)的前列腺癌患者。

2.根治性前列腺切除术

根治性前列腺切除术是治愈局限性前列腺癌(T_1、T_2 期)最有效的方法之一,还可以更加准确地进行肿瘤分期,有利于肿瘤的进一步治疗和随访。

3.放射治疗

采用伽马射线(通常是质子射线)聚焦在前列腺及周围的组织,达到杀灭肿瘤的目的。

(二)进展期及转移性前列腺癌的治疗

1.激素治疗

正常或癌变的前列腺上皮细胞需在雄激素刺激下生长和增殖。在 T_3、T_4 期及转移性前列腺癌以激素治疗为主。

2.根治性前列腺切除术

根治性手术在 T_{3a} 期前列腺癌治疗中占有重要位置。术前或术后辅以激素治疗或放疗。

3.放疗和化疗

放疗是局部进展期前列腺癌患者的根治性治疗手段。转移性前列腺癌行姑息性放疗,也可延长生存时间,提高生活质量。前列腺癌晚期对雄激素治疗不敏感的去势抵抗前列腺癌(castration resistant prostate caner,CRPC),而化疗是 CRPC 的重要治疗手段。

六、临床护理

(一)评估要点

详见膀胱肿瘤的评估要点。

(二)护理诊断/问题

1.营养失调

低于机体需要量,与癌肿消耗,手术创伤,早期骨转移有关。

2.舒适度改变

与手术活动受限有关。

3.睡眠形态紊乱

与尿频、尿失禁、疼痛有关。

4.自我形象紊乱

与手术治疗、尿失禁有关。

5.恐惧与焦虑

与对癌症的恐惧、害怕手术等有关。

6.潜在并发症

出血、感染等。

(三)护理目标

(1)经治疗后肿瘤进展控制,消耗减少,营养状态好转。

(2)患者主诉不适感减轻,舒适度增加。

(3)患者睡眠得到改善。

(4)患者对自我形象有健康、正确的认识。

(5)患者恐惧与焦虑减轻或消除。

(6)如出血、感染未发生或得到及时发现和有效控制。

(四)护理措施

1.改善营养

前列腺癌早期无症状,患者有症状就医时多属中晚期,且多有不同程度的机体消耗。所以,应告知患者多食高蛋白、高维生素、适当热量、低脂、易消化、少渣的食物。必要时给予肠内、外营养支持。

2.心理护理

多与患者沟通,解释病情,帮患者树立战胜疾病的信心。前列腺癌恶性程度属中等,经有效治疗后疗效尚可,5 年生存率较高。针对个体化情况进行个体化的辅导,鼓励患者表达自身感受。

3.并发症的预防及护理

(1)出血的护理:根治手术后有继发出血的可能,严密监测生命体征,若 2 个小时量超过引出 100 mL 以上或 24 小时大于 500 mL,提示继发出血,应立即通知医师处理。

(2)预防感染的护理:加强各项基础护理措施,保持切口清洁,若体温升高发现感染迹象时及时通知医师处理。

(五)健康教育

1.康复指导

根据体力适当锻炼,加强营养,保持情绪稳定。避免高脂肪饮食,特别是动物脂肪、红色肉类,因它们是前列腺癌的危险因素;适当补充维生素 D、维生素 E、豆类、谷物、蔬菜、水果对预防本病有一定作用。

2.用药指导

雌激素、雌二醇氮芥、放射治疗对抑制前列腺癌的进展有作用,但也有较严重的不良反应,故用药期间应严密观察。

3.定期随诊复查

定期检测 PSA 可作为判断预后的重要指标。遵医嘱完成放疗、化疗等后续治疗。若有骨痛,应即查骨扫描,确定有骨转移者可加用放射治疗。

(窦晓庆)

第十七节　阴　茎　癌

阴茎癌是一种少见的恶性肿瘤,占男性恶性肿瘤的 7%。其发病率因地区、宗教、卫生习惯等的不同而差异显著。欧美国家发病率较低,美国的发病率不足 1/10 万,巴西 8.3/10 万,乌干达等非洲国家发病率较高。20 世纪 50 年代之前,阴茎癌曾是我国男性泌尿生殖系统常见的恶性肿瘤,1949 年以后,随着人民生活水平的提高及卫生条件的改善,阴茎癌的发病率迅速下降。第十八届美国国家综合癌症网络(NCCN)年会推出了新的阴茎癌治疗指南,其原因:2010 年,美国确诊阴茎癌新发病例大约 1 250 例,相关疾病死亡人数却约为 310 例;在美国和欧洲阴茎癌病患占恶性肿瘤的 0.4%~0.6%。因此,阴茎癌这个罕见的疾病应该得到越来越多的重视。

一、病因

阴茎癌的病因目前仍不明确。阴茎癌多数发生于包茎或包皮过长的患者,新生儿行包皮环切术能有效防止此病。人类乳头瘤病毒(HPV16 型及 18 型)与阴茎癌发病密切相关。除此之外,吸烟、外生殖器疣、阴茎皮疹、阴茎裂伤、性伴侣多及卫生状况不良与阴茎癌的发病可能也有一定的关系。

二、临床表现

阴茎癌早期常隐藏在包皮内而被忽略。初起为丘疹、疣、溃疡或菜花状肿瘤,继而糜烂,边缘硬,不规则,有出血,分泌物有恶臭。疼痛不明显,一般无排尿障碍。虚弱、体重减轻、全身不适通常继发于慢性化脓性感染。极少数的阴茎病变和淋巴结转移会引起大量失血。

三、检查

(一)查体

以此了解病变或可疑病变的范围、肿瘤的位置、肿瘤的数目、病变形态、病变侵犯的程度、病变与尿道海绵体和阴茎海绵体的关系、病变的颜色和边界、阴茎长度。阴茎癌常见腹股沟淋巴结转移。查体时需要重点注意腹股沟淋巴结的大小、数量,是否活动、融合,表面是否有坏死、溃烂。腹股沟淋巴结切除及病理切片是判断有无淋巴结转移的金标准。

(二)人工勃起下超声

可提供肿瘤浸润程度的信息。

(三)MRI 和 CT

可提供肿瘤浸润程度的信息,以及用于评估体重过高患者腹股沟区域情况,并且有助于判断是否合并有盆腔淋巴结转移。

(四)X 线胸片

用于怀疑是否有骨转移的患者。

四、治疗要点

阴茎癌治疗前应进行准确的肿瘤分期和分级,明确肿瘤的浸润范围和所属淋巴结是否转移,然后针对原发病灶、区域淋巴结及转移性疾病,选择适宜的治疗方法。

(一)原发病灶的治疗

1.包皮环切术

对于局限于包皮或阴茎头的早期阴茎癌或深部没有浸润、没有淋巴结转移的Ⅰ期或 T1 期以前的肿瘤可行包皮环切术或局部切除术。

2.阴茎部分切除术

对于Ⅰ期或Ⅱ期肿瘤、局限于阴茎头或阴茎前段,无淋巴结转移者,可行阴茎局部切除术。

3.阴茎全切术

对于浸润性阴茎癌,肿瘤累及阴茎 1/2 以上,若行阴茎部分切除术后不能保留有功能的阴茎残端,则应行阴茎全切除和会阴部尿道重建。对于阴茎部分切除术后复发、原发阴茎体恶性程度高的阴茎癌也应行阴茎全切除术。

(二)区域淋巴结的处理

腹股沟区有无淋巴结转移及其范围是影响阴茎癌患者预后的最重要的因素。该检查结果比肿瘤分级、大体观和原发肿瘤的形态和显微镜的结构更能影响疾病的预后。不同于泌尿系统的其他疾病,阴茎癌的淋巴结转移仅行淋巴结清扫就可以治愈。由于临床发现多数腹股沟肿大淋巴结为炎性,故阴茎癌原发病灶切除后是否行区域淋巴结清扫术仍存在一定争议。

1.腹股沟淋巴结清扫术

包括标准腹股沟淋巴结清扫术和改良式腹股沟淋巴结清扫术两种常见术式。其手术适应证:①阴茎癌原发病灶去除后连续应用抗生素4周,腹股沟肿大淋巴结无明显改善。②腹股沟淋巴结活检组织学或细胞学证实为转移淋巴结。③原发病灶浸润海绵体,肿瘤细胞分化差。④Ⅱ期以上肿瘤,影像学检查怀疑淋巴结转移。

2.髂血管淋巴结清扫术

当腹股沟淋巴结转移时须行髂血管淋巴结清扫术,若证实髂血管淋巴结已转移,则不必行本术式,只行姑息性治疗。切除范围包括主动脉分叉、盆筋膜、髂总动脉和髂外血管鞘及周围淋巴脂肪组织。

(三)其他疗法

1.放疗

放疗用于局部切除的辅助治疗,也可用于晚期肿瘤的姑息性治疗。

2.化疗

阴茎癌对化疗不太敏感,多用于辅助治疗和联合治疗。

五、包皮环切术护理

(一)术前护理

(1)按泌尿外科一般护理常规护理。

(2)皮肤准备。

(二)术后护理

(1)按泌尿外科术后一般护理常规护理。

(2)按局部麻醉护理常规护理。

(3)术后即可进食。

(4)保持伤口敷料干燥,避免交叉感染。

(5)保持舒适卧位。

(三)出院指导

(1)注意休息,保持心情舒畅,避免疲劳,术后半年避免过度活动。

(2)1个月内避免性生活。

(3)禁烟、酒,忌刺激性食物。多饮水,多吃新鲜蔬菜、水果。

(4)注意会阴部清洁卫生,勤换内衣裤,防止逆行感染。

(5)包皮环切术后2~3天,遵医嘱口服己烯雌酚,防止阴茎勃起,影响伤口愈合。

六、阴茎部分切除术或阴茎全切术护理

(一)术前护理

(1)按泌尿外科一般护理常规护理。

(2)肠道及皮肤准备。

(3)心理护理:保护患者隐私。

(4)术前训练患者床上大小便,以免术后频繁下床而引起伤口疼痛和出血。术后3~5天,尽

可能在床上平卧,以减轻阴茎水肿。

(二)术后护理

(1)按泌尿外科术后一般护理常规护理。

(2)局部护理:①以棉垫托起阴茎并使之固定于中立位,或用胶皮手套装上 2/3 容积的水,上面垫上棉垫,使患者感觉舒适,以减轻阴茎水肿引起的疼痛。②使用床上支架,防止盖被压迫阴茎引起疼痛。③水肿消退前禁止下床活动,术后平卧或平侧卧 3～5 天,以利阴茎水肿消退。④术后过于紧张,经常主诉伤口疼痛的患者,必要时遵医嘱给予镇痛剂。⑤保持伤口敷料干燥,避免交叉感染。

(3)心理护理:手术后患者生殖器的完整性遭到破坏,给身心健康带来很大的影响。术后护理过程中应加强沟通,注意保护患者的自尊心,营造良好的休养环境。加强家庭的干预,让家属了解阴茎癌的相关知识,明确负性情绪对机体免疫功能的影响,以正确的态度对待患者,让其感到亲人的关心和照顾。

(4)活动指导:患者卧床期间,指导患者床上翻身活动,防止压疮;双下肢做足背背伸动作,防止深静脉血栓。

(5)并发症的防治。①出血:严密观察有无皮肤瘀斑、皮下血肿或皮肤缝合处有无渗血。②感染:密切观察患者创口有无渗血、积血及尿液感染伤口的情况。遵医嘱定期监测血常规、体温的变化,注意倾听患者主诉。若有不适,给予及时处理。③排尿困难或排尿不畅:可能为尿道外口狭窄,须定期行尿道扩张,严重狭窄可施行尿道外口切开或成形术。

(三)出院指导

(1)注意休息,保持心情舒畅,避免疲劳,术后半年避免过度活动。

(2)3 个月内避免性生活。

(3)禁烟、酒,忌刺激性食物。多饮水,多吃新鲜蔬菜、水果。

(4)注意会阴部清洁卫生,勤换内衣裤,防止逆行性感染。

(5)指导患者观察伤口局部情况和腹股沟有无不断增大的淋巴结,嘱患者定期复查。

七、阴茎全切加腹股沟淋巴结清扫术后护理

(一)术前护理

(1)按泌尿外科一般护理常规护理。

(2)肠道及皮肤准备。

(3)心理护理:保护患者隐私。

(二)术后护理

(1)按泌尿外科术后一般护理常规护理。

(2)管路护理。①导尿管:留置尿管期间(保留尿道者),保持尿管通畅,并妥善固定,避免打折,每天记录尿量,保持会阴部清洁,预防泌尿系统感染。定期更换尿袋。②膀胱造瘘管的护理(尿道切除者):保持通畅,妥善固定,避免打折,定期更换尿袋。③负压引流球的护理:保持引流通畅,并保持负压状态,妥善固定,避免打折,每天记录引流量。注意无菌操作,预防感染。④盆腔引流管的护理:保持引流管通畅,并妥善固定,避免打折,每天记录引流量。定期更换引流袋。注意无菌操作,防止感染。

(3)局部护理:①以棉垫托起阴囊并使之固定于中立位,或用胶皮手套装入 2/3 容积的水,上

垫上棉垫,使患者感觉舒适,以减轻阴囊水肿引起的疼痛。②使用床上支架,防止盖被压迫伤口引起疼痛。

(4)活动指导:患者绝对卧床 3～7 天,禁止髋关节外展、内收等活动,以防皮瓣滑动漂浮。协助患者床上轴线翻身,防止压疮;鼓励患者做足背的背伸动作,防止深静脉血栓。

(5)心理护理:见本节相关内容。

(6)排尿观察:拔除尿管后,观察有无排尿困难,若排尿不畅,可能为尿道外口狭窄,须定期行尿道扩张,严重狭窄可施行尿道外口切开或成形术。

(7)并发症的防治。①皮瓣坏死:严密观察加压包扎伤口处的皮肤颜色、温度,如发现颜色深紫,皮温低,及时通知医师处理。②阴囊及下肢水肿:卧床期间,抬高双下肢,促进静脉回流,下肢制动时,家属可帮助患者按摩双腿。③伤口感染:注意观察切口有无红肿,皮瓣温度、血运情况。伤口有渗液时及时换药,换药时严格执行无菌操作原则,防止切口感染。注意体温变化,如有发热,及时通知医师。④深静脉血栓:患者卧床时间较长,并且由于伤口位于腹股沟区域,行动不方便,因此容易引起深静脉血栓,可遵医嘱给予抗凝治疗,并指导患者多适量活动。

(三)出院指导

(1)注意休息,保持心情舒畅,避免疲劳,术后半年避免过度活动。

(2)禁烟、酒,忌刺激性食物。多饮水,多吃新鲜蔬菜、水果。

(3)注意会阴部清洁卫生,勤换内衣裤,防止逆行感染。

(4)定期复查,不适随诊。

(窦晓庆)

第十一章 儿童保健护理

第一节 儿童保健评价指标

通过评价儿童保健状况获得儿童生命、健康信息,为宏观制定儿童卫生发展战略、规划和疾病防治提供依据。

一、生物学指标

生物学指标是评价儿童保健和儿童健康状况最重要的指标。

(一)生命指标

反映儿童生存状况。如围生期死亡率、早产儿死亡率、新生儿死亡率、婴儿死亡率、1~4 岁儿童死亡率、5 岁以下儿童死亡率(under 5 mortality rate)、5 岁以下儿童死亡下降率、死亡率/死因专率(归类死因死亡率)、伤残调整生命年(disability-adjusted life year,DALY)等,其中围生期死亡率、早产儿死亡率、新生儿死亡率是反映妇女保健、产科质量和儿童保健的综合指标。因战争、自然灾害、贫困等首先影响婴儿死亡率;同时婴儿死亡率不受人口构成影响,也是人均期望寿命研究的重要参考数据,故是国际社会衡量一个国家或地区经济、文化、人民健康和卫生保健事业水平重要指标。1987 年后 UNICEF、WHO 更重视 5 岁以下儿童死亡率,因 0~4 岁儿童生存状况综合反映一个国家或地区对儿童营养、预防疾病、医疗保健服务投入。

注:①围产儿死亡率=胎龄>28 周胎儿死胎数+出生后 7 天内新生儿死亡数总数/同年同地区胎龄>28 周胎儿死胎数+生后 7 天内活产新生儿总数×1 000‰。②婴儿死亡率(infant mortality rate,IMR)=婴儿死亡数/同年同地区活产婴儿总数×1 000‰。③新生儿死亡率(neonatal mortality rate,NMR)=<28 天新生儿死亡数/同年同地区<28 天活产新生儿×1 000‰。④<5 岁儿童死亡率(under 5 mortality rate,U5MR)=<5 岁儿童的死亡人数/同年同地区活产新生儿总数×1 000‰。⑤死亡率/死因专率(cause specifc mortality and morbidity)=某一时期人群中某一疾病死亡人数/同期平均人群患同一疾病的总数(1/10 万)。⑥伤残调整生命年(DALY)作为疾病负担的衡量指标。DALY 减少是指生命年的丧失或有能力的生命年减少。通过计算 DALY 可以估计疾病的相对重要性、疾病对社会的整体负担,以及评估干预措施的成本-效益和考虑合理分配健康资源。疾病负担以 DALY 为单位进行测量,其含义是疾病从其发生到死亡所损失的全部健康生命年,包括早逝生命损失年 YLLs(years of life ost with premature death)和残疾生命损失年 YLDs(years of lived with disability),二者在不同程度上反映了人的健康生命。

(二)疾病指标

最常用的指标是发病率和患病率。发病率(incidence)是某一时期内(年、季、月)特定儿童人群中发生某种疾病的新发生病例的频率(‰)(增加率的调查),如急性传染病、急性感染、新生儿破伤风等。患病率(morbidity prevalence)是横断面调查受检儿童中某疾病的现患情况(%),患病率可按观察时间的不同分为期间患病率和时点患病率两种。时点患病率较常用。通常患病率时点在理论上是无长度的,一般不超过一个月。而期间患病率所指的是特定的一段时间,通常多超过一个月。如儿童贫血、佝偻病、龋齿、弱视、伤残等调查。

注:某病的发病率=某新发生病例数/同期平均总人数×‰。

如:新生儿破伤风发病率(‰)=新生儿破伤风病例数/同年活产新生儿数×‰。

时点患病率=某一时点一定人群中现患某病新旧病例数/该时点人口数(被观察人数)。

期间患病率=某观察期间一定人群中现患某病的新旧病例数/同期的平均人口数(被观察人数)×100%。

如:儿童贫血患病率=儿童贫血患病人数/同期同地区儿童血红蛋白检查人数×100%。

儿童超重(肥胖)率=儿童超重/肥胖人数/同期同地区儿童体格检查人数×100%。

(三)生长发育和营养状况指标

采用体格发育指标评价儿童生长与营养状况,神经心理行为指标评价儿童发育水平。

注:①儿童低体重率=儿童低体重人数/同期同地区儿童体重检查人数×100%。②儿童生长迟缓率=儿童生长迟缓人数/同期同地区儿童身长/身高检查人数×100%。③儿童消瘦率=儿童消瘦人数/同期同地区儿童体格检查人数)×100%。

二、工作指标

工作指标是反映儿童保健机构服务能力的指标,如<3 岁儿童系统管理率、<7 岁儿童保健管理率、<5 月龄婴儿人乳喂养率、新生儿访视率、预防接种率等。

3 岁以下(<36 月龄)儿童系统管理率=3 岁以下儿童系统管理合格人数/同年同地区 3 岁以下儿童数×100%。

7 岁以下(<72 月龄=儿童保健管理率=7 岁以下儿童接受≥1 次体格检查人数/同年同地区 7 岁以下儿童总数×100%。

5 月龄以下(<150 天龄=婴儿人乳喂养率≤150 天龄纯人乳喂养婴儿数/同年同地区<150 天龄婴儿总数×100%。

新生儿(0～28 天龄)访视率=该年接受≥1 次访视的新生儿人数/同期同地区活产新生儿数×100%。

新生儿(0～28 天龄)纯人乳喂养率=纯人乳喂养新生儿数/同期同地区<28 天龄访视有喂养记录的新生儿数)×100%。

某疫苗接种率=按疫苗免疫程序实际接种人数/应该接种人数×100%。

（封安华）

第二节 儿童神经心理发育及评价

一、中枢神经系统的发育

神经、精神发育与中枢神经系统的发育成熟密切相关。胎儿时期神经系统发育最早。胚胎 3 周形成神经管,4 周其两端的前后神经孔关闭,头端发育成脑泡,后端形成脊髓,5 周脑泡形成前、中、后脑。此期胎儿若受到有害因素影响,则发生神经管发育障碍。

大脑皮质从胚胎第 8 周开始形成,第 10～18 周神经元大量增殖、移行,分布到大脑皮质基底神经节和小脑,如因致病因素使神经元增殖受阻,造成皮质体积减小,发生小头畸形。5 个月时皮质细胞开始分化,并逐渐形成六层结构(分子层、外颗粒层、锥体细胞层、内颗粒层、巨大锥体细胞层和多形层)。大脑皮质细胞的增生、长大、分化在胎儿末期和新生儿初期达最高峰。小儿出生后,皮质细胞的数目不再增加,以后的变化主要是细胞增大、分化、功能发育成熟。

出生时脑重约 370 g,相当于体重的 1/9～1/8,6 个月时达 600 g,1 岁时达 900 g,成人的脑重约 1 500 g 相当于体重的 1/40。新生儿的大脑已基本上具备沟和回,但较成人为浅,灰质也较成人薄,细胞分化不全,树突与轴突少而短,3 岁时细胞分化基本完成,8 岁时已与成人无区别。

神经髓鞘的形成传导纤维形态学成熟的重要标志。其形成按一定顺序,至 4 岁神经纤维才完成髓鞘化。在婴幼儿时期,由于神经髓鞘形成不全,当外界刺激作用于末梢神经而传入大脑时,因无髓鞘的隔离,兴奋可波及邻近纤维,在大脑皮质就不能形成一个明确的兴奋灶,同时无髓鞘神经传导较慢,因而小儿对外界刺激反应较慢,而且易于泛化。

新生儿的皮质下系统如丘脑、苍白球在功能上已较成熟,但大脑皮质及新纹状体发育尚未成熟,新生儿活动由皮质下系统调节,因此新生儿出现很多无意识的手足徐动,肌肉张力高。以后脑实质逐渐增长成熟,运动主要由大脑皮质调节。延髓在出生时已基本发育成熟,有呼吸、循环、吸吮、吞咽等维持生命的重要中枢。脊髓在初生时已具备功能,重量 2～6 g,2 岁时构造已接近成人。脊髓成长和运动功能的发育相平行。

新生儿的脑富于水分和蛋白质,而类脂质、磷脂和脑苷脂含量较少,脑化学成分至 1.5 岁以后和成人相同。蛋白质在婴儿为 46％,成人 27％;类脂质在婴儿为 33％,成人为 66.5％。

二、神经、精神发育

小儿神经、精神活动能力的发育以神经系统组织结构上的不断发育成熟为其物质基础。常从大运动、细运动、语言及对周围人、物的反应等几方面进行评价。婴幼儿的发育程度大量反映在日常行为上,因此也称为"行为发育"。

(一)感知觉的发育

1.视觉

视觉与整个心理发育关系甚大,视觉缺陷可造成学习障碍,小儿视觉的发育如下。

新生儿:已有瞳孔对光反射和短暂的原始注视,目光能跟随近距离缓慢移动的物体,能在 19 cm 处调节视力和两眼协调。

1个月:开始出现头眼协调,眼在水平方向跟随物体在90°范围内移动。

3个月:调节范围扩大,头眼协调好。仰卧位时水平位视线可跟随180°,能看见直径0.8 cm的物体,视觉集中时间可达7～10分钟。

6个月:视线跟随在水平及垂直方向移动的物体转动,并改变体位以协调视觉,可以注视远距离的物体,如飞机、汽车,并能主动观察事物。

9个月:较长时间地看相距3～3.5m以内人物的活动,喜欢鲜艳的颜色。

18个月:注意悬挂在3m处的小玩具。

2岁:区别垂直线与横线。

4岁:视力约20/40(Snellen表),能区别基本颜色。

5岁:区别斜线、垂直线与水平线,视力约20/30。

6～9岁:视力达20/20。

10岁:正确判断距离与物体运动的速度,能接住从远处掷来的球。

2.听觉

近年的研究表明新生儿已有良好的听觉灵敏度,50～90 dB的声响引起呼吸的改变。一般小儿到3个月时能感受不同方位发出的声音,转头向声源。4个月听悦耳声音时会微笑。6个月对母亲语音有反应。9个月寻找来自不同高度的声源。1岁听懂自己的名字。2岁听懂简单的吩咐。4岁听觉发育已较完善。

3.味觉

新生儿对不同味觉物质已有不同反应,半个月左右时对甜味做吸吮动作,露出愉快表情,对苦、酸、咸的物质则表示不安、皱眉、闭眼、恶心。3～4个月婴儿对食物的微小改变已能区分。

4.皮肤觉

皮肤觉(包括温、痛、触觉)是最早出现的感觉。新生儿触觉已很发达,当身体不同部位受到刺激时就会做出不同的反应。新生儿皮肤对刺激的敏感性已接近成人。新生儿对冷热的感觉十分灵敏,3个月的小儿已能分辨33℃和31℃的水温。新生儿对痛觉反应较迟钝,第2个月起对痛刺激才表示痛苦。

(二)运动的发育(动作能)

随着大脑皮质功能逐渐发育及神经髓鞘的形成,小儿运动发育渐趋完善。运动发育的规律是:由上而下,由近而远,由不协调到协调,由粗大到精细。运动的发育可分大运动和细运动(精细动作)。

1.大运动

大运动包括抬头、翻身、坐、爬、立、走、跑等方面。小儿大运动发育程序如下。

新生儿:俯卧位能将脸从一边转向另一边以避免窒息。仰卧位可出现颈紧张姿势。

1个月:能俯卧位抬头片刻。

2个月:能俯卧抬头45°,从仰位拉至坐位,头后仰。

3个月:俯卧位抬头90°,垂直位能抬头,但控制尚不稳定,出现头晃动。

4个月:仰卧头向中央,四肢对称;俯卧抬头高,并以肘支撑抬起胸部。

5个月:腰肌继颈肌发育,能直腰靠背坐。

6个月:已能用下肢支持身体,喜欢扶腋下跳跃。

7个月:会翻身,俯卧位能向左右旋转追逐物体。

8个月:长时间稳坐,开始学爬。

9个月:扶着栏杆能站立。

10个月:会自己从座位攀栏站起。

11个月:会扶栏行走或牵着一手走。

12个月:会独立片刻,约1/4小儿能独自行走。

15个月:一般小儿都会独走,会蹲下拣物。

18个月:行走快,很少跌跤,会自己扶栏一次一级地上楼梯,会倒退行走数步。

2岁:能跑。

3岁:双足交替登楼。

4～5岁:会单足跳,能奔跑。

2.细运动

细运动是指手及手指的功能,如取物、搭积木、绘图、扣纽扣等。视觉的发育是细运动发展的必要基础。新生儿手接触物体时出现握持反射。3个月左右随着握持反射消失,出现了主动抓握。5～6个月以后出现了以视觉为线索的抓握,并进而出现手、眼及其他部位肌肉的协调。手的功能发展也有成熟过程:①先用手掌尺侧握物,后用桡侧,再用手指。②先会用4个手指以一把抓方式取物,后用拇指与食指钳取。③先会抓握,后能主动放松。小儿细运动发育程序如下。

出生～2个月:紧握触手物。

2个月:能短暂留握如摇荡鼓一类物体。

3个月:两手放松,常拉自己的衣服及大人的头发。

4个月:两手在胸前玩弄,见到新鲜物体两臂会活动起来。

5个月:手伸向物体,碰到时会随手抓起。

6个月:双手能各拿一块边长2.5 cm左右的方木。

7个月:可在两手间传递玩具。能用4个手指一把抓的方式取到小糖丸。

8个月:出现捏弄、敲打及抛掷玩具的动作。

9个月:伸出食指拨弄小物件。此时拇、食指能配合用钳形动作摘拿小丸,但近尺侧腕部仍贴住桌面。

12个月:拇、食指用钳形动作取小丸时已不需尺侧腕部的支持,称为"垂指摘"。

15个月:试搭方木2块。能将小丸放入小瓶中。

18个月:搭方木3～4块。会将小丸从瓶中倒出以取得小丸。开始会用笔在纸上乱画。

2岁:搭方木5～6块。会模仿画竖线、横线。会逐页翻书。

2.5岁:搭方木8块。会穿上短裤和便鞋。

3岁:会模仿用3块方木"搭桥",串木珠,解纽扣。会画"圆圈""十"字。

4岁:会画方形。

5岁:会画人。

6岁:会画三角,能折纸。

7～8岁:会画菱形,能做手工、泥塑。

(三)语言的发育(语言能)

语言是人类所特有的一种高级神经活动形式,是表达思维和意识的一种形式。小儿语言的发育除受语言中枢控制外,还需要正常的听觉和发音器官。语言能分理解和表达两方面。小儿学语是先理解而后表达,先会发语音而后会用词和句。在词的理解应用上,先是名词而后为动词、形容词、介词。语言能力发展程序如下。

新生儿出生时能大声啼哭。

1个月:能发很小喉音。

2～3个月:能发 a(啊)、o(喔)等元音。

4个月:在愉快的社交接触中能大声笑。

6～7个月:发唇音,并能将元音与辅音结合起来,如 ma、da 等。

8个月:常重复某一音节,如 ma-ma、da-da、ba-ba 等。

8～9个月:能区别大人语气,对大人的要求有反应,如"拍手"。能模仿发 ma、ba 等音。

12个月:懂得某些物体的名称,如"灯灯""鞋鞋""帽帽",并会用手指出。同时还知道自己的名字。约半数12个月的小儿能有意识叫"爸爸""妈妈"。

18个月:能说10个左右有意义的词。会指出身体各部分。

2岁:会说2～3个词构成的简单句。能说出身体各部分的名称。

3岁:词汇增加很快。能说出姓名、性别,懂得介词(如上、下),能唱简单的儿歌。

4～5岁:能听懂全部说话内容,能简单地叙说一件事情及讲故事。这年龄的特点为喜欢提问。

6岁:说话流利,句法正确。

语言的发育是在第一信号系统基础上形成的,是小儿高级神经活动进入一个质变的阶段,语言发育加深了认识、理解、推理,使小儿智力更进一步发展。语言发育重要时期在生后9～24个月,应早期进行语言训练。

(四)对周围人和物的反应(应人能、应物能)

包括对周围人和物的反应和交往的能力及独立生活能力。应人能、应物能是随年龄增长而逐渐发展的。其发展程序如下。

新生儿:对周围较淡漠,反复逗引方有反应。对强光反应较快。

1个月:喜欢看熟悉人的脸和颜色鲜艳的物体。

2个月:双眼会追随移动的物体,会注意母亲的脸,开始微笑。

3个月:认识母亲。

4个月:逗引时能发出笑声,能主动以笑脸迎人,母亲离去或不在时会表现不愉快。

5～6个月:能区别熟人和陌生人,喜欢做用手帕遮脸的游戏。会向镜中人微笑。能抚摸或抱着奶瓶。

7～8个月:能注意周围人的行动与表情。能体会说话人的语调,如大人用斥责语调说"不许动",小儿可出现恐惧表现或马上停止动作。

9～10个月:能模仿成人动作,会招手表示"再见",对外人表示疑惧。

12个月:对人有爱憎之分,能配合大人穿衣。

18个月:会用语言或手势表示要求,会表示大小便。

2岁:能自己用匙吃饭,动作准确,但吃不干净。基本能控制大小便。能听懂命令,执行简单任务。

3岁:会参加其他孩子的活动,会洗手。

4岁:好奇心强,求知欲强,不断提问。能自己上厕所,脱衣服。

5～6岁:喜欢集体游戏,常扮演想象中的角色,会做简单的家务劳动如抹桌、扫地等。

小儿中枢神经系统一切功能活动的发育,虽以神经、肌肉和骨骼系统正常发育为前提,但外界环境条件、训练和教养起着重要作用。多让小儿接触外界环境,加强教养、训练,会对小儿神经、精神的发育有促进作用。

(五)神经反射的发育

新生儿一出生即具有某些先天性反射活动,并持久存在,如觅食、吸吮、吞咽反射,对疼痛、寒冷、强光亦有反应。婴儿的暂时性反射如拥抱反射、紧张性颈反射、踏步反射、握持反射,以后随着小儿发育逐渐消退。一般握持反射和拥抱反射于3～4个月消失。腹壁和提睾反射于1岁时开始稳定,巴宾斯基征在2岁时转阴。如这些反射在该出现时不出现,或应消失时不消失,特别表现出不对称时,常提示神经系统有异常。后天性反射(条件反射)是在先天性反射基础上随着大脑及各感觉器官的发育而产生的。小儿在出生后9～14天即出现第一个条件反射:母乳喂养儿9～14天开始,每当母亲刚一抱起小儿,乳头尚未放入小儿口中,小儿即出现吸吮动作。2个月起逐渐形成与视、听、味、嗅、触觉等感觉有关的条件反射。3～4个月开始出现兴奋性和抑制性条件反射。

三、小儿神经、精神发育的评价

为了检出小儿神经、精神发育是否异常,世界卫生组织提出可用动作发育和语言发育作为最简便的评定指标。运动方面如4个月时不能抬头,10个月不会坐,1岁不会站,1岁半不能走;语言方面如出生时哭声不洪亮,4个月不会微笑,6个月不会大笑,不能发出"啊"声,10个月不能发出"爸爸""妈妈"等复音,1岁半不会说单词均提示小儿神经、精神发育异常,应首先从环境因素和教养、训练等方面找原因,其次应探查有无神经系统器质性病变。

检查时可先参考小儿神经、精神发育进程表(见表11-1)进行评价,如与该表偏离过大,可采用智能筛查方法。

表 11-1　小儿神经、精神发育进程表

年龄	动作	语言	接触人物的反应(智力)	感觉和反射
新生儿*	不协调动作	能哭叫	不能注视	有觅食、吸吮、吞咽、拥抱、握持等先天性反射,对疼痛、寒冷、强光有反应
1月*	直立和俯卧位时能抬头	发出和谐的喉音	微笑	握持反射减弱,腹壁和提睾反射不易引出
2月*	从俯卧位扶起时能仰头	发出和谐的喉音	注意人面和玩具	
3月*	仰卧扶起时头不后垂	咿呀发声	认识奶头,头转向声源	握持反射可消失,屈肌张力高,克氏、巴宾斯基征阳性
4月*	坐头竖直,会翻身	大声发笑	抓面前物件	拥抱反射消失
6月*	扶腋下能站立、跳跃、抱奶瓶	发单音,听到叫喊声有反应	伸手取物,能辨认生人	
7月*	会爬,独坐,将玩具从一手换到另一手	能发出爸爸、妈妈等复音	能听懂自己的名字	

续表

年龄	动作	语言	接触人物的反应（智力）	感觉和反射
9 月*	坐稳,扶站	能听懂较复杂的词句,如再见等	见熟人要抱	
12 月*	能独立,但不稳,用拇指、食指捡物	能叫出物品名字,指出自己手指	能指出物件表示需要	吸吮反射逐渐开始消失,腹壁和提睾反射开始稳定
15 月*	走得稳,能蹲着玩	听懂一些日常用语	能叠 2 块方木	
18 月	爬台阶,扶栏上楼	认识身体各部分	能表示大、小便	
2 岁	能跑,会踢球	会说 2～3 字拼成的句子	能完成简单的动作,如戴帽	巴宾斯基征阴性
3 岁	会骑三轮车,会洗手、脸,脱衣服	说短歌谣,数 3 个数	认识画中物	
4 岁	能爬梯子,会穿鞋	能唱歌	能分辨颜色	
5 岁	能单腿跳,会系鞋带	开始认字	分辨 4 种颜色	
6～7 岁	参加简单劳动	讲故事,开始写字	数几十个数	

* 世界卫生组织提出的衡量婴幼儿神经、精神发育主要动作和语言出现的月龄

下面介绍几种常用的智能筛查方法。

（一）丹佛发育筛选检查

丹佛发育筛选检查（DDST）在世界范围内广泛应用,我国也已进行标准化。DDST 适用于出生至 6 岁小儿。共有 105 个项目,分属 4 个能区:①应人能力（个人－社会）——小儿对周围人们应答及料理自己生活的能力。②精细动作——包括手、眼协调,手指精细动作（摘小物体,画图,叠方木等）。③语言能力——听觉、理解及言语表达能力。④大运动（粗动作）——抬头、坐、站立、行走、跳等的能力。

DDST 测验表顶边线和底边线有年龄标度,每一项目以自左向右排列的横条来表示（见图 11-1）,4 个箭头所指之点,分别提示 25%、50%、75% 及 90% 的正常小儿能完成该项目的年龄。

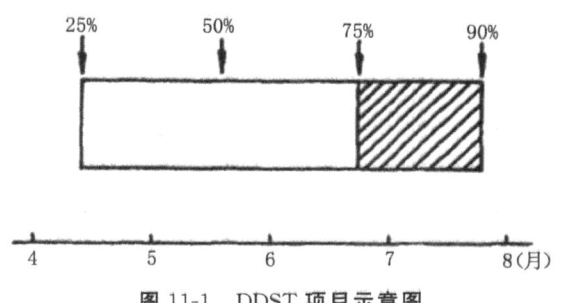

图 11-1　DDST 项目示意图

DDST 仅作为筛查之用,筛查结果评为正常、可疑、异常、无法测定,评定主要根据"迟长"项目数。凡在年龄线以左的项目,如小儿失败称为"迟长"。本测验应用工具简便,操作时间约 20 分钟,易为小儿接受。

20 世纪 70 年代原作者对 DDST 进行改进,称为 DDST-R,项目排列成阶梯式。90 年代针对 DDST 的不足再行修订,称为 DenverⅡ儿童发育筛查量表,共有 125 个项目,语言能项目增加较多。

(二)50 项测验

50 项测验或称入学合格测验,操作方法简便,评分明确,可作为 4～7 岁儿童筛选方法之一。内容包括问题和操作两大类,共 50 题。具体内容:①自我认识 13 项,指出身体部分,说出姓名等。②运动能力13 项,包括大运动及精细动作。③记忆能力 4 项,复述数字、句子、故事内容。④观察能力 6 项,指出图画中缺损、错误、拼图等。⑤思维能力 9 项,包括左右概念、日期概念、分析推理。⑥常识 5 项,认识颜色、几何图形、动物名称。每题 1 分,满分为 50 分。再以实际得分查得相应的能力商(采用离差法)。

(三)绘人试验

绘人试验(Drawn-A-Man test)是简单易行的儿童智力测试方法,可反映小儿的观察力、注意力、记忆力、空间和方位知觉及眼手协调等方面的能力。

工具简单,取一张图画纸,大小为 21 cm×27 cm,1 支铅笔及 1 块橡皮。让小儿画一张全身人像,不限时间。可用于 5～12 岁儿童,较适合的范围为 5～9 岁。根据所画人像评分(满分为 50 分),再查出智商。

(四)图片、词汇测试法

图片、词汇测试法(PPVT)适用于 3～9 岁小儿,尤其对语言障碍、性格内向的儿童比较合适。我国修订本工具为 120 张图片,每张图片上有 4 幅不同的图画,由易到难。若 8 张中连续失败 6 次即停止,以最末一张的总数减去总错误数,即为总分,再算出智商。

(五)瑞文测验

瑞文测验原名"渐进矩阵",是一种非文字智力筛查方法。现常用的是瑞文测验联合型,适用范围为5 岁至成人。测验有 6 个单元共 72 幅图,结果以智商表示。

(六)0～6 岁发育筛查测验

0～6 岁发育筛查测验(DST)适用于我国 0～6 岁小儿。该测验采用运动、社会适应及智力 3 个能区的模式,共 120 个项目。结果以智力指数(MI)和发育商(DQ)表示。

以上所介绍的智能筛查方法如第一次检查结果有问题应于 2～3 周后予以复试,复试时应更为慎重,选择更为适宜的时间和环境。如复试结果仍有问题,应采用智能诊断方法进行更详细深入地检查。目前国际上所推崇的智能诊断量表,婴幼儿为盖泽儿发育诊断法及贝利婴儿发育量表。学龄前期及学龄期阶段为斯坦福-比奈量表(S-B 量表)及韦氏智力量表。后者包括学龄前与学龄初期(4.0～6.5 岁)儿童智力量表(WPPSI);儿童(6～16 岁)智力量表(WISC);成人智力量表(WAIS)。如肯定智力低下应转至有关专业科(心理、神经、视、听觉、遗传等科)做进一步检查和治疗。

(封安华)

第三节　儿童体格发育及评价

一、体格生长的常用指标

一般常用的形态指标有体重、身高(长)、坐高(顶臀长)、头围、胸围、上臂围、皮下脂肪等。

（一）体重的增长

体重为各器官、系统、体液的总重量，是衡量儿童生长与营养状况的重要指标，也是儿科临床作为计算药量、静脉输液量的重要依据。

新生儿出生体重与胎次、胎龄、性别及宫内营养状况有关。曾经，我国九大城市城区调查结果显示：平均男婴出生体重为(3.3±0.4)kg，女婴为(3.2±0.4)kg，与世界卫生组织的参考值相近（男3.3 kg，女3.2 kg）。生后1周内如摄入不足，加之水分丢失、胎粪排出，可出现暂时性体重下降或称生理性体重下降，在生后3～4天达最低点（下降3%～9%），以后逐渐回升，至出生后7～10天恢复到出生时体重。若体重下降超过10%或至第10天还未恢复到出生时的体重，则为病理状态，应分析其原因。生后及时合理喂哺，可减轻或避免生理性体重下降的发生。

小儿体重的增长不是等速的，年龄愈小，增长速率愈快。生后第一年内婴儿前3个月体重的增加值约等于后9个月内体重的增加值，即12个月龄时婴儿体重约为出生时的3倍（9 kg），是生后体重增长最快的时期；生后第二年体重增加2.5～3.5 kg，2岁时体重约为出生时的4倍（12 kg）；2岁至青春前期体重增长减慢，年增长值约2 kg。因此，小儿体重可按以下公式计算：

$$1～6个月婴儿体重(kg)=出生体重(kg)+月龄×0.7(kg)$$
$$7～12个月婴儿体重(kg)=6kg+月龄×0.25(kg)$$
$$2岁至青春前期体重(kg)=年龄×2+7(或8)(kg)$$

（二）身材的增长

1.身高（长）

身高（长）指头顶到足底的垂直长度。3岁以下儿童应仰卧位测量，称为身长；3岁以上小儿一般立位测量，称为身高。身高（长）的增长规律与体重相似。年龄越小增长越快，也出现婴儿期和青春期两个生长高峰。出生时身长平均为50 cm，生后第一年身长增长最快，约为25 cm；前3个月身长增长11～12 cm，约等于后9个月的增长值，1岁时身长约75 cm；第二年身长增长速度减慢，约10 cm左右，即2岁时身长约85 cm；2岁以后身高每年增长5～7 cm。故2～12岁身长的估算公式为：年龄×7+70(cm)。

身高（长）的生长受遗传、内分泌、宫内生长水平的影响较明显，短期的疾病与营养波动不易影响身高（长）的生长。

2.坐高（顶臀长）

坐高指头顶到坐骨结节的高度。坐高增长代表头颅与脊柱的生长。

3.指距

指距是两上肢水平伸展时两中指尖距离，代表上二肢长骨生长。

（三）头围的增长

头围的增长与脑和颅骨的生长有关。胎儿期脑生长居全身各系统的领先地位，故出生时头围相对大，平均32～34 cm；第一年前3个月头围的增长约等于后9个月头围的增长值（6 cm），即1岁时头围约为46 cm；生后第二年头围增长减慢，约2 cm，2岁时头围约48 cm；以后增长更慢，至15岁后接近成人，为55～58 cm。头围的测量在2岁以内最有价值，尤其是连续追踪测量头围更有意义。较小的头围常提示脑发育不良，头围增长过速往往提示脑积水。

（四）胸围的增长

沿乳头下缘至肩胛骨下缘绕胸一周的长度，取呼、吸的平均值，即为胸围。胸围代表肺与胸廓的生长。出生时胸围 32 cm,略小于头围 1～2 cm,1 岁左右胸围约等于头围。1 岁至青春前期胸围应大于头围(约为头围＋年龄－1)。婴儿期应注意适度的啼哭和被动体操,练习爬行是促进婴儿胸廓发育的良好方法。

(五)上臂围的增长

上臂围代表肌肉、骨骼、皮下脂肪和皮肤的生长。1 岁以内上臂围增长迅速,1～5 岁增长缓慢,1～2 cm。因此,有人认为在无条件测体重和身高的情况下,可测量左上臂围筛查 5 岁以下儿童营养状况:大于 13.5 cm 为营养良好,12.5～13.5 cm 为营养中等,小于 12.5 cm 为营养不良。

(六)身体比例与匀称性

在生长过程中,身体的比例与匀称性生长有一定规律。

1.头身比例

头的生长在宫内与婴幼儿期领先生长,而躯干、下肢生长则较晚,生长时间也较长。这样,头、躯干、下肢长度的比例在生长进程中发生变化,头长占身长(高)的比例在婴幼儿为 1/4,到成人后为 1/8(见图11-2)。

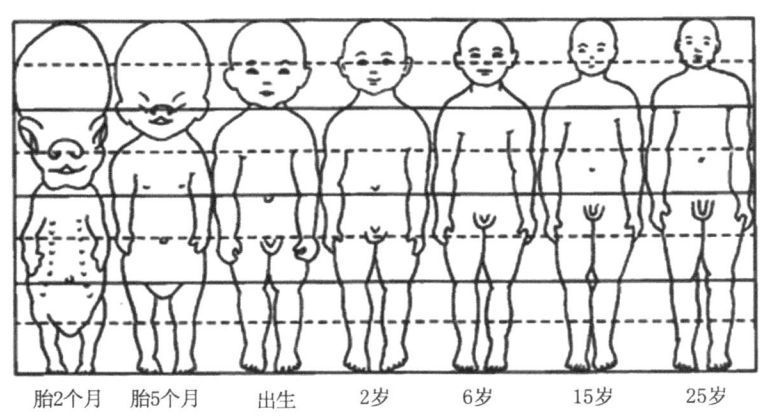

胎2个月　胎5个月　出生　2岁　6岁　15岁　25岁

图 11-2　头与身长比例的变化

2.体型匀称

表示体型(形态)发育的比例关系,如身高/体重(weight-for height,W/H),胸围/身高(身高胸围指数),体重/身高×1 000(Quetelet 指数),体重/身高^2×10^4(Kaup 指数),年龄的体块指数(BMI/岁)等。

3.身材匀称

以坐高与身高的比例表示,反映下肢的生长情况。坐高占身高的比例由出生时的 0.67 下降到 14 岁时的 0.53。任何影响下肢生长的疾病,可使坐高与身高的比例停留在幼年状态,如甲状腺功能低下与软骨营养不良。

4.指距与身高

出生时,指距略小于身高(长),到 12 岁左右二者相等。如指距大于身高 1 cm,对诊断长骨的异常生长有参考价值,如蜘蛛样指(趾)、马方综合征。

二、骨骼和牙齿的生长发育

(一)骨骼

1.头颅骨

除头围外,还可根据骨缝闭合及前后囟闭合时间来衡量颅骨的发育。小儿出生时颅骨缝稍有分离,于3~4个月时闭合。出生时后囟很小或已闭合,至迟生后6~8周闭合。前囟出生时1~2 cm,以后随颅骨生长而增大,6个月左右逐渐变小,在1~1.5岁闭合。前囟检查在儿科临床很重要,如脑发育不良时头围小、前囟小或关闭早;甲状腺功能低下时前囟闭合延迟;颅内压增高时前囟饱满;脱水时前囟凹陷。颅骨随脑的发育而逐渐长大。

2.脊柱

脊柱的增长反映脊椎骨的生长。生后第一年脊柱生长快于下肢,以后四肢生长快于脊柱。1岁左右开始行走,形成3个自然弯曲,有利于身体平衡。到6~7岁自然弯曲才被韧带所固定。

3.长骨

长骨的生长和成熟与体格生长有密切关系。长骨干骺端的骨化中心按一定的顺序和部位有规律地出现,可以反映长骨的生长发育成熟程度。通过X线检查长骨骨骺端骨化中心的出现时间、数目、形态变化及其融合时间,可判断骨骼发育情况。一般摄左手X线片,了解其腕骨、掌骨、指骨的发育。腕部出生时无骨化中心,其出生后的出现顺序为:头状骨、钩骨(4~6个月后出现);下桡骨(约1岁);三角骨(2~3岁);月骨(3岁左右);大、小多角骨(3.5~5.0岁);舟骨(5~8岁);下尺骨骺(6~7岁);豆状骨(9~13岁);10~13岁时出齐,共10个,尺骨远端则6~8岁形成。故1~9岁腕部骨化中心的数目(称为骨龄)约为其岁数加1。临床上常测定骨龄以协助诊断某些疾病,如生长激素缺乏症、甲状腺功能减低症、肾小管酸中毒时明显落后;中枢性性早熟、先天性肾上腺皮质增生症则常超前。正常骨化中心出现的年龄差异较大,诊断骨龄延迟时一定要慎重。

(二)牙齿

牙齿生长与骨骼有一定关系。人一生有乳牙(20个)和恒牙(32个)两副牙齿。出生后4~10个月乳牙开始萌出,12个月后未萌出者为乳牙萌出延迟。乳牙萌出顺序一般为下颌先于上颌、自前向后,约2.5岁时出齐。2岁以内的乳牙数目为月龄减4~6个。乳牙萌出时间个体差异较大,与遗传、内分泌、食物性状有关。6岁左右萌出第一颗恒牙,7~8岁乳牙按萌出先后逐个脱落代之以恒牙,17~30岁恒牙出齐。出牙为生理现象,出牙时个别婴儿可有低热、唾液增多、流涎、睡眠不安、烦躁等表现。

三、青春期的体格生长发育

青春期是儿童到成人的过渡期,受性激素等因素的影响,体格生长出现生后的第二个高峰(peak height velocity,PHV),有明显的性别差异。男孩的身高增长高峰约晚于女孩2年,但持续时间长,且每年身高的增长值大于女孩,因此男孩比女孩高。一般来说男孩骨龄15岁,女孩骨龄13岁时,身高生长达最终身高的95%。女孩在乳房发育后(9~11岁)、男孩在睾丸增大后(11~13岁)身高开始加速生长,1~2年内生长达PHV,此时女孩每年身高平均增加8~9 cm,男孩9~10 cm,以下肢增长最快。在第二生长高峰期,身高增加值约为最终身高的15%。

青春期体重的增长与身高平行,同时内脏器官增长。女性有耻骨与髂骨下部的生长与脂肪堆积,臀围加大。男性则有肩部增宽,下肢较长,肌肉增强的不同体形特点。

生殖系统发育受内分泌系统的下丘脑-垂体-性腺轴的控制。小儿进入青春期后,下丘脑对性激素负反馈作用的敏感度下降,促性腺激素释放激素(GnRH)分泌增加,使垂体分泌的促卵泡激素(FSH)、促黄体生成激素(LH)和生长激素增多,性腺和性征开始发育,持续6～7年,最终生殖系统完全成熟。

四、体格生长评价

生长评价主要是通过人体测量学指标及常用辅助检查,根据各年龄段生长发育规律对小儿进行评价,及时发现生长障碍,给予适当的指导与干预,对促进儿童的健康生长十分重要。

(一)资料分析方法

1.常用的体格生长评价方法

(1)均值离差法:适用于常态分布状况,以平均值($\overline{X}$)加减标准差(SD)来表示,如68.3%的儿童生长水平在$\overline{X}\pm1SD$范围内;95.4%的儿童在$\overline{X}\pm2SD$范围内;99.7%的儿童在$\overline{X}\pm3SD$范围内。

(2)百分位数法:当测量值呈偏正态分布时,百分位数法能更准确地反映所测数值的分布情况。

(3)标准差的离差法(Z积分,SDS):Z积分=($\overline{X}$)/SD,可进行不同体质人群间比较,用偏离该年龄组标准差的程度来反映生长情况,结果表示也较精确。其中X为实值。Z积分可为正值,也可为负值。

(4)中位数法:当样本变量为正态分布时中位数等于均数与第50百分位数。当样本变量分布不是完全正态时,因此时样本中少数变量分布在一端,用算术平均数作为中间值对个别变量值影响大,故用中位数表示变量的平均水平较妥。

2.界值点的选择

通常以均值离差法$\overline{X}\pm2SD$(包括总体的95%)为正常范围;百分位数法以$P_3\sim P_{97}$(包括样本的94%)为正常范围;标准差的离差值以$\pm2SD$以内为正常范围。

3.测量值的表示

(1)表格:将测量数值以表格形式列出,便于查询,但不够直观。

(2)生长曲线:按各等级的数值绘制成曲线图。优点是较等级数值直观,不仅能较准确了解儿童的发育水平,还能对儿童某项指标进行定期纵向观察,易看出该小儿生长的趋势有无偏离现象,以便及早发现原因,采取干预措施。

(二)体格生长评价

正确评价儿童体格生长状况,必须注意采用准确的测量用具及统一的测量方法。中国卫健委建议采用中国九大城市儿童的体格生长数据为中国儿童参照人群值。儿童体格生长评价包括发育水平、生长速度及匀称程度3个方面。

1.发育水平

将某一年龄点所获得的某一项体格生长指标测量值(横断面测量)与参考人群值比较,得到该儿童在同质人群中所处的位置,即为此儿童该项体格生长指标在此年龄的生长水平,通常以等级表示其结果。生长水平包括所有单项体格生长指标,如体重、身高等,可用于个体或群体儿童的评价。对群体儿童的评价可了解该群体儿童的体格状况;对个体儿童评价仅表示该儿童已达到的水平,不能说明过去存在的问题,也不能预示该儿童的生长趋势。

2.生长速度

生长速度是对某一单项体格生长指标定期连续测量(纵向观察),将获得的该项指标在某一年龄阶段的增长值与参照人群值比较,得到该儿童该项体格生长指标的生长速度。以生长曲线表示生长速度最简单、直观,定期体检是生长速度评价的关键。生长速度的评价较发育水平评价更能真实了解儿童生长状况。生长速度正常的儿童生长基本正常。

3.匀称程度

匀称程度是对体格生长指标之间关系的评价。①体形匀称度:表示体形(形态)生长的比例关系。常选用身高和体重表示一定身高的相应体重增长范围,间接反映身体的密度与充实度。②身材匀称:以坐高/身高的比值反映下肢生长状况。按实际测量计算结果与参照人群值比较。

(封安华)

第四节　儿童生长发育规律

一、生长发育的连续性

小儿生长发育是一个连续的过程,但各年龄生长发育并非等速,除在母体宫内生长期外,出生后第1年末(即婴儿期)身长为出生时的 1.5 倍,体重为出生时的 3 倍,此为生长发育的第一个高峰。至青春期,身高及体重生长又迅速加快,出现生长发育的第二个高峰。

二、各系统器官发育的不平衡性

各系统的发育快慢不同,各有先后。如神经系统发育较早,生殖系统发育较晚,淋巴系统则先快而后回缩,皮下脂肪发育年幼时较快,而肌肉组织则须到学龄期才发育加速(见图 11-3)。

三、生长发育的一般规律

生长发育遵循由上到下、由近到远、由粗到细、由低级到高级、由简单到复杂的规律。如出生后运动发育:先抬头,后抬胸,再会坐、立、行(自上到下);从臂到手,从腿到脚的活动(由远到近);手拿物品先用全掌握持,以后发展到能以手指摘取(从粗到细);先会画直线,进而能画圈,再画人(由简单到复杂);先学会观看和感觉事物,认识事物,再发展到记忆、思维、分析、判断(由低级到高级)。

四、生长发育的个体差异

小儿生长发育虽按上述一般规律发展,但由于受遗传、性别、环境、锻炼等的影响而存在很显著的个体差异,如矮身材父母的小儿与高身材父母的小儿相比,两者身长就可相差很多,但都属正常范围,故每个小儿有他自己的生长模式。因此所谓正常值不是绝对的,要考虑个体不同的影响因素,才能做出较正确的判断。体格上的个体差异一般随年龄增长而越来越显著,青春期差异更大。因此系统连续地观察比一次性调查更能反映小儿生长发育的真实情况,避免在评价时做出错误的判断。

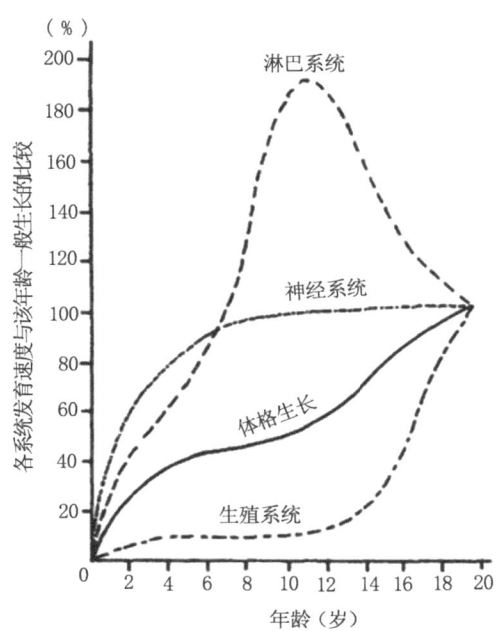

图 11-3 出生后不同年龄各主要系统的生长规律

（封安华）

第五节 影响儿童生长发育的因素

一、遗传因素

染色体上的基因是决定遗传的物质基础。小儿生长发育的特征、潜力、限度、趋向,都受父母双方遗传因素的影响。人体生长发育多项指标,如身高、体重、皮下脂肪、血压、性成熟的迟早等都有家族倾向,尤以身高为明显,在良好的生活条件下,2 岁以后逐渐体现出遗传因素的影响,青春期后有极显著相关。小儿身高与父母平均身高相关最密切,可以根据父母平均身高来预测小儿的最终身高。因此在评价小儿体格生长时,必须考虑遗传因素。

二、性别因素

男女小儿生长发育各有特点,除青春早期外,一般女孩平均身长、体重较同年龄男孩为小,在评价小儿体格发育时男女标准应分开。

三、内分泌因素

内分泌腺的功能对生长发育起重要调节作用。内分泌疾病,如甲状腺功能低下,基础代谢缓慢,造成体格矮小,智力障碍;脑垂体功能不全,生长激素不足引起侏儒症;性腺可促使骨骺愈合,故青春期开始较早者比迟者身材矮小。各内分泌腺之间互相影响,与神经调节密切相关。

四、环境因素

(一)宫内环境

胎儿宫内发育受孕妇生活环境、营养、情绪、疾病等各种因素的影响。妊娠早期如患病毒性感染可导致胎儿先天性畸形;孕妇严重营养不良可导致流产、早产和胎儿发育迟缓;孕妇接受某些药物、X线、环境毒物污染和精神创伤等,均可使胎儿发育受阻,因而影响出生后的生长发育。

(二)出生后的环境

1.营养

营养是小儿生长发育的物质基础,当营养摄入不足,首先导致体重不增甚至下降,长期营养不良最终也会影响身长。20世纪以来,人类身材有逐渐增高的趋势,性发育也提前,这主要是经济生活水平提高,营养好转所致。

2.疾病

急性感染性疾病常使体重减轻、生长迟缓,但只要在疾病恢复阶段为小儿提供良好的营养和生活条件,则小儿可"赶上生长"。但长期的慢性疾病,如哮喘反复发作、先天性心脏病,对体格发育有一定影响。

3.生活环境和心理因素

良好的居住环境,如充足的阳光、新鲜的空气、清洁的水源等,能减少小儿疾病,促进小儿生长发育。合理安排生活制度、护理、教养、锻炼,对小儿体格和智力的成长能起促进作用。家长的爱抚和良好的学校及社会教育对小儿性格、品德的形成、智能的发育具有深远影响。

4.物理和化学因素

X线照射、某些药物如细胞毒性药物、激素、抗甲状腺药物等,都可直接或间接影响生长,如长期应用肾上腺皮质激素者,身高增长减慢。

以上情况说明小儿的生长受遗传和环境两者的作用。遗传赋予人类生长的潜力,如种族特点、父母身高、体型和成熟速度等均制约着儿童的生长。生长潜力是否能充分表现出来,决定于环境因素,如战争和自然灾害对儿童体格生长有不利影响。随着人民生活水平的改善和医疗保健水平的提高,小儿生长速度逐年增加。但当遗传潜力充分发挥后,环境因素的影响越来越小,小儿体格生长的水平不再提高。

神经精神和智力发育也与体格生长一样,自始至终贯穿着遗传和环境的相互作用。研究证明遗传关系越亲近,智力发展越相似,同卵双生子之间的智商相关系数达0.9以上。遗传素质有缺陷,如染色体异常与多种代谢缺陷病都会引起严重的智力迟缓。

环境因素中凡影响体格生长的因素,都能影响神经精神的发育,脑细胞对缺氧和营养不良等因素特别敏感。在后天环境中教养是影响神经精神发育最主要的环境因素,家庭、学校及社会应密切配合,才能培养下一代成为德、智、体全面发展的人才。

了解小儿生长发育规律及遗传和环境因素的影响,使医务工作者在实际工作中可按照发育规律,较正确地评价小儿生长发育情况,及时发现问题,追查原因,予以矫治。另外也可根据不同年龄的生长发育特点,探索和加强有利条件,防止不利因素,以促进小儿的正常生长发育。

(封安华)

第六节　儿童营养素需要量及推荐摄入量

人体从饮食中获得各种营养素维持身体基本功能。如某种营养素长期摄入不足或过量均危害健康。人体应尽可能合理的平衡膳食,以获得身体需要的各种营养素。人体的营养需要存在个体差异,与年龄、性别、生理及体力活动状况有关,也与营养素消化、吸收、利用和体内代谢状态有关。膳食评价和膳食规划是营养健康科学研究与营养改善实践的重要内容,因此需依据人体的营养需要制订人群营养标准以判断相关工作效果。遗传是影响个体营养状况的重要因素之一。虽然,不可能为每一特定个体制定营养需要量,但所有的个体营养素需要仍然有共性,即各种营养素的需要有一定范围,是制订人群营养标准的基础。因而基于有一定代表性人群(样本)中获得的人体营养素平均需要量的研究资料可作为评估身体营养素需要的参照标准,即膳食营养素参考摄入量(dietary reference intakes,DRIs)。据统计学原理,制定不同年龄、性别及体力活动水平和生理状态人群的 DRIs。儿童是身体特殊的生命阶段,营养需要有特殊性,儿童的DRIs 与成人不同。

一、发展史与研究状况

(一)发展史

第二次世界大战期间,美国政府和军方请科学界制订确保士兵最低营养需要的基本食物营养供应标准,1943 年美国国家研究院(National Research Council,NRC)发布的第 1 版膳食营养素供给量(recommended dietary allowances,RDA),反映营养学研究进展与社会营养健康需要结合,具有里程碑意义。20 世纪初营养素缺乏疾病的研究促进各种营养素研究的进展,包括发现新营养素、成分与功能研究。美国 NRC 和食物与营养委员会(Food Nutrition Board,FNB)每5 年修订一次 RDA,至 1989 年已发表第10 版RDA。RDA 是美国营养领域的基础性工作,已成为不同时期美国人营养素供给领域的权威性指导文件,同时也引领和影响世界许多国家开展类似工作。

1979 年英国提出英国人的膳食营养素参考数据,称为膳食参考值(dietary reference values,DRVs)。1992 年欧洲共同体食物科学委员会(ECSCF)提出欧共体膳食能量和营养素摄入量建议。欧洲许多国家,如意大利、西班牙、德国、奥地利、法国和荷兰等国家同时制订本国营养素需要量和推荐量建议。

虽然 RDA 的概念和相关体系基本相同,但传统的 RDA 概念已不能完全涵盖营养素促进健康的作用。在多年营养研究的基础上,1998 年美国 FNB 发展 RDA 为新的膳食营养素参考摄入量(dietary reference intake,DRIs)体系,包括平均需要量(estimated average requirement,EAR)、推荐摄入量(recommended nutritional intake,RNI)、适宜摄入量(adequate intake,AI)、可耐受最高摄入量(tolerable upperintake level,UL)4 个参数,适用于营养缺乏和营养素摄入过量的预防。

与国际营养界同步,20 世纪 30 年代我国营养学界开始关注国人营养需要量,1955 年正式使用"每天膳食中营养素供给量(RDA)"描述推荐的营养素摄入量。2000 年中国营养学会参考国外制定 DRIs 经验和相关资料,编辑了第 1 版《中国居民膳食营养素参考摄入量》。为更好地开展社会公众健康服务,与国际营养学接轨,实现营养科学研究成果的转化,2010 年中国营养学会再次组织专家着手《中国居民膳食营养素参考摄入量》的修订。经过文献检索、科学论证、撰稿编写、审阅评议等系列工作,2013 年完成第 2 版《中国居民膳食营养素参考摄入量》的修订和编写,2014 年正式发布与出版。

(二)儿童能量需要量的研究现状

能量需要量的组成包括基础代谢、热动力作用、活动、生长消耗和排泄。儿童能量需要量定义为食物产能满足一定水平的活动、支持理想生长发育的总能量消耗(TEE)。其他营养素的需要量是满足群体中所有个体,而能量需要量则是基于群体的平均需要量,避免能量供给过低与过高发生营养不良(不足与过剩)。过去研究婴儿的食物能量摄入是基于观察正常婴儿的生长估计 TEE,缺乏运动消耗的能量资料。近年从双标水与心率监测获得的新的 TEE 资料使儿童能量需要量发生改变。2004 年 FAO/WHO/UNU 和 2002 年美国医学研究所(IOM)的婴儿能量需要量的建议较 1985 年 FAO/WHO/UNU 的建议低12~20%;7 岁男童降低 18%,女童降低20%;7~11 岁男童降低 12%,女童低 5%;12~18 岁青少年则增加 12%。2002 年 IOM 的建议中 7 岁儿童能量需要量降 8%,7~11 岁儿童降 2%,12~18 岁青少年则增加 8%。研究能量需要量的基本原则没有改变,儿童青少年能量需要量的改变是源于新的 TEE 资料。从我国婴儿总能量需要量的变化可说明我国营养需要量的研究逐渐与国际营养界同步。

二、基本概念

2013 年 DRIs 修订版在 EAR、RNI、AI、UL 等 4 个参数基础上增加宏量营养素可接受范围(acceptable macronutrient distribution ranges,AMDR)、预防非传染性慢性疾病的建议摄入量(proposed intake for preventing non-communicable chronic disease,PI-NCD 或 PI)和膳食成分的特定建议量(specific proposed levels,SPL)等 3 个与预防非传染性慢性疾病有关的指标。

(一)平均需要量

为某一特定性别、年龄及生理状况的群体某种营养素需要量的平均值,摄入量达到 EAR 水平时可满足群体中 50%个体对该营养素的需要,但不能满足剩余 50%个体对该营养素的需要。如个体营养素需要量高于 EAR,提示该个体摄入量充足的可能性较高;若低于 EAR 则个体摄入量不足的可能性较大。EAR 是制定推荐摄入量的基础。

(二)推荐摄入量

正常人群营养素的平均需要量按正态分布,当营养素摄入量为 EAR＋2SD 时,可满足97%~98%个体的营养素需要量,达到维持健康、组织有适当的储备状况,称为营养素摄入量的推荐水平,相当于传统的 RDA。个体营养素摄入宜大于 RNI 水平,或适当提高以获得膳食中的营养素良好状态。不同身高、体重的个体 RNI 应按每体重(kg)计算需要量,即采用理想体重与现实体重调整 RNI。

(三)适宜摄入量

通过观察或实验获得的健康群体某种营养素的平均摄入量为 AI。当某一人群某种营养素的个体需要量资料缺乏或不足时,无法获得 EAR 及 RNI 时,可用 AI 代替 RNI。一般,AI 会高于 RNI 水平,但不是准确反映个体或群体营养需要的判定界值,准确性不如 RNI。

（四）可耐受的最高摄入量

它是平均每天可摄入的某营养素最高限量，即从生物学角度判断可被耐受的某种营养素摄入水平。UL不是建议的营养素摄入水平，超过UL的摄入水平提示存在健康损害风险。某些营养素因缺少资料尚未设定UL数值，或某些营养素的毒副作用小时也未制订UL，但不提示该营养素不存在过量摄入的风险。故对无UL的营养素，应了解无UL数据的原因。

（五）其他

设定用以预防非感染性慢性疾病（NCD）的内容，包括AMDR、PI-NCD和SPL。AMDR为脂肪、蛋白质和碳水化合物理想的摄入量范围，以占总能量摄入量的百分比表示。2013版《中国居民膳食营养素参考摄入量》AMDR采用FAO（2010）和美国DRIs专家委员会（IOM，2005）提出的AMDR的下限（L-AMDR），用于满足能量需求与预防缺乏，上限（U-AMDR）用于预防慢性非传染性疾病。PI是以非传染性慢性病I级预防为目标的必需营养素的每天摄入量。易感人群的某些营养素摄入量达到或接近PI时，可降低发生NCD风险。SPL用于营养素以外的食物成分，每天膳食中食物成分摄入量达到SPL时有利于维护人体健康。

三、膳食营养素参考摄入量的原理和建立方法

（一）营养素需要量和分布规律

营养素需要量与身体生物学状态有关，因体内代谢过程和功能不同对营养物质需求也不相同。如身体对维生素C的需要可体现多种生物学状态，包括满足身体内血管胶原合成所需，体内一定量维生素C可避免或预防维生素C缺乏病发生，或体内较高水平维生素C有抗氧化作用等。

营养素需要量的定义是维持人体正常生理功能，使身体处于"适宜营养状况"所需营养素的最低量，或预防营养缺乏性疾病的最低量，涉及营养素的消化、吸收等因素。吸收率高的营养素供给量与需要量相近，如身体可吸收80%～90%的从膳食来源的维生素A、维生素C；吸收率很低的营养素则其营养素需要量和膳食供给营养素（摄入量）有较大差别，因铁的吸收率较低，仅为膳食摄入铁的3%～15%，故成年男子（65kg）铁的需要摄入量（6～30 mg/d）远高于铁的吸收量（0.9 mg/d）。

"良好的健康状态"和某种营养素维持健康的需要量有不同的认定标准。联合国粮食及农业组织（Food and Agriculture Organization，FAO）和世界卫生组织（World Health Organization，WHO）联合专家委员会提出3种营养素需要量：①基本需要量（basal requirement）：为预防临床可察知的功能损害所需的营养素量；满足基本需要，身体能正常生长和繁育，不出现明显的营养缺乏症状；但组织内营养素储备不足，短期内供给不足可出现缺乏。②储备需要量（normative requirement）：使组织中储存的一定水平营养素的需要量，可满足身体的基本需要，避免出现临床可察知的功能损害。营养素储备量是一较理想的需要量状态，但难以确定合理的储备量。③预防需要量：为不出现明显临床损害的营养素最低需要量，低于基本需要量水平。

研究个体需要量的分布资料可获得群体需要量，用以估计某一营养素摄入量满足某一个体营养需要的可能性概率。

当某种营养素膳食摄入量逐渐增加时，人群中需要量高于摄入量的个体的百分比逐渐下降；个体出现从"低摄入量"至"高摄入量"变化，营养素摄入量不足的风险亦从100%逐渐下降为0。如膳食营养素摄入量继续增加，甚至增加至一较高水平时则发生营养素摄入过量的风险。

(二)营养素需要量的测定

(1)能量需要量测定:有直接测热法、气体代谢法、稳定同位素双标水法、心率监测法、运动感应器测量法、调查记录法,以及心率监测和运动感应器结合法。双标水法(doubly labeled water,DLW)是测定能量消耗的金标准,广泛应用于各种人群能量消耗测定。美国最新版 DRI 体系中能量需要量的数据均来源于 DLW 测定方法。

(2)营养素平衡研究:以测量营养素摄入和排出量的平衡关系确定营养素的需要量,如氮平衡实验估计蛋白质需要量,钙、锌、碘平衡实验等。

(3)营养素耗竭、补充和饱和实验法:对志愿者的营养素缺乏膳食进行营养素耗竭,或额外补充不同剂量营养素,观察营养素缺乏症状的出现或消失情况,估计营养素需要量。

(三)EAR 制定

(1)成人 EAR:据营养素需要量实验中获得的、符合正态分布的个体需要量资料,估计总体需要量的平均值,采用平均值计算法制定成人 EAR;不符合正态分布的资料,经过统计学处理转换为正态分布资料后再进行估计。

(2)儿童青少年 EAR:儿童和孕妇、乳母人群缺少足够的营养素需要量研究资料,往往以成人 EAR 推算妇幼人群 EAR。推算依据 4 个假设:①儿童和成人维持生理功能所需的营养素按千克代谢体重($W^{0.75}$ 为代谢体重)的计算方法相同。②成年人 EAR 是维持有关生理功能所需的营养素量。③儿童生长所需额外的营养素量和生长所需额外的蛋白质量的比例一致。④14 岁以下儿童营养素的需要量无明显性别差异。

(3)RNI 制订:与营养素需要量的资料分布状态有关

资料为正态分布或近似正态分布时,RNI= EAR+2SD。

数据符合正态分布或对称分布,但资料不足以计算标准差时,人为设定变异系数(coefficient of variation,CV)为 10%,SD=10% EAR,RNI=1.2× EAR。

资料不符合正态分布时,则采用统计学方法将数据转换为正态分布,P50th 与 P75th 分别为 EAR、RNI 估算值,再将 EAR 和 RNI 的数据转换回原始单位。

(4)婴儿 AI 制定:因难以进行婴幼儿群体营养素需要量研究,现有 DRI 体系中,婴幼儿的多数营养素都为 AI。

6 月龄以下:纯人乳是健康足月、6 月龄以下婴儿的理想营养来源,因此可以认为摄入人乳的营养素量即婴儿各种营养素的 AI。《中国居民膳食营养素参考摄入量(2013 版)》以人乳摄入量 750 mL/d(780 g/d)计算<6 月龄婴儿的 AI。因人乳营养素成分有一定差异,尽可能选用高质量的研究资料与我国居民为研究对象的营养研究结果。

7~12 月龄:营养素的 AI 由两部分构成:①平均每天摄入 0.6 L 人乳的营养素。②其他食物提供的营养素。如无其他食物的相关资料时,AI 按代谢体重法取小婴儿和成人推算结果的平均值。

(5)UL 制定:制定依据为相关营养素在人群中的"未观察到有害作用剂量"(no observed adverse effect level,NOAEL)和"观察到有害作用最低剂量"(lowest observed adverse effect level,LOAEL)资料。以某人群中较长时间每天摄入相关营养素,且未产生不良作用的最高摄入量为 NOAEL,即未出现可观察到的危害作用的营养素量;LOAEL 则为产生危害反应的最低摄入剂量。

据人群营养素的 NOAEL 和 LOAEL 及不确定性系数(uncertainty factor,UF)数据确定儿童、青少年的 UL。成年人 UL＝NOAEL/UF，如不能确定 NOAEL，则 UL＝LOAEL/UF。针对营养素的 NOAEL，UF 为 1～10；如用 LOAEL，则需要使用更大的 UF。儿童、青少年缺乏相关数据时，由成年人 UL 外推计算：UL$_{儿童}$＝UL$_{成人}$×（体重$_{儿童}$/体重$_{成人}$）。此外，婴儿营养素危害性作用的资料有限，同时婴儿处理过量化学物质的能力不足，目前仅确定了少数营养素的 UL。

四、能量 DRI

(一)儿童能量代谢特点

儿童能量的需要与年龄和生理状态有关。如婴儿肠道吸收功能不成熟、代谢率较高，故以体重表示的 6 月龄内婴儿的能量需要是成人的 3 倍。儿童总的能量消耗包括基础代谢率、食物的热力作用、组织生长合成、活动和排泄过程的能量消耗。

1.基础代谢率

20 ℃(18～25℃)室温下，餐后 10～14 小时，清醒、安静状态下测量维持身体基本生命活动所需的最低能量为基础代谢(for basal metabolism rate，BMR)。BMR 与年龄、性别、环境温度、健康情况、肌肉组织多少、营养状况等因素有关。婴儿重要器官的代谢率与其重量成比例。新生儿脑发育的能量为 BMR 的 70%，婴儿为 60%～65%。儿童 BMR 的较成人高，随年龄增长、体表面积的增加逐渐减少。如婴儿 BMR 约为 55 kcal/(kg·d)，7 岁时 BMR 为 44 kcal/(kg·d)，12 岁时约为 30 kcal/(kg·d)，成人为25～30 kcal/(kg·d)。

2.食物的热力作用

食物中的宏量营养素代谢过程为人体提供能量，同时在消化、吸收过程中出现能量消耗额外增加的现象，即消耗能量，如氨基酸的脱氨及转化成高能磷酸键产生的能量消耗，称为食物的热力作用(for thermic effect of food，TEF)。食物的热力作用与食物成分有关。蛋白质分解后，57% 的氨基酸在肝脏内合成尿素而消耗能量，氨基酸产生高能磷酸键少，体内能量消耗持续约10～12 小时。蛋白质本身在消化、吸收过程中所需的能量相当于摄入蛋白质产能的 25%，故热力作用最高。脂肪的热力作用为 2%～4%，取决于脂肪酸被氧化或贮存。碳水化合物转化为葡萄糖和糖原消耗 7% 的能量。婴儿食物含蛋白质多，食物热力作用占总能量的 7%～8%；年长儿的膳食为混合食物，其食物热力作用为 5%。儿童过多摄入蛋白质可增加体内食物热力作用。

3.活动消耗

为儿童活动消耗的能量(for physical activity)，与儿童体格生长水平、活动强度、活动时间、活动类型有关。故活动所需能量波动较大，并随年龄增加而增加，如 3 月龄婴儿活动所需的能量为 0.2 BMR，6 月龄时增加到 0.4 BMR。

儿童活动所需能量对儿童生长发育的意义在于可调节部分能量，如当能量摄入不足时儿童表现为活动减少，以此节省能量，保证身体基本功能和满足重要脏器的代谢。

4.排泄消耗

为正常情况下未经消化吸收食物损失的能量(for excreta)，约占总能量的 10%，腹泻时增加。

5.生长所需

组织生长合成所消耗的能量，为儿童特有。生长所需能量(for growth)与儿童生长的速度呈正比，即随年龄增长而逐渐减少。如 1 月龄婴儿能量摄入的 35% 用于生长，1 岁时为 3%，3 岁为 2%，直至青春期第 2 个生长高峰前均维持较低水平，青春期为 4%。

上述五部分能量的总和即为儿童能量的需要量。一般,基础代谢占 50%,排泄消耗占能量的 10%,生长和运动所需能量占 32%～35%,食物的热力作用占 7%～8%。2013 版《中国居民膳食营养素参考摄入量》推荐:<6 月龄婴儿能量平均需要量为 90kcal/(kg·d),7～12 月龄为 80 kcal/(kg·d),1 岁后以每天计算。婴儿能量需要与生长速度、活动量有关,如 1～4 月龄婴儿生长速度迅速,单位体重计算每天能量较高;4～6 月龄生长速度减慢,运动发育仅可抬头、坐,虽然婴儿日平均总能量增加,但按单位体重计算每天能量需要略有下降;8～9 月龄后随运动的发育,按单位体重计算每天能量需要将增加。婴儿体格生长良好、活动水平与健康状况一致并可维持正常活动的需要时,提示婴儿从食物中摄入能量与能量消耗达到平衡。

(二)能量特点

能量摄入不足与能量摄入过多都可增加缺乏风险与过剩风险,因此,能量无 RNI 数值,群体的能量推荐摄入量等同于该群体的平均能量需要量(estimated energy requirement,EER),为维持身体正常生理功能所需要的膳食能量摄入。EER 支持个体或群体健康生长发育,能长时间保持良好的健康状态,有良好体型、身体构成及理想活动水平,胜任必要的经济和社会活动。EER 与性别、年龄、体重、身高和体力活动水平等因素有关。能量推荐数据中不需要增加安全量,也无 UL。

(三)婴幼儿、儿童和青少年 EER 推算

婴幼儿、儿童和青少年 EER=每天总能量消耗(total energy expenditure,TEE)+组织生长的能量储存量。

1.婴幼儿 EER 推算

采用 WHO/FAO/UNU 推荐的、基于 DLW 测定方法获得 TEE 估计公式:纯人乳喂养儿 TEE (MJ/d)=−0.635+0.388×bw(kg) 或 TEE(kcal/d)=−152.0+92.8×bw(kg)。

部分人乳喂养儿 TEE(MJ/d)=−0.416+0.371×bw(kg) 或 TEE(kcal/d)=−99.4+88.6×bw(kg)。

婴儿组织生长所需能量储存量估计:按 WHO/FAO/UNU 报告推算。

婴儿 EER=TEE+能量储存量。

(1)<6 月龄 EER:按纯人乳喂养推算 TEE。

(2)7～12 月龄 EER:已引入其他食物,为部分人乳喂养。

2.儿童、青少年 EER

目前无中国儿童、青少年人群的 DLW 能量代谢实验数据,依据两方面的路径推算儿童和青少年 TEE。一种路径采用 2004 年 WHO/FAO/UNU 报告推荐的 DLW 和心率监测法获得 TEE 计算公式:男童 TEE(MJ/d)= 1.298+0.265×bw(kg)−0.0011×[bw(kg)]²;女童 TEE (MJ/d)=1.102+0.273×bw(kg)−0.0019×[bw(kg)]²,但结果可能高估中国儿童 TEE。另一路径采用要因加算法,即用 2005 年 Henry 的基础能量消耗(BEE)估算公式与 2008 年 Sasaki 用 DLW 法测定的日本儿童青少年身体活动水平(PAL)的平均值获得青少年的 EER(EER= BEE×PAL+能量储存量)。

五、宏量营养素 DRI

(一)蛋白质

1.蛋白质特点

儿童生长发育迅速,所需蛋白质量相对较多,新生儿期蛋白质需要量最高,以后随年龄增长逐步下降。婴儿蛋白质需要量(g/kg)与优质蛋白质需要量均较成人多。蛋白质参与体液的渗透压调控,供能占总能量的 $8\%\sim15\%$。蛋白质长期摄入不足或过多均可影响碳水化合物、脂肪代谢,导致生长发育迟滞、组织功能异常,甚至威胁生命。

蛋白质主要由 20 种基本氨基酸组成,儿童除需要与成人相同的 9 种必需氨基酸(essential amino acids,EAAs)外,如亮氨酸(leucine)、异亮氨酸(isoleucine)、缬氨酸(valine)、苏氨酸(threonine)、蛋氨酸(methionine,)、苯丙氨酸(phenylalanine)、色氨酸(tryptophan,)、赖氨酸(lysine)、组氨酸(histidine),还有半胱氨酸(cysteine)、酪氨酸(tyrosine)、精氨酸(arginine)和牛磺酸(taurine)等为儿童期的条件必需氨基酸(conditionally essential amino acids),即对特殊儿童人群尚需外源性供给。如 4 月龄以下婴儿肝脏内半胱氨酸亚磺酸脱羧酶发育不成熟,体内不能合成牛磺酸,故牛磺酸是婴儿期所需的条件性必需氨基酸;早产儿体内蛋氨酸转变成胱氨酸的酶活性较低,胱氨酸可能也是必需的。婴儿需要酪氨酸的原因不很清楚。胎儿早期苯丙氨酸转变成酪氨酸的苯丙氨酸羟化酶(phenylalanine hydroxylase)已达成人水平,故早产儿可转变苯丙氨酸为酪氨酸。

近年采用蛋白消化率校正氨基酸评分法(Protein Digestibility Corrected Amino Acid Score,PDCAAS)评价蛋白质质量,即根据食物蛋白质的必需氨基酸组成、蛋白质的消化率,以及蛋白质提供必需氨基酸的能力等判定蛋白质的生物学价值。因为过多的氨基酸不能被身体作为氨基酸来利用,任何高于1.0的 PDCAAS 记分均为 1.0。当蛋白质的 PDCAAS≥1.0 时提示可满足人体必需氨基酸需要量,为高质量或优质蛋白质,如乳类和蛋类生物利用价值最高。PDCAAS 低于 1.0 的低质量蛋白质,其氨基酸组分不能满足 $2\sim5$ 岁儿童对氨基酸的需要量,消化率也较低。人的氨基酸需要量在不同生长阶段不同。婴儿食物蛋白质质量的评价是根据人乳的氨基酸成分作为记分模式。人乳和婴儿配方含有所有必需氨基酸,包括半胱氨酸、酪氨酸和精氨酸。某些蛋白质的一种或几种必需氨基酸含量相对较低,使其他的必需氨基酸在体内不能被充分利用,蛋白生物学利用价值降低,称为限制氨基酸(1imiting amino acid)。如小麦限制氨基酸为赖氨酸、苏氨酸、缬氨酸;大米为赖氨酸、苏氨酸;玉米为赖氨酸、色氨酸、苏氨酸;大麦为赖氨酸、苏氨酸、蛋氨酸;燕麦为赖氨酸、苏氨酸、蛋氨酸;花生为蛋氨酸;大豆为蛋氨酸。不同食物的合理搭配可相互补充必需氨基酸的不足,提高蛋白质的生物利用价值,即蛋白质互补作用。如米、麦、玉米中的蛋白质缺乏赖氨酸,若配以富含赖氨酸的豆类,则可大大提高其蛋白质的利用率。食物加工,如豆制品的制作可使蛋白质与纤维素分开,消化率从整粒食用的 60% 提高到 90% 以上。

2.蛋白质 DRIs

(1)6 月龄以下婴儿:据婴儿摄入人乳的量(780 g/d)与蛋白质含量(1.16 g/100 g)计算获得 6 月龄以下婴儿蛋白质的 AI 为 9 g/d。若 6 月龄以下婴儿体重代表值为 6kg,推算蛋白质 AI 则为1.5 g/(kg·d)。配方的蛋白质含量低于人乳,故应适当增加非人乳喂养婴儿的蛋白质 AI。欧洲一项随机对照研究表明高蛋白质摄入可致 2 岁以下婴幼儿体重增长过快,而低蛋白质摄入可能降低以后超重/肥胖风险。因此,6 月龄以下婴儿蛋白质推荐量不宜过高。多项随机对照双盲实验表明 1.8 g/100kcal 蛋白质可满足 4 月龄以下内婴儿的生长需要量。$4\sim6$ 月龄婴儿在乳量充足的情况下不必增加蛋白质的摄入。

(2)$7\sim12$ 月龄婴儿:蛋白质的 AI 为人乳蛋白质摄入量与其他食物蛋白质摄入量之和。因缺乏 $7\sim12$ 月龄中国婴儿其他食物蛋白质摄入量的资料,根据成人蛋白质的 EAR 和 RNI,采用代谢体重法进行推算获得 7~12 月龄婴儿蛋白质 RNI(20 g/d)。

（3）2~18 岁儿童、青少年:采用蛋白质维持量与生长发育所需蛋白质储存量估算。2013 版《中国居民膳食营养素参考摄入量》用 PDCAAS 法和代谢体重法修正获得 2~18 岁儿童、青少年蛋白质 EAR 和 RNI。

PDCAAS 法:从 2002 年中国居民营养状况调查中 2~18 岁儿童、青少年膳食结构获得 2~18 岁儿童、青少年膳食蛋白质质量的 PDCAAS 的最低值(0.74≈0.7)。以 2007 年 WHO/FAO/UNU 建议的儿童和青少年蛋白质安全摄入量除以 0.7 获得 2~18 岁儿童、青少年蛋白质 RNI。

代谢体重法:由成人蛋白质的 EAR 和 RNI 推导出儿童、青少年蛋白质 EAR 和 RNI。

3.氨基酸 DRIs

婴儿、儿童和青少年每天必需氨基酸平均需要量高于成人,因包括维持体重所需的氨基酸量和生长所需氨基酸量。2013 版《中国居民膳食营养素参考摄入量》采用 2007 年 WHO/FAO/UNU 的婴儿、儿童青少年必需氨基酸 EAR 作为我国必需氨基酸的推荐摄入量的参考值。

（二）脂类及脂肪酸 DRI

1.脂类及脂肪酸特点

脂类包括脂肪和类脂。脂肪是人体能量的主要来源和储存形式,脂肪由甘油和脂肪酸组成三酰甘油;类脂包括磷脂、糖脂、脂蛋白、类固醇(胆固醇、麦角因醇、皮质甾醇、胆酸、维生素 D、雄激素、雌激素、孕激素)。膳食中的脂类及脂肪酸有促进脂溶性维生素吸收、维持体温和保护脏器、提供必需脂肪酸作用。磷脂有维持生物膜结构和功能的作用,参与脑、神经组织构成,以脂蛋白形式参与脂类运输。类固醇激素前体合成维生素 D_3、胆汁酸、固醇类激素等参与调节物质代谢。

脂肪酸(fatty acid)是由不同数量碳原子数组成直链烃,是构成甘油三酯和磷脂的重要成分,结构式为 $CH_3(CH_2)COOH$。可以根据脂肪酸碳链上碳原子数、有无双键、双键数以及双键位置进行分类。含有反式非共轭双键结构的不饱和脂肪酸总称为反式脂肪酸(TFA)。

人体可合成饱和脂肪酸、单不饱和脂肪酸,但不能合成必需脂肪酸 n-3 系和 n-6 系,如亚油酸($C_{18:2n-6}$, linoleic acid, LA)、亚麻酸($C_{18:3n-3}$, α-linolenic acid, LNA)。亚油酸是 n-6 系的脂肪酸,可衍生多种 n-6 不饱和脂肪酸,如花生四烯酸($C_{20:6}$, arachidonic acid, AA)。植物油不含 20、22 碳的 n-3 系和 n-6 系脂肪酸。植物可合成亚油酸($C_{18:2}$)。通过酶链的延长和去饱和作用,ALA 和 LA 可转化为长链不饱和脂肪酸(long-chain polyunsaturated fatty acids, LCPUFA)。LCPUFA 是人体的必需脂肪酸,包括亚油酸(LA)、亚麻酸(LNA),花生四烯酸(AA 或 ARA)和二十二碳六烯酸(DHA)。食物中的亚油酸主要来源于玉米油、芝麻油、葵花籽油、红花油等。亚油酸在体内可转变成亚麻酸和花生四烯酸($C_{20:6}$, arachidonic acid, AA)。亚麻酸主要来源于亚麻籽油、低芥酸菜籽油、豆油。亚麻酸分为 α-亚麻酸和 γ-亚麻酸。α-亚麻酸为 n-3 脂肪酸,可衍生多种 n-3 不饱和脂肪酸,包括二十碳五烯酸($C_{20:5}$, eicosapentaenoic acid, EPA)和二十二碳六烯酸($C_{22:6}$, docosahexaenoic acid, DHA)。海洋哺乳动物、深海鱼和鱼油富含 EPA 和 DHA。动物性食物,如蛋黄、肉、肝、内脏也含 DHA 和 AA。必需脂肪酸参与构成线粒体膜和细胞膜、体内磷脂和前列腺素的合成及胆固醇代谢。DHA、AA 是构成脑和视网膜脂质的主要成分,DHA 约占大脑皮质和视网膜总脂肪酸含量的 30%~45%,脑神经元、突触、视网膜光感受器视盘含大量

DHA。故 n-3 脂肪酸与视力、认知发育有关。n-3 系与 n-6 系脂肪酸平衡协调可维持身体正常免疫功能。n-6 系的脂肪酸(亚油酸)促进生长发育,DHA、AA 缺乏是婴儿低出生体重原因之一。动物实验发现精子的形成也与必需脂肪酸有关。

亚麻酸、亚油酸转变成 DHA 和 AA 的去饱和酶活性与年龄、营养状况、激素水平、组织器官等有关。足月新生儿体内的 LCPUFAs 源于胎盘转运。人乳可提供新生儿生理需要的全部营养素,包括 DHA 和 AA,且人乳中 DHA 和 AA 比例合适。人乳或配方喂养可满足婴儿体内的 LCPUFAs 需要。婴儿膳食中的亚麻酸可在肝脏、视网膜、脑合成 DHA,约 5% 的食物中的 α-亚麻酸可在婴儿肝脏内合成 n-3 长链多不饱和脂肪酸。

早产儿因体内贮存少、去饱和酶活性低而合成不足、亚麻酸和亚油酸易被氧化供能(因寒冷、感染、饥饿)等因素,不能利用必需脂肪酸前体(α-亚麻酸、亚油酸)生产足够的 DHA 和 AA。同时,早产儿生长发育快、需要量大、易发生 LCPUFAs 缺乏,需适当补充。

2.膳食脂肪 AI

体内可合成的脂肪和脂肪酸过量摄入均影响人体健康,推荐摄入量不设立 L-AMDR,仅有 U-AMDR;必需脂肪酸与婴幼儿膳食脂肪需要量(高度依赖)是根据健康人群摄入量中位数或参照国际组织数据制订 AI。DHA 和 AA 需要量尚无确切定论。脂肪和脂肪酸 AI 和 AMDR 以脂肪供能/总能量(% E)表示;膳食中含量低、人体需要量少的脂肪酸,如 ARA、EPA 和 DHA 以绝对量表示。

(1)<6 月龄婴儿:据人乳脂肪含量及泌乳量推算脂肪 AI。《中国居民膳食营养素参考摄入量》依据中国人乳含量调查结果(750 mL/d,680 kcal/L,脂肪含量 36.5 g/L),估计人乳脂肪供能比为48.3%,推荐 0～6 月龄婴儿膳食脂肪的 AI 为 48% E。FAO 推荐 0～6 月龄婴儿脂肪的 AI 为40% E～60% E。

(2)7～12 月龄婴儿:膳食仍以乳类为主,含脂肪较高,其他食物脂肪含量不多,脂肪的供能比较纯乳类喂养的小婴儿低。参照 2010 年欧盟食品安全局(EFSA)推荐的参考摄入量与脂肪供能比的过渡,我国 7～12 月龄婴儿膳食脂肪 AI 推荐为 40% E。

(3)1～3 岁幼儿:食物以脂肪含量较高的乳类向成人混合膳食转变。FAO 及 EFSA 建议幼儿膳食脂肪供能宜应逐渐降低。我国 1～3 岁幼儿膳食脂肪 AI 定为 35% E。

(4)儿童、青少年:膳食已经成人化,过多脂肪的摄入增加超重/肥胖的风险。2010 年 FAO 推荐2～17 岁儿童青少年膳食脂肪的 AMDR 与成人相同(25% E～35% E),EFSA(2010)推荐为20% E～30% E。我国推荐 4～17 岁儿童青少年膳食脂肪的 AMDR 与成人相同,为20% E～30% E。

3.膳食脂肪酸 AI

人体可合成 SFA,一般不设 AI 与 L-AMDR。为预防过多摄入 SFA 所引起的相关慢性病发生风险的增加,必需脂肪酸应占脂肪所提供能量的 1%～3%。

(1)婴儿:SFA 的需要参考人乳含量。

(2)幼儿:目前尚无证据提出 SFA 的 AMDR。

(3)2～18 岁儿童、青少年:2010 年 FAO 推荐 U-AMDR 为 8% E。我国推荐 4～17 岁儿童、青少年 SFA 的 U-AMDR 为<8% E。

FAO(2010)未设定 2～18 岁儿童、青少年 MUFA 的 AI,而提出 MUFA 供能比计算公式:AMDR(% E)=膳食脂肪供能比(% E)－SFA(% E)－PUFA(% E)－TFA(% E),其摄入量

估计>15% E。

2013版《中国居民膳食营养素参考摄入量》亦未设定2～17儿童青少年MUFA的AMDR，仅提出控制总脂肪供能<30%，SFA<8% E～10% E的原则，满足n-6PUFA、n-3PUFA适宜摄入量，其余膳食脂肪供能由MUFA提供。

(4)n-6 PUFA：包括LA、ARA和γ-亚油酸。研究显示LA摄入量最高的五分位组（摄入量的前1/5）(14.5 g/d)比摄入量最低的五分位组（摄入量的后1/5）(5.7 g/d)患哮喘的危险增加20%，提示过多摄入LA可能对儿童产生负面影响，可能与LA体内生成前列腺素和白三烯等炎症因子有关。因有必要限制儿童LA的摄入量。目前EFSA和FAO均推荐4～6岁儿童LA的AI为4% E，7～17岁儿童、青少年的LA的AI和AMDR与成年人一致(4.0% E、2.5% E～9.0% E)。2010年FAO推荐1～3岁幼儿LA的AI为3.0% E～4.5% E，认为可满足幼儿合成ARA的需要，不特别推荐ARA的AI。我国推荐0～6月龄婴儿LA的AI为4.2 g/d(7.3% E)，7～12月龄婴儿LA的AI为4.6 g/d(6.0% E)，1～3岁幼儿LA的AI为4% E，亦不特别推荐ARA的AI。FAO(2010)推荐0～6月龄婴儿ARA的AI为0.2% E～0.3% E(115～173 mg/d)，据此中国推荐0～6月龄婴儿ARA的AI为150 mg/d。

(5)n-3多饱和脂肪酸：包括ALA、EPA和DHA。尽管EPA和DHA可由ALA衍化生成，但转化效率低，且ALA食物来源有限，膳食摄入量较低。婴儿脑和视功能发育需较多EPA和DHA，故制定n-3多饱和脂肪酸的AI非常必要。人乳(n-6)/(n-3)比为5～10。

ALA的AI：据人乳中含量推算，推荐0～6月龄婴儿ALA的AI为500 mg/d(0.87% E)；7～12月龄婴儿ALA的AI为510 mg/d(0.66% E)；1～3岁幼儿ALA的AI为0.60% E；4～17岁儿童、青少年ALA的AI为0.6% E。

DHA的AI：由于6月龄以下婴儿合成有限，故DHA是6月龄以下婴儿的条件必需脂肪酸。FAO(2010)推荐0～6月龄婴儿DHA的量为0.10% E～0.18% E(58～104 mg/d)，建议7～36月龄婴幼儿DHA的AI定为10～12 mg/kg。EFSA(2010)推荐7～24月龄婴幼儿DHA的AI为100 mg/d。2013版中国居民DRI推荐0～6月龄婴儿DHA的AI为100 mg/d，与EFSA 2010年的推荐值一致；7～36月龄婴幼儿DHA的AI为100 mg。FAO(2010)认为4岁儿童的EPA+DHA推荐摄入量(100 mg/d)，至10岁时(250 mg/d)并逐渐增加至成人水平。因证据不足，我国目前尚未制订EPA+DHA的AI。

一般推荐LA/LNA比为5～15。按2013年中国营养学会推荐婴儿LA的AI 4.2～4.6 g/d与LNA的AI 500～510 mg/d推算我国婴儿食物的LA/LNA比为8.0～9.0。婴儿配方中LA/LNA<10，LNA占总能量的1.5%。一般AA:DHA为1:1～2:1。

(三)碳水化合物DRIs

1.碳水化合物特点

碳水化合物亦称糖类，是自然界最丰富的能量物质，也是人类膳食能量的主要来源。6月龄内婴儿的碳水化合物(carbohydrate，CHO)主要是乳糖、蔗糖、淀粉。身体CHO存在形式主要有葡萄糖、糖原和含糖的复合物。CHO可与脂肪酸或蛋白质结合成糖脂、糖蛋白和蛋白多糖构成细胞和组织。细胞膜上的糖链（糖蛋白的一种）是细胞借以相互识别、黏着和抑制接触的特异性标志之一。

2.碳水化合物DRIs

2013版《中国居民膳食营养素参考摄入量》根据大脑对葡萄糖的利用和需要，估计1～7岁儿童 CHO 的最低需要量为 100 g/d,变异系数为 20%,获得 1～7 岁儿童的 CHO 平均需要量为 120 g/d;11～17 岁青少年最低需要量 135 g/d。建议 CHO 平均需要量为 150 g/d;0.5～1 岁则基于成人代谢数值计算

CHO 的可接受范围是基于能量的平衡按适宜的能量比例确定的。

(1)0～6 月龄婴儿:人乳是婴儿最佳食物来源,能够满足<6 月龄婴儿全部能量和营养需要。美国 IOM 的人乳资料中乳糖含量为 7.2～7.4 g/100 g,建议 0～6 月龄婴儿 CHO 的 AI 为 65 g。中国调查资料显示人乳乳糖含量为约 7.8 g/100 g(每 100 g 含 7.5～8.0 g),推荐 0～6 月龄婴儿的 CHO 的 AI 为 60 g/d。

(2)7～12 月龄婴儿:CHO 需要量的制定以人乳为基础,累加其他食物 CHO 量。美国 7～12 月龄婴儿 CHO 需要量推荐值为 95 g/d,荷兰为 86 g/d。我国缺乏婴儿其他食物 CHO 的数据,则以 0～6 月龄婴儿 CHO 的 AI 为基础,采用代谢体重比推算 7～12 月龄婴儿 CHO 需要量为 82 g/d,修正后为 85 g/d。

(3)2～18 岁儿童和青少年:我国推荐 2～18 岁儿童和青少年 CHO 的可接受范围为 50% E～65% E。

六、重要矿物性营养素 DRI

矿物质来源于食物,有一定生理功能。2013 版《中国居民膳食营养素参考摄入量》中矿物性营养素推荐量多采用 AI。

(一)钙

以人乳为基础计算推荐 0～6 月龄婴儿钙的 AI 为 200 mg/d,UL 为 1 000 mg/d;7～12 月龄婴儿钙 AI 是以小婴儿膳食参考摄入量为基础,采用代谢体重比推算为 250 mg/d,UL 为 1 500 mg/d。儿童和青少年的钙 DRI 数据则是结合平衡实验结果,采用要因加算法计算得出各年龄段 EAR,设 CV 为 10%,修正后得出各年龄段的钙的推荐值 RNI 分别为:1～3 岁 600 mg/d;4～6 岁 800 mg/d;7～10 岁 1 000 mg/d;11～13 岁 1 200 mg/d;14～17 岁 1 000 mg/d。

(二)磷

以人乳为基础计算 0～6 月龄婴儿磷的 AI 为 100 mg/d。以小婴儿和成人磷的 EAR 为基础,采用代谢体重比推算 7～12 月龄婴儿磷的 AI 为 180 mg/d。2～18 岁儿童、青少年在成年人 EAR 的基础上采用代谢体重比法推算(CV=10%)计算获得 1～3 岁磷的 RNI 为 300 mg/d;3～4 岁 350 mg/d;7～10 岁 470 mg/d;11～13 岁 640 mg/d;14～17 岁 710 mg/d。

(三)铁

健康母亲乳汁的铁可维持 0～6 月龄婴儿生长发育需要,即铁的 AI 为 0.3 mg/d。7～12 月龄婴儿与年长儿的铁需要量=基本铁丢失+血红蛋白中的铁蓄积量+非存储性组织铁的增加量+储存铁的增加,膳食铁的吸收率约为 8%(CV=20%)获得铁的 EAR 为 7 mg/d,RNI 为 10 mg/d。11～17 岁是生长加速期,男童青春期血红蛋白总量和含量均明显增加,其增加量甚至超过经期女性的铁需要量。女童在月经初潮前生长加快,月经来潮后仍保持快速生长,铁需要量大,包括基本铁丢失+非存储性组织铁的增加量+储存铁的增加+月经铁的丢失。2013 版《中国居民膳食营养素参考摄入量》采用要因加算法计算儿童和青少年的铁的平均需要量获得 EAR 和 RNI。

(四)碘

以人乳中碘含量为基础计算获得0~6月龄婴儿碘的 AI 为 85 μg/d；7~12 月龄婴儿 AI 则采用代谢体重法从 0~6 月龄 AI 值推算为 115 μg/d。儿童和青少年碘 RNI 为 1~6 岁 90 μg/d；7~10 岁 90 μg/d；11~13 岁 110 μg/d；14~17 岁 120 μg/d。

(五)锌

以人乳锌含量推算 0~6 月龄婴儿锌的 AI 为 2.0 mg/d，7~12 月龄婴儿锌的 AI 为 3.5 mg/d。儿童和青少年的锌推荐量采用要因加算法估计，获得 1~3 岁锌的 RNI 为 4.0 mg/d；4~6 岁 5.5 mg/d；7~10 岁 7.0 mg/d；11~13 岁男童 10.0 mg/d、女童 9.0 mg/d；14~18 岁男童 11.5 mg/d、女童 8.5 mg/d。

七、维生素 DRI

(一)概述

维生素定义是身体不能合成的、存在于食物中的、有生物活性的成分。同时，维生素需要量甚微，既不参与身体构成，也不提供能量，但具有多种特殊的生理功能。维生素可分脂溶性和水溶性维生素。

维生素 A、维生素 D、维生素 E、维生素 K 为脂溶性维生素。水溶性维生素包括维生素 B_1（硫胺素）、维生素 B_2（核黄素）、维生素 B_6（吡哆醇、吡哆醛、吡哆胺）、维生素 B_{12}（氰钴胺素）、维生素 C（抗坏血酸）、烟酸（抗糙皮病因子、维生素 PP）、叶酸、泛酸、生物素等。

脂溶性维生素主要改变复合分子及细胞膜的结构，为高度分化组织的发育所必需；分子特异性不高，均有前体；因易溶于脂肪和脂肪溶剂中，故可储存在体内；脂溶性维生素排泄缓慢，缺乏时症状出现较迟，过量易致中毒。

水溶性维生素主要参与辅酶的形成，有高度的分子特异性，没有前体，除碳、氢、氧以外，还常常含有氮、硫、钴等元素；因易溶于水，其多余部分可迅速从尿中排泄，不易储存，需每天供给；缺乏后迅速出现症状，过量不易发生中毒。

维生素的供给量不分年龄、性别。各种维生素的作用和来源不同，维生素 A、维生素 C、维生素 D、B 族维生素、维生素 K、叶酸是儿童易缺乏的维生素。

(二)重要维生素的 DRI

1.维生素 A

2013 版《中国居民膳食营养素参考摄入量》对维生素 A 的 DRIs 重点修订内容为用视黄醇活性当量（retinol activity equivalents，RAE）代替以往使用的视黄醇当量（retinolequivalent，RE）。RAE＝膳食或补充剂来源全反式视黄醇（μg）＋1/2 补充剂纯品全反式 β-胡萝卜素（μg）＋1/12 膳食全反式 β-胡萝卜素（μg）＋1/24 其他膳食维生素 A 原类胡萝卜素（μg）。同时调整 EAR 和 RNI 数据，增加或调整婴幼儿和较大儿童、孕妇的 UL 数值。

目前缺乏婴儿、儿童和青少年维生素 A 需要量的代谢研究资料。故婴儿的维生素 A 推荐量采用 AI，2~18 岁儿童、青少年则采用从成人数据推荐的 RNI。以人乳维生素 A 浓度（400 μg/L）为参考值，则 0~6 月龄婴儿维生素 A 的 AI 为 300 μg RAE/d；7~12 月龄婴儿维生素 A 的 AI 采用代谢体重法由小婴儿 AI 和成人 RIN 推算取均值，数据确定为 350 μg RAE/d。利用成人 EAR 数据按照代谢体重法推算儿童和青少年的 EAR，再用 20% 变异系数，计算获得儿童的 RNI。

目前缺乏可靠的婴儿维生素 A 的 NOAEL 资料。根据婴儿连服维生素 A 1～3 个月,出现囟门膨出等毒副作用,临床诊断维生素 A 中毒的病例报告,确定 LOAEL 为视黄醇 6 000 μg/d。选择最大不确定系数 UF＝10.0,推算婴儿 UL 水平为 600 μg RAE/d。

2. 维生素 D

因人乳中维生素 D 含量较低,不宜用于估计婴儿维生素 D 的 AI,制定婴儿维生素 D 的 EAR 证据尚不足。20 世纪 90 年代 Specker 在中国南北方进行一项足月婴儿出生至 6 月龄补充维生素 D 随机对照研究,分 3 组补充维生素 D 2.5、5、10 μg/d。3 组婴儿 6 月龄时均无佝偻病发生,但北方地区 10 μg/d 组血清 25(OH)D 水平显著高于其他两组,中位数为 62.5 nmol/L。根据维生素 D 10 μg/d 可维持适宜婴儿血清 25(OH)D 水平超过 50 nmol/L、无临床维生素 D 缺乏表现的对照组研究结果,作者建议婴儿维生素 D 的适宜摄入量为 10 μg/d。

北欧(北纬 49.5°以北)和南极洲(南纬 78°以南)冬季进行的 9 项随机对照临床试验研究的荟萃分析表明 6～60 岁人群血清 25(OH)D 平均水平与维生素 D 平均摄入量之间呈对数线性关系:y(血清 25(OH)D 水平 nmol/L)＝9.9 ln(维生素 D 摄入 U/d)。回归方程的 95％ 可信区间的下限为 y＝8.7 ln(维生素 D 摄入 U/d)。无内源性维生素 D 合成的条件下平均维生素 D 摄入量为 313 U/d 时可使人群平均血清 25(OH)D 达到 50 nmol/L(即 50％的个体血清 25(OH)D 水平达到或超过 50 nmol/L),取整数 320 U/d(8 μg/d)为成人维生素 D 的 EAR。设 CV＝10％,则 RNI 为 384 U/d,取整数推算成人 RNI 亦为 10 μg/d(400 U/d)。

年龄与维生素 D 摄入量、血清 25(OH)D 水平无显著影响。有研究结果显示钙营养正常情况下,当血清 25(OH)D 水平＜30 nmol/L 时幼儿佝偻病发病增加,同时血清 25(OH)D 水平为 28～50 nmol/L 时钙吸收率最高。青少年血清 25(OH)D 水平为 50 nmol/L 时骨矿物质含量明显增加,钙吸收率最大。研究均提示以 50％个体 25(OH)D 水平达到 50 nmol/L 所需膳食维生素 D 摄入量为 EAR,结合血清 25(OH)D 水平与膳食维生素 D 摄入量的对数线性关系,建议儿童青少年维生素 D 的 EAR 与成人相同为 8 g/d,RNI 为 10 g/d。

婴儿维生素 D 摄入过高可增加生长迟缓发生率,但研究发现婴儿维生素 D 平均摄入量为 44.4 μg/d、持续近 6 个月,儿童未出现生长发育异常。故设定 44.4 μg/d(≈45 μg/d)为儿童的 NOAEL(Bransby et al,1964),不确定系数为 2,建议婴儿维生素 D 的 UL 值为 20 μg/d。因缺乏特定数据用于 1～17 岁人群维生素 D 的 UL,目前仍采用成人和婴儿的 UL 按体重比推算。

3. 维生素 K

维生素 K 是含 2-甲基-1,4 萘醌基团的一组化合物。维生素 K_1(叶绿醌,phylloquinone)和维生素 K2(甲萘醌,menaquinone)是天然维生素 K 的两种类型。

中国居民的维生素 K 营养状况和膳食供给数据研究较少,维生素 K 的推荐值均为 AI。据 2002 年中国居民营养与健康状况调查获得的膳食维生素 K 摄入量数据,确定成年人膳食维生素 K 的 AI 值为 80 μg/d。

以人乳中维生素 K_1 的平均浓度为 2.5 μg/L 为基础计算 0～6 月龄婴儿维生素 K 的 AI 为 2.0 μg/d。7～12 月龄婴儿 AI 则从 0～6 月龄婴儿的 AI 按代谢体重法外推,为 3.0 μg/d。因 7～12 月龄婴儿已进食其他食物,维生素 K 摄入应比纯人乳喂养婴儿的多。采用代谢体重法由成人数据外推获得 1～3 岁幼儿维生素 K 的 AI 为 30 μg/d,4～6 岁儿童为 40 μg/d,7～10 岁 50 μg/d,11～13 岁 70 μg/d,14～17 岁 75 μg/d。因无天然食物或补充剂维生素 K 动物或人群研究资料,故目前暂不制订维生素 K 的 UL 值。

4. 维生素 B_1

维生素 B_1 的化学名称为硫胺素，也称抗神经炎因子、抗脚气病因子，在人体内的主要活性形式为焦磷酸硫胺素（TPP），亦称辅羧酶。

依据人乳中含量推算 0～6 月龄婴儿维生素 B_1 的 AI 为 0.1 mg/d。采用代谢体重法从小婴儿 AI 值推算 7～12 月龄婴儿维生素 B_1 的 AI，同时从成人 RNI 估计其他食物中的 AI 值，修改后约为 0.3 mg/d。1～10 岁儿童维生素 B_1 的推荐量（无性别差别）则是从成人数据推算 1～3 岁儿维生素 B_1 的 EAR 为 0.5 mg/d、4～6 岁 0.6 mg/d、7～10 岁 0.8 mg/d，按变异系数为 10% 计算则 RNI 分别为 0.6 mg/d、0.8 mg/d、1.0 mg/d。11～13 岁 EAR 为男性 1.1 mg/d、女性 1.0 mg/d，RNI 为男性 1.3 mg/d、女性 1.1 mg/d；14～17 岁的 EAR 为男性 1.3 mg/d、女性 1.1 mg/d，RNI 为男性 1.6 mg/d、女性 1.3 mg/d。

5. 维生素 B_2

维生素 B_2 又称核黄素。食物中大部分维生素 B_2 是以黄素单核苷酸（flavin mononucleotide，FMN）和黄素腺嘌呤二核苷酸（flavin adenine dinucleotide，FAD）辅酶的形式与蛋白质结合存在。

0～6 月龄婴儿维生素 B_2 推荐量根据母乳维生素 B_2 含量计算获得，AI 为 0.4 mg/d；7～12 月龄 AI 则是也是从小婴儿和成人推荐量分别推算，再取平均值并修订获得，确定为 0.5 mg/d。

成年人 EAR 推算获得儿童和青少年的推荐量：1～3 岁 0.5 mg/d，4～6 岁 0.6 mg/d，7～10 岁 0.8 mg/d，11～13 岁男性 1.1 mg/d、女性 0.9 mg/d，14～17 岁男性 1.3 mg/d、女性 1.0 mg/d；RNI 为：1～3 岁 0.6 mg/d，4～6 岁 0.7 mg/d，7～10 岁 1.0 mg/d，11～13 岁男性 1.3 mg/d、女性 1.1 mg/d，14～17 岁男性 1.5 mg/d、女性 1.2 mg/d。

维生素 B_1 和维生素 B_2 极少发生因膳食或补充剂摄入过量引起不良反应的报告，故均未制订 UL。

6. 维生素 C

维生素 C 是人体内重要的水溶性抗氧化营养素之一。

1 岁以内婴儿维生素 C 推荐量为 AI。0～6 月龄维生素 C 的 AI 据人乳含量（5 mg/100 g）和婴儿摄乳量确定为 40 mg/d；7～12 月龄婴儿 AI 也从小婴儿和成人数据推算为 40 mg/d。成人数据外推得到儿童、青少年 EAR：1～3 岁 35 mg/d；4～6 岁 40 mg/d；7～10 岁 55 mg/d；11～13 岁 75 mg/d；14～17 岁 85 mg/d；用变异系数 10% 计算 RNI：1～3 岁 40 mg/d；4～6 岁 50 mg/d；7～10 岁 65 mg/d；11～13 岁 90 mg/d；14～17 岁 100 mg/d。

尽管维生素 C 的毒性非常低，但目前有较多大剂量维生素 C 摄入造成不良后果的报告，有助提出 UL 数据。目前确定成人 UL 为 2 000 mg/d。按体重比值，成人 UL 数据外推儿童、青少年维生素 C 的 UL 为：1～3 岁 20 mg/d；4～6 岁 25 mg/d；7～10 岁 35 mg/d；11～13 岁 45 mg/d；14～17 岁 55 mg/d。因缺少婴儿维生素 C 资料，故未制订婴儿维生素 C 的 UL。

7. 叶酸

化学名为蝶酰单谷氨酸。体内的活性形式为四氢叶酸，主要生理作用是作为体内生化反应中一碳单位转移酶系的辅酶，参与核酸和蛋白质的合成、DAN 的甲基化、同型半胱氨酸的代谢。

膳食中叶酸约 3/4 是以叶酸盐（以多谷氨酸叶酸）形式存在，而人工合成叶酸的分子结构为蝶酰单谷氨酸。膳食叶酸参考摄入量采用膳食叶酸当量（dietary folate equivalent，DFE）表示，DFE（μg）=［天然食物来源叶酸 μg+（1.7×合成叶酸 μg）］。

婴儿叶酸推荐量以 AI 表示。0～6 月龄婴儿叶酸的 AI 依据人乳水平推算为 65 μg DFE/d；

7~12 月龄婴儿叶酸 AI 从小婴儿和成人数据推算,为 100 μg DFE/d。成人数据外推儿童、青少年叶酸 EAR:1~3 岁130 μg DFE/d,4~6 岁 150 μg DFE/d,7~10 岁 210 μg DFE/d,11~13 岁 290 μg DFE/d,14~17 岁320 μg DFE/d。用变异系数 10% 计算 RNI 为:1~3 岁 160 μg DFE/d,4~6 岁 190 μg DFE/d,7~10 岁250 μg DFE/d,11~13 岁 350 μg DFE/d,14~17 岁 400 μg DFE/d。

八、膳食纤维 DRI

(一)定义

现代膳食纤维(dietary fiber,DF)定义强调食物中 DF 对人体的营养价值,将生理学功能相似的物质均归为 DF,即不能在小肠内消化吸收、可进入结肠发酵的物质,故包含一些既往不被认为是 DF 的物质,如低聚糖、抗性淀粉、不能被消化的单糖、双糖等。2010 年 WHO/FAO 定义膳食纤维为 10 个和 10 个以上聚合度(degree of polymerization,DP)的碳水化合物聚合物,且该物质不能被人体小肠内的酶水解,并对人体具有健康效益。中国食品标准 GB/Z21922-2008 对膳食纤维的定义是使用"≥3DP 聚合度的碳水化合物为膳食纤维"的概念。虽然低聚糖是含 3~9 个单糖结构的缩合物,不完全符合新的 DF 定义,但根据低聚糖对人体的作用,2008 年营养与特殊食品委员会的 DF 定义特别注释低聚糖属 DF 范畴。小婴儿的 DF 来源是乳汁中未被完全消化吸收的乳糖、低聚糖或食物中未消化吸收的淀粉。

(二)膳食纤维 DRI

目前尚无婴幼儿膳食纤维推荐值。儿童 DF 推荐摄入量以美国标准为主,多以成人 DF 摄入量为基础推算制定。1993 年美国儿科协会(AAP)据成人 DF 摄入量重新修订的指南中推荐 2 岁以上儿童 DF 摄入量为 0.5 g/(kg·d)。1993 年美国食品药品监督管理局(FDA)根据能量消耗制定人群 DF 推荐摄入量约 12 g/1 000 kcal。1995 年美国健康基金会(AHF)指南以排便正常为依据,建议2 岁以上儿童 DF 摄入量为[年龄+(5~10)]g/d,(年龄+10)g/d 接近 FDA 的 12 g/1 000 kcal推荐意见。2002 年美国科学协会(NAS)据 DF 摄入量与心肌梗死和/或冠心病风险的相关性,推算 1 岁以上人群 DF 摄入量标准为 14 g/1 000 kcal。2005 年美国 FNB 推荐 DF 摄入与年龄、性别有关。2004 年北欧营养推荐(NNRs)学龄儿童 DF 摄入量宜为 10 g/d,逐渐增加 DF 摄入量,青春期达成人水平(25~35 g/d)。欧洲儿科胃肠病学、肝病学与营养学会建议学龄儿童在平衡膳食基础上摄入 10 g/d 膳食纤维,青少年 DF 摄入量应逐渐达成人的推荐量。我国推荐成人(19~50 岁)膳食纤维的摄入量为 25~30 g/d,建议每天 1/3 的谷物为全谷物食物,蔬菜、水果摄入≥500 g。因儿童需要能量密度较高的食物,膳食纤维的摄入量应适当减少,建议14 岁以下儿童为10 g/1 000 kcal(2.4 mg/MJ)。婴儿后期肠道功能逐渐发育成熟,肠道缺乏从乳类来的 DF(主要是未消化的乳糖),食物中未消化吸收的淀粉减少,需要逐渐引入含一定量 DF 的半固体或固体食物。有研究认为随其他食物的引入,6 月龄后膳食纤维的摄入量应逐步提高,12 月龄应达到 10 g/1 000 kcal(2.4 g/MJ)。

九、水 DRI

水是人体必不可少的膳食成分。人体含水总量称作总体水含量(total body water,TBW)。个体对水的需要量与性别、年龄、体成分、代谢、气候、环境温度和湿度、身体活动、膳食等因素有关,且同一个体在不同环境或生理条件下也有差异。因此,水的人群推荐量不等同个体每天的需要量。

婴幼儿体内水占体重的比例较大,基础代谢率高,肾脏功能发育尚未成熟,易发生体液和电解质的失衡。WHO 建议纯人乳喂养的 0~6 月龄婴儿不需额外补充水分。据人乳含水量推算我国 0~6 月龄婴儿水的适宜摄入量为 0.7 L/d。以人乳供水量(540 mL/d)加其他食物和饮水量(330 mL/d)计算婴儿7~12 月龄总水 AI 为 0.9 L/d。以人乳提供的水量(480 mL/d)加饮水量(825 mL)估计 1~3 岁幼儿总水 AI 为 1.3 L/d。我国尚无 3 岁儿童水摄入的数据,故参考 1~2 岁幼儿数据,3 岁儿童总水 AI 定为1.3 L/d。

儿童和青少年体内水含量随年龄增大而降低,但仍高于成人。4~6 岁儿童饮水量根据成人按体重比和生长系数推算,定为 0.8 L/d,参考我国成人调查中饮水量占总水量的比例推算,4~6 岁儿童总水 AI 为 1.6 L/d。据我国 4 城市儿童、青少年的饮水调查数据,同时参考我国成年人饮水量调查结果(56%总水),建议我国 7~10 岁儿童总水推荐量为 1.8 L/d;11~13 岁男童2.3 L/d、女童 2.0 L/d;14~17 岁男童2.5 L/d、女童 2.2 L/d。

(封安华)

第七节　各年龄期儿童的保健重点

一、胎儿期及围生期

胎儿的发育与孕母的躯体健康、心理卫生、营养状况和生活环境等密切相关,胎儿期保健主要通过对孕母的保健来实现。

(1)预防遗传性疾病与先天性畸形:应大力提倡和普及婚前男女双方检查及遗传咨询,禁止近亲结婚;应避免接触放射线和铅、苯、汞、有机磷农药等化学毒物;应避免吸烟、酗酒;患有心肾疾病、糖尿病、甲状腺功能亢进、结核病等慢性疾病的育龄妇女应在医师指导下确定怀孕与否及孕期用药,注意孕期用药安全,避免药物致畸;对高危产妇除定期产前检查外,应加强观察,一旦出现异常情况,应及时就诊。

(2)保证充足营养:妊娠后期应加强铁、锌、钙、维生素 D 等重要营养素的补充。但也应防止营养摄入过多而导致胎儿体重过重,影响分娩和儿童期及成年后的健康。

(3)预防感染:包括孕期及分娩时。孕妇早期应预防弓形虫、风疹病毒、巨细胞病毒及单纯疱疹病毒的感染,以免造成胎儿畸形及宫内发育不良。分娩时应预防来自产道的感染而影响即将出生的新生儿。

(4)给予良好的生活环境,避免环境污染。注意劳逸结合,减少精神负担和心理压力。

(5)尽可能避免妊娠期并发症,预防流产、早产、异常分娩的发生。对高危孕妇应加强随访。

(6)加强对高危新生儿的监护:对高危妊娠孕妇所分娩的新生儿及早产儿、低体重儿,窒息、低体温、低血糖、低血钙和颅内出血等疾病的高危新生儿应予以特殊监护和积极处理。

二、新生儿期

新生儿期,生后 1 周内的新生儿发病率和死亡率极高,婴儿死亡中约 2/3 是新生儿,1 周以内的新生儿的死亡数占新生儿期死亡数的 70%左右。故新生儿保健是儿童保健的重点,而生后

1周内新生儿的保健是重中之重。因此在2005年的世界卫生组织（WHO）年度报告中，把过去的儿童保健，建议改为新生儿及儿童保健，突出新生儿保健的重要性。

（一）出生时的护理

新生儿娩出后应迅速清理口腔内黏液，保证呼吸道通畅；严格消毒、结扎脐带；记录出生时Apgar评分、体温、呼吸、心率、体重与身长；评估后正常新生儿即与母亲同室，应尽早喂母乳。评估为高危的新生儿应送入新生儿重症监护室。新生儿出院回家前应按照新生儿筛查规定进行先天性遗传代谢病筛查（目前卫健委要求开展的有先天性甲状腺功能减退症和苯丙酮尿症筛查）及听力筛查。

（二）新生儿居家保健

有条件的家庭在冬季应使室内温度保持在20～22℃左右，湿度以55％为宜；保持新生儿体温正常恒定。提倡母乳喂养，指导母亲正确的哺乳方法。新生儿皮肤娇嫩，应保持皮肤清洁，避免损伤。父母应多与婴儿交流，抚摸有利于早期的情感交流。应尽量避免过多的外来人员接触。注意脐部护理，预防感染。应接种卡介苗和乙型肝炎疫苗。

三、婴儿期

婴儿期的体格生长十分迅速，需大量各种营养素满足其生长的需要，但婴儿的消化功能尚未成熟，故易发生消化紊乱和营养缺乏性疾病。部分母乳喂养或人工喂养婴儿则应选择配方奶粉。自4～6个月开始应添加辅食，为断离母乳做准备。定期进行体格检查，便于早期发现缺铁性贫血、佝偻病、营养不良、发育异常等疾病并予以及时的干预和治疗。坚持户外活动，进行空气浴、日光浴和主、被动体操有利于体格生长。给予各种感知觉的刺激，促进大脑发育。该时期应按计划免疫程序完成基础免疫。预防异物吸入及窒息。

四、幼儿期

由于感知能力和自我意识的发展，对周围环境产生好奇、乐于模仿，幼儿期是心理-社会发育最为迅速的时期。该时期应重视与幼儿的语言交流，通过游戏、讲故事、唱歌等促进幼儿语言发育与大运动能力的发展。同时，应培养幼儿的独立生活能力，安排规律生活，养成良好的生活习惯，如睡眠、进食、排便、沐浴、游戏、户外活动等。定期进行体格检查，预防龋齿。由于该时期的儿童已经具备一定的活动能力，且凡事都喜欢探个究竟，故还应注意异物吸入、烫伤、跌伤等意外伤害的预防。

五、学龄前期

学龄前期儿童的智能发展快、独立活动范围大，是性格形成的关键时期。因此，加强学龄前期儿童的教育很重要，应注意培养良好的学习习惯、想象与思维能力，使之具有优良的心理素质。应通过游戏、体育活动增强体质，在游戏中学习遵守规则和与人交往。每年应进行1～2次体格检查，进行视力筛查及龋齿、缺铁性贫血等常见病的筛查与矫治。保证充足营养，预防溺水、外伤、误服药物及食物中毒等意外伤害。

六、学龄期与青春期

此期儿童求知欲强，是获取知识的最重要时期，也是体格发育的第二个高峰期。该时期应提供适宜的学习条件,培养良好的学习习惯,并加强素质教育;应引导积极的体育锻炼,不仅可增强体质,同时也培养了儿童的毅力和意志力;合理安排生活,供给充足营养,预防屈光不正、龋齿、缺铁性贫血等常见病的发生;进行法制教育,学习交通规则和意外伤害的防范知识。在青春期应进行正确的性教育,使其了解基本的生理现象,并在心理上有正确的认识。

（封安华）

第八节　儿童保健的具体措施

一、护理

对小儿的护理是儿童保健、医疗工作的基础内容,年龄越小的儿童越需要合适的护理。①居室:应阳光充足、通气良好,冬季室内温度尽可能达到 $18\sim20$ ℃,湿度为 $55\%\sim60\%$ 。对哺乳期婴儿,主张母婴同室,便于母亲哺乳和料理婴儿。患病者不应进入小儿居室,尤其是新生儿、早产儿的居室。②衣着(尿布):应选择浅色、柔软的纯棉织物,宽松而少接缝,以避免摩擦皮肤和便于穿、脱。存放新生儿衣物的衣柜内不宜放置樟脑丸,以免发生新生儿溶血。新生儿应衣着宽松,保持双下肢屈曲姿势,有利于髋关节的发育。婴儿最好穿连衣裤或背带裤,不用松紧腰裤,以利胸廓发育。

二、营养

营养是保证儿童生长发育及健康的先决条件,必须及时对家长和有关人员进行有关母乳喂养、断乳期婴儿辅食添加、幼儿期正确的进食行为培养、学前及学龄期儿童的膳食安排等内容的宣教和指导。

三、计划免疫

计划免疫是根据小儿的免疫特点和传染病发生的情况而制订的免疫程序,通过有计划地使用生物制品进行预防接种,以提高人群的免疫水平、达到控制和消灭传染病的目的。按照我国卫健委的规定,婴儿必须在 1 岁内完成卡介苗,脊髓灰质炎三价混合疫苗,百日咳、白喉、破伤风类毒素混合制剂,麻疹减毒疫苗及乙型肝炎病毒疫苗接种的基础免疫。根据流行地区和季节,或根据家长自己的意愿,有时也进行乙型脑炎疫苗、流行性脑脊髓膜炎疫苗、风疹疫苗、流感疫苗、腮腺炎疫苗、甲型肝炎病毒疫苗、水痘疫苗、流感杆菌疫苗、肺炎疫苗、轮状病毒疫苗等的接种。

预防接种可能引起一些反应:①卡介苗接种后 2 周左右局部可出现红肿浸润,8～12 周后结痂。若化脓形成小溃疡,腋下淋巴结肿大,可局部处理以防感染扩散,但不可切开引流。②脊髓灰质炎三价混合疫苗接种后有极少数婴儿发生腹泻,但多数可以不治自愈。③百日咳、白喉、破伤风类毒素混合制剂接种后局部可出现红肿、疼痛或伴低热、疲倦等,偶见过敏性皮疹、血管性水肿。若全身反应严重,应及时到医院诊治。④麻疹疫苗接种后,局部一般无反应,少数人可在6～10 天内出现轻微的麻疹,予对症治疗即可。⑤乙型肝炎病毒疫苗接种后很少有不良反应。个别人可有发热或局部轻痛,不必处理。

四、儿童心理卫生

世界卫生组织(WHO)给健康所下的定义是:不仅是没有疾病和病痛,而且是个体在身体上、精神上、社会上的完满状态。由此可知,心理健康和身体健康同等重要。

(一)习惯的培养

(1)睡眠习惯:①应从小培养儿童有规律的睡眠习惯;②儿童居室应安静、光线应柔和,睡前避免过度兴奋;③儿童应该有相对固定的作息时间,包括睡眠;④婴儿可利用固定乐曲催眠入睡,不拍、不摇、不抱,不可用喂哺催眠;⑤保证充足的睡眠时间;⑥培养独自睡觉。

(2)进食习惯:①按时添加辅食;②进食量根据小儿的自愿,不要强行喂食;③培养定时、定位(位置)、自己用餐;④不偏食、不挑食、不吃零食;⑤饭前洗手;⑥培养用餐礼貌。

(3)排便习惯:东西方文化及传统的差异,对待大小便的训练意见绝对不同。我国多数的家长习惯于及早训练大小便;而西方的家长一切均顺其自然。用尿布不会影响控制大小便能力的培养。

(4)卫生习惯:从婴儿期起就应培养良好的卫生习惯,定时洗澡、勤剪指甲、勤换衣裤,不随地大小便。3岁以后培养小儿自己早晚刷牙、饭后漱口、食前便后洗手的习惯。儿童应养成不喝生水、不食掉在地上的食物和未洗净的瓜果、不随地吐痰、不乱扔瓜果纸屑的良好卫生习惯。

(二)社会适应性的培养

从小培养儿童良好地适应社会的能力是促进儿童健康成长的重要内容之一。儿童的社会适应性行为是各年龄阶段相应神经心理发展的综合表现,与家庭环境、育儿方式、儿童性别、年龄、性格密切相关。

1.独立能力

应在日常生活中培养婴幼儿的独立能力,如自行进食、控制大小便、独自睡觉、自己穿衣鞋等。年长儿则应培养其独立分析、解决问题的能力。

2.控制情绪

儿童控制情绪的能力与语言、思维的发展和父母的教育有关。婴幼儿的生活需要依靠成人的帮助,父母及时应答儿童的需要有助于儿童心理的正常发育。儿童常因要求不能满足而不能控制自己的情绪,或发脾气,或发生侵犯行为,故成人对儿童的要求与行为应按社会标准或予以满足,或加以约束,或预见性的处理问题,减少儿童产生消极行为的机会。用诱导方法而不用强制方法处理儿童的行为问题可以减少对立情绪。

3.意志

在日常生活、游戏、学习中应该有意识地培养儿童克服困难的意志,增强其自觉、坚持、果断和自制的能力。

4.社交能力

从小给予儿童积极愉快的感受,如喂奶时不断抚摸孩子;与孩子眼对眼微笑说话;抱孩子,和其说话、唱歌;孩子会走后,常与孩子做游戏、讲故事,这些都会增强孩子与周围环境和谐一致的生活能力。注意培养儿童之间的互相友爱,鼓励孩子帮助朋友,倡导善良的品德。在游戏中学习遵守规则,团结友爱,互相谦让,学习与人相处。

5.创造能力

人的创造能力与想象能力密切有关。启发式地向儿童提问题,引导儿童自己去发现问题和探索问题,可促进儿童思维能力的发展。通过游戏、讲故事、绘画、听音乐、表演、自制小玩具等可以培养儿童的想象能力和创造能力。

(三)父母和家庭对儿童心理健康的作用

父母的教养方式和态度、与小儿的亲密程度等与儿童个性的形成和社会适应能力的发展密切相关。从小与父母建立相依感情的儿童,日后会有良好的社交能力和人际关系;父母对婴儿的咿呀学语做出及时的应答可促进儿童的语言和社会性应答能力的发展;婴儿期与母亲接触密切的儿童,其语言和智能发育较好。父母采取民主方式教育的儿童善与人交往,机灵、大胆而有分析思考能力;反之,如父母常打骂儿童,则儿童缺乏自信心、自尊心,他们的戒备心理往往使他们对他人的行为和意图产生误解。父母过于溺爱的儿童缺乏独立性、任性,且情绪不稳定。父母是孩子的第一任老师,应提高自身的素质,言行一致,以身作则教育儿童。

五、定期健康检查

0~6岁的散居儿童和托幼机构的集体儿童应进行定期的健康检查,系统观察小儿的生长发育、营养状况,及早发现异常,采取相应干预措施。

(一)新生儿访视

于新生儿出生28天内家访3~4次,高危儿应适当增加家访次数,主要由社区卫生服务中心的妇幼保健人员实施。家访的目的是早期发现问题,及时指导处理,降低新生儿的发病率或减轻发病的程度。家访内容包括:①了解新生儿出生情况;②回家后的生活情况;③预防接种情况;④喂养与护理指导;⑤体重测量;⑥体格检查,重点应注意有无产伤、黄疸、畸形、皮肤与脐部感染等;⑦咨询及指导。如在访视中发现严重问题应立即转医院诊治。

(二)儿童保健门诊

应按照各年龄期保健需要,定期到固定的社区卫生服务中心儿童保健科进行健康检查,通过连续的纵向观察可获得个体儿童的体格生长和心理-社会发育趋势,以早期发现问题,给予正确的健康指导。定期检查的频度:6个月以内婴儿每月1次,7~12个月婴儿则2~3个月检查1次,高危儿、体弱儿宜适当增加检查次数。生后第2年、第3年每6个月1次,3岁以上每年1次。定期检查的内容包括:①体格测量及评价,3岁后每年测视力、血压1次;②全身各系统体格检查;③常见病的定期实验室检查,如缺铁性贫血、寄生虫病等,对临床可疑的疾病,如佝偻病、微量元素缺乏、发育迟缓等应进行相应的进一步检查。

六、体格锻炼

(一)户外活动

一年四季均可进行户外活动。户外活动可增加儿童对冷空气的适应能力,提高机体免疫力;接受日光直接照射还能预防佝偻病。带婴儿到人少、空气新鲜的地方,开始户外活动时间由每天1~2次,每次10~15分钟,逐渐延长到1~2小时;冬季户外活动时仅暴露面、手部,注意身体保暖。年长儿除恶劣天气外,鼓励多在户外玩耍。

（二）皮肤锻炼

1.婴儿皮肤按摩

按摩时可用少量婴儿润肤霜使之润滑，在婴儿面部、胸部、腹部、背部及四肢有规律的轻柔捏握，每天早晚进行，每次 15 分钟以上。按摩可刺激皮肤，有益于循环、呼吸、消化功能及肢体肌肉的放松与活动；同时也是父母与婴儿之间最好的情感交流方式之一。

2.温水浴

温水浴可提高皮肤适应冷热变化的能力，还可促进新陈代谢，增加食欲。冬季应注意室温、水温，做好温水浴前的准备工作，减少体表热能散发。

3.擦浴

7～8 个月以后的婴儿可进行身体擦浴。水温 32～33 ℃，待婴儿适应后，水温可逐渐降至 26 ℃。先用毛巾浸入温水，拧至半干，然后在婴儿四肢做向心性擦浴，擦毕再用干毛巾擦至皮肤微红。

4.淋浴

适用于 3 岁以上儿童，效果比擦浴更好。每天 1 次，每次冲淋身体 20～40 秒钟，水温 35～36 ℃，浴后用干毛巾擦至全身皮肤微红。待儿童适应后，可逐渐将水温降至 26～28 ℃。

（三）体育运动

1.婴儿被动操

被动操是指由成人给婴儿做四肢伸屈运动，可促进婴儿大运动的发育、改善全身血液循环，适用于 2～6 个月的婴儿，每天 1～2 次为宜。

2.婴儿主动操

7～12 个月婴儿大运动开始发育，可训练婴儿爬、坐、仰卧起身、扶站、扶走、双手取物等动作。

3.幼儿体操

12～18 个月幼儿学走尚不稳时，在成人的扶持下，帮助幼儿进行有节奏的活动。18 个月至 3 岁幼儿可配合音乐，做模仿操。

4.儿童体操

如广播体操、健美操，以增进动作协调性，有益于肌肉骨骼的发育。

5.游戏、田径与球类

年长儿可利用器械进行锻炼，如木马、滑梯，还可进行各种田径、球类、舞蹈、跳绳等活动。

七、意外事故预防

儿童意外伤害是 5 岁以下儿童死亡的首位原因，但是可以预防的。

（一）窒息与异物吸入

3 个月以内的婴儿应注意防止因被褥、母亲的身体、吐出的奶液等造成的窒息；较大婴幼儿应防止食物、果核、果冻、纽扣、硬币等异物吸入气管。

（二）中毒

保证儿童食物的清洁卫生，防止食物在制作、储备、出售过程中处理不当所致的细菌性食物中毒。避免食用有毒的食物，如毒蘑菇、含氰果仁（苦杏仁、桃仁、李仁等）、白果仁（白果二酸）、河豚、鱼苦胆等。药物应放置在儿童拿不到的地方；儿童内服、外用药应分开放置，防止误服外用药造成的伤害。

(三)外伤

婴幼儿居室的窗户、楼梯、阳台、睡床等都应置有栏杆,防止从高处跌落。妥善放置沸水、高温的油和汤等,以免造成烫伤。教育儿童不可随意玩火柴、煤气等危险物品。室内电器、电源应有防止触电的安全装置。

(四)溺水与交通事故

教育儿童不可独自或与小朋友去无安全措施的江河、池塘玩水。教育儿童遵守交通规则。

(五)教会孩子自救

如家中发生火灾拨打119,遭受外来人的侵犯拨打110,意外伤害急救拨打120。

（封安华）

第十二章 儿科护理

第一节 小儿惊厥

惊厥的病理生理基础是脑神经元的异常放电和过度兴奋,是由多种原因所致的大脑神经元,暂时性功能紊乱的一种表现。发作时全身或局部肌群突然发生阵挛或强直性收缩,多伴有不同程度的意识障碍。惊厥是小儿最常见的急症,有 $5\%\sim6\%$ 的小儿曾发生过高热惊厥。

一、病因

小儿惊厥可由众多因素引起,凡能造成脑神经元兴奋性功能紊乱的因素,如脑缺氧、缺血、低血糖、脑炎症、水肿、中毒变性、坏死等,均可导致惊厥的发生。将其病因归纳为以下几类。

(一)感染性疾病

1.颅内感染性疾病

(1)细菌性脑膜炎、脑血管炎、颅内静脉窦炎。

(2)病毒性脑炎、脑膜脑炎。

(3)脑寄生虫病,如脑型肺吸虫病、脑型血吸虫病、脑囊虫病、脑棘球蚴病、脑型疟疾等。

(4)各种真菌性脑膜炎。

2.颅外感染性疾病

(1)呼吸系统感染性疾病。

(2)消化系统感染性疾病。

(3)泌尿系统感染性疾病。

(4)全身性感染性疾病及某些传染病。

(5)感染性病毒性脑病,脑病合并内脏脂肪变性综合征。

(二)非感染性疾病

1.颅内非感染性疾病

(1)癫痫。

(2)颅内创伤,出血。

(3)颅内占位性病变。

(4)中枢神经系统畸形。

（5）脑血管病。

（6）神经皮肤综合征。

（7）中枢神经系统脱髓鞘病和变性疾病。

2.颅外非感染性疾病

（1）中毒：如有毒动植物，氰化钠、铅、汞中毒，急性乙醇中毒及各种药物中毒等。

（2）缺氧：如新生儿窒息，溺水，麻醉意外，一氧化碳中毒，心源性脑缺血综合征等。

（3）先天性代谢异常疾病：如苯酮尿症、黏多糖病、半乳糖血症、肝豆状核变性、尼曼-匹克病等。

（4）水、电解质紊乱及酸碱失衡：如低血钙、低血钠、高血钠及严重代谢性酸中毒等。

（5）全身及其他系统疾病并发症：如系统性红斑狼疮、风湿病、肾性高血压脑病、尿毒症、肝昏迷、糖尿病、低血糖、胆红素脑病等。

（6）维生素缺乏症：如维生素 B_6 缺乏症、维生素 B_6 依赖症、维生素 B_1 缺乏性脑型脚气病等。

二、临床表现

（一）惊厥发作形式

1.强直-阵挛发作

发作时突然意识丧失，摔倒，全身强直，呼吸暂停，角弓反张，牙关紧闭，面色青紫，持续10～20秒，转入阵挛期；不同肌群交替收缩，致肢体及躯干有节律地抽动，口吐白沫（若咬破舌头可吐血沫）。呼吸恢复，但不规则，数分钟后肌肉松弛而缓解，可有尿失禁，然后入睡，醒后可有头痛、疲乏，对发作不能回忆。

2.肌阵挛发作

肌阵挛发作是由肢体或躯干的某些肌群突然收缩（或称电击样抽动），表现为头、颈、躯干或某个肢体快速抽搐。

3.强直发作

表现为肌肉突然强直性收缩，肢体可固定在某种不自然的位置持续数秒钟，躯干四肢姿势可不对称，面部强直表情，眼及头偏向一侧，睁眼或闭眼，瞳孔散大，可伴呼吸暂停，意识丧失，发作后意识较快恢复，不出现发作后嗜睡。

4.阵挛性发作

发作时全身性肌肉抽动，左右可不对称，肌张力可增高或减低，有短暂意识丧失。

5.限局性运动性发作

发作时无意识丧失，常表现为下列形式。

（1）某个肢体或面部抽搐：由于口、眼、手指在脑皮质运动区所代表的面积最大，因而这些部位最易受累。

（2）杰克逊（Jackson）癫痫发作：发作时大脑皮质运动区异常放电灶逐渐扩展到相邻的皮质区。抽搐也按皮质运动区对躯干支配的顺序扩展，如从面部抽搐开始→手→前臂→上肢→躯干→下肢。若进一步发展，可成为全身性抽搐，此时可有意识丧失。常提示颅内有器质性病变。

（3）旋转性发作：发作时头和眼转向一侧，躯干也随之强直性旋转，或一侧上肢上举，另一侧上肢伸直，躯干扭转等。

6.新生儿轻微惊厥

新生儿轻微惊厥是新生儿期常见的一种惊厥形式,发作时呼吸暂停,两眼斜视,眼睑抽搐,频频的眨眼动作,伴流涎,吸吮或咀嚼样动作,有时还出现上下肢类似游泳或蹬自行车样的动作。

(二)惊厥的伴随症状及体征

1.发热

发热为小儿惊厥最常见的伴随症状,如系单纯性或复杂性高热惊厥患儿,于惊厥发作前均有38.5 ℃,甚至 40 ℃以上高热。由上呼吸道感染引起者,还可有咳嗽、流涕、咽痛、咽部出血、扁桃体肿大等表现。如为其他器官或系统感染所致惊厥,绝大多数均有发热及其相关的症状和体征。

2.头痛及呕吐

头痛及呕吐为小儿惊厥常见的伴随症状之一,年长儿能正确叙述头痛的部位、性质和程度,婴儿常表现为烦躁、哭闹、摇头、抓耳或拍打头部。多伴有频繁喷射状呕吐,常见于颅内疾病及全身性疾病,如各种脑膜炎、脑炎、中毒性脑病、瑞氏综合征,颅内占位性病变等。同时还可出现程度不等的意识障碍,颈项抵抗,前囟饱满,颅神经麻痹,肌张力增高或减弱,克尼格征、布鲁津斯基征及巴宾斯基征阳性等体征。

3.腹泻

腹泻如遇重度腹泻病,可致水、电解质紊乱及酸碱失衡,出现严重低钠或高钠血症,低钙、低镁血症,以及由于补液不当,造成水中毒也可出现惊厥。

4.黄疸

新生儿溶血症,当出现胆红素脑病时,不仅皮肤巩膜高度黄染,还可有频繁性惊厥;重症肝炎患儿,当肝功能衰竭,出现惊厥前即可见到明显黄疸;在瑞氏综合征、肝豆状核变性等病程中,均可出现不等的黄疸,此类疾病初期或中末期均能出现惊厥。

5.水肿、少尿

各类肾炎或肾病为儿童时期常见多发病。水肿、少尿为该类疾病的首起表现,当其中部分患儿出现急、慢性肾衰,或肾性高血压脑病时,均可有惊厥。

6.智力低下

常见于新生儿窒息所致缺氧、缺血性脑病,颅内出血患儿,病初即有频繁惊厥,其后有不同程度的智力低下。智力低下亦见于先天性代谢异常疾病,如苯丙酮尿症、糖尿病等氨基酸代谢异常病。

三、诊断依据

(一)病史

了解惊厥的发作形式,持续时间,有无意识丧失,伴随症状,诱发因素及有关的家族史。

(二)体检

全面的体格检查,尤其神经系统的检查,如神志、头颅、头围、囟门、颅缝、脑神经、瞳孔、眼底、颈抵抗、病理反射、肌力、肌张力、四肢活动等。

(三)实验室及其他检查

1.血、尿、粪常规

血白细胞显著增高,通常提示细菌感染。红细胞血色素很低,网织红细胞增高,提示急性溶血。尿蛋白及细胞数增高,提示肾炎或肾盂肾炎。粪镜检,排除痢疾。

2.血生化等检验

除常规查肝功能、肾功能、电解质外,应根据病情选择有关检验。

3.脑脊液检查

凡疑有颅内病变惊厥患儿,尤其是颅内感染时,均应做脑脊液常规、生化、培养或有关的特殊化验。

4.脑电图

阳性率可达 80%～90%。小儿惊厥,尤其无热惊厥,其中不少系小儿癫痫。脑电图上可表现为阵发性棘波、尖波、棘慢波、多棘慢波等多种波型。

5.CT 检查

疑有颅内器质性病变惊厥患儿,应做脑 CT 扫描,高密度影见于钙化、出血、血肿及某些肿瘤;低密度影常见于水肿,脑软化,脑脓肿,脱髓鞘病变及某些肿瘤。

6.MRI 检查

MRI 对脑、脊髓结构异常反映较 CT 更敏捷,能更准确反映脑内病灶。

7.单光子反射计算机体层成像 SPECT

单光子反射计算机体层成像 SPECT 可显示脑内不同断面的核素分布图像,对癫痫病灶、肿瘤定位及脑血管疾病提供诊断依据。

四、治疗

(一)止惊治疗

1.地西泮

每次 0.25～0.5 mg/kg,最大剂量不大于 10 mg,缓慢静脉注射,1 分钟不大于 1 mg。必要时可在15～30 分钟后重复静脉注射一次。以后可口服维持。

2.苯巴比妥钠

新生儿首次剂量 15～20 mg 静脉注射。维持量 3～5 mg/(kg·d)。婴儿、儿童首次剂量为 5～10 mg/kg,静脉注射或肌内注射,维持量 5～8 mg/(kg·d)。

3.水合氯醛

每次 50 mg/kg,加水稀释成 5%～10% 溶液,保留灌肠。惊厥停止后改用其他镇静剂止惊药维持。

4.氯丙嗪

剂量为每次 1～2 mg/kg,静脉注射或肌内注射,2～3 小时后可重复 1 次。

5.苯妥英钠

每次 5～10 mg/kg,肌内注射或静脉注射。遇有"癫痫持续状态"时可给予 15～20 mg/kg,速度不超过 1 mg/(kg·min)。

6.硫苯妥钠

催眠,大剂量有麻醉作用。每次 10～20 mg/kg,稀释成 2.5% 溶液肌内注射。也可缓慢静脉注射,边注射边观察,惊止即停止注射。

(二)降温处理

1.物理降温

可用 30%～50% 乙醇擦浴。头部、颈、腋下、腹股沟等处可放置冰袋。亦可用冷盐水灌肠。

或用低于体温 3～4 ℃的温水擦浴。

2.药物降温

一般用布洛芬混悬液,每次 0.1 mL/kg,口服。亦可用其滴鼻,3 岁以上患儿,每次 2～4 滴。

(三)降低颅内压

惊厥持续发作时,引起脑缺氧、缺血,易致脑水肿;如惊厥系颅内感染炎症引起,疾病本身即有脑组织充血水肿,颅内压增高,因而及时应用脱水降颅内压治疗。常用 20％甘露醇溶液每次 5～10 mL/kg,静脉注射或快速静脉滴注(10 mL/min),6～8 小时重复使用。

(四)纠正酸中毒

惊厥频繁,或持续发作过久,可致代谢性酸中毒,如血气分析发现血 pH＜7.2,BE 为 15 mmol/L时,可用 5％碳酸氢钠 3～5 mL/kg,稀释成 1.4％的等张液静脉滴注。

(五)病因治疗

对惊厥患儿应通过病史了解,全面体检及必要的化验检查,争取尽快地明确病因,给予相应治疗。对可能反复发作的病例,还应制订预防复发的防治措施。

五、护理

(一)护理诊断

(1)有窒息的危险。

(2)有受伤的危险。

(3)潜在并发症:脑水肿。

(4)潜在并发症:酸中毒。

(5)潜在并发症:呼吸系统、循环系统衰竭。

(6)知识缺乏。

(二)护理目标

(1)不发生误吸或窒息,适当加以保护防止受伤。

(2)保护呼吸功能,预防并发症。

(3)患儿家长情绪稳定,能掌握止痉、降温等应急措施。

(三)护理措施

1.一般护理

(1)将患儿平放于床上,取头侧位。保持安静,治疗操作应尽量集中进行,动作轻柔敏捷,禁止一切不必要的刺激。

(2)保持呼吸道通畅:头侧向一边,及时清除呼吸道分泌物。有发绀者供给氧气,窒息时施行人工呼吸。

(3)控制高热:物理降温可用温水或冷水毛巾湿敷额头部,每 5～10 分钟更换 1 次,必要时用冰袋放在额部或枕部。

(4)注意安全,预防损伤,清理好周围物品,防止坠床和碰伤。

(5)协助做好各项检查,及时明确病因。根据病情需要,于惊厥停止后,配合医师做血糖、血钙或腰椎穿刺、血气分析及血电解质等针对性检查。

(6)加强皮肤护理:保持皮肤清洁干燥,衣、被、床单清洁、干燥、平整,以防皮肤感染及压疮的发生。

(7)心理护理:关心体贴患儿,处置操作熟练、准确,以取得患儿信任,消除其恐惧心理。说服患儿及家长主动配合各项检查及治疗,使诊疗工作顺利进行。

2.临床观察内容

(1)惊厥发作时,观察惊厥患儿抽搐的时间和部位,有无其他伴随症状。

(2)观察病情变化,尤其随时观察呼吸、面色、脉搏、血压、心音、心率、瞳孔大小、对光反射等重要的生命体征,发现异常及时通报医师,以便采取紧急抢救措施。

(3)观察体温变化,如有高热,及时做好物理降温及药物降温.如体温正常,应注意保暖。

3.药物观察内容

(1)观察止惊药物的疗效。

(2)使用地西泮、苯巴比妥钠等止惊药物时,注意观察患儿呼吸及血压的变化。

4.预见性观察

若惊厥持续时间长、频繁发作,应警惕有无脑水肿,颅内压增高的表现,如收缩压升高、脉率减慢,呼吸节律慢而不规则,则提示颅内压增高。如未及时处理.可进一步发生脑疝,表现为瞳孔不等大、对光反射消失、昏迷加重、呼吸节律不整甚至骤停。

六、康复与健康指导

(1)做好患儿的病情观察准备好急救物品,教会家属正确的退热方法,提高家长的急救知识和技能。

(2)加强患儿营养与体育锻炼,做好基础护理等。

(3)向家长详细交代患儿的病情、惊厥的病因和诱因,指导家长掌握预防惊厥的措施。

(赵　菊)

第二节　小儿急性上呼吸道感染

一、定义

急性上呼吸道感染是小儿最常见的疾病,主要侵犯鼻咽和咽部,简称"上感"。

二、疾病相关知识

(一)流行病学

全年都可发病,以冬春季节及气候骤变时多见。而且,免疫力和年龄不同,反复感染的概率也不同,主要是空气飞沫传播。

(二)临床表现

(1)年长儿以呼吸系统症状为主,婴幼儿症状较重,以全身症状为主。

(2)局部症状:鼻塞、流涕、喷嚏、咽部不适、干咳或声音嘶哑。

(3)全身症状:发热、畏寒、头痛、咳嗽、乏力、食欲减退、睡眠不安;咽部充血。

（三）治疗

充分休息,对症治疗,控制感染,预防并发症。

（四）康复

经对症治疗后症状缓解,免疫力较短,多为 1～2 个月。

（五）预后

饮食、精神如常者预后多良好;精神萎靡、多睡或烦躁不安、面色苍白者,应加警惕。

三、专科评估与观察要点

（一）发热

发热多为不规则热,持续时间不等。

（二）全身症状

头痛、畏寒、乏力、食欲缺乏;常伴有呕吐、腹痛、腹泻、烦躁不安,甚至高热惊厥。

（三）局部症状

局部症状主要是鼻咽部症状,如出现鼻塞、流涕、喷嚏、流泪、咽部不适、发痒、咽痛,亦可伴有声音嘶哑。

四、护理问题

（一）体温过高

与上呼吸道感染有关。

（二）舒适的改变

与咽痛、鼻塞等有关。

（三）活动无耐力

与全身症状有关。

五、护理措施

（一）一般护理

注意休息,减少活动。做好呼吸道隔离,保持室内空气新鲜,但应避免空气对流。

1.发热护理

发热期绝对卧床休息,保持皮肤清洁,每 4 小时测量体温一次并准确记录,如为超高热或高热惊厥史者须 1～2 小时测量一次,退热处置 1 小时后复测体温,并随时注意有无新的症状和体征出现,以防惊厥发生和体温骤降。

2.促进舒适

保持室温 18～20 ℃,湿度 50％～60％,以减少空气对呼吸道黏膜的刺激,保持口腔鼻孔周围的清洁,及时清除鼻腔及咽喉部分泌物,以免影响呼吸。

3.保证充足的营养和水分

给予富含营养、易消化的食物,有呼吸困难者,应少食多餐,并供给充足水分。

（二）观察病情

(1)密切观察病情变化,注意体温、脉搏、呼吸、精神状态及咳嗽的性质。

(2)观察有无皮疹、恶心、呕吐、烦躁等,以早期发现某些传染病的前驱症状,及时进行隔离。

（3）观察咽部充血、水肿、化脓情况，在疑有咽后壁脓肿时，应及时报告医师，同时应警惕脓肿破溃后脓液流入气管引起窒息。

（4）对有可能发生惊厥的患儿应加强巡视，密切注意病情变化，床边放置床栏，以防患儿坠床，备好急救物品和药品。

（三）用药护理

（1）应用解热剂后应注意多饮水，以防止大量出汗引起虚脱。

（2）高热惊厥患儿给予镇静剂时，应观察止惊的效果及药物的不良反应。

（3）使用抗生素时，应注意有无变态反应的发生。

六、健康指导

（1）小儿的居室应宽敞、整洁、舒适、采光好，经常开窗通风，保持室内空气新鲜。

（2）指导家长合理喂养小儿，加强营养，及时添加辅食，保证摄入足量的蛋白质及维生素，保证营养均衡，纠正偏食。

（3）鼓励患儿多进行户外活动，多晒太阳，预防佝偻病的发生。加强锻炼，增强体质，提高呼吸系统的抵抗力与适应环境的能力。

（4）在呼吸道感染的高发季节，家长不宜带小儿去公共场所。

（5）在气候骤变时，应及时为小儿增减衣服，既要注意保暖，避免着凉。

七、护理结局评价

（1）患儿不适感减轻或无不适感。

（2）患儿体温维持在正常范围。

（赵　菊）

第三节　小儿急性支气管炎

急性支气管炎是小儿常见的一种呼吸道疾病。本病常继发于上呼吸道感染之后，常为肺炎的早期表现，也有的是小儿急性传染病如麻疹、百日咳、伤寒、猩红热等疾病的早期症状或并发症。

急性支气管炎由各种病毒和细菌或二者混合感染所引起。另外，小儿年龄小，体格弱，气温变化冷热不均，公共场所或居室空气污浊，都可诱发本病。

疾病开始时表现为上呼吸道感染症状，发热、流鼻涕、咳嗽，咳嗽逐渐加重并且有痰，起初是白色黏痰，几天后变为黄色脓痰。有的小儿嗓子呼噜呼噜作响，早晚咳嗽较重，经常因咳嗽将食物吐出。还常伴有头痛、食欲缺乏、疲乏无力、睡眠不安、腹泻等症状。

另外，有一种特殊型的支气管炎，称为急性毛细支气管炎也叫哮喘性支气管炎。主要表现为下呼吸道梗阻症状，似支气管哮喘样发作，患儿鼻翼翕动。呈喘憋状呼吸，很快出现呼吸困难，缺氧发绀。这种类型多见于2岁以内虚胖小儿，往往有湿疹或其他过敏史。

一、护理要点

(1)发热时要注意卧床休息,选用物理降温或药物降温。

(2)室内保持空气新鲜,适当通风换气,但避免对流风,以免患儿再次受凉。

(3)须经常协助患儿变换体位,轻轻拍打背部,使痰液易于排出。

二、注意事项

(1)急性支气管炎一般1周左右可治愈。有部分患儿咳嗽的时间要长些,逐渐会减轻、消失,适当的服些止咳剂即可。不过在患病的早期,对于痰多的患儿,不主张用止咳剂,以免影响排痰。痰稠咳重者可服用祛痰药。

(2)也有部分患儿发展为肺炎,就按护理肺炎患儿的方法精心护理。如果急性支气管炎发作时缺氧、发绀,必须住院治疗,若缺氧得不到及时纠正,会发生脑缺氧等并发症。其他最常见的并发症就是心力衰竭。

(3)对于哮喘重的患儿,请参考本节支气管哮喘的护理方法。在使用氨茶碱等缓解支气管痉挛的药物时,应在医师指导下用药,家长不可乱用。中药麻杏石甘汤或小青龙汤加减治疗急性支气管炎有一定效果,也可采取中西医结合治疗。

(赵　菊)

第四节　小儿肺炎

肺炎指不同病原体或其他因素所致的肺部炎症。以发热、咳嗽、气促、呼吸困难和肺部固定湿啰音为共同临床表现。该病是儿科常见疾病中能威胁生命的疾病之一。据联合国儿童基金会统计,全世界每年有350万左右5岁以下儿童死于肺炎,占5岁以下儿童总死亡率的28%;我国每年5岁以下儿童因肺炎死亡者约35万,占全世界儿童肺炎死亡数的10%。因此积极采取措施,降低小儿肺炎的死亡率,是21世纪世界儿童生存、保护和发展纲要规定的重要任务。

目前,小儿肺炎的分类尚未统一,常用方法有四种,各肺炎可单独存在,也可两种同时存在。①病理分类:可分为支气管肺炎、大叶性肺炎、间质性肺炎等。②病因分类:感染性肺炎如病毒性肺炎、细菌性肺炎、支原体肺炎、衣原体肺炎、真菌性肺炎、原虫性肺炎;非感染性肺炎如吸入性肺炎、坠积性肺炎等。③病程分类:急性肺炎(病程<1个月)、迁延性肺炎(病程1~3个月)、慢性肺炎(病程>3个月)。④病情分类:轻症肺炎(主要为呼吸系统表现)、重症肺炎(除呼吸系统受累外,其他系统也受累,且全身中毒症状明显)。

临床上若病因明确,则按病因分类,否则按病理分类。

一、病因与发病机制

引起肺炎的主要病原体为病毒和细菌,病毒中最常见的为呼吸道合胞病毒,其次为腺病毒、流感病毒等;细菌中以肺炎链球菌多见,其他有葡萄球菌、链球菌、革兰氏阴性杆菌等。低出生体重、营养不良、维生素D缺乏性佝偻病、先天性心脏病等患儿易患本病,且病情严重,容易迁延不愈,病死率也较高。

病原体多由呼吸道入侵,也可经血行入肺,引起支气管、肺泡、肺间质炎症,支气管因黏膜水肿而管腔变窄,肺泡壁因充血水肿而增厚,肺泡腔内充满炎症渗出物,影响了通气和气体交换;同时由于小儿呼吸系统的特点,当炎症进一步加重时,可使支气管管腔更加狭窄、甚至阻塞,造成通气和换气功能障碍,导致低氧血症及高碳酸血症。为代偿缺氧,患儿呼吸与心率加快,出现鼻翼翕动和三凹征,严重时可产生呼吸衰竭。由于病原体作用,重症常伴有毒血症,引起不同程度的感染中毒症状。缺氧、二氧化碳潴留及毒血症可导致循环系统、消化系统、神经系统的一系列症状,以及水、电解质和酸碱平衡紊乱。

(一)循环系统

缺氧使肺小动脉反射性收缩,肺循环压力增高,形成肺动脉高压;同时病原体和毒素侵袭心肌,引起中毒性心肌炎。肺动脉高压和中毒性心肌炎均可诱发心力衰竭。重症患儿常出现微循环障碍、休克甚至弥散性血管内凝血。

(二)中枢神经系统

缺氧和高碳酸血症使脑血管扩张、血流减慢,血管通透性增加,致使颅内压增高。严重缺氧和脑供氧不足使脑细胞无氧代谢增加,造成乳酸堆积、ATP 生成减少和 Na-K 离子泵转运功能障碍,引起脑细胞内水钠潴留,形成脑水肿。病原体毒素作用亦可引起脑水肿。

(三)消化系统

低氧血症和毒血症可引起胃黏膜糜烂、出血、上皮细胞坏死脱落等应激性反应,导致黏膜屏障功能破坏,使胃肠功能紊乱,严重者可引起中毒性肠麻痹和消化道出血。

(四)水、电解质和酸碱平衡紊乱

重症肺炎可出现混合性酸中毒,因为严重缺氧时体内需氧代谢障碍、酸性代谢产物增加,常可引起代谢性酸中毒;而 CO_2 潴留、H_2CO_3 增加又可导致呼吸性酸中毒。缺氧和 CO_2 潴留还可导致。肾小动脉痉挛而引起水钠潴留,重症者可造成稀释性低钠血症。

二、临床表现

(一)支气管肺炎

支气管肺炎为小儿最常见的肺炎。多见于 3 岁以下婴幼儿。

1.轻症

轻症以呼吸系统症状为主,大多起病较急。主要表现为发热、咳嗽和气促。

(1)发热:热型不定,多为不规则热,新生儿或重度营养不良儿可不发热,甚至体温不升。

(2)咳嗽:较频,早期为刺激性干咳,以后有痰,新生儿则表现为口吐白沫。

(3)气促:多发生在发热、咳嗽之后,呼吸频率加快,每分钟可达 40~80 次,可有鼻翼翕动、点头呼吸、三凹征、唇周发绀。肺部可听到较固定的中、细湿啰音,病灶较大者可出现肺实变体征。

2.重症

重症肺炎常有全身中毒症状及循环、神经、消化系统受累的临床表现。

(1)循环系统:常见心肌炎、心力衰竭及微循环障碍。心肌炎表现为面色苍白、心动过速、心音低钝、心律不齐,心电图显示 ST 段下移和 T 波低平、倒置;心力衰竭表现为呼吸突然加快,心率>60 次/分;极度烦躁不安,明显发绀,面色发灰;心率增快,>180 次/分,心音低钝有奔马律;颈静脉怒张,肝脏迅速增大,尿少或无尿,颜面或下肢水肿等。

（2）神经系统：表现为烦躁或嗜睡，脑水肿时出现意识障碍、反复惊厥、前囟膨隆、脑膜刺激征等。

（3）消化系统：常有食欲缺乏、腹胀、呕吐、腹泻等；重症可引起中毒性肠麻痹和消化道出血，表现为严重腹胀、肠鸣音消失、便血等。

若延误诊断或病原体致病力强，可引起脓胸、脓气胸、肺大泡等并发症，多表现为体温持续不退，或退而复升，中毒症状或呼吸困难突然加重。

（二）几种不同病原体所致肺炎的特点

1.呼吸道合胞病毒性肺炎

由呼吸道合胞病毒感染所致，多见于2岁以内婴幼儿，尤以2～6个月婴儿多见。常于上呼吸道感染后2～3天出现干咳、低～中度发热，喘憋为突出表现，2～3天后病情逐渐加重，出现呼吸困难和缺氧症状。肺部听诊可闻及多量哮鸣音、呼气性喘鸣，肺基底部可听到细湿啰音。喘憋严重时可合并心力衰竭、呼吸衰竭。

临床上有两种类型。

（1）毛细支气管炎：有上述临床表现，但中毒症状不严重，当毛细支气管接近完全阻塞时，呼吸音可明显减低，胸部X线常显示不同程度的梗阻性肺气肿和支气管周围炎，有时可见小点片状阴影或肺不张。

（2）间质性肺炎：全身中毒症状较重，呼吸困难明显，肺部体征出现较早，胸部X线呈线条状或单条状阴影增深，或互相交叉成网状阴影，多伴有小点状致密阴影。

2.腺病毒性肺炎

腺病毒性肺炎为腺病毒引起，在我国以3、7两型为主，11、12型次之。本病多见6个月～2岁的婴幼儿。起病急骤，呈稽留高热，全身中毒症状明显，咳嗽较剧，可出现喘憋、呼吸困难、发绀等。肺部体征出现较晚，常在发热4～5天后出现湿啰音，以后病变融合而呈现肺实变体征。少数患儿可并发渗出性胸膜炎。胸部X线改变的出现较肺部体征为早，可见大小不等的片状阴影或融合成大病灶，并多见肺气肿，病灶吸收较缓慢，需数周至数月。

3.葡萄球菌肺炎

葡萄球菌肺炎包括金黄色葡萄球菌及白色葡萄球菌所致的肺炎。多见于新生儿及婴幼儿。临床起病急，病情重，进展迅速；多呈弛张高热，婴儿可呈稽留热；中毒症状明显，面色苍白、咳嗽、呻吟、呼吸困难，皮肤常见一过性猩红热样或荨麻疹样皮疹，有时可找到化脓灶，如疖肿等。肺部体征出现较早，双肺可闻及中、细湿啰音，易并发脓胸、脓气胸等，可合并循环、神经及胃肠功能障碍。胸部X线常见浸润阴影，易变性是其特征。

4.流感嗜血杆菌肺炎

流感嗜血杆菌肺炎由流感嗜血杆菌引起。近年来，由于广泛使用广谱抗生素和免疫抑制剂，加上院内感染等因素，流感嗜血杆菌感染有上升趋势，多见于4岁以下的小儿，常并发于流感病毒或葡萄球菌感染者。临床起病较缓，病情较重，全身中毒症状明显，有发热、痉挛性咳嗽、呼吸困难、鼻翼翕动、三凹征、发绀等，体检肺部有湿啰音或肺实变体征。易并发脓胸、脑膜炎、败血症、心包炎、中耳炎等。胸部X线表现多种多样。

5.肺炎支原体肺炎

肺炎支原体肺炎由肺炎支原体引起，多见于年长儿，婴幼儿发病率也较高。以刺激性咳嗽为突出表现，有的酷似百日咳样咳嗽，咳出黏稠痰，甚至带血丝；常有发热，热程1～3周。年长儿可伴有咽痛、胸闷、胸痛等症状,肺部体征不明显,常仅有呼吸音粗糙,少数闻及干湿啰音。婴幼儿起病急,呼吸困难、喘憋和双肺哮鸣音较突出。部分患儿出现全身多系统的临床表现,如心肌炎、心包炎、溶血性贫血、脑膜炎等。胸部 X 线检查可分为 4 种改变:①肺门阴影增浓。②支气管肺炎改变。③间质性肺炎改变。④均一的实变影。

6.衣原体肺炎

沙眼衣原体肺炎多见于 6 个月以下的婴儿,可于产时或产后感染,起病缓,先有鼻塞、流涕,后出现气促、频繁咳嗽,有的酷似百日咳样阵咳,但无回声,偶有呼吸暂停或呼气喘鸣,一般无发热。可同时患有咽结膜热或有咽结膜热病史。胸部 X 线呈弥漫性间质性改变和过度充气。肺炎衣原体肺炎多见于 5 岁以上小儿,发病隐匿,体温不高,咳嗽逐渐加重,两肺可闻及干湿啰音。X 线显示单侧肺下叶浸润,少数呈广泛单侧或双侧浸润。

三、治疗要点

采取综合措施,积极控制感染,改善肺的通气功能,防止并发症。

(一)控制感染

根据不同病原体选用敏感抗生素积极控制感染,使用原则为:早期、联合、足量、足疗程,重症宜静脉给药。

WHO 推荐的 4 种第 1 线抗生素为:复方磺胺甲基异恶唑、青霉素、氨苄西林、阿莫西林,其中青霉素为首选药,复方磺胺甲基异恶唑不能用于新生儿。怀疑有金葡菌肺炎者,推荐用氨苄西林、氯霉素、苯唑西林或氯唑西林和庆大霉素。我国卫健委对轻症肺炎推荐使用头孢氨苄(头孢菌素Ⅳ)。大环内酯类抗生素如红霉素、交沙霉素、罗红霉素、阿奇霉素等对支原体肺炎、衣原体肺炎等均有效。除阿奇霉素外,用药时间应持续至体温正常后 5～7 天,临床症状基本消失后 3 天。支原体肺炎至少用药 2～3 周。应用阿奇霉素 3～5 天 1 个疗程,根据病情可再重复 1 个疗程,以免复发。葡萄球菌肺炎比较顽固。疗程宜长,一般于体温正常后继续用药 2 周,总疗程 6 周。

病毒感染尚无特效药物,可用利巴韦林、干扰素、聚肌胞、乳清液等,中药治疗有一定疗效。

(二)对症治疗

止咳、止喘、保持呼吸道通畅;纠正低氧血症、水及电解质、酸碱平衡紊乱;对于中毒性肠麻痹者,应禁食、胃肠减压,皮下注射新斯的明。对有心力衰竭、感染性休克、脑水肿、呼吸衰竭者,采取相应的治疗措施。

(三)肾上腺皮质激素的应用

若中毒症状明显,或严重喘憋,或伴有脑水肿、中毒性脑病、感染性休克、呼吸衰竭等,以及胸膜有渗出者,可应用肾上腺皮质激素,常用地塞米松,每天 2～3 次,每次 2～5 mg,疗程 3～5 天。

(四)防治并发症

对并发脓胸、脓气胸者及时抽脓、抽气;对年龄小、中毒症状明显、脓液黏稠经反复穿刺抽脓不畅者,以及有张力气胸者进行胸腔闭式引流。

四、护理措施

(一)改善呼吸功能

(1)保持病室环境舒适,空气流通,温湿度适宜,尽量使患儿安静,以减少氧的消耗。不同病原体肺炎患儿应分室居住,以防交叉感染。

(2)置患儿于有利于肺扩张的体位并经常更换,或抱起患儿,以减少肺部淤血和防止肺不张。

(3)给氧。凡有低氧血症,有呼吸困难、喘憋、口唇发绀、面色灰白等情况立即给氧。婴幼儿可用面罩法给氧,年长儿可用鼻导管法。若出现呼吸衰竭,则使用人工呼吸器。

(4)正确留取标本,以指导临床用药;遵医嘱使用抗生素治疗,以消除肺部炎症,促进气体交换;注意观察治疗效果。

(二)保持呼吸道通畅

(1)及时清除患儿口鼻分泌物,经常协助患儿转换体位,同时轻拍背部,边拍边鼓励患儿咳嗽,以促使肺泡及呼吸道的分泌物借助重力和震动易于排出;病情许可的情况下可进行体位引流。

(2)给予超声雾化吸入,以稀释痰液,利于咳出;必要时予以吸痰。

(3)遵医嘱给予祛痰剂如复方甘草合剂等;对严重喘憋者遵医嘱给予支气管解痉剂。

(4)给予易消化、营养丰富的流质、半流质食物,少食多餐,避免过饱影响呼吸;哺喂时应耐心,防止呛咳引起窒息;重症不能进食者,给予静脉营养。保证液体的摄入量,以湿润呼吸道黏膜,防止分泌物干结,利于痰液排出;同时可以防止发热导致的脱水。

(三)加强体温监测

观察体温变化并警惕高热惊厥的发生。对高热者给予降温措施。保持口腔及皮肤清洁。

(四)密切观察病情

(1)如患儿出现烦躁不安、面色苍白、气喘加剧、心率加速(>160次/分)、肝脏在短时间内急剧增大等心力衰竭的表现,及时报告医师,给予氧气吸入并减慢输液速度,遵医嘱给予强心、利尿药物,以增强心肌收缩力,减慢心率,增加心搏出量,减轻体内水钠潴留,从而减轻心脏负荷。

(2)若患儿出现烦躁或嗜睡、惊厥、昏迷、呼吸不规则等,提示颅内压增高,立即报告医师并共同抢救。

(3)患儿腹胀明显伴低钾血症时,及时补钾;若有中毒性肠麻痹,应禁食,予以胃肠减压,遵医嘱皮下注射新斯的明,以促进肠蠕动,消除腹胀,缓解呼吸困难。

(4)如患儿病情突然加重,出现剧烈咳嗽、烦躁不安、呼吸困难、胸痛、面色发绀、患侧呼吸运动受限等,提示并发了脓胸或脓气胸,应及时配合进行胸穿或胸腔闭式引流。

(五)健康教育

向患儿家长讲解疾病的有关知识和护理要点,指导家长合理喂养,加强体格锻炼,以改善小儿呼吸功能;对易患呼吸道感染的患儿,在寒冷季节或气候骤变外出时,应注意保暖,避免着凉;定期健康检查,按时预防接种。对年长儿说明住院和注射等对疾病痊愈的重要性,鼓励患儿克服暂时的痛苦,与医护人员合作;教育患儿咳嗽时用手帕或纸捂嘴,不随地吐痰,防止病原菌污染空气而传染给他人。

(赵 菊)

第五节 小儿高血压

高血压分原发性高血压和继发性高血压两类。小儿大多为后者,且以肾性高血压最常见,占

75%～80%,其他继发性高血压主要见于嗜铬细胞瘤、先天性肾上腺皮质增生症、原发性醛固酮增生症、主动脉缩窄、肾动脉狭窄等。

一、临床特点

(一)症状

轻度高血压患儿常无明显症状,仅于体检时发现。血压明显增高时可有头痛、眩晕、恶心、呕吐和视力改变。继发性高血压往往有各种基础疾病的临床表现。部分患儿可出现高血压脑病,表现有呕吐、运动失调、惊厥、失语、偏瘫和昏迷。

(二)体征

血压超过下列值:足月新生儿 90/60 mmHg,早产儿 80/40 mmHg,婴幼儿 100/60 mmHg,学龄前儿童 110/70 mmHg,学龄儿童 120/80 mmHg,≥13 岁 140/90 mmHg。任何年龄组超过 150/100 mmHg,则为重度高血压。

(三)辅助检查

(1)肾性高血压尿中可出现红细胞、蛋白。血尿素氮、肌酐增高,血电解质发生变化;先天性肾上腺皮质增生症患儿尿 17-羟类固醇,17-酮类固醇增高等;嗜铬细胞瘤患儿 24 小时尿香草苦杏仁酸(VMA)值升高。

(2)X 线胸片、心电图、超声心动图、肾脏 B 超、静脉肾盂造影、同位素肾图及肾扫描可出现异常。

(3)肾活体病理检查可有阳性发现。

二、护理评估

(一)健康史

了解原发病情况及高血压的程度,患儿的饮食结构,了解有无家族史。

(二)症状、体征

测量生命体征,评估患儿有无头晕、恶心、视力等改变。

(三)社会、心理

评估家庭支持系统对患儿的影响程度,患儿的心理状态。

(四)辅助检查

了解并分析尿、血、心电图、B 超等各种检查结果。

三、常见护理问题

(一)舒适的改变

与血压增高致头痛、头晕、恶心、呕吐有关。

(二)合作性问题

高血压危象。

(三)知识缺乏

缺乏高血压自我保健知识。

四、护理措施

(一)休息

对血压较高,症状明显者应卧床休息。

(二)饮食

应适当控制钠盐及动物脂肪的摄入,避免高胆固醇食物,多食含纤维素、蛋白质的食物,适当控制食量和总热量,以清淡、无刺激的食物为宜。

(三)严密观察病情

对有心、脑、肾并发症患儿应严密观察血压波动情况,如患儿血压急剧升高,同时出现头痛、呕吐等症状时应考虑发生高血压危象的可能,立即通知医师并让患儿卧床、吸氧,同时准备快速降压药物、脱水剂等,监测其心率、呼吸、血压、神志等。如患儿抽搐、躁动,则应注意安全。

(四)用药护理

观察各药物的疗效及不良反应,及时采取措施。

(五)心理护理

了解患儿的性格特征,有无引起精神紧张的心理-社会因素,根据患儿不同的性格特征给予指导,训练自我控制能力,同时指导家长要尽力避免各种可能导致患儿精神紧张的因素,尽可能减轻患儿的心理压力和矛盾冲突。

(六)健康教育

(1)疾病知识的宣教:对患儿及家长进行高血压有关知识和服用降压药物应注意的事项的教育,对使用后可引起直立性低血压的降压药物,如钙通道阻滞剂时,应向其说明在变换体位时,动作应尽量缓慢,特别在夜间起床如厕时更应注意,以免动作过快致血压骤降,引起晕厥而发生意外。

(2)饮食与运动:协助患儿安排合理的饮食和适当的体育活动,注意改进饮食结构,减少钠、脂肪的摄入,多吃富含钾、钙的食物,并补充优质蛋白质。

(3)自我保健的教育:对患儿及家长进行高血压自我保健的教育,并协助制订个体化的自我保健计划,指导患儿及家长掌握自测血压的方法。

五、出院指导

(1)宣教有关高血压病的知识,合理安排生活,注意劳逸结合,定期测量血压。提高患儿的社会适应能力,维持心理平衡,避免各种不良刺激。

(2)注意饮食控制和调节,减少钠盐、动物脂肪的摄入。

(3)保持大便通畅。

(4)适当参与运动。

(5)定期随访血压持续升高或出现头晕、头痛、恶心等症状时,应及时就医。

(6)保持心理平衡,避免情绪激动,生气和愤怒可诱发血压的升高。

(7)指导患儿遵医嘱准时服药,不可自行改变剂量或增减药物,不可突然停药,以免造成血压突然升高。服药时出现不良反应,应及时就诊。

(赵　菊)

第六节　小儿心律失常

正常心律起源于窦房结，心激动按一定的频率、速度及顺序传导到结间传导束、房室束、左右束支及浦肯野纤维网而达心室肌。如心激动的频率、起搏点或传导不正常都可造成心律失常。

一、期前收缩

期前收缩是由心脏异位兴奋灶发放的冲动所引起，为小儿时期最常见的心律失常。异位起搏点可位于心房、房室交界或心室组织，分别引起房性、交界性及室性期前收缩，其中室性期前收缩为多见。

（一）病因

其常见于无器质性心脏病的小儿。可由疲劳、精神紧张、自主神经功能不稳定引起，但也可发生于病毒性心肌炎、先天性心脏病或风湿性心脏病。另外，拟交感胺类洋地黄、奎尼丁、锑剂中毒及缺氧、酸碱平衡失调、电解质紊乱（低血钾等）、心导管检查、心脏手术等均可引起期前收缩。健康学龄儿童1%～2%有期前收缩。

（二）症状

年长儿可诉述心悸、胸闷、不适。听诊可发现心律不齐，心搏提前，其后常有一定时间的代偿间歇，心音强弱也不一致。期前收缩常使脉律不齐，若期前收缩发生过早，可使脉搏短绌，期前收缩次数因人而异，且同一患儿在不同时期亦可有较大出入。某些患儿于运动后心率增快时期前收缩减少，但也有些反而增多，前者常提示无器质性心脏病，后者则可能同时有器质性心脏病存在。为了明确诊断，了解期前收缩的性质，必须做心电图检查。根据心电图上有无 P 波、P 波形态、P-R 的长短及 QRS 波的形态，来判断期前收缩属于何型。

1.房性期前收缩的心电图特征

（1）P 波提前，可与前一心动的 T 波重叠，形态与窦性 P 波稍有差异，但方向一致。

（2）P-R＞0.10 秒。

（3）期前收缩后的代偿间歇往往不完全。

（4）一般 P 波、QRS-T 正常，若不继以 QRS-T 波，称为阻滞性期前收缩；若继以畸形的 QRS-T 波，为心室差异传导所致。

2.交界性期前收缩的心电图特征

（1）QRS-T 波提前，形态、时限与正常窦性基本相同。

（2）期前收缩所产生的 QRS 波前或后有逆行 P 波，P-R＜0.10 秒，R-P＜0.20 秒，有时 P 波可与 QRS 波重叠，辨认不清。

（3）代偿间歇往往不完全。

3.室性期前收缩的心电图特征

（1）QRS 波提前，形态异常、宽大、QRS 波＞0.10 秒，T 波与主波方向相反。

（2）QRS 波前多无 P 波。

（3）代偿间歇完全。

（4）有时在同一导联出现形态不一、配对时间不等的室性期前收缩，称为多源性期前收缩。

（三）治疗

必须针对基本病因治疗原发病。一般认为若期前收缩次数不多、无自觉症状者可不必用药。若期前收缩次数>10 次/分，有自觉症状，或在心电图上呈多源性者，则应予以治疗。可选用普罗帕酮（心律平）口服，每次 5～7 mg/kg，每 6～8 小时 1 次。亦可服用 β 受体阻滞剂普萘洛尔（心得安）每天1 mg/kg，分2～3 次；房性期前收缩若用之无效可改用洋地黄类。室性期前收缩必要时可每天应用苯妥英钠5～10 mg/kg，分 3 次口服；胺腆酮5～10 mg/kg，分 3 次口服；普鲁卡因胺 50 mg/kg，分4 次口服；或奎尼丁30 mg/kg，分 4～5 次口服。后者可引起心室内传导阻滞，需心电图随访，在住院观察下应用为妥。对洋地黄过量或低血钾引起者，除停用洋地黄外，应给予氯化钾口服或静脉滴注。

（四）预后

其预后取决于原发疾病。有些无器质性心脏病的患儿期前收缩可持续多年，不少患儿最后终于消失，个别患儿可发展为更严重的心律失常，如室性心动过速等。

二、阵发性心动过速

阵发性心动过速是异位心动过速的一种，按其发源部位分室上性（房性或房室结性）和室性两种，绝大多数病例属于室上性心动过速。

（一）室上性阵发性心动过速

室上性阵发性心动过速是由心房或房室交界处异位兴奋灶快速释放冲动所产生的一种心律失常。本病虽非常见，但属于对药物反应良好、可以完全治愈的儿科急症之一，若不及时治疗易致心力衰竭。本病可发生于任何年龄，容易反复发作，但初次发病以婴儿时期为多见，个别可发生于胎儿末期（由胎儿心电图证实）。

1.病因

其可在先天性心脏病、预激综合征、心肌炎、心内膜弹力纤维增生症等疾病基础上发生，但多数患儿无器质性心脏疾病。感染为常见的诱因，也可由疲劳、精神紧张、过度换气、心脏手术时和手术后、心导管检查等诱发。

2.临床表现

临床表现小儿常突然烦躁不安，面色青灰或灰白、皮肤湿冷、呼吸增快、脉搏细弱，常伴有干咳，有时呕吐，年长儿还可自诉心悸、心前区不适、头晕等。发作时心率突然增快，为 160～300 次/分，多数>200 次/分，一次发作可持续数秒钟至数天。发作停止时心率突然减慢，恢复正常。此外，听诊时第一心音强度完全一致，发作时心率较固定而规则等均为本病的特征。发作持续超过 24 小时者，容易发生心力衰竭。若同时有感染存在，则可有发热、周围血常规白细胞增高等表现。

3.X 线检查

X 线检查取决于原来有无心脏器质性病变和心力衰竭，透视下见心脏搏动减弱。

4.心电图检查

心电图检查中 P 波形态异常，往往较正常时小，常与前一心动的 T 波重叠，以致无法辨认。如能见到 P 波，则 P-R 间期常为 0.08～0.13 秒。虽然根据 P 波和 P-R 间期长短可以区分房性或交界性，但临床上常有困难。QRS 波形态同窦性，发作时间持久者，可有暂时 ST 段及 T 波改变。部分患儿在发作间歇期可有预激综合征。

5.诊断

发作的突然起止提示这是心律失常,以往的发作史对诊断很有帮助。体格检查:心律绝对规律、匀齐,心音强度一致,心率往往超出一般窦性范围,再结合上述心电图特征,诊断不太困难,但需与窦性心动过速及室性心动过速鉴别。

6.治疗

其可先采用物理方法以提高迷走神经张力,如无效或当时有效但很快复发时,需用药物治疗。

(1)物理方法:①冰水毛巾敷面法。对新生儿和小婴儿效果较好。用毛巾在 4～5 ℃水中浸湿后,敷在患儿面部,可强烈兴奋迷走神经,每次 10～15 秒。如 1 次无效,可隔 3～5 分钟再用,一般不超过3 次。②压迫颈动脉窦法。在甲状软骨水平扪得右侧颈动脉搏动后,用大拇指向颈椎方向压迫,以按摩为主,每次时间不超过 5～10 秒,一旦转律,便停止压迫,如无效,可用同法再试压左侧,但禁忌两侧同时压迫。③以压舌板或手指刺激患儿咽部使之产生恶心、呕吐。

(2)药物治疗:①洋地黄类药物。对病情较重,发作持续 24 小时以上,有心力衰竭表现者,宜首选洋地黄类药物。此药能增强迷走神经张力,减慢房室交界处传导,使室上性阵发性心动过速转为窦性心律,并能增强心肌收缩力,控制心力衰竭,室性心动过速或洋地黄引起室上性心动过速禁用此药。低钾、心肌炎、室上性阵发性心动过速伴房室传导阻滞或肾功能减退者慎用,常用制剂有地高辛口服、静脉注射或毛花苷 C 静脉注射,一般采用快速饱和法。②β 受体阻滞剂。可试用普萘洛尔,小儿静脉注射剂量为每次0.05～0.15 mg/kg,以 5％葡萄糖溶液稀释后缓慢推注,不少于 5～10 分钟,必要时每 6～8 小时重复 1 次。重度房室传导阻滞,伴有哮喘症及心力衰竭者禁用。③维拉帕米(异搏定)即戊胺安。此药为选择性钙通道阻滞剂,抑制 Ca^{2+} 进入细胞内,疗效显著。不良反应为血压下降,并能加重房室传导阻滞。剂量:每次0.1 mg/kg,静脉滴注或缓注,每分钟不超过 1 mg。④普罗帕酮。有明显延长传导作用,能抑制旁路传导。剂量为每次1～3 mg/kg,溶于 10 mL 葡萄糖液中,静脉缓注10～15 分钟;无效者可于20 分钟后重复 1～2 次;有效时可改为口服维持,剂量同治疗期前收缩。⑤奎尼丁或普鲁卡因胺。此两药能延长心房肌的不应期和降低异位起搏点的自律性,恢复窦性节律。奎尼丁口服剂量开始为每天30 mg/kg,分4～5 次,每2～3 小时口服1 次,转律后改用维持量;普鲁卡因胺口服剂量为每天50 mg/kg,分 4～6 次服;肌内注射用量每次6 mg/kg,每6 小时 1次,至心动过速停止或出现中毒反应为止。

(3)其他:对个别药物疗效不佳者可考虑用直流电同步电击转复心律,或经静脉插入起搏导管至右心房行超速抑制治疗。近年来对发作频繁、药物难以满意控制的室上性阵发性心动过速采用射频消融治疗取得成功。

7.预防

发作终止后可口服地高辛维持量 1 个月,如有复发,则于发作控制后再服 1 个月。奎尼丁对预激综合征患者预防复发的效果较好,可持续用半年至 1 年,也可用普萘洛尔口服。

(二)室性心动过速

凡有连续 3 次或 3 次以上的室性期前收缩发生时,临床上称为室性心动过速,小儿时期较少见。

1.病因

室性心动过速可由心脏手术、心导管检查、严重心肌炎、先天性心脏病、感染、缺氧、电解质紊乱等原因引起,但不少病例的病因不易确定。

2.临床表现

临床表现与室上性阵发性心动过速相似,唯症状较严重。小儿烦躁不安、苍白、呼吸急促;年长儿可诉心悸、心前区痛,严重病例可有晕厥、休克、充血性心力衰竭等。发作短暂者血流动力学的改变较轻,发作持续 24 小时以上者则可发生显著的血流动力学改变,且很少有自动恢复的可能。体检发现心率增快,常>150 次/分,节律整齐,心音可有强弱不等现象。

3.心电图检查

心电图中心室率常在 150～250 次/分。R-R 间期可略有变异,QRS 波畸形,时限增宽(0.10 秒),P 波与 QRS 波之间无固定关系,心房率较心室率缓慢,有时可见到室性融合波或心室夺获现象。

4.诊断

心电图是诊断室性心动过速的重要手段,但有时与室上性心动过速伴心室差异传导的鉴别比较困难,必须结合病史、体检、心电图特点、对治疗的反应等仔细加以区别。

5.治疗

药物治疗可应用利多卡因 0.5～1.0 mg/kg 静脉滴注或缓慢推注,必要时可每 10～30 分钟重复,总量不超过 5 mg/kg。此药能控制心动过速,但作用时间很短,剂量过大能引起惊厥、传导阻滞等毒性反应,少数患者对此药有过敏现象。普鲁卡因胺静脉滴也有效,剂量 1.4 mg/kg,以5％葡萄糖稀释成 1％溶液,在心电图监测下以每分钟 0.5～1 mg/kg 速度滴入,如出现心率明显改变或 QRS 波增宽,应停药;此药不良反应较利多卡因大,可引起低血压,抑制心肌收缩力。美西律口服,每次 100～150 mg,每 8 小时 1 次,对某些利多卡因无效者可能有效;若无心力衰竭存在禁用洋地黄类药物。对病情危重、药物治疗无效者,可应用直流电同步电击转复心律。个别患者采用射频消融治疗获得痊愈。

6.预后

本病的预后比室上性阵发性心动过速严重。同时有心脏病存在者病死率可达 50％以上,原无心脏病者也可发展为心室颤动,甚至死亡,所以必须及时诊断,予以适当处理。

三、房室传导阻滞

心脏的传导系统包括窦房结、结间束(前、中、后束)、房室结、房室束、左右束支及浦肯野纤维。心脏的传导阻滞可发生在传导系统的任何部位,当阻滞发生于窦房结与房室结之间,便称为房室传导阻滞。阻滞可以是部分性的(一度或二度),也可能为完全性的(三度)。

(一)一度房室传导阻滞

其在小儿中比较常见。大都由急性风湿性心肌炎引起,但也可发生于发热、心肌炎、肾炎、先天性心脏病及个别正常小儿,在应用洋地黄时也能延长 P-R 间期。由希氏束心电图证实阻滞可发生于心房、房室交界或希氏束,其中以房室交界阻滞者最常见。一度房室传导阻滞本身对血流动力学并无不良影响,临床听诊除第一心音较低钝外,无其他特殊体征,诊断主要通过心电图检查,心电图表现为 P-R 间期延长,但小儿 P-R 间期正常值随年龄、心率不同而不同,必须加以注意。部分正常小儿静卧后 P-R 间期延长,直立或运动后可使 P-R 间期缩短至正常,此种情况说明 P-R 间期延长与迷走神经的张力过高有关。一度房室传导阻滞应着重病因治疗,其本身无须治疗,预后较好,部分可发展为更严重的房室传导阻滞。

(二)二度房室传导阻滞

二度房室传导阻滞时窦房结的冲动不能全部传到心室,因而造成不同程度的漏搏。

1.病因

产生原因有风湿性心脏病,各种原因引起的心肌炎、严重缺氧、心脏手术后及先天性心脏病(尤其是大动脉错位)等。

2.临床表现及分型

临床表现取决于基本心脏病变及由传导阻滞而引起的血流动力学改变。当心室率过缓时可引起胸闷、心悸,甚至产生眩晕和昏厥。听诊时除原有心脏疾病所产生的改变外,尚可发现心律不齐、脱漏搏动。心电图改变可分为两种类型:①第 I 型(文氏型):R-R 间期逐步延长,终于后不出现 QRS 波;在P-R间期延长的同时,R-R 间期往往逐步缩短,而且脱落的前、后两个 P 波的距离,小于最短的 P-R 间期的两倍。②第 II 型(莫氏 II 型):此型 P-R 间期固定不变,但心室搏动呈规律地脱漏,而且常伴有 QRS 波增宽。近年来,通过希氏束心电图的研究发现第 I 型比第 II 型为常见,但第 II 型的预后比较严重,容易发展为完全性房室传导阻滞,导致阿-斯综合征。

3.治疗

二度房室传导阻滞的治疗应针对原发疾病。当心室律过缓,心脏搏出量减少时可用阿托品、异丙肾上腺素治疗。病情轻者可以口服,后者舌下含用,情况严重时则以静脉输药为宜,有时甚至需要安装起搏器。

4.预后

预后与心脏的基本病变有关。由心肌炎引起者最后多完全恢复;当阻滞位于房室束远端,有QRS 波增宽者预后较严重,可能发展为完全性房室传导阻滞。

(三)三度房室传导阻滞

它又称完全性房室传导阻滞,小儿较少见。完全性房室传导阻滞时心房与心室各自独立活动,彼此无关,此时心室率比心房率慢。

1.病因

病因可分为获得性和先天性两种。获得性者以心脏手术后引起的最为常见,尤其是发生于大型室间隔缺损,法洛四联症、主动脉瓣狭窄等心脏病的手术后;其次则为心肌炎,如病毒性或白喉引起的心肌炎;此外,新生儿低血钙与酸中毒也可引起暂时性三度房室传导阻滞。先天性房室传导阻滞中约有 50%患儿的心脏无形态学改变,部分患儿合并先天性心脏病或心内膜弹力纤维增生症等。

2.临床表现

临床表现不一,部分小儿并无主诉,获得性者和伴有先天性心脏病者病情较重。患儿因心搏出量减少而自觉乏力、眩晕、活动时气短。最严重的表现为阿-斯综合征发作,小儿检查时脉率缓慢而规则,婴儿<80 次/分,儿童<60 次/分,运动后仅有轻度或中度增加;脉搏多有力,颈静脉可有显著搏动,此搏动与心室收缩无关;第一心音强弱不一,有时可闻及第三心音或第四心音;绝大多数患儿心底部可听到1~2 级喷射性杂音,为心脏每次搏出量增加引起的半月瓣相对狭窄所致。由于经过房室瓣的血量也增加,所以可闻及舒张中期杂音。可有心力衰竭及其他先天性、获得性心脏病的体征。在不伴有其他心脏疾病的三度房室传导阻滞患儿中,X 线检查可发现 60%有心脏增大。

3.诊断

心电图是重要的诊断方法。由于心房与心室都以其本身的节律活动,所以 P 波与 QRS 波之间彼此无关。心房率较心室率快,R-R 间期基本规则。心室波形有两种形式:①QRS 波的形态、时限正常,表示阻滞在房室束之上,以先天性者居多数。②QRS 波有切迹,时限延长,说明起搏点在心室内或者伴有束支传导阻滞,常为外科手术所引起。

4.治疗

凡有低心排血量症状或阿-斯综合征表现者需进行治疗。少数患者无症状,心室率又不太缓慢,可以不必治疗,但需随访观察。纠正缺氧与酸中毒可改善传导功能。由心肌炎或手术暂时性损伤引起者,肾上腺皮质激素可消除局部水肿,恢复传导功能。起搏点位于希氏束近端者,应用阿托品可使心率增快。人工心脏起搏器是一种有效的治疗方法,可分为临时性与永久性两种。对急性获得性三度房室传导阻滞者临时性起搏效果很好;对三度房室传导阻滞持续存在,并有阿-斯综合征发作者需应用埋藏式永久性心脏起搏器。有心力衰竭者,尤其是应用人工心脏起搏器后尚有心力衰竭者,需继续应用洋地黄制剂。

5.预后

非手术引起的获得性者,可能完全恢复,手术引起者预后较差。先天性三度房室传导阻滞,尤其是不伴有其他先天性心脏病者,则预后较好。

四、心律失常的护理

(一)护理评估

1.健康史

(1)了解既往史,对患者情绪、心慌气急、头晕等表现进行评估。

(2)应注意评估可能存在的诱发心律失常的因素:如情绪激动、紧张、疲劳、消化不良、饱餐、用力过猛、洋地黄、奎尼丁、普鲁卡因胺、麻醉药等毒性作用及低血钾、心脏手术或心导管检查。

2.身体状况

(1)主要表现:①窦性心律失常。窦性心动过速患者可无症状或有心悸感;窦性心动过缓,心率过慢时可引起头晕、乏力、胸痛等。②期前收缩。患者可无症状,亦可有心悸或心跳暂停感,尤其频发室性期前收缩可致心悸不适、胸闷、乏力、头晕,甚至晕厥,室性期前收缩持续时间过长,可因此诱发或加重心绞痛、心力衰竭。③异位性心动过速。室上性阵发性心动过速在器质性心脏病的患者,大多有心悸、胸闷、乏力,而心脏病患者发作时可出现头晕、黑蒙、晕厥、血压下降、心力衰竭。室性阵发性心动过速发作时多有晕厥、呼吸困难、低血压,甚至晕厥、抽搐、心绞痛等。④心房颤动。多有心悸、胸闷、乏力,严重者发生心力衰竭、休克、晕厥及心绞痛发作。⑤心室颤动。室颤一旦发生,患者立即出现阿-斯综合征,表现为意识丧失、抽搐、心跳呼吸停止。

(2)症状、体征。护士应重点检查脉搏频率及节律是否正常,结合心脏听诊可发现:①期前收缩时心律不规则,期前收缩后有较长的代偿间歇,第一心音增强,第二心音减弱,桡动脉触诊有脉搏缺如。②室上性阵发性心动过速心律规则,第一心音强度一致;室性阵发性心动过速心律可略不规则,第一心音强度不一致。③心房颤动时心音强弱不等、心律绝对不规则、脉搏短绌、脉率＜心率。④心室颤动患者神志丧失、大动脉摸不到搏动,继以呼吸停止、瞳孔散大、发绀。⑤一度房室传导阻滞,听诊时第一心音减弱;二度Ⅰ型者听诊有心搏脱漏,二度Ⅱ听诊心律可慢而整齐或不齐;三度房室传导阻滞时,听诊心律慢而不规则,第一心音强弱不等,收缩压增高,脉压增宽。

3.社会-心理因素

患者可由于心律失常引起的胸闷、乏力、心悸等而紧张不安。期前收缩患者易过于注意自己脉搏,思虑过度;房颤患者可因血栓脱落导致栓塞,使患者致残而忧伤、焦虑;心动过速发作时病情重,患者有恐惧感;严重房室传导阻滞患者不能自理生活,需使用人工起搏器者对手术及自我护理缺乏认识,因而情绪低落、信心不足。

(二)护理诊断与合作性问题

1.心排血量减少

患者出现心慌、呼吸困难、血压下降,这与严重心律失常有关。

2.焦虑

患者因发生心绞痛、晕厥、抽搐而产生情绪紧张、恐惧感,其与严重心律失常致心跳不规则、与停跳感有关。

3.活动无耐力

此与心律失常导致心排血量减少有关。

4.并发症

并发症有晕厥、心绞痛,与严重心律失常导致心排血量降低,脑和心肌血供减少有关。

5.潜在并发症

其包括心搏骤停,与心室颤动、缓慢心律失常或心室停搏、持续性室性心动过速使心脏射血功能突然中止有关。

(三)预期目标

(1)血压稳定,呼吸平稳,心慌、乏力减轻或消失。

(2)忧虑恐惧情绪减轻或消除。

(3)保健意识增强,病情稳定。

(四)护理措施

1.减轻心脏负荷,缓解不适

(1)对功能性心律失常患者,应鼓励其正常生活,注意劳逸结合。频发期前收缩、室性阵发性心动过速或二度Ⅱ型及三度房室传导阻滞患者,应绝对卧床休息,为患者创造良好的安静休息环境,协助做好生活护理,关心患者,减少和避免任何不良刺激,促进身心休息。

(2)遵医嘱给予抗心律失常药物治疗。

(3)患者心悸、呼吸困难、血压下降、发生晕厥时,及时做好对症护理。

(4)终止室上性阵发性心动过速发作者,尚可试用兴奋迷走神经的方法:①用压舌板刺激腭垂,诱发恶心呕吐。②深吸气后屏气,再用力做呼气动作。③颈动脉窦按摩,患者取仰卧位,先按摩右侧5~10秒,如无效再按摩左侧,不可两侧同时进行,按摩同时听诊心率,当心率减慢,立即停止。④压迫眼球,患者平卧,闭眼并眼球向下,用拇指在一侧眼眶下压迫眼球,每次10秒,青光眼或高度近视者禁忌。

(5)嘱患者当心律失常发作导致胸闷、心悸、头晕等不适时采取高枕卧位、半卧位或其他舒适体位,尽量避免左侧卧位,因左侧卧位时患者常能感受到心脏的搏动而使不适感加重。

(6)伴有气促、发绀等缺氧指征时,给予氧气持续吸入。

(7)评估患者活动受限的原因和体力活动类型,与患者及家属共同制订活动计划,告诉患者限制最大活动量的指征。对无器质性心脏病的良好心律失常患者,鼓励其正常工作和生活,建立健康的生活方式,避免过度劳累。

(8)保持环境安静、限制探视,保证患者充分的休息睡眠。给予高蛋白、高维生素、低钠食物,多吃新鲜蔬菜和水果,少量多餐,避免刺激性食物。

(9)监测生命体征,皮肤颜色及温度、尿量有无改变;监测心律、心率、心电图,判断心律失常的类型;评估患者有无头晕、晕厥、气急、疲劳、胸痛、烦躁不安等表现;严密心电监护,发现频发、多源性、二度Ⅱ型房室传导阻滞,尤其是室性阵发性心动过速、三度房室传导阻滞等,应立即报告医师,协助采取积极的处理措施;监测血气分析结果、电解质及酸碱平衡情况;密切观察患者的意识状态、脉率及心率,血压等。一旦发生如意识突然丧失、抽搐、大动脉搏动消失、呼吸停止等猝死表现,立即进行抢救,如心脏按压、人工呼吸、非同步直流电复律或配合临时起搏等。

2.调整情绪

患者焦虑、烦躁和恐惧情绪不仅加重心脏负荷,更易诱发心律失常,故须给予必要的解释和安慰。说明心律失常的可治性,稳定的情绪和平静的心态对心律失常的治疗是必不可少的,以消除思想顾虑和悲观情绪,使其乐于接受和配合各种治疗。了解患者思想动态和生活上的困难,进一步给予帮助,增加患者的安全感。

3.协助完成各项检查及治疗

(1)心电监护:对严重心律失常患者必须进行心电监护,护理人员应熟悉监护仪的性能、使用方法和观察结果。特别要密切注意有无引起猝死的危险征兆:①潜藏着引起猝死危险的心律失常,如频发性、多源性、成联律的室性期前收缩,室上性阵发性心动过速,心房颤动,二度Ⅱ型房室传导阻滞。②随时有猝死危险的严重心律失常,如室性阵发性心动过速、心室颤动、三度房室传导阻滞等。一旦发现应立即报告医师,紧急处理。

(2)特殊检查护理:心律失常的心脏电学检查除常规心电图、动态心电图记录外,其他如经食管心脏调搏术、记录心室晚电位等。护士应了解这些检查具有无创性、安全可靠、易操作、有实用性。向患者解释其作用目的和注意事项,鼓励患者消除顾虑配合检查。

(3)特殊治疗的护理配合:电复律为利用适当强度的高压直流电刺激,使全部心肌纤维瞬间同时除极,消除异位心律,转变为窦性心律,与抗心律失常药物联合应用,效果更为满意。人工心脏起搏器已广泛应用于临床,它能按一定的频率发放脉冲电流刺激心脏,引起心脏兴奋和收缩;安置起搏器后可能发生感染、出血、皮肤压迫坏死等不良反应,护士应熟悉起搏器性能并做好相应护理。介入性导管消融术是使用高频电磁波的射频电流直接作用于病灶区,治疗快速心律失常,不需开胸及全麻;安全有效,可告知患者大致过程、需要配合的事项及疗效,避免患者因精神紧张而影响配合。术前准备除一般基本要求外,需注意检查患者足背动脉搏动情况,以便与术中、术后搏动情况相对照;术中、术后加强心电监护和仔细观察患者有无心慌、气急、恶心、胸痛等症状,及时发现心脏穿孔和心脏压塞等严重并发症的早期征象;术后注意预防股动脉穿刺处出血,局部压迫止血20分钟,再以压力绷带包扎,观察15分钟,然后用沙袋压迫12小时,术侧肢体伸直制动,并观察足背动脉和足温情况,利于早期发现栓塞症状并及时做溶栓处理,常规应用抗生素和清洁伤口,预防感染,卧床24小时后如无并发症可下地活动。

五、健康教育

(1)积极防治原发疾病,避免各种诱发因素如发热、疼痛、寒冷、饮食不当、睡眠不足等。应用某些药物后产生不良反应及时就医。

（2）适当休息与活动。无器质性心脏病者应积极参加体育锻炼，调整自主神经功能；器质性心脏病者可根据心功能情况适当活动，注意劳逸结合。

（3）教会患者及家属检查脉搏和听心律的方法，每天至少1次，每次1分钟以上。向患者及家属讲解心律失常的常见病因、诱因及防治知识。

（4）指导患者正确选择食谱。饱食、刺激性饮料均可诱发心律失常，应选择低脂、易消化、清淡、富营养的食物。合并心力衰竭及使用利尿剂时应限制钠盐摄入及多进含钾的食物，嘱患者多食纤维素丰富的食物，保持大便通畅，心动过缓患者避免排便时屏气，以免兴奋迷走神经而加重心动过缓，以减轻心脏负荷和防止低钾血症诱发心律失常，保持大便通畅。嘱患者注意劳逸结合、生活规律；保持乐观、稳定的情绪。

（5）让患者认识服药的重要性，按医嘱继续服用抗心律失常药物，不可自行减量或撤换药物，如有不良反应及时就医。

（6）教给患者自测脉搏的方法，以利于自我病情监测；教会家属心肺复苏术以备急用；定期随访，经常复查心电图，及早发现病情变化。

（赵　菊）

第七节　小儿心包炎

心包炎可分感染和非感染性两类，且多为其他疾病（婴儿常见于败血症、肺炎、脓胸，学龄儿童多见于结核病、风湿病）的一种表现。

一、临床特点

（一）症状

较大儿童常有心前区刺痛，平卧时加重，坐位或前倾位可减轻，疼痛可向肩背及腹部放射；婴儿则表现为烦躁不安。同时有原发病的症状表现，常有呼吸困难、咳嗽、发热等。

（二）体征

早期可听到心包摩擦音，多在胸骨左缘第3～4肋间最清晰，但多为一过性。有心包积液时心音遥远、低钝，出现奇脉。当心包积液达一定量时，心包舒张受限，出现颈静脉怒张、肝脏增大、肝颈反流征阳性、下肢水肿、心动过速、脉压变小。

（三）辅助检查

1.X线检查

心影呈烧瓶样增大而肺血大多正常。

2.心电图

窦性心动过速，低电压，广泛ST段、T波改变。

3.超声心动图

能提示心包积液的部位、量。

4.实验室检查

血沉增快,CRP 增高,血常规白细胞、中性粒细胞增高。

二、护理评估

(一)病史

了解患儿近期有无感染性疾病,以及有无结核、风湿热病史。

(二)症状、体征

评估患儿有无发热、胸痛,胸痛与体位的关系,评估有无心脏压塞症状,如呼吸困难、心率加快、颈静脉怒张、肝大、水肿、心音遥远及奇脉。听诊心脏,注意有无心包摩擦音。

(三)社会、心理

评估家长对疾病的了解程度和态度。

(四)辅助检查

了解并分析 X 线胸片、心电图、超声心动图等检查结果。

三、常见护理问题

(一)疼痛

与心包炎性渗出有关。

(二)体温异常

与炎症有关。

(三)气体交换受损

与心包积液、心脏受压有关。

(四)合作性问题

急性心脏压塞。

四、护理措施

(一)休息与卧位

患儿应卧床休息,宜取半卧位。

(二)饮食

给予高热量、高蛋白、高维生素、易消化的半流质或软食,限制钠盐摄入,少食易产气的食物,如薯类,多食芹菜、海带等富含纤维素的食物,以防止肠内产气过多引起腹胀及便秘而导致膈肌上抬。

(三)高热护理

及时做好降温处理,测定并及时记录体温。

(四)吸氧

胸闷、气急严重者给予氧气吸入。

(五)对症护理

有心包积液者,护理人员应做好患儿的解释工作,协助医师进行心包穿刺,操作过程中仔细观察生命体征的变化,记录抽出液体性质和量,穿刺完毕后局部加压数分钟后无菌包扎,送回病床后继续观察有无渗液、渗血,必要时局部沙袋加压。

(六)病情观察

(1)呼吸困难为急性心包炎和慢性缩窄性心包炎最主要突出症状,应密切观察呼吸频率和节律。

(2)当患儿出现静脉压升高,面色苍白、发绀,烦躁不安,肝脏在短期内增大,应及时报告医师,并做好心包穿刺准备。

(七)心理护理

对患儿疼痛的描述予以肯定,并设法分散和减轻其不适感觉。

(八)健康教育

(1)向家长讲解舒适的体位、安静休息和充足的营养供给是治疗本病的良好措施。

(2)若需要进行心包穿刺时,应向家长说明必须配合和注意的事宜。

五、出院指导

(1)遵医嘱及时、准确使用药物并定期随访。

(2)由于心包炎患儿机体抵抗力减弱,出院后仍应坚持休息半年左右,并加强营养,以利心功能的恢复。

(赵　菊)

第八节　小儿病毒性心肌炎

一、概述

病毒性心肌炎是由多种病毒侵犯心脏,引起局灶性或弥漫性心肌间质炎性渗出和心肌纤维变性、坏死或溶解的疾病,有的可伴有心包或心内膜炎症改变。可导致心肌损伤、心功能障碍、心律失常和周身症状。可发生于任何年龄,近年来发生率有增多的趋势,是儿科常见的心脏疾病之一。据全国九省市"病毒性心肌炎协作组"调查,其发病率占住院病儿总数的 5.97%,占门诊患者总数的 0.14%。

(一)病因

近年来由于病毒学及免疫病理学的迅速发展,通过大量动物实验及临床观察,证明多种病毒皆可引起心肌炎。其中柯萨奇病毒 B6(1~6 型)最常见,其他如柯萨奇病毒 A、ECHO 病毒、脊髓灰质炎病毒、流感及副流感病毒、腮腺炎病毒、水痘病毒、单纯疱疹病毒、带状疱疹病毒及肝炎病毒等也可能致病。由于柯萨奇病毒具有高度亲心肌性和流行性,据报道在很多原因不明的心肌炎和心包炎中,约 39% 由柯萨奇病毒 B 所致。

尽管罹患病毒感染的机会很多,而多数不发生心肌炎,在一定条件下才发病。例如当机体由于继发细菌感染(特别是链球菌感染)、发热、缺氧、营养不良、接受类固醇或放射治疗等,而抵抗力低下时,可诱发发病。

病毒性心肌炎的发病原理至今未完全了解,目前提出病毒学说、免疫学说、生化机制等几种学说。

（二）病理

病毒性心肌炎病理改变轻重不等。轻者常以局灶性病变为主,而重者则多呈弥漫性病变。局灶性病变的心肌外观正常,而弥漫性者则心肌苍白、松软,心脏呈不同程度的扩大、增重。镜检可见病变部位的心肌纤维变性或断裂,心肌细胞溶解、水肿、坏死。间质有不同程度水肿,以及淋巴细胞、单核细胞和少数多核细胞浸润。病变以左室及室间隔最显著,可波及心包、心内膜及传导系统。

慢性病例心脏扩大,心肌间质炎症浸润及心肌纤维化并有瘢痕组织形成,心内膜呈弥漫性或局限性增厚,血管内皮肿胀等变化。

二、临床表现

病情轻重悬殊。轻症可无明显自觉症状,仅有心电图改变。重型可出现严重的心律失常、充血性心力衰竭、心源性休克,甚至个别患者因此而死亡。有 1/3 以上病例在发病前 1～3 周或发病同时呼吸道或消化道病毒感染,同时伴有发热、咳嗽、咽痛、周身不适、腹泻、皮疹等症状,继而出现心脏症状如年长儿常诉心悸、气短、胸部及心前区不适或疼痛、疲乏感等。发病初期常有腹痛、食欲缺乏、恶心、呕吐、头晕、头痛等表现。3 个月以内婴儿有拒乳、苍白、发绀、四肢凉、两眼凝视等症状。心力衰竭者,呼吸急促、突然腹痛、发绀、水肿等;心源性休克者,烦躁不安,面色苍白、皮肤发花、四肢厥冷或末梢发绀等;发生窦性停搏或心室纤颤时可突然死亡;高度房室传导阻滞在心室自身节律未建立前,由于脑缺氧而引起抽搐、昏迷称心脑综合征。如病情拖延至慢性期。常表现为进行性充血心力衰竭、全心扩大,可伴有各种心律失常。

体格检查:多数心尖区第一音低钝。一般无器质性杂音,仅在胸前或心尖区闻及 1～2 级吹风样收缩期杂音。有时可闻及奔马律或心包摩擦音。心律失常多见如阵发性心动过速、异位搏动、心房纤颤、心室扑动、停搏等。严重者心脏扩大,脉细数,颈静脉怒张,肝大和压痛,肺部啰音等;或面色苍白、四肢厥冷、皮肤发花、指(趾)发绀、血压下降等。

三、辅助检查

（一）实验室检查

(1)白细胞总数为 $10.0 \times 10^9 \sim 20.0 \times 10^9$/L,中性粒细胞偏高。血沉、抗链"O"大多数是正常的。

(2)血清肌酸磷酸激酶、乳酸脱氢酶及其同工酶、谷草转氨酶在病程早期可增高。超氧化歧化酶急性期降低。

(3)若从心包、心肌或心内膜分离到病毒,或用免疫荧光抗体检查找到心肌中有特异的病毒抗原,电镜检查心肌发现有病毒颗粒,可以确定诊断;咽洗液、粪便、血液、心包液中分离出病毒,同时结合恢复期血清中同型病毒中和抗体滴度较第 1 份血清升高或下降 4 倍以上,则有助于病原诊断。

(4)补体结合抗体的测定,以及用分子杂交法或聚合酶链反应检测心肌细胞内的病毒核酸也有助于病原诊断。部分病毒性心肌炎患者可有抗心肌抗体出现,一般于短期内恢复,如持续提高,表示心肌炎病变处于活动期。

（二）心电图检查

心电图在急性期有多变与易变的特点,对可疑病例应反复检查,以助诊断。其主要变化为

ST-T 改变,各种心律失常和传导阻滞。恢复期以各种类型的期前收缩为多见。少数为慢性期病儿可有房室肥厚的改变。

(三)X 线检查

心影正常或不同程度的增大,多数为轻度增大。若反复迁延不愈或合并心力衰竭,心脏扩大明显。后者可见心搏动减弱,伴肺淤血、肺水肿或胸腔少量积液。有心包炎时,有积液征。

(四)心内膜心肌活检

心导管法心内膜心肌活检,在成人患者中早已开展,小儿患者仅是近年才有报道,为心肌炎诊断提供了病理学依据。据报道:原因不明的心律失常、充血性心力衰竭患者,经心内膜心肌活检证明约 40% 为心肌炎;临床表现和组织学相关性较差。原因是 EMB 取材很小且局限,以及取材时不一定是最佳机会;心内膜心肌活检本身可导致心肌细胞收缩,而出现一些病理性伪迹。因此,对于心内膜心肌活检病理无心肌炎表现者不一定代表心脏无心肌炎,此时临床医师不能忽视临床诊断。此项检查一般医院尚难开展,不作为常规检查项目。

四、诊断与鉴别诊断

(一)诊断要点

1.病原学诊断依据

(1)确诊指标:自患儿心内膜、心肌、心包(活检、病理)或心包穿刺液检查,发现以下之一者可确诊心肌炎由病毒引起。①分离到病毒。②用病毒核酸探针查到病毒核酸。③特异性病毒抗体阳性。

(2)参考依据:有以下之一者结合临床表现可考虑心肌炎系病毒引起。①自患儿粪便、咽拭子或血液中分离到病毒,且恢复期血清同抗体滴度较第一份血清升高或降低 4 倍以上。②病程早期患儿血中特异性 IgM 抗体阳性。③用病毒核酸探针自患儿血中查到病毒核酸。

2.临床诊断依据

(1)心功能不全、心源性休克或心脑综合征。

(2)心脏扩大(X 线、超声心动图检查具有表现之一)。

(3)心电图改变以 R 波为主的 2 个或 2 个以上主要导联(Ⅰ、Ⅱ、aVF、V_5)的 ST-T 改变持续 4 天以上伴动态变化,窦房传导阻滞,房室传导阻滞,完全性右或左束支阻滞,成联律、多形、多源、成对或并行性期前收缩,非房室结及房室折返引起的异位性心动过速,低电压(新生儿除外)及异常 Q 波。

(4)CK-MB 升高或心肌肌钙蛋白(cTnI 或 cTnT)阳性。

3.确诊依据

(1)具备临床诊断依据 2 项,可临床诊断为心肌炎。发病同时或发病前 1～3 周有病毒感染的证据支持诊断者。

(2)同时具备病原学确诊依据之一,可确诊为病毒性心肌炎,具备病原学参考依据之一,可临床诊断为病毒性心肌炎。

(3)凡不具备确诊依据,应给予必要的治疗或随诊,根据病情变化,确诊或除外心肌炎。

(4)应除外风湿性心肌炎、中毒性心肌炎、先天性心脏病、结缔组织病,以及代谢性疾病的心肌损害、甲状腺功能亢进症、原发性心肌病、原发性心内膜弹力纤维增生症、先天性房室传导阻滞、心脏自主神经功能异常、β受体功能亢进及药物引起的心电图改变。

4.临床分期

（1）急性期：新发病，症状及检查阳性发现明显且多变，一般病程在半年以内。

（2）迁延期：临床症状反复出现，客观检查指标迁延不愈，病程多在半年以上。

（3）慢性期：进行性心脏增大，反复心力衰竭或心律失常，病情时轻时重，病程在1年以上。

（二）鉴别诊断

在考虑九省市心肌炎协作组制订的心肌炎诊断标准时，应首先除外其他疾病，包括风湿性心肌炎、中毒性心肌炎，结核性心包炎、先天性心脏病、结缔组织病或代谢性疾病或代谢性疾病的心肌损害（包括维生素 B_1 缺乏症）、原发性心肌病、先天性房室传导阻滞、高原性心脏病、克山病、川崎病、良性期前收缩和神经功能紊乱、电解质紊乱及药物等引起的心电图改变。

五、治疗、预防、预后

本症尚无特殊治疗。应结合患儿病情采取有效的综合措施，可使大部患儿痊愈或好转。

（一）一般治疗

1.休息

急性期至少应卧床休息至热退3～4周，有心功能不全或心脏扩大者，更应强调绝对卧床休息，以减轻心脏负荷及减少心肌耗氧量。

2.抗生素

虽对引起心肌炎的病毒无直接作用，但因细菌感染是病毒性心肌炎的重要条件因子，故在开始治疗时，均主张适当使用抗生素。一般应用青霉素肌内注射1～2周，以清除链球菌和其他敏感细菌。

3.保护心肌

大剂量维生素C，具有增加冠状血管血流量、心肌糖原、心肌收缩力、改善心功能、清除自由基、修复心肌损伤的作用。剂量为 $100\sim200$ mg/(kg·d)，溶于 $10\%\sim25\%$ 葡萄糖液 $10\sim30$ mL内静脉注射，每天1次，15～30天为1个疗程；抢救心源性休克时，第一日可用3～4次。

至于极化液、能量合剂及 ATP 等均因难进入心肌细胞内，故疗效差，近年来多推荐：①辅酶 Q_{10} 1 mg/(kg·d)，口服，可连用1～3个月。②1,6-二磷酸果糖 0.7～1.6 mL/kg 静脉注射，最大量不超过2.5 mL/kg(75 mg/mL)，静脉注射速度 10 mL/min，每天 1 次，10～15 天为 1 个疗程。

（二）激素治疗

肾上腺皮质激素可用于抢救危重病例及其他治疗无效的病例。口服泼尼松 $1\sim1.5$ mg/(kg·d)，用3～4周，症状缓解后逐渐减量停药。对反复发作或病情迁延者，依据近年来对本病发病机制研究的进展，可考虑较长期的激素治疗，疗程不少于半年，对于急重抢救病例可采用大剂量，如地塞米松0.3～0.6 mg/(kg·d)，或氢化可的松 15～20 mg/(kg·d)，静脉滴注。

（三）免疫治疗

动物及临床研究均发现丙种球蛋白对心肌有保护作用。从 1990 年开始，在美国波士顿及洛杉矶儿童医院已将静脉注射丙种球蛋白作为病毒性心肌炎治疗的常规用药。

（四）抗病毒治疗

动物试验中联合应用利巴韦林和干扰素可提高生存率，目前欧洲正在进行干扰素治疗心肌炎的临床试验，其疗效尚待确定。环孢霉素 A、环磷酰胺目前尚无肯定疗效。

（五）控制心力衰竭

心肌炎患者对洋地黄耐受性差,易出现中毒而发生心律失常,故应选用快速作用的洋地黄制剂,如毛花苷 C(西地兰)或地高辛。病重者用地高辛静脉滴注,一般病例用地高辛口服,饱和量用常规的 1/2～2/3 量,心力衰竭不重,发展不快者,可用每天口服维持量法。利尿剂应早用和少用,同时注意补钾,否则易导致心律失常。注意供氧,保持安静。若烦躁不安,可给镇静剂。发生急性左心功能不全时,除短期内并用毛花苷 C(西地兰)、利尿剂、镇静剂、氧气吸入外,应给予血管扩张剂,如酚妥拉明 0.5～1 mg/kg 加入 10％葡萄糖液 50～100 mL 内快速静脉滴注。紧急情况下,可先用半量以 10％葡萄糖液稀释静脉缓慢注射,然后将其余半量静脉滴注。

（六）抢救心源性休克

镇静、吸氧、大剂量维生素 C、扩容、激素、升压药、改善心功能及心肌代谢等。

近年来,应用血管扩张剂硝普钠取得良好疗效,常用剂量 5～10 mg,溶于 5％葡萄糖 100 mL 中,开始 0.2 μg/(kg·min)滴注,以后每隔 5 分钟增加 0.1 μg/kg,直到获得疗效或血压降低,最大剂量不超过每分钟 4～5 μg/kg。

（七）纠正严重心律失常

心律失常的纠正在于心肌病变的吸收或修复。一般轻度心律失常如期前收缩、一度房室传导阻滞等,多不用药物纠正,而主要是针对心肌炎本身进行综合治疗。若发生严重心律失常如快速心律失常、严重传导阻滞都应迅速及时纠正,否则威胁生命。

六、护理

（一）护理诊断

(1)活动无耐力:与心肌功能受损,组织器官供血不足有关。

(2)舒适的改变——胸闷:与心肌炎症有关。

(3)潜在并发症:心力衰竭、心律失常、心源性休克。

（二）护理目标

(1)患儿活动量得到适当控制休息得到保证。

(2)患儿胸闷缓解或消失。

(3)患儿无并发症发生或有并发症时能被及时发现和适当处理。

（三）护理措施

1.休息

(1)急性期卧床休息至热退后 3～4 周,以后根据心功能恢复情况逐渐增加活动量。

(2)有心功能不全者或心脏扩大者应绝对卧床休息。

(3)总的休息时间不少于 6 个月。

(4)创造良好的休息环境,合理安排患儿的休息时间。保证患儿的睡眠时间。

(5)主动提供服务,满足患儿的生活需要。

2.胸闷的观察与护理

(1)观察患儿的胸闷情况,注意诱发和缓解因素,必要时给予吸氧。

(2)遵医嘱给予心肌营养药,促进心肌恢复正常。

(3)保证休息,减少活动。

(4)控制输液速度和输液总量,减轻心肌负担。

3.并发症的观察与护理

（1）密切注意心率、心律、呼吸、血压和面色改变,有心力衰竭时给予吸氧、镇静、强心等处理,应用洋地黄制剂时要密切观察患儿有无洋地黄中毒表现,如出现新的心律失常、心动过缓等。

（2）注意有无心律失常的发生,警惕危险性心律失常的发生,如频发室性期前收缩、多源室性期前收缩、二度以上房室传导阻滞、房颤、室颤等。一旦发生,需及时通知医师并给予相应处理。若为高度房室传导阻滞,给予异丙肾上腺素和阿托品提升心率。

（3）警惕心源性休克,注意血压、脉搏、尿量、面色等变化,一旦出现心源性休克,立即取平卧位,配合医师给予大剂量维生素 C 或肾上腺皮质激素治疗。

（四）康复与健康指导

（1）讲解病毒性心肌炎的病因、病理、发病机制、临床特点及诊断、治疗措施。

（2）强调休息的重要性,指导患儿控制活动量,建立合理的休息制度。

（3）讲解本病的预防知识,如预防上呼吸道感染和肠道感染等。

（4）有高度房室传导阻滞者讲解安装心脏起搏器的必要性。

七、展望

近年来,由于对心肌炎的病原学进一步了解和诊断方法的改进,心肌炎已成为常见心脏病之一,对人类健康构成了不同程度的威胁,因而对此病的诊治研究也正日益受到重视。其中,胸闷、心悸常可提示心脏波及,心脏扩大、心律失常或心力衰竭为心脏明显受损的表现,心电图 ST-T 改变与异位心律或传导阻滞反映心肌病变的存在。但对于怀疑为病毒性心肌炎的患者,提倡进行心脏活检以行病理学检查。

但分离病毒检查或特异性荧光抗体检查存在以下几个问题。

（1）患者不宜接受。

（2）炎性组织在心肌中呈灶状分布,由于活检标本小而致病灶标本不一定取到。

（3）提取 RNA 的质量和检测方法的敏感性不同。

（4）心脏上有病毒存在,而血液中不一定有抗原或抗体检出;心脏上无病毒存在,而心脏中有抗原或抗体检出;即使二者构成阳性反应也不足以证实有病毒性心肌炎存在;只有当感染某种病毒并引起相应的心脏损害时,心脏和血液检查呈阳性反应才有意义。在检查血液中抗原或抗体时,也会因检测试剂、检查方法、操作技术的不同而使结果迥异。

因此,病毒性心肌炎的确诊相当困难。由于抗病毒药物的疗效不显著,目前建议采用中西医结合疗法。有人用黄芪、牛磺酸及一般抗心律失常药物等为主的中西医结合方法治疗病毒感染性心肌炎,取得了比较满意的效果,如中药黄芪除具有抗病毒、调节免疫、保护心肌的作用,还可拮抗病毒感染心肌细胞对L型钙通道的增加,抑制内向钠钙交换电流,改善部分心电活动,清除氧自由基,而广泛应用于临床。牛磺酸是心肌游离氨基酸的重要成分,也可通过抑制病毒复制,抑制病毒感染心肌细胞引起的钙电流增加,使受感染而降低的最大钙电流膜电压及外向钾电流趋于正常,使心肌细胞钙内流减少,在病毒性心肌炎动物模型及临床病毒性心肌炎患者中,具有保护心肌、改善临床症状等作用。

（赵　菊）

第九节　小儿原发性心肌病

原发性心肌病是指病因不明,病变局限于心肌的一组疾病。依据临床和病理改变可分为扩张型心肌病、肥厚型心肌病、限制型心肌病,以前两类常见。临床上以缓慢进展的心脏增大、心律失常及心功能不全为主要表现,病因尚不清楚,可能与遗传因素、免疫因素及感染因素有关,个别柯萨奇病毒所致心肌炎可转化为心肌病。本病预后不良,常并发心力衰竭而死亡。

一、临床特点

(一)扩张型心肌病

扩张型心肌病(dilated cardiomyopathy,DCM)又称充血型心肌病(congestive cardio myopathy,CCM),主要表现为慢性充血性心力衰竭。

1.症状与体征

较大儿童表现为乏力、食欲减退、不爱活动、腹痛,活动后呼吸困难及心动过速,尿少、水肿。婴儿出现喂养困难、体重不增、吮奶时呼吸困难、多汗、烦躁不安、食量减少。约10%的患儿会发生晕厥。体检时心率、呼吸加快,脉搏细弱,血压正常或偏低,有的可有奔马律,可闻及2～3/6级收缩期杂音,肝脏增大,下肢水肿。

2.辅助检查

(1)X线检查:心脏增大,并以左心室为主或普遍性增大,呈球形。心搏减弱,肺淤血明显。

(2)心电图:左心室肥厚,各种心律失常及非特异性ST-T改变。

(3)超声心电图:左心房、左心室明显扩大,左心室流出道增宽,心室壁活动减弱。

(二)肥厚型心肌病

肥厚型心肌病(hypertrophic cardiomyopathy,HCM)是一种遗传性疾病,其特征为心室肥厚,心腔无扩大。临床表现具有多变性。

1.症状与体征

婴儿常见症状有呼吸困难,心动过速,喂养困难。较重者发生心力衰竭,伴随青紫。儿童多无明显症状,常因心脏杂音而首次就诊。少数儿童有呼吸加快、乏力、心绞痛、晕厥,并可于活动后发生猝死。体检有的可听到奔马律,有的在胸骨左缘下端及心尖部可听到1～3/6级收缩期杂音。

2.辅助检查

(1)X线检查:左室轻到中度增大。

(2)心电图:左室肥厚伴劳损,可有ST-T改变及病理性Q波及各种心律失常。

(3)超声心动图:室间隔非对称性肥厚,室间隔厚度与左心室后壁厚度之比大于或等于1.3。左心室流出道狭窄。

(三)限制型心肌病

限制型心肌病(restrictive cardiomyopathy,RCM)又称闭塞性心肌病,常见于儿童及青少年,预后不良。

1.症状与体征

起病缓慢,表现为原因不明的心力衰竭。右心病变主要表现为静脉压升高、颈静脉怒张、肝大、腹水及下肢水肿,很像缩窄性心包炎。左心病变有呼吸困难、咳嗽、咯血、胸痛,有时伴有肺动脉高压的表现。

2.辅助检查

(1)X线检查:心影扩大,肺血流量减少。

(2)心电图:心房肥大、房性期前收缩、心房颤动、ST-T改变、P-R间期延长及低电压。

(3)超声心动图:左右心房明显扩大(左房尤为明显)、左右心室腔正常或变小。

二、护理评估

(一)健康史
询问患儿发病前有无感染的病史及其家族史。

(二)症状、体征
测量生命体征,评估心率、心律、呼吸、血压、心功能。

(三)社会、心理
了解患儿及其家长对疾病的性质、预后的认识程度和心理需求。

(四)辅助检查
了解分析X线、心电图、超声等各种检查结果。

三、常见护理问题

(一)心排血量减少
与心室扩大、肥厚致心肌收缩力减弱有关。

(二)体液过多
与肾灌注量减少、水钠潴留、尿量排出减少有关。

(三)有感染的危险
与机体抵抗力降低有关。

(四)合作性问题
猝死。

四、护理措施

(一)限制活动
卧床休息,让患儿保持稳定、愉悦的心情。

(二)饮食护理
低盐饮食,增加维生素、蛋白质、微量元素的摄入,对服用利尿剂者应鼓励多进食含钾丰富的食物,如香蕉、橘子等。

(三)供氧
根据缺氧程度可给予鼻导管或面罩吸氧。

(四)密切观察病情
监测患儿血压、脉搏、呼吸、心律、尿量及意识状态。注意观察心力衰竭的早期表现,有无心律失常及栓塞症状。

（五）用药护理

应用强心药、利尿剂、扩血管药物时要观察其疗效及不良反应,尤其是扩张型心肌病因其对洋地黄耐受性差,故尤应警惕发生中毒。

（六）预防诱因

心力衰竭者应避免过度劳累。饮食清淡,忌暴饮暴食,预防便秘,以免用力大便诱发心力衰竭。控制输液速度,保持病室安静、整洁、舒适,保证充足睡眠,保持室内空气新鲜和温度适宜,防止呼吸道感染。

（七）健康教育

（1）向家长解释该病病程长及本病预后等情况,需要长期调整生活及精神状况。

（2）合理安排活动与休息时间。

（3）当患儿出现心悸、呼吸困难时应立即停止活动,并取平卧位,必要时予以吸氧。

五、出院指导

（1）调整情绪,促进身心健康。

（2）应进食易消化、低盐、高维生素的食物,少量多餐。

（3）扩张型心肌病患儿应避免劳累,宜长期卧床休息,减轻与延缓心脏扩大,促进心功能的恢复;肥厚型心肌病患儿要避免剧烈运动,情绪激动,突然用力或提取重物致猝死。

（4）本病进展缓慢,应定期复查及指导合理用药。

（5）避免感染居室空气清新,经常通风,不去人群集中的公共场所,注意气候变化,及时增减衣服,避免受凉而引发感冒。

（赵　菊）

第十节　先天性心脏病

先天性心脏病简称"先心病",是胎儿时期心脏血管发育异常而致的畸形,是小儿时期最常见的心脏病。根据左右心腔或大血管间有无直接分流和临床有无青紫,可将先心病分为三大类:①左向右分流型(潜伏青紫型),常见有室间隔缺损、房间隔缺损、动脉导管未闭。②右向左分流型(青紫型),常见有法洛四联症和大动脉错位。③无分流型(无青紫型),常见有主动脉缩窄和肺动脉狭窄。

小儿先天性心脏病中最常见的是室间隔缺损、房间隔缺损、动脉导管未闭、肺动脉狭窄、法洛四联症和大动脉错位。

一、临床特点

（一）室间隔缺损

室间隔缺损(ventricular septal defect,VSD)为小儿最常见的先天性心脏病,缺损可单独存在,亦可为其他畸形的一部分。按缺损部位可分为室上嵴上方、室上嵴下方、三尖瓣后方、室间隔肌部四种类型。临床症状与缺损大小及肺血管阻力有关。大型 VSD(缺损 1～3 cm 者)可继发肺动脉高压,当肺动脉压超过主动脉压时,造成右向左分流而产生发绀,称为艾森曼格(Eisen-menger)综合征。

1.症状

小型室间隔缺损可无症状;中型室间隔缺损易患呼吸道感染,或在剧烈运动时发生呼吸急促,生长发育多为正常,偶有心力衰竭;大型室间隔缺损在婴幼儿时期由于缺损较大,左向右分流量多超过肺循环血量的 50%,使体循环内血量显著减少,而肺循环内明显充血,可于生后 1～3 个月即发生充血性心力衰竭,平时反复呼吸道感染、肺炎、哭声嘶哑、喂养困难、乏力、多汗等,并有生长发育迟缓。

2.体征

心前区隆起;胸骨左缘 3～4 肋间可闻及 3～4/6 级全收缩期杂音,在心前区广泛传导;肺动脉第二心音显著增强或亢进。

3.辅助检查

(1)X 线检查:肺充血,心脏左室或左右室大;肺动脉段突出,主动脉结缩小。

(2)心电图:小型室间隔缺损,心电图多数正常;中等大小室间隔缺损示左心室增大或左右心室增大;大型室间隔缺损或有肺动脉高压时,心电图示左右心室增大。

(3)超声心动图:室间隔回声中断征象,左右心室增大。

(二)房间隔缺损

房间隔缺损(atrial septal defect,ASD)按病理解剖分为继发孔(第二孔)缺损和原发孔(第一孔)缺损,以继发孔缺损为多见。继发孔缺损为较常见的先天性心脏病之一,以女性较多见,缺损位于房间隔中部卵圆窝处,血流动力学特点为右心室舒张期负荷过重。原发孔缺损位于房间隔下端,是心内膜垫发育障碍未能与第一房间隔融合,常合并二尖瓣裂缺。

1.症状

在初生后及婴儿期大多无症状,偶有暂时性青紫。年龄稍大,症状渐渐明显,患儿发育迟缓,体格瘦小,易反复呼吸道感染,活动耐力减低,有劳累后气促、咳嗽等症状。左胸部常隆起,一般无青紫或杵状指(趾)。

2.体征

胸骨左缘第 2～3 肋间闻及柔和的喷射性收缩期杂音,肺动脉瓣区第二心音可增强或亢进、固定分裂。

3.辅助检查

(1)X 线检查:右心房、右心室扩大,主动脉结缩小,肺动脉段突出,肺血管纹理增多,肺门舞蹈。

(2)心电图:电轴右偏,完全性或不完全性右束支传导阻滞,右心房、右心室增大;原发孔ASD 常见电轴左偏及心室肥大。

(3)超声心动图:右心房右心室增大,右心室流出道增宽,室间隔与左心室后壁呈同向运动。二维切面可显示房间隔缺损的位置及大小。

(三)动脉导管未闭

动脉导管未闭(patent ductus arteriosus,PDA)是临床较常见的先天性心脏病,女性多于男性。开放的动脉导管位于肺总动脉分叉与主动脉之间,有管型、漏斗型和窗型,以漏斗型为多见。

1.症状

导管较细时,临床无症状。导管较粗时临床表现为反复呼吸道感染、肺炎,发育迟缓,早期即可发生心力衰竭。重症病例常有呼吸急促、心悸。临床无青紫,但若合并肺动脉高压,即出现青紫。

2.体征

胸骨左缘第2肋间可闻及粗糙、响亮、机器样的连续性杂音,向心前区、颈部及左肩部传导,肺动脉第二音亢进。脉压增宽,出现股动脉枪击音、毛细血管搏动和水冲脉。

3.辅助检查

(1)X线检查:分流量小者,心影正常;分流量大者,多见左心房、左心室增大,主动脉结增宽,可有漏斗征,肺动脉段突出,肺血增多,重症病例左右心室均肥大。

(2)心电图:左心房、左心室增大或双心室肥大。

(3)超声心动图:左心房、左心室大,肺动脉与降主动脉之间有交通。

(四)法洛四联症

法洛四联症(tetralogy of Fallot,TOF)是临床上最常见的发绀型先天性心脏病,病变包括肺动脉狭窄、室间隔缺损、主动脉骑跨及右心室肥大,其中肺动脉狭窄程度是决定病情严重程度的主要因素。主动脉骑跨及室间隔缺损存在使体循环血液中混有静脉血,临床上出现发绀与缺氧,并代偿性引起红细胞增多现象。

1.症状

发绀是主要症状,它出现的时间早、晚和程度与肺动脉狭窄程度有关,多见于毛细血管丰富的浅表部位,如唇、指(趾)甲床、球结膜等。患儿活动后有气促、易疲劳、蹲踞等;并常有缺氧发作,表现为呼吸加快、加深,烦躁不安,发绀加重,持续数分钟至数小时,严重者可表现为神志不清,惊厥或偏瘫,死亡。发作多在清晨、哭闹、吸乳或用力后诱发,发绀严重者常有鼻出血和咯血。

2.体征

生长发育落后,全身发绀,眼结膜充血,杵状指(趾);多有行走不远自动蹲踞姿势或膝胸位。胸骨左缘第2~4肋间闻及粗糙收缩期杂音;肺动脉第二心音减弱。

3.辅助检查

(1)X线检查:心影呈靴形,上纵隔增宽,肺动脉段凹陷,心尖上翘,肺纹理减少,右心房、右心室肥厚。

(2)心电图:电轴右偏,右心房、右心室肥大。

(3)超声心动图:显示主动脉骑跨及室间隔缺损,右心室流出道、肺动脉狭窄,右心室内径增大,左心室内径缩小。

(4)血常规:血红细胞增多,一般在$(5.0\sim9.0)\times10^{12}/L$,血红蛋白$170\sim200\ g/L$,红细胞容积$60\%\sim80\%$。当有相对性贫血时,血红蛋白低于$150\ g/L$。

二、护理评估

(一)健康史

了解母亲妊娠史,在孕期最初3个月内有无病毒感染、放射线接触和服用过影响胎儿发育的药物,孕母是否有代谢性疾病。患儿出生有无缺氧、心脏杂音,出生后各阶段的生长发育状况。是否有下列常见表现:喂养困难,哭声嘶哑,易气促、咳嗽,青紫,蹲踞现象,突发性晕厥。

(二)症状、体征

评估患儿的一般情况,生长发育是否正常,皮肤发绀程度,有无气急、缺氧、杵状指(趾),有无哭声嘶哑,有无蹲踞现象,胸廓有无畸形。听诊心脏杂音位置、性质、程度,尤其要注意肺动脉第二心音的变化。评估有无肺部啰音及心力衰竭的表现。

3.社会、心理

评估家长对疾病的认知程度和对治疗的信心。

4.辅助检查

了解并分析 X 线、心电图、超声心动图、血液等检查结果。较复杂的畸形者还应了解心导管检查和心血管造影的结果。

三、常见护理问题

(一)活动无耐力
与氧的供需失调有关。

(二)有感染的危险
与机体免疫力低下有关。

(三)营养失调
低于机体需要量,与缺氧使胃肠功能障碍、喂养困难有关。

(四)焦虑
与疾病严重,花费大,预后难以估计有关。

(五)合作性问题
脑血栓、脑脓肿、心力衰竭、感染性心内膜炎、晕厥。

四、护理措施

(1)休息:制定适合患儿活动的生活制度,轻症无症状者与正常儿童一样生活,但要避免剧烈活动;有症状患儿应限制活动,避免情绪激动和剧烈哭闹;重症患儿应卧床休息,给予妥善的生活照顾。

(2)饮食护理:给予高蛋白、高热量、高维生素的食物,适当限制食盐摄入,并给予适量的蔬菜类粗纤维食品,以保证大便通畅。重症患儿喂养困难,应有耐心,少量多餐,以免导致呛咳、气促、呼吸困难等,必要时从静脉补充营养。

(3)预防感染:病室空气保持清新,穿着衣服冷热要适中,防止受凉,应避免与感染性疾病患儿接触。

(4)注意心率、心律、呼吸、血压的变化,必要时使用监护仪监测。

(5)防止法洛四联症:患儿因哭闹、进食、活动、排便等引起缺氧发作,一旦发生可立即置于胸膝卧位,吸氧,遵医嘱应用普萘洛尔、吗啡和纠正酸中毒。

(6)青紫型先天性心脏病患儿由于血液黏稠度高,暑天、发热、吐泻时体液量减少,加重血液浓缩,易形成血栓,有造成重要器官栓塞的危险,因此应注意多饮水,必要时静脉输液。

(7)合并贫血者可加重缺氧,导致心力衰竭,须及时纠正。

(8)合并心力衰竭者按心力衰竭护理。

(9)做好心理护理:关心患儿,建立良好护患关系,充分理解家长及患儿对检查、治疗、预后的期望心理,介绍疾病的有关知识、诊疗计划、检查过程、病室环境,消除恐惧心理。

(10)健康教育:①向家长讲述疾病的相关护理知识和各种检查的必要性,以取得配合。②指导患儿及家长掌握活动种类和强度。③告知家长如何观察病情变化,一旦发现异常(婴儿哭声无力,呕吐,不肯进食,手脚发软,皮肤出现花纹,较大患儿自诉头晕等),应立即呼叫。④向患儿及家长讲述重要药物(如地高辛)的作用及注意事项。

五、出院指导

(1)饮食宜高营养、易消化,少量多餐。人工喂养儿用柔软的奶头孔稍大的奶嘴,每次喂奶时间不宜过长。

(2)休息根据耐受力确立适宜的活动,以不出现乏力、气短为度,重者应卧床休息。

(3)避免感染居室空气新鲜,经常通风,不去公共场所、人群集中的地方。注意气候变化及时添减衣服,预防感冒。按时预防接种。

(4)发热、出汗时要给足水分,呕吐、腹泻时应到医院就诊补液,以免血液黏稠而发生脑血栓。

(5)保证休息,避免哭闹,减少外界刺激以预防晕厥的发生。当患儿在吃奶、哭闹或活动后出现气急、青紫加重或年长儿诉头痛、头晕时应立即将患儿取胸膝卧位并送医院。

(赵　菊)

第十一节　小儿充血性心力衰竭

慢性心功能不全亦称充血性心力衰竭(congestive heart failure,CHF),指心脏在充足的回心血量的前提下,心搏出量不能满足周身循环和组织代谢的需要,而出现的一种病理生理状态。小儿时期以1岁内发病率最高,其中尤以先天性心脏病引起者最多见。病毒性或中毒性心肌炎、心内膜弹力纤维增生症、心糖原累积病等亦为重要原因。儿童时期以风湿性心脏病和急性肾炎所致的心功能不全最常见。本病只要能积极治疗病因,大部分能得到根治,但如多次发作则预后极差。

一、临床特点

(一)症状与体征

(1)安静时心率加快,婴儿大于180次/分,幼儿大于160次/分,不能用发热或缺氧解释者。

(2)呼吸困难,青紫突然加重,安静时呼吸大于60次/分。

(3)肝脏肿大超过肋下2~3 cm以上,或在短时间内较前增1.5 cm以上,而不能以横膈下移等原因解释者。

(4)心音明显低钝或出现奔马律。

(5)突然烦躁不安、面色苍白或发灰,而不能用原有疾病解释者。

(6)尿少、下肢水肿,已排除营养不良、肾炎、B族维生素缺乏等疾病造成者。

（二）心功能分级与心力衰竭分度

Ⅰ级：患儿体力活动不受限制。

Ⅱ级：较重劳动时患儿出现症状。

Ⅲ级：轻微劳动时即有明显症状,活动明显受限。

Ⅳ级：在休息状态亦往往有呼吸困难或肝脏肿大,完全丧失活动能力。

Ⅰ级无心力衰竭,Ⅱ级、Ⅲ级、Ⅳ级分别为Ⅰ、Ⅱ、Ⅲ度心力衰竭。

（三）辅助检查

（1）X线检查：心影多呈普遍性扩大,搏动减弱,肺纹理增多,肺淤血。

（2）心电图：左右心室肥厚劳损。

（3）超声心电图：可见心房和心室腔扩大,M型超声显示心室收缩时间延长,射血分数降低。

二、护理评估

（一）健康史

询问患儿的基础疾病及发病的过程（诱因,症状出现的时间、程度等）。

（二）症状、体征

测量生命体征,观察患儿面色,听诊心率、心律,评估患儿心力衰竭的程度、心功能级别。

（三）社会、心理

评估家长及年长儿对疾病的了解程度及心理活动类型。

（四）辅助检查

了解X线、心电图、超声心动图、血气分析等检查的结果。

三、常见护理问题

（一）心排血量减少

与心肌收缩力降低有关。

（二）气体交换受损

与肺循环淤血有关。

（三）体液过多

与心功能降低,微循环淤血、肾灌注不足、排尿减少有关。

（四）恐惧

与疾病的危险程度及环境改变有关。

四、护理措施

（一）休息

病室安静舒适,宜取半坐卧位或怀抱,使横膈下降,有利于呼吸运动。休息以心力衰竭程度而定,Ⅰ度心力衰竭可起床活动,增加休息时间;Ⅱ度心力衰竭应限制活动。延长卧床休息时间;Ⅲ度心力衰竭须绝对卧床休息,婴儿避免剧烈哭闹,以免加重心脏负担。

（二）饮食

宜进食高维生素、高热量、少油、富含钾、镁及适量纤维素的食物,少量多餐,避免刺激性食物。轻者可给予少盐饮食,即每天饮食中钠盐不超过1.0 g;重者无盐饮食,即在食物烹调时不加食盐或其他含盐食物。保持大便通畅。

(三)吸氧

有呼吸困难、发绀、低氧血症者给予供氧,有急性肺水肿时,可用 20%～30%乙醇替代湿化瓶中的水间歇吸入,每次 10～20 分钟,间隔 15～30 分钟,重复 1～2 次。

(四)病情观察

(1)及时发现早期心力衰竭临床表现,如发现患儿心率加快、乏力、尿量减少、心尖部闻及奔马律,应及时与医师联系,一旦出现急性肺水肿征兆,应及时抢救。

(2)心电监护监测心率、心律、呼吸、血压。

(3)控制输液速度和浓度 静脉输液以小于 5 mL/(kg·h)速度为宜。

(4)记录 24 小时出入液量,按时测量体重。

(五)合理用药,观察药物作用

(1)服用洋地黄类药物前要两人核对姓名、药物、剂量、用法、时间,并测心率,如新生儿小于120 次/分,婴儿小于 100 次/分,幼儿小于 80 次/分,学龄儿童小于 60 次/分应停用并报告医师。

(2)观察洋地黄药物的毒性反应,服药期间如有恶心、呕吐、食欲减退、心率减慢、心律失常、嗜睡及色视等,报告医师及时停用洋地黄类药物。

(3)如用洋地黄同时需应用钙通道阻滞剂,应至少间隔 4～6 小时。

(六)心理护理

根据患儿的心理特点采用相应的对策,主动与患儿沟通,给予安慰鼓励,取得合作,避免患儿抗拒哭闹,加重心脏负担。

(七)健康教育

(1)宣教有关疾病的防治与急救知识。

(2)鼓励患儿积极治疗原发病,避免诱因,如感染、劳累、情绪激动等。

(3)用药知识:洋地黄制剂使用期间不能用钙通道阻滞剂。若遇患儿出现胃肠道反应、头晕、色视等应立即告诉经管护士。应用利尿剂期间应补充含钾丰富的食物,如香蕉、橘子、绿叶蔬菜等。

五、出院指导

(1)根据病情不同适当安排休息,避免情绪激动和过度活动。

(2)注意营养以高维生素、高热量、低盐易消化的食物,少量多餐,耐心喂养,小婴儿选择大小适宜的奶嘴。

(3)根据气候变化及时增减衣服,防止受凉感冒。

(4)使用洋地黄制剂、血管扩张剂、利尿剂时,应向家长详细介绍所用药物名称、剂量、给药时间和方法,并使其掌握疗效和不良反应。出现不良反应时应及时就医。

(5)定期复查。

(赵　菊)

第十二节 小儿心源性休克

心源性休克是心排血量减少所致的全身微循环障碍,是由于某些原因使心排血量过少、血压下降,导致各重要器官和外周组织灌注不足而产生的休克综合征。儿科多见于急性重症病毒性心肌炎,严重的心律失常如室上性或室性心动过速和急性克山病等心肌病。

一、临床特点

(一)原发病症状

症状因原发病不同而异,如病毒性心肌炎往往在感染的急性期发病,重症者可突然发生心源性休克,表现为烦躁不安、面色灰白、四肢湿冷和末梢发绀;如因室上性阵发性心动过速,可有阵发性发作病史并诉心前区不适、胸闷、心悸、头晕、乏力,听诊时心律绝对规则,心音低钝,有奔马律,并有典型的心电图改变。

(二)休克症状

症状因病期早晚而不同。

1.休克早期(代偿期)

患儿的血压及重要器官的血液灌注尚能维持,患儿神志清楚,但烦躁不安、面色苍白、四肢湿冷、脉搏细弱、心动过速、血压正常或出现直立性低血压、脉压缩小、尿量正常或稍减少。

2.休克期(失代偿期)

出现间断平卧位低血压,收缩压降至 80 mmHg 以下,脉压在 20 mmHg 以下,神志尚清楚,但反应迟钝、意识模糊,皮肤湿冷、出现花纹、心率更快、脉搏细速、呼吸稍快、尿量减少或无尿,婴儿少于2 mL/(kg·h),儿童少于 1 mL/(kg·h)。

3.休克晚期

重要生命器官严重受累,血液灌注不足、血压降低且固定不变或测不到,患儿出现昏迷、肢冷发绀、脉搏弱或触不到,呼吸急促或缓慢,尿量明显减少[<1 mL/(kg·h)],甚至无尿,出现弥散性血管内凝血和多脏器功能损伤。

二、护理评估

(一)健康史

了解患儿发病前有无病毒或细菌感染史,有无心律失常、先天性心脏病等基础疾病。

(二)症状、体征

测量心率、心律、呼吸、血压,评估患儿神志、周围循环及尿量。评估疾病的严重程度。

(三)社会、心理

了解患儿及其家长对疾病的严重性、预后的认识程度和家庭、社会支持系统的状况。

(四)辅助检查

了解心肺功能各参数的动态变化。

三、常见护理问题

(一)组织灌注改变

与肾、脑、心肺、胃肠及外周血管灌注减少有关。

(二)恐惧

与休克所致的濒死感及对疾病预后的担心有关。

四、护理措施

(一)卧床休息

患儿采取平卧位或中凹位,头偏向一侧,保持安静,注意保暖、避免受凉而加重病情。一切治疗、护理集中进行,避免过多搬动。烦躁不安者遵医嘱给镇静剂。

(二)吸氧

根据病情选择适当的吸氧方式,保持呼吸道通畅,使氧分压维持在 70 mmHg 以上。

(三)建立静脉通路

建立两条以上静脉通路,保证扩容有效进行。遵医嘱补生理盐水、平衡盐液等晶体溶液和血浆等胶体溶液。

(四)详细记录出入液量

注意保持出入液量平衡,有少尿或无尿者应立即报告医师。

(五)皮肤护理

根据病情适时翻身,骨骼突出部位可采用气圈。翻身活动后要观察血压、心率及中心静脉压的变化。

(六)病情观察

(1)监测生命体征变化,注意患儿神志状态、皮肤色泽及末梢循环状况。

(2)观察输液反应,因输液过快、过量可加重心脏负担,一般输液速度控制小于 5 mL/(kg·h)。

(3)观察药物的疗效及不良反应,应用血管活性药物时避免药液外渗引起组织坏死。

(4)观察周围血管灌注:由于血管收缩,首先表现在皮肤和皮下组织,良好的周围灌注表示周围血管阻力正常。皮肤红润且温暖时表示小动脉阻力降低;皮肤湿冷、苍白表示血管收缩,小动脉阻力增高。

(七)维持正常的体温

注意保暖,但不宜体外加温,因为加温可使末梢血管扩张而影响到休克最初的代偿机制——末梢血管收缩,影响重要器官的血流灌注。同时还会加速新陈代谢,增加氧耗,加重心脏负担。

(八)保护患儿的安全

休克时患儿往往烦躁不安、意识模糊,应给予适当的约束,以防患儿坠床或牵拉、拔脱仪器和各治疗管道。

(九)心理护理

(1)医务人员在抢救过程中做到有条不紊,为患儿树立信任感,从而减少恐惧。

(2)经常巡视病房,给予关心鼓励,让患儿最亲近的人陪伴,增加患儿的安全感。

(3)及时跟患儿及家长进行沟通,使其对疾病有正确的认识,增加战胜疾病的信心。

(4)适时给予听音乐、讲故事,以分散患儿注意力。

(十)健康教育

(1)向家长说明疾病的严重性,并要求配合抢救,不要在床旁大声哭泣和喧哗。

(2)要求家长协助做好保暖和安全护理,在患儿神志模糊时适当做好肢体约束和各种管道的固定。

(3)不要随意给患儿喂水喂食,以免窒息。

(4)教会家长给患儿肢体做些被动按摩,以保证肢体功能。

五、出院指导

(1)根据原发疾病,注意休息,如重症病毒性心肌炎总休息时间不能少于6个月。

(2)加强营养,提高机体免疫能力。

(3)告知预防呼吸道疾病的方法,冬春季节及时增、减衣服,少去人多拥挤的公共场所。

(4)对带药回家的患儿应让家长了解药物的名称、剂量、用药方法和不良反应。

(5)定期门诊随访。

(赵　菊)

第十三节　小儿急性阑尾炎

急性阑尾炎是儿童常见的急腹症,可发生于任何年龄,新生儿及婴幼儿阑尾炎也有报道。临床表现多变易被误诊,若能正确处理,绝大多数患儿可以治愈,但如延误诊断治疗,可引起严重并发症,甚至造成死亡。

一、临床特点

(1)腹痛:多起于脐周或上腹部,呈阵发性加剧,数小时后腹痛转移至右下腹,右下腹压痛是急性阑尾炎最重要的体征,压痛点常在脐与右髂前上棘连线中、外1/3交界处,也称麦氏点,需反复三次测得阳性体征才能确诊。盆腔阑尾炎、腹膜后阑尾炎及肥胖小儿压痛不明显。穿孔时腹痛突然加剧。

(2)呕吐:早期常伴有呕吐,吐出胃内容物。

(3)发热:早期体温正常,数小时后渐发热,一般在38 ℃左右,阑尾穿孔后呈弛张型高热。

(4)局部肌紧张及反跳痛:肌紧张和反跳痛是壁腹膜受到炎性刺激的一种防御反应,提示阑尾炎已到化脓、坏疽阶段。右下腹甚至全腹肌紧张及反跳痛,提示伴有腹膜炎。阑尾坏疽或穿孔引起腹膜炎时,患儿行走时喜弯腰,卧床时爱双腿卷曲。阑尾脓肿时除高热外,炎症刺激直肠可引起里急后重、腹泻等直肠刺激症状。并发弥散性腹膜炎时可出现腹胀。

(5)腹部肿块:腹壁薄的消瘦患儿可在右下腹触及索条状的炎性肥厚的阑尾。阑尾脓肿时可在右下腹触及一包块。

(6)直肠指检:阑尾脓肿时直肠前壁触及一痛性肿块,右侧尤为明显。

(7)辅助检查。①血常规:多数有白细胞总数及中性粒细胞比例升高。②末梢血C反应蛋白(CRP)测定>8 mg/L。③腹部B超:有时可见水肿的阑尾、腹腔渗出液、阑尾脓肿包块。

二、护理评估

(一)健康史

了解患儿有无慢性阑尾炎史及胃肠道疾病史,询问腹痛出现的时间、部位,有无呕吐、发热等。

(二)症状、体征

评估腹部疼痛的部位、性质、程度及伴随症状,有无反跳痛及阵发性加剧,麦氏点有无压痛,有无恶心、呕吐及发热。

(三)社会、心理

评估患儿及家长对突然患病并需立即进行急诊手术的认知程度及心理反应。

(四)辅助检查

根据血常规、C 反应蛋白、腹部 B 超结果评估疾病的严重程度。

三、常见护理问题

(1)疼痛:与阑尾的炎性刺激及手术创伤有关。

(2)体温过高:与阑尾的急性炎症有关。

(3)体液不足:与禁食、呕吐、高热及术中失血、失液有关。

(4)合作性问题:感染、粘连性肠梗阻。

四、护理措施

(一)术前

(1)监测体温、心率、血压,评估疼痛的部位、程度、性质、持续时间及伴随症状。

(2)患儿取半卧位,在诊断未明确前禁用止痛剂,以免掩盖病情。

(3)开放静脉通路,遵医嘱及时补液、应用抗生素,并做好各项术前准备。

(4)与患儿及家长进行交谈,消除或减轻对疾病和手术恐惧、紧张、焦虑的心情。

(二)术后

(1)术后麻醉清醒、血压稳定后取半卧位,以促进腹部肌肉放松,有助于减轻疼痛,同时使腹膜炎性渗出物流至盆腔,使炎症局限。

(2)咳嗽、深呼吸时用手轻按压伤口。遵医嘱准确使用止痛剂后需观察止痛药物的效果。

(3)指导家长多安抚患儿,讲故事、唱儿歌,以分散患儿注意力。

(4)监测体温,体温>39 ℃时给物理降温或药物降温,并观察降温的效果。

(5)监测血压、心率、尿量,评估黏膜和皮肤弹性,观察有无口渴。

(6)肠蠕动恢复后,开始进少量水,若无呕吐,再进流质饮食,并逐渐过渡到普通饮食。

(7)保持伤口敷料清洁、干燥,观察伤口有无红肿、渗出,疼痛有无加重。

(8)观察肠蠕动恢复情况及腹部体征有无变化,鼓励并协助患儿床上活动,术后 24 小时后视病情鼓励早期下床活动,以防止肠粘连。若患儿术后体温升高或体温一度下降后又趋上升,并伴有腹痛、里急后重、大便伴脓液或黏液,应考虑为盆腔脓肿的可能。

(三)健康教育

(1)患儿及家长对手术易产生恐惧、忧虑,并担心手术预后,护理人员应热情接待患儿,耐心讲解疾病的发生、发展过程及主要治疗手段等,以减轻患儿及家长的顾虑,积极配合医护人员。

（2）在术前准备阶段,认真向患儿及家长讲解术前各项准备的内容如备皮、皮试、禁食、禁水、术前用药的目的、注意事项,以取得患儿及家长配合。

（3）术后康复过程中,护理人员应始终将各项术后护理的目的、方法向患儿及家长说明,共同实施护理措施,以取得良好的康复效果。

五、出院指导

（1）饮食应适当增加营养,指导家长注意饮食卫生,给易消化的食物,如稀饭、面条、肉末、鱼、蛋、新鲜蔬菜、水果等,饮食要定时定量,避免过饱。

（2）伤口护理保持伤口的清洁干燥,勤换内衣,伤口发痒时忌用手抓,以防破损、发炎。

（3）鼓励适度的活动,以促进伤口愈合,预防肠粘连,但应避免剧烈活动,以防止伤口裂开。

（4）注意个人卫生,保持室内通风、清洁,防止感冒、腹泻等疾病的发生。

（5）如患儿出现腹痛、腹胀、发热、呕吐或伤口红、肿、痛等情况需及时去医院就诊。

（赵　菊）

第十四节　小儿肠套叠

肠套叠是指肠管的一部分及其相邻的肠系膜套入邻近肠腔内的一种肠梗阻。以4月龄至2岁以内小儿多见,冬春季发病率较高。

一、临床特点

（1）腹痛:表现为阵发性哭闹,20～30分钟发作一次,发作时脸色发白、拒奶、手足乱动、呈异常痛苦的表情。

（2）呕吐:在阵发性哭闹开始不久,即出现呕吐,开始时呕吐物为奶汁或其他食物,呕吐次数增多后可含有胆汁。

（3）血便:血便是肠套叠的重要症状,一般多在套叠后8～12小时排血便,多为果酱色黏液血便。

（4）腹部肿块:在右侧腹或右上腹季肋下可触及一腊肠样肿块,但腹胀明显时肿块不明显。

（5）右下腹空虚感:右下腹空虚感是因回盲部套叠使结肠上移,故右下腹较左侧空虚,不饱满。

（6）肛门指诊:指套上染有果酱样血便,若套叠在直肠,可触到子宫颈样套叠头部。

（7）其他:晚期患儿一般情况差,精神萎靡,反应迟钝,嗜睡甚至休克。若伴有肠穿孔则情况更差,腹胀明显,有压痛、肠鸣音减弱,腹壁水肿,发红。

（8）辅助检查。①空气灌肠:对高度怀疑肠套者,可选此检查,确诊后,可直接行空气灌肠整复。②腹部B超:套叠肠管肿块的横切面似靶心样同心圆。③腹部立位片:腹部见多个液平面的肠梗阻征象。

二、护理评估

(一)健康史

了解患儿发病前有无感冒、突然饮食改变及腹泻、高热等症状。询问以前有无肠套史。

(二)症状、体征

询问腹痛性质、程度、时间、发作规律和伴随症状及诱发因素,有无腹部肿块及血便。评估呕吐情况,有无发热及脱水症状。

(三)社会、心理

评估家长对小儿喂养的认知水平和对疾病的了解程度,以及对预后是否担心。

(四)辅助检查

分析辅助检查结果,了解腹部 B 超、腹部 X 线立位片等结果。

三、常见护理问题

(1)体温过高:与肠道内毒素吸收有关。

(2)体液不足:与呕吐、禁食、胃肠减压、高热、术中失血失液有关。

(3)舒适的改变:与腹痛、腹胀有关。

(4)合作性问题:肠坏死、切口感染、粘连性肠梗阻。

四、护理措施

(一)术前

(1)监测生命体征,严密观察患儿精神、意识状态、有无脱水症状及腹痛性质、部位、程度,观察呕吐次数、量及性质。呕吐时头侧向一边,防止窒息,及时清除呕吐物。

(2)开放静脉通路,遵医嘱使用抗生素,纠正水、电解质紊乱。

(3)术前做好禁食、备皮、皮试等准备,禁用止痛剂,以免掩盖病情。

(二)术后

(1)术后患儿回病房,去枕平卧 4～6 小时,头侧向一边,保持呼吸道通畅,麻醉清醒后可取平卧位或半卧位。

(2)监测血压、心率、尿量,评估皮肤弹性和黏膜湿润情况。

(3)监测体温变化,由于肠套整复后毒素的吸收,应特别注意高热的发生,观察热型及伴随症状,及早控制体温,防止高热惊厥。出汗过多时,及时更换衣服,以免受凉。发热患儿每 4 小时一次监测体温,给予物理降温或药物降温,并观察降温效果,保持室内通风。

(4)观察肠套整复术后有无阵发性哭闹、呕吐、便血,以防再次肠套。

(5)禁食期间,做好口腔护理,根据医嘱补充水分和电解质溶液。

(6)密切观察腹部症状,有无呕吐、腹胀、肛门排气,观察排便情况并记录,保持胃肠减压引流通畅,观察引流液量、颜色、性质。

(7)肠蠕动恢复后,饮食以少量多餐为宜,逐步过渡,避免进食产气、胀气的食物,并观察进食后有无恶心、呕吐、腹胀情况。

(8)观察伤口有无渗血、渗液、红肿,保持伤口敷料清洁、干燥,防止大小便污染伤口。

(9)指导家长多安抚患儿、分散其注意力,避免哭闹。

（三）健康教育

（1）陌生的环境、对疾病相关知识的缺乏及担心手术预后，患儿及家长易产生恐惧、焦虑，护理人员应热情、耐心介绍疾病的发生、发展过程及主要的治疗方法、手术目的及必要性，排除顾虑，给予心理支持，使其积极配合治疗。

（2）认真做好各项术前准备，向患儿及家长讲解备皮、禁食、皮试、术前用药的目的及注意事项，取得家长的理解和配合。

（3）术后康复过程中，指导家长加强饮食管理，防止再次发生肠套叠。

（四）出院指导

（1）饮食：合理喂养，添加辅食应由稀到稠，从少量到多量，从一种到多种，循序渐进。注意饮食卫生，预防腹泻，以免再次发生肠套叠。

（2）伤口护理：保持伤口清洁、干燥，勤换内衣，伤口未愈合前禁止沐浴，忌用手抓伤口。

（3）适当活动，避免上下举逗孩子。

（4）如患儿出现阵发性哭闹、呕吐、便血或腹痛、腹胀，伤口红肿等情况及时去医院就诊。

（赵　菊）

第十五节　小儿腹泻

一、护理评估

（一）健康史

应详细询问喂养史，是母乳喂养还是人工喂养，喂何种乳品、冲调浓度、喂哺次数及量，添加辅食及断奶情况。并了解当地有无类似疾病的流行。并注意患儿有无不洁饮食史、肠道内外感染、食物过敏史、外出旅游和气候变化史等。询问患儿腹泻开始时间，次数、颜色、性质、量、气味。并是否伴随发热、呕吐、腹胀、腹痛及里急后重等症状。既往有无腹泻史，其他疾病史和长期服用广谱抗生素史等。

（二）身体状况

观察患儿生命体征，有无腹痛、里急后重、大便性状为松散或水样，密切观察患儿生命体征、体重、出入量、尿量、神志状态、营养状态，皮肤弹性、眼窝凹陷、口舌黏膜干燥、神经反射等脱水表现。并评估脱水的程度和性质，检查肛周皮肤有无发红、破损；了解大便常规、大便致病菌培养等实验室检查结果。

（三）心理-社会状况

腹泻是小儿的常见病、多发病，年龄越小、发病率越高，特别是在贫困和卫生条件较差的地区，家长缺乏喂养及卫生知识是导致小儿易患腹泻的重要原因。故应了解患儿家长的心理状况及对疾病的病因、护理知识的认识程度，注意评估患儿家庭的经济状况、聚居条件、卫生习惯、家长的文化程度及家长对病因、护理知识的了解程度，认识疾病流行趋势。

（四）实验室检查

了解大便常规及致病菌培养等化验结果。分析血常规、红细胞计数、电解质、尿素氮、二氧化碳结合力（CO$_2$CP）等可了解体内酸碱平衡紊乱性质和程度。

二、护理诊断

（一）体液不足

与腹泻、呕吐丢失过多和摄入量不足有关。

（二）体温过高

与肠道感染有关。

（三）有皮肤黏膜完整性受损的危险

与腹泻大便次数增多刺激臀部皮肤及尿布使用不当有关。

（四）知识缺乏（家长）

与喂养知识、卫生知识及腹泻患儿护理知识缺乏有关。

（五）营养失调

营养低于机体需要量，与呕吐、腹泻等消化功能障碍所致。

（六）排便异常腹泻

与喂养不当，肠道感染或功能紊乱。

（七）腹泻

与喂养不当、感染导致胃肠道功能紊乱有关。

（八）有交叉感染的可能

与免疫力低下有关。

（九）潜在并发症

1.酸中毒

与腹泻丢失碱性物质及热能摄入不足有关。

2.低血钾

与腹泻、呕吐丢失过多和摄入不足有关。

三、护理目标

（1）患儿腹泻、呕吐、排便次数逐渐减少至正常，大便次数性状颜色恢复正常。

（2）患儿脱水、电解质紊乱纠正，体重恢复正常，尿量正常，获得足够的液体和电解质。

（3）体温逐渐恢复正常。

（4）住院期间患儿能保持皮肤的完整性，不再有红臀发生。

（5）家长能说出婴儿腹泻的病因、预防措施和喂养知识，能协助医护人员护理患儿。

（6）患儿不发生酸中毒，低血钾等并发症。

（7）避免交叉感染的发生。

（8）保证患儿营养的补充将患儿体重保持不减或有增加。

四、护理措施

新入院的患儿首先要测量体重，便于了解患儿脱水情况和计液量。以后每周测一次，了解患儿恢复和体重增长情况。

(一)体液不足的护理

1.口服补液疗法的护理

口服补液疗法的护理适用于无脱水、轻中脱水或呕吐不严重的患儿,可采用口服方法,它能补充身体丢失的水分和盐,执行医嘱给口服补液盐时应在4～6小时之内少量多次喂,同时可以随意喂水,口服液盐一定用冷开水或温开水溶解。

(1)一般轻度脱水需50～80 mL/kg,中度脱水需80～100 mL/kg,于8～12小时内将累积损失量补足;脱水纠正后,将余量用等量水稀释按病情需要随时口服。对无脱水患儿,可在家进行口服补液的护理,可将ORS溶液加等量水稀释,每天50～100 mL/kg,少量频服,以预防脱水(新生儿慎用),有明显腹胀、休克、心功能不全或其他严重并发症者及新生儿不宜口服补液。在口服补液过程中,如呕吐频繁或腹泻、脱水加重,应改为静脉补液。服用ORS溶液期间,应适当增加水分,以防高钠血症。

(2)护理中的注意事项:①向家长说明和示范口服液的配制方法。②向家长示范喂服方法:2岁以下的患儿每1～2分钟喂1小勺约5 mL,大一点的患儿可用杯子直接喝,如有呕吐,停10分钟后再慢慢喂服(每2～3分钟喂一勺)。③对于在家进行口服补液的患儿,应指导家长病情观察方法。口服补液可直到腹泻停止,并继续喂养。如病情不见好转或加重,应及时到医院就诊。④密切观察病情,如患儿出现眼睑水肿应停止服用ORS液,改用白开水或母乳,水肿消退后再按无脱水的方案服用。4小时后应重新估计患儿脱水状况,然后选择上述适当的方案继续治疗护理。

2.禁食、静脉补液

禁食、静脉补液适用于中度以上脱水,吐、泻重或腹胀的患儿。在静脉输液前协助医师取静脉血做钾、钠、氯、二氧化碳结合力等项目检查。

(1)第一天补液:①输液总量,按医嘱要求安排24小时的液体总量(包括累积损失量、继续损失量和生理需要量)。并本着"急需先补、先快后慢、见尿补钾"的原则分批输入。如患儿烦躁不安,应检查原因,必要时可遵医嘱给予适量的镇静剂,如复方冬眠灵,10％水合氯醛,以防患儿因烦躁不安而影响静脉输液。一般轻度脱水90～120 mL/kg,中度脱水120～150 mL/kg重度脱水150～180 mL/kg。②溶液种类根据脱水性质而定,若临床判断脱水困难,可先按等渗脱水处理。对于治疗前6小时内无尿的患儿首先要在30分钟内给输入2∶1液,一定要记录输液后首次排尿时间,见尿后给含钾液体。③输液速度主要取决于脱水程度和继续损失的量与速度,遵循先快后慢原则。明确每小时的输入量,一般茂菲氏滴管14～15滴为1 mL,严格执行补液计划,保证输液量的准确,掌握好输液速度和补液原则。注意防止输液速度过速或过缓。注意输液是否通畅,保护好输液肢体,随时观察针头有无滑脱,局部有无红肿、渗液及寒战、发绀等全身输液反应。对重度脱水有明显周围循环障碍者应先快速扩容;累积损失量(扣除扩容液量)一般在前8～12小时内补完,每小时8～10 mL/kg;后12～16小时补充生理需要量和异常的损失量,每小时约5 mL/kg;若吐泻缓解,可酌情减少补液量或改为口服补液。④对于少数营养不良、新生儿及伴心、肺疾病的患儿应根据病情计算,每批液量一般减少20％,输液速度应在原有基础减慢2～4小时,把累积丢失的液量由8小时延长到10～12小时输完。如有条件最好用输液泵,以便更精确地控制输液速度。

(2)第2天及以后的补液:脱水和电解质紊乱已基本纠正,主要补充生理需要量和继续损失量,可改为口服补液,一般生理需要量为每天60～80 mL/kg,用1/5张含钠液;继续损失量是丢多少补多少,用1/3~1/2张含钠液,将这两部分相加于12~24小时内均匀静脉滴注。

3.准确记录出入量

准确记录出入量是医师调整患儿输液质和量的重要依据。

(1)大便次数,量(估计)及性质、大便的气味、颜色、有无黏液、脓血等。留大便常规并做培养。

(2)呕吐次数、量、颜色、气味,以及呕吐与其他症状的关系,体现了患儿病情发展情况。比如呕吐加重但无腹泻,补液后脱水纠正由于呕吐次数增多而效果不满意,这时要及时报告医师,以及早发现肠道外感染或急腹症。

4.严密观察病情,细心做好护理

(1)注意观察生命体征:包括体温、脉搏、血压、呼吸、精神状况。若出现烦躁不安、脉率加快、呼吸加快等,应警惕是否输液速度过快,是否发生心力衰竭和肺水肿等情况。

(2)观察脱水情况:注意患儿的神志、精神、皮肤弹性、有无口渴,皮肤、黏膜干燥程度,眼窝及前囟凹陷程度,机体温度及尿量等临床表现,估计患儿脱水程度,同时要动态观察经过补充液体后脱水症状是否得到改善。如补液合理,一般于补液后3~4小时应该排尿,此时说明血容量恢复,所以应注意观察和记录输液后首次排尿的时间、尿量。补液后24小时皮肤弹性恢复,眼窝凹陷消失,则表明脱水已被纠正。补液后眼睑出现水肿,可能是钠盐过多;补液后尿多而脱水未能纠正,则可能是葡萄糖液补入过多,宜调整溶液中电解质比例。

(3)密切观察代谢性酸中毒的表现:中、重度脱水患多有不同程度的酸中毒,当 pH 下降、二氧化碳结合力在 25% 容积以下时,酸中毒表现明显。当患儿出现呼吸深长、精神萎靡、嗜睡,严重者意识不清、口唇樱红、呼吸有丙酮味。应准备碱性液,及时使用碱性药物纠正,应补充碳酸氢钠或乳酸钠。注意碱性液体有无漏出血管外,以免引起局部组织坏死。

(4)密切观察低血钾表现:常发现于输液后脱水纠正时,当发现患儿尿量异常增多,精神萎靡、全身乏力、不哭或哭声低下、吃奶无力、肌张力低下、反应迟钝、恶心呕吐、腹胀及听诊肠鸣音减弱或消失,呼吸频不规整,心电图显示 T 波平坦或倒置、U 波明显、S-T 段下移(或心律失常,提示有低血钾存在,应及时补充钾盐)等临床表现,及时报告医师,做血生化检查。如是低血钾症,应遵医调整液体中钾的浓度。补充钾时应按照见尿补钾的原则,严格掌握补钾的速度,绝不可做静脉推入,以免发生高血钾引起心搏骤停。一般按每天 3~4 mmol/kg(相当于氯化钾 200~300 mg/kg)补给,缺钾明显者可增至 4~6 mmol/kg,轻度脱水时可分次口服,中、重度脱水予以静脉滴入。并观察记录好治疗效果。

(5)密切观察有无低钙、低镁、低磷血症:当脱水和酸中毒被纠正时,大多表现有钙、磷缺乏,少数可有镁缺乏。低血钙或低血镁时表现为手足搐搦、惊厥;重症低血磷时出现嗜睡、精神错乱或昏迷,肌肉、心肌收缩无力。(营养不良或佝偻病活动期患儿更甚),这时要及时报告医师。静脉缓慢注射 10% 葡萄糖酸钙或深部肌内注射 25% 硫酸镁。

(6)低钠血症:多见于静脉输液停止后的患儿。这是以为患儿进食后水样便次数再次增多。主要表现为患儿前囟及眼窝凹陷、肢端凉、精神弱、尿少等。要及时报告医师要继续补充丢失液体。

(7)高钠血症:出现在按医嘱禁食补液或口服补液后,患儿出现烦躁不安、口渴、尿少、皮肤弹性差,甚至惊厥。这时应报告医师,必要时取血查生化,待结果回报后根据具体情况调整液体的质和量。

(8)泌尿系统感染:患儿腹泻渐好,但仍发热,阵阵哭闹不安,此时要报告医师,根据医嘱留尿常规,并寻找感染病灶。并发泌尿系统感染的患儿多见于女婴,在护理和换尿布时一定要注意女婴儿会阴部的清洁,防止上行性尿路感染。

5.计算液体出入量

24 小时液体入量包括口服液体和胃肠道外补液量。液体出量包括尿、大便和不显性失水。呼吸增快时,不显性失水增加 4～5 倍,体温每升高 1 ℃,不显性失水每小时增加 0.5 mL/kg;环境湿度大小可分别减少或增加不显性失水;体力活动增多时,不显性失水增加 30%。补液过程中,计算并记录 24 小时液体出入量,是液体疗法护理工作的重要内容。婴幼儿大小便不易收集,可用"秤尿布法"计算液体排出量。

(二)腹泻的护理

控制腹泻,防止继续失水。

1.调整饮食

根据世界卫生组织的要求对于轻中度脱水的患儿不必禁食,腹泻期间和恢复期适宜的营养对促进恢复、减少体重下降和生长停滞的程度、缩短腹泻后康复时间、预防营养不良非常重要。故腹泻脱水患儿除严重呕吐者暂禁食 4～6 小时(不禁水)外,均应继续喂养进食是必要的治疗与护理措施。但因同时存在着消化功能紊乱,故应根据患儿病情适当调整饮食,达到减轻胃肠道负担、恢复消化功能之目的。继续哺母乳喂养;人工喂养出生 6 个月以内的小儿,牛奶(或羊奶)应加米汤或水稀释,或用发酵奶(酸奶),也可用奶—谷类混合物,每天 6 次,以保证足够的热量。腹泻次数减少后,出生 6 个月以上的婴儿可用平常已经习惯的饮食,选用稀粥、面条、并加些熟的植物油、蔬菜、肉末等,但需由少到多,随着病情稳定和好转,并逐渐过渡到正常饮食。幼儿应给一些新鲜、味美、碎烂、营养丰富的食物。病毒性肠炎多有双糖酶缺乏,应限制糖量,并暂停乳类喂养,改为豆制代用品或发酵奶,对牛奶和大豆过敏者应该食用其他食物,以减轻腹泻,缩短病程。腹泻停止后,继续给予营养丰富的食物,并每天加餐 1 次,共 2 周,以赶上正常生长。双糖酶缺乏者,不宜用蔗糖,并暂停乳类。对少数严重病例口服营养物质不能耐受者,应加强支持疗法,必要时全静脉营养。

2.控制感染

感染是引起腹泻的重要原因,细菌性肠炎需用抗生素治疗。病毒性肠炎用饮食疗法和支持疗法常可痊愈。严格消毒隔离,防止感染传播,按肠道传染病隔离,护理患儿前后要认真洗手,防止感染,遵医嘱给予抗生素治疗。

3.观察排便情况

注意大便的变化,观察记录大便次数、颜色、性状、气味、量、及时送检,并注意采集黏液脓血部分,做好动态比较,根据大便常规检验结果,调整治疗和输液方案,为输液方案和治疗提供可靠依据。

(三)发热的护理

(1)保持室内安静、空气新鲜、通风良好,保持室温在 18～22 ℃,相对湿度 55%～65%,衣被适度,以免影响机体散热。

(2)让患儿卧床休息限制活动量,利于机体康复和减少并发症的发生。多饮温开水或选择喜欢的饮料,以加快毒素排泄带走热量和降低体温。

(3)密切观察患儿体温变化每 4 小时测体温 1 次,体温骤升或骤降时要随时测量并记录降温效果。体温超过 38.5 ℃时给予物理降温：温水擦浴；用 30％～50％的乙醇擦浴；冰枕、冷毛巾敷患儿前额，或冷敷腹股沟、腋下等大血管处；冷盐水灌肠。物理降温后 30 分钟测体温，并记录于体温单上。

（4）按医嘱给予抗感染药及解热药，并观察记录用药效果，药物降温后，密切观察，防止虚脱。

（5）患儿的衣服，出汗后及时擦干汗液，更换衣服，并注意保暖，在严重情况下给予吸氧，以免惊厥抽搐发生。

（6）加强口腔护理，鼓励多漱口，口唇干燥时可涂护唇油。

（四）维持皮肤完整

由于腹泻频繁，大便呈酸性或碱性，含有大量肠液及消化酶，臀部皮肤常处于被大便腐蚀的状态，容易发生肛门周围皮肤糜烂，严重者引起溃疡及感染，要注意每次换尿布大便后须用温水清洗臀部及肛周并吸干，局部皮肤发红处涂以 5％鞣酸软膏或 40％氧化锌油并按摩片刻，促进血液循环。应选用消毒软棉尿布并及时更换。避免使用不透气塑料布或橡皮布，防止尿布皮炎发生。局部有糜烂者可在便后用温水洗净后用灯泡照烤，待烤干局部渗液后，再涂紫草油或 1％龙胆紫效果更好。

（五）做好床边隔离

护理患儿前后均要认真洗手防止交叉感染。

（六）减轻患儿的恐惧

医护人员的检查、治疗应相对集中进行以减少患儿的哭闹，可根据患儿年龄给予不同玩具，减少其恐惧心理，若患儿哭闹不安影响静脉输液的顺利进行，必要时可根据医嘱适当应用镇静药物。

（七）对症治疗

腹胀明显者用肛管排气或肌内注射新斯的明。呕吐严重者针刺足三里、内关或肌内注射氯丙嗪等。

（八）注意口腔清洁

禁食患儿每天做口腔护理两次。由于长时间应用抗生素可发生鹅口疮。如口腔黏膜有乳白色分泌物附着即为鹅口疮，可涂制霉菌素；若发生溃疡性口炎时可用 3％双氧水洗净口腔后，涂复方龙胆紫、金霉素鱼肝油。

（九）恢复期患儿护理

（1）新入院患儿分室居住，预防交叉感染。

（2）患儿消化功能恢复时，逐渐增加奶的质和量，细心添加辅食，避免小儿腹泻再次复发。

（十）健康教育

（1）宣传母乳喂养的优点，鼓励母乳喂养，尤其是出生后最初数月及出生后每个夏天更为重要，避免在夏季断奶。按时逐步加辅食，防止过食、偏食及饮食结构突然变动。如乳制品的调剂方法，辅食加方法，断奶时间选择方法，人工喂养儿根据具体情况。选用合适的代乳品。

（2）指导患儿家长配置和使用 ORS 溶液。

（3）注意饮食卫生，培养良好的卫生习惯；注意食物新鲜、清洁和奶具、食具应定时煮沸消毒，避免肠道内感染。教育儿童养成饭前便后洗手，勤剪指甲的良好习惯。

（4）及时治疗营养不良、维生素 D 缺乏性佝偻病等，加强体格锻炼，适当进行户外活动。防止受凉或过热，营养不良，预防感冒、肺炎及中耳炎等并发症的发生，避免长期滥用广谱抗生素。

（5）气候变化时及时增减衣物，防止受凉或过热，冬天注意保暖，夏天多喝水。尤其应做好腹部的保暖。集体机构中如有腹泻的流行，应积极治疗患儿，做好消毒隔离工作，防止交叉感染。

（何雯雯）

第十六节　先天性巨结肠

先天性巨结肠又称赫希施普龙病（Hirschsprung's disease，HD），是一种较为多见的肠道发育畸形。主要是因结肠的肌层、黏膜下层神经丛内神经节细胞缺如，引起该肠段平滑肌持续收缩，呈痉挛状态，形成功能性肠梗阻。而近端正常肠段因粪便滞积，剧烈蠕动而逐渐代偿性扩张、肥厚形成巨大的扩张段。

一、临床特点

（1）新生儿首次排胎粪时间延迟，一般于生后 48～72 小时才开始排便，或需扩肛、开塞露通便后才能排便。

（2）顽固性便秘：大便几天一次，甚至每次都需开塞露塞肛或灌肠后才能排便。

（3）呕吐、腹胀：由于是低位性、不全性、功能性肠梗阻，故呕吐、腹胀出现较迟，腹部逐渐膨隆呈蛙腹状，一般为中度腹胀，可见肠型，肠鸣音亢进，儿童巨结肠左下腹有时可触及粪石块。

（4）全身营养状况：病程长者可见消瘦、贫血貌。

（5）直肠指检：直肠壶腹部空虚感，在新生儿期，拔出手指后有爆发性肛门排气、排便。

（6）辅助检查。①钡剂灌肠造影：显示狭窄的直肠、乙状结肠、扩张的近段结肠、若肠腔内呈鱼刺或边缘呈锯齿状，表明伴有小肠结肠炎。②腹部 X 线立位平片：结肠低位肠梗阻征象，近段结肠扩张。③直肠黏膜活检：切取一小块直肠黏膜及肌层做活检，先天性巨结肠者神经节细胞缺如，异常增生的胆碱能神经纤维增多、增粗。④肛管直肠测压法或下消化道动力测定：当直肠壶腹内括约肌处受压后正常小儿和功能性便秘小儿，其内括约肌会立即出现松弛反应。但巨结肠患儿未见松弛反应，甚至可见压力增高，但对两周内的新生儿此法可出现假阴性结果。

二、护理评估

（一）健康史

了解患儿出现便秘腹胀的时间、进展情况及家长对患儿排便异常的应对措施。评估患儿生长发育有无落后，询问家族中有无类似疾病发生。

（二）症状、体征

询问有无胎便延迟排出，顽固性便秘时间；有无呕吐及呕吐的时间、性质、量；腹胀程度，有无消瘦、贫血貌。

(三)社会、心理

评估较大患儿是否有自卑心理、有无因住院和手术而感到恐惧,了解家长对疾病知识的认识程度和经济支持能力,了解家长对患儿的关爱程度和对手术效果的认知水平。

(四)辅助检查

直肠黏膜活检神经节细胞缺如支持本病诊断。了解钡剂灌肠造影、腹部立位 X 线平片、肛管直肠测压、下消化道动力测定结果。

三、常见护理问题

(1)舒适的改变:与腹胀、便秘有关。

(2)营养失调——低于机体需要量:与食欲缺乏、肠道吸收功能障碍有关。

(3)有感染的危险:与手术切口、机体抵抗力下降有关。

(4)体液不足:与术中失血失液、禁食、胃肠减压有关。

(5)合作性问题:巨结肠危象。

四、护理措施

(一)术前

(1)给予高热量、高蛋白质、高维生素和易消化的无渣食物,禁食有渣的水果及食物,以利于灌肠。

(2)巨结肠灌肠的护理彻底灌净肠道积聚的粪便,为手术做好准备。在灌肠过程中,操作应轻柔、肛管应插过痉挛段,同时注意观察患儿的反应,洗出液的颜色,保持出入液量平衡,灌流量每次 100 mL/kg 左右。

(3)肠道准备手术晨灌肠排出液必须无粪渣。手术前日、手术日晨予甲硝唑口服或保留灌肠。

(4)做好术前禁食、备皮、皮试、用药等术前准备。

(二)术后

(1)患儿回病房后,去枕平卧 4～6 小时,头侧向一边,保持呼吸道通畅,防止术后呕吐或舌后坠引起窒息。

(2)监测心率、血压、尿量,评估黏膜和皮肤弹性,根据医嘱补充水分和电解质溶液。

(3)让患儿取仰卧位,两大腿分开略外展,向家长讲明肛门夹钳固定的重要性,必要时用约束带约束四肢,使之基本制动,防止肛门夹钳戳伤肠管或过早脱落。

(4)术后需禁食 3～5 天和胃肠减压,禁食期间,做好口腔护理,每天 2 次,并保持胃肠减压引流通畅,观察引流液的量、颜色和性质,待肠蠕动恢复后可进食流质食物,并逐步过渡为半流质饮食,限制粗糙食物,饮食宜少量多餐。

(5)观察腹部体征变化,注意有无腹胀、呕吐、伤口有无渗出,肛周有无渗血、渗液,随时用无菌生理盐水棉球或 PVP 碘棉球清洁肛周及肛门夹钳,动作应轻柔。清洁用具需每天更换。

(6)指导家长如何保持患儿肛门夹钳的正确位置,使夹钳位置悬空、平衡。更换尿布时要轻抬臀部,避免牵拉夹钳。

(7)肛门夹钳常在术后 7～10 天自然脱落,脱落时观察钳子上夹带的坏死组织是否完整,局部有无出血。

（8）对留置肛管者,及时清除从肛管内流出的粪便,保护好臀部皮肤,防止破损。

（9）观察患儿排便情况,肛门狭窄时指导家长定时扩肛。

（10）观察有无夹钳提早或延迟脱落、有无结肠小肠炎,闸门综合征等并发症的发生。

（三）健康教育

（1）耐心介绍疾病的发生、发展过程,手术的必要性及预后等,以排除患儿及家长的顾虑。

（2）向患儿及家长讲解各项术前准备(备皮、禁食、皮试、术前用药)的目的和注意事项,以取得患儿及家长的配合。

（3）向患儿及家长讲解巨结肠灌肠的目的,灌肠时间及注意事项,以及无渣饮食的目的。

（4）解释术后注意保持肛管和肛门夹钳位置固定的重要性,随时清除粪便,保持肛门区清洁及各引流管引流通畅,以促使患儿早日康复。

（四）出院指导

（1）饮食应适当增加营养,3～6个月内给予高蛋白、高热量、低脂、低纤维、易消化的食物,以促进患儿的康复。限制粗糙食物。

（2）伤口护理保持伤口清洁,敷料干燥。小婴儿忌用手抓伤口。如发现伤口红肿及时就诊。

（3）出院后密切观察排便情况,若出现果酱样伴恶臭大便,则提示可能发生小肠结肠炎,应及时去医院诊治。

（4）肛门狭窄者要定时扩肛,教会家长正确的扩肛方法,并定期到医院复查。

（何雯雯）

第十七节　先天性肥厚性幽门狭窄

先天性肥厚性幽门狭窄是由于幽门环肌增生肥厚使幽门管腔狭窄引起的不全梗阻,一般生后 2～4 周发病。

一、临床特点

（一）呕吐

呕吐是该病早期的主要症状,每次喂奶后数分钟即有喷射性呕吐,呈进行性加重。呕吐物常有奶凝块,不含胆汁,少数患儿因呕吐频繁致胃黏膜渗血而使呕吐物呈咖啡色。呕吐后即有饥饿感。

（二）进行性消瘦

因呕吐、摄入量少和脱水,患儿消瘦,出现老人貌、皮肤松弛、体重下降。

（三）上腹部膨隆

偶可见上腹部膨隆,有自左向右移动的胃蠕动波,右上腹可触及橄榄样肿块,是幽门狭窄的特有体征。

（四）辅助检查

（1）X 线钡餐检查:透视下可见胃扩张,胃蠕动波亢进,钡剂经过幽门排出时间延长,胃排空时间也延长,幽门前区呈鸟嘴状。

(2)B超:其典型声源图改变为幽门环肌增厚,大于 4 mm。

(3)血气分析及电解质测定:可表现为低氯、低钾性碱中毒。晚期脱水加重,可表现代谢性酸中毒。

二、护理评估

(一)健康史

了解患儿呕吐出现时间、呕吐的程度及进展情况。评估患儿的营养状况及生长发育情况,了解家族中有无类似疾病发生。

(二)症状、体征

了解呕吐的次数、性质、量,大小便次数、量。评估营养状况,有无脱水及其程度。

(三)社会、心理

了解家长对患儿手术的认识水平及对治疗护理的需求。

(四)辅助检查

了解 X 线钡餐检查及 B 超检查结果,了解血气分析及电解质测定结果。

三、常见的护理问题

(1)有窒息的危险:与呕吐有关。

(2)营养失调——低于机体需要量:与频繁呕吐,摄入量少有关。

(3)体液不足:与呕吐、禁食、术中失血失液、胃肠减压有关。

(4)组织完整性受损:与手术切口、营养状态差有关。

(5)合作性问题:切口感染、裂开或延期愈合。

四、护理措施

(一)术前

(1)监测生命体征变化,观察呕吐的情况,了解呕吐方式、呕吐物性质和量,并及时清除呕吐物。

(2)喂奶应少量多餐,喂奶后应竖抱并轻拍婴儿背部,促使胃内的空气排出,待打嗝后再平抱,以预防和减少呕吐的发生。睡眠时应尽量右侧卧,防止呕吐物误吸引起窒息。

(3)做好禁食、备皮、皮试等术前准备。

(二)术后

(1)术后应去枕平卧位,头偏向一侧,保持呼吸道通畅,监测血氧饱和度,清醒后可取侧卧位。

(2)监测体温变化,如体温不升,需采取保暖措施。

(3)监测血压、心率、尿量,评估黏膜和皮肤弹性。

(4)术后大多数患儿呕吐还可持续数天才能逐渐好转,评估呕吐的量、性质、颜色,及时清除呕吐物,防止误吸。

(5)进腹的幽门环肌切开术一般需禁食 24～48 小时、胃肠减压、做好口腔护理,并保持胃管引流通畅,观察引流液的量、颜色及性质。腹腔镜下幽门环肌切开术 6 小时后即可进食。奶量应由少到多,耐心喂养。

（6）保持伤口敷料清洁干燥,观察伤口有无红肿、渗血、渗液,避免剧烈哭闹,防止切口裂开。

（三）健康教育

（1）应该热情接待,耐心向家长介绍疾病发生、发展过程和手术治疗的必要性等。讲解该疾病的近、远期治疗效果是良好的,不会影响孩子的生长发育。

（2）向患儿家长仔细讲解术前准备的主要内容、注意事项、用药目的,充分与其沟通,取得家长积极配合。

（3）对家长进行喂奶的技术指导,注意喂乳方法,预防和减少呕吐的发生,防止窒息。

五、出院指导

（1）饮食指导:少量多餐,合理喂养。介绍母乳喂养的优点,提倡母乳喂养。4个月后可逐渐添加辅食。

（2）伤口护理:保持伤口敷料清洁,切口未愈合时禁止浸水沐浴,小婴儿的双手要套上干净的手套,避免用手抓伤口导致发炎。如发现伤口红肿及时去医院诊治。

（3）按医嘱定期复查。

（何雯雯）

第十八节　小儿腹股沟斜疝

小儿腹股沟疝均是斜疝,几乎没有直疝,在腹股沟或阴囊有一可复性肿块,它与腹膜鞘状突未完全闭合或腹股沟解剖结构薄弱有关,而腹内压增高是其诱发因素,如剧烈哭闹、长期咳嗽、便秘和排尿困难。可发生在任何年龄,右侧多于左侧。

一、临床特点

（1）腹股沟部有弹性的可复性不痛肿物,哭闹或用力排便时明显,安静平卧或轻轻挤压肿块能消失,随着腹压的增大,肿块逐渐增大并渐坠入阴囊。

（2）斜疝嵌顿时,肿块变硬、疼痛,伴呕吐、哭闹不安,无肛门排气排便。晚期则有发热、肿块表皮红肿、便血及触痛加剧。

（3）局部无肿块时指检可感皮下环宽松,可触到增粗的精索,咳嗽时手指可在内环感到冲动感。

（4）辅助检查。①B超:可鉴别腹股沟肿块为肠管或液体。②骨盆部立位X线片:阴囊部肿块有气体或液平面可诊断为斜疝,在鉴别嵌顿疝时有诊断价值。

二、护理评估

（1）健康史:了解腹股沟部第一次出现肿块的时间、肿块的性状及和腹内压增高的关系,询问出现肿块的频率,有无疝嵌顿史。

（2）症状、体征:评估腹股沟部有无肿块,肿块的大小及导致肿块改变的相关因素。观察肿块表皮有无红肿、触痛。评估有否疝嵌顿的表现。

(3)社会、心理:评估较大患儿是否因手术而感到情绪紧张,评估家长对此疾病知识和治疗的了解程度和心理反应。

(4)辅助检查:了解 B 超和骨盆部 X 线立位片的检查结果。

三、常见护理问题

(1)焦虑:与环境改变、害怕手术有关。

(2)疼痛:与疝嵌顿、腹部切口有关。

(3)合作性问题:阴囊血肿或水肿。

(4)知识缺乏:缺乏与本病相关的知识。

四、护理措施

(一)术前

(1)避免哭闹和剧烈咳嗽,哭闹或剧烈咳嗽时可抬高臀部。保持大便通畅,防止斜疝嵌顿。

(2)注意冷暖及饮食卫生,防止感冒及腹泻。

(3)做好禁食、备皮、皮试等术前准备。

(二)术后

(1)术后去枕平卧 4～6 小时,头侧向一边,防止呕吐引起窒息。

(2)监测生命体征,保持呼吸道通畅。

(3)给予高蛋白、高热量、高维生素、适当纤维素、易消化的食物,保持大便通畅。

(4)观察切口有无渗血、渗液、红肿、保持切口敷料清洁干燥,防止婴儿大小便污染。注意观察腹股沟、阴囊有无血肿、水肿及其消退情况。

(5)指导家长多安抚小患儿,分散其注意力,避免哭闹。

(三)健康教育

(1)对陌生的环境,疾病相关知识的缺乏及担心,患儿及家长易产生恐惧、焦虑心理,护理人员应耐心介绍疾病的发展过程、治疗方法和手术的目的及重要性,以排除顾虑,给予心理支持,使其积极配合。

(2)认真做好各项术前准备,向患儿及家长讲解备皮、禁食、皮试、术前用药的目的及注意事项,以取得理解和配合。

(3)避免哭闹和剧烈咳嗽,保持大便通畅,避免增加腹压,防止术侧斜疝复发嵌顿。单侧斜疝术后需注意另一侧腹股沟有无斜疝发生。

五、出院指导

(1)饮食:适当增加营养,给予易消化的食物,多吃新鲜水果蔬菜。

(2)伤口护理:保持伤口的清洁、干燥,小婴儿的双手用干净的手套套住或予以约束,伤口痒时切忌用手抓伤口,以防伤口发炎,伤口未愈合前忌过早浸水洗浴。

(3)注意观察腹股沟、阴囊红肿消退情况,观察腹股沟有无肿物突出。

（何雯雯）

第十九节　小儿尿道下裂

尿道下裂是一种外生殖器畸形,因胚胎发育过程障碍,尿道沟不能完全融合到龟头的远端,尿道口位于冠状沟至会阴之间的任何部位,可同时伴有阴茎下曲畸形。

一、临床特点

(一)临床类型

(1)阴茎头、冠状沟型:尿道外口位于冠状沟腹侧,系带缺如,包皮位于龟头的背侧呈帽状,阴茎发育正常,龟头轻度下曲。

(2)阴茎体型:尿道外口位于阴茎体腹侧,阴茎可向腹侧弯曲。

(3)阴茎、阴囊型:尿道外口位于阴茎、阴囊交界处,阴茎严重向腹侧弯曲,不能站立排尿。

(4)会阴型:尿道外口位于会阴,阴茎海绵体发育不良,严重下曲,阴囊对裂,伴阴茎阴囊转位,外生殖器酷似女性。

(二)辅助检查

染色体检查核型为(46,XY),影像学、腹腔镜检查可见男性性器官。

二、护理评估

(一)健康史

询问有无尿道下裂的家族史。母亲孕期有无外源性雌激素接触和应用史。了解患儿对排尿方式改变的适应能力。

(二)症状、体征

评估患儿尿道开口的位置高低,阴茎发育情况及有无阴茎下弯存在。是否合并单、双侧隐睾。

(三)社会、心理

评估患儿及家长对手术的心理反应,有无担心阴茎外观及成年后的性生活和生育能力。

三、常见护理问题

(1)焦虑:与患儿年幼、幻想阴茎被切除,双亲因患儿性别不明或担心成年后无法婚育有关。

(2)有阴茎血液循环障碍的危险:与手术后阴茎肿胀、伤口出血、弹力绷带包扎过紧有关。

(3)感染的危险:与手术切口及引流管有关。

(4)疼痛:与手术损伤、术后局部水肿有关。

(5)合作性问题:伤口出血、尿瘘、尿道狭窄。

四、护理措施

(一)术前护理

(1)心理护理了解患儿及家长焦虑的程度,主动听取患儿及家长对有关疾病的述说,了解其对疾病认识程度,保护患儿及家长的隐私。利用图片、玩偶,简单地告知患儿手术后尿道开口会移向前面,避免用"切""割开"等字眼。

(2)强调术前阴茎包皮清洗的重要性,皮肤皱褶处展开清洗,防止术后感染。

(3)术前训练在床上排便。

(二)术后护理

1.卧位

麻醉清醒前去枕头侧位,防止呕吐物吸入引起窒息。密切观察生命体征变化。清醒后取平卧位或平侧卧位,四肢适当约束,尽量少翻动,避免伤口出血,使用护架,避免盖被直接压迫阴茎。

2.导尿管护理

(1)妥善固定导尿管并保持引流通畅,避免折叠、扭曲、过度牵拉,适当约束患儿四肢,防止因烦躁、哭闹而拔管。

(2)由于导尿管的放置容易刺激膀胱引起尿意,嘱患儿不要用力排尿,以免引起尿液自尿道口外溢及导尿管滑出。

(3)定时更换引流袋并观察记录引流液的性质及量。

(4)如发现尿袋内尿量较长时间未见增加,膀胱区膨隆,且孩子有哭叫、疼痛、想排尿等症状,则提示引流不畅,须及时处理,必要时给予膀胱冲洗。

(5)留置导尿管放置 7~12 天,拔管后第一次排尿可能会有疼痛,应鼓励患儿多饮水、增加排尿次数,保持排尿通畅。拔管后注意观察尿线粗细及有无尿瘘发生。

3.伤口护理

评估局部切口敷料渗出情况及是否被尿液污染,观察龟头色泽、阴茎血液循环,如有发紫、肿胀等情况,应立即报告医师处理。术后伤口有渗血时可用消毒干棉签轻轻擦去。阴茎外露部分涂上抗生素软膏。

4.饮食护理

鼓励多饮水,限制各种饮料的摄入,防止尿酸结晶形成阻塞导尿管。多食粗纤维及高蛋白、高维生素的食物,保持大便通畅,如有排便困难,可用开塞露通便,避免因用力排便引起伤口出血及尿液自尿道口外溢。

5.疼痛的护理

观察疼痛发生的时间、性质,倾听其对疼痛的描述,根据疼痛脸谱分级图评估患儿疼痛的程度,如疼痛较轻时鼓励家长给孩子讲故事、听音乐、用有吸引力的玩具分散其注意力,必要时给予药物止痛并观察效果,如夜间阴茎勃起引起疼痛,可每晚睡前口服乙烯雌酚。

6.皮肤护理

加强背部皮肤清洁,每天用温水清洗,臀、背部可垫柔软毛巾。如术后肛周皮肤瘙痒,可用PVP-I棉签擦拭。

(三)健康教育

(1)向家长讲解疾病的相关知识及手术后可能发生的并发症,如尿瘘、尿道狭窄等。

(2)向家长解释约束患儿四肢的重要性,防止意外拔管。

五、出院指导

(1)伤口:保持阴茎伤口清洁干燥,避免搔抓。局部用PVP-I、红霉素软膏涂抹至完全愈合。

(2)饮食:加强营养,给予易消化、刺激性小的食物,多喝开水,多吃蔬菜和水果,避免吃含激素类补品。

（3）活动：避免剧烈活动及骑跨动作。

（4）复查：观察尿线粗细，有无排尿困难，如有排尿困难及时来院就诊。出院后2周可回院检查一次，如有尿道狭窄应定期扩张至术后3个月，以后可间隔1年、3年、6年分别随访检查一次。有尿瘘患儿应定期复查，如半年后仍未愈合需手术修补。

（5）阴茎发育差的患儿可遵医嘱在手术后一年酌情使用绒毛膜促性腺激素注射治疗，以刺激阴茎发育。　　　　　　　　　　　　　　　　　　　　　　　　　　　　　**（何雯雯）**

第二十节　小儿营养性贫血

一、缺铁性贫血

缺铁性贫血是由于体内铁缺乏导致血红蛋白减少引起的一种小细胞低色素性贫血。

（一）疾病相关知识

1.流行病学

遍及全球，发病年龄以6个月至2岁小儿多见，是我国重点防治的常见病之一。

2.临床表现

起病缓慢，面色苍白、消瘦、出现精神神经症状、易疲乏、易激惹、异食癖。

3.治疗

去除病因，纠正不合理饮食习惯，铁剂治疗。

4.预后

早期发现，对症治疗预后较好。

（二）专科评估与观察要点

（1）皮肤、黏膜：逐渐苍白，以唇、口腔黏膜及甲床最明显，皮肤干燥，毛发枯黄，反甲。

（2）营养状况：早期体重不增或增长缓慢。

（3）精神神经症状：烦躁不安或萎靡不振，易疲乏，注意力不集中，理解力下降，学习成绩下降智能较同龄儿低。

（4）消化系统：食欲减退，少数患儿有异食癖，可出现呕吐、腹泻、口腔炎、舌炎，重者可出现萎缩性胃炎或吸收不良综合征。

（5）心血管系统：心率增快，心脏扩大，严重时可出现心力衰竭。

（6）年长儿可有头晕、耳鸣、眼前发黑等症状。

（7）髓外造血：肝、脾、淋巴结肿大。

（8）其他：行为及智力改变，易出现感染。

（三）护理问题

1.活动无耐力

与贫血致组织缺氧有关。

2.营养失调

低于机体的需要量与铁剂的供应不足,吸收不良,丢失过多或消耗增加有关。

3.知识缺乏

与缺乏营养及护理知识有关。

4.潜在并发症

充血性心力衰竭与心肌缺氧有关。

5.潜在不合作

与所给药物及饮食方案有关。

(四)护理措施

(1)注意休息,适量活动:评估活动耐力情况,制定规律的作息时间,活动强度,持续时间,避免剧烈运动,生活规律,睡眠充足。

(2)饮食指导:讲解发病病因,纠正不良饮食习惯,指导饮食制作和合理科学的饮食搭配。鲜牛奶必须煮沸后喂养小儿,提倡母乳喂养,按时添加辅食和含铁丰富的食物。早产儿、低体重儿应在2个月时开始补充铁剂。维生素C、氨基酸、果糖、脂肪酸可促进铁剂吸收,茶、牛奶、咖啡抑制铁的吸收,避免同服。

(3)指导正确应用铁剂、观察疗效与不良反应,观察血红蛋白及网织红细胞上升情况。口服铁剂从小剂量开始,在两餐之间服用,避免引起胃肠道的不适。服药期间大便变黑为正常现象,停药后恢复正常。为避免牙齿变黑,服用铁剂时应用吸管。网织红细胞2～3天上升,1～2周后血红蛋白上升。治疗3～4周无效时,积极查找原因。

(4)防治感染:观察早期感染征象,注意无菌操作,实施保护性隔离。

(5)心理护理:给予家长心理疏导,关心患儿,学习成绩下降者减少其自卑心理。

(五)健康指导

(1)讲解本病的发病原因,护理要点。

(2)合理喂养,提倡母乳喂养,培养良好的饮食习惯。

(3)讲解服用铁剂的方法、注意事项,观察疗效。

(4)治疗原发病,预防感染。

(六)护理结局评价

(1)患儿活泼健康。

(2)家长能为患儿提供生长发育所需的含铁及营养丰富的食物。

(3)家长能够叙述病因及掌握护理知识。

(4)患儿血清铁3个月内达正常值。

二、营养性巨幼红细胞性贫血

营养性巨幼红细胞性贫血是由于维生素 B_{12} 和/或叶酸缺乏所致的一种大细胞性贫血。

(一)疾病相关知识

1.流行病学

单纯乳类喂养而未及时添加辅食,年长儿偏食、挑食者多见,年龄以6个月至2岁小儿多见。

2.临床表现

起病缓慢,面色苍白,皮肤蜡黄,毛发稀黄,虚胖,反应迟钝,智力及动作落后,或倒退,震颤,共济失调。

3.治疗

去除诱因,加强营养,防治感染,维生素 B_{12} 治疗。

4.预后

精神症状发生时间短的治疗效果恢复快,精神症状出现 6 个月开始治疗的恢复较困难,治疗 6 个月至 1 年无症状改善者,会留有永久性损伤。

(二)专科评估与观察要点

1.皮肤、黏膜

皮肤呈蜡黄色,睑结膜、口唇、甲床苍白,毛发稀黄,颜面轻度水肿或蜡黄色。

2.贫血、出血表现

乏力,轻度黄疸,常有肝脾肿大。严重者有皮肤出血点或瘀斑。

3.精神神经症状

烦躁不安,表情呆滞,嗜睡,肢体或全身震颤,智力及运动发育落后,甚至出现倒退现象。

4.消化系统

常有厌食,可出现呕吐、腹泻、口腔溃疡、舌炎等消化道症状。

5.其他

易出现感染,重症者可有心脏扩大或出现心力衰竭。

(三)护理问题

1.活动无耐力

与贫血致组织缺氧有关。

2.营养失调

低于机体的需要量与各种原因致需要量增加有关。

3.生长发育改变

与营养不足、贫血、维生素 B_{12}、叶酸缺乏致生长发育落后或倒退有关。

4.有感染的危险

与机体免疫力下降有关。

(四)护理措施

(1)注意休息,适量活动:根据患儿的活动耐力情况安排日常活动,一般不需卧床休息,严重贫血时适当限制活动,注意劳逸结合。震颤、烦躁、抽搐者遵医嘱给予镇静剂。心力衰竭时卧床休息。

(2)指导喂养,加强营养:母乳喂养儿及时添加辅食,合理搭配食物,改善乳母营养,养成良好的饮食习惯,维生素 C 可促进叶酸的吸收,提高疗效。年长儿做到不偏食、不挑食。推荐食物种类为肉类、动物肝、肾及蛋类含有丰富的维生素 B_{12}、绿色新鲜蔬菜、水果、酵母、动物肝脏、谷类食物含有充足的叶酸。

(3)生长发育的监测:评估患儿的发育状况及智力水平,对于落后者尽早训练和教育。

(4)药物疗效观察 2～4 天症状好转,网织红细胞 1 周增高,贫血症状好转。

(5)预防感染(同缺铁性贫血)。

(五)健康指导

(1)讲解本病的发病原因,预防发病的基本卫生知识。

(2)提供喂养知识,提高母乳喂养水平。

（3）培养良好的饮食习惯,纠正偏食、挑食。

（4）去除病因,积极治疗,合理用药,预防感染。

（六）护理结局评价

（1）患儿运动发育正常,智能不受损伤。

（2）家长掌握喂养的基本知识和预防措施。

（3）红细胞和血红蛋白正常。

（4）无感染发生。

（赵平平）

第二十一节　小儿传染病

由于小儿免疫功能低下,传染病发病率较成人高,且起病急,发展快,症状重,易发生并发症。因此,护士必须掌握传染病的有关知识,积极预防和控制传染病。

一、小儿传染病的护理管理

（一）传染过程

传染是病原体进入人体后,与人体相互作用、相互斗争的过程,产生 5 种不同的结局。

1.病原体被清除

病原体侵入人体后,被人体的非特异性免疫或特异性免疫消灭或排出体外,不引起病理变化和临床症状。

2.隐性感染

隐性感染又称亚临床感染,指病原体侵入人体后,机体仅发生特异性免疫应答和轻微组织损伤,不出现临床症状、体征,只有免疫学检查才发现异常。隐性感染后可获得对该病的特异性免疫力,其结局多数为病原体被清除,部分成为病原携带状态。

3.显性感染

显性感染又称临床感染,指病原体侵入人体后,引起机体免疫应答,导致组织损伤和病理改变,出现临床表现。显性感染后可获得特异性免疫力,其结局大多数为病原体被清除,仅部分成为病原携带状态。

4.病原携带状态

病原携带状态包括带菌、带病毒和带虫的状态,病原体在人体内生长繁殖,但不出现疾病的临床表现。由于携带者向外排出病原体,成为传染病的重要传染源。

5.潜在性感染

病原体侵入人体后寄生于机体某个部位,机体的免疫功能使病原体局限而不发病,但不能清除病原体,病原体潜伏在体内。只有当机体防御机能减低时,病原体趁机繁殖,引起发病。

（二）传染病的特点

1.传染病的基本特征

包括:有病原体;有传染性;有流行性、季节性、地方性、周期性;有免疫性。

2.传染病的临床特点

病程发展有阶段性,列述如下。①潜伏期:病原体侵入人体至出现临床症状之前。②前驱期:起病至出现明显症状为止。③症状明显期:前驱期后出现该传染病特有的症状和体征。④恢复期:患儿症状和体征基本消失,多为痊愈而终结,少数可留有后遗症。

3.传染病的流行环节

传染病的传播必须具备 3 个基本环节。①传染源:指体内带有病原体,并不断向体外排出病原体的人和动物。包括患者、隐性感染者、病原体携带者、受感染的动物。②传播途径:指病原体离开传染源后到达另一个易感者所经历的途径。有呼吸道传播、消化道传播、虫媒传播、接触传播、血液传播等方式。③人群易感性:指人群对某种传染病病原体的易感程度或免疫水平。人群易感性越高,传染病越易发生、传播和流行。

(三)影响流行过程的因素

1.自然因素

自然因素包括地理、气候、温度、湿度因素。大部分虫媒传染病和某些自然疫源性传染病,有地区性和季节性。寒冷季节易发生呼吸道传染病,夏秋季易发生消化道传染病。

2.社会因素

社会因素包括社会制度、经济和生活条件、文化水平等,对传染病流行过程有决定性的影响。我国建立了各级卫生防疫机构,颁布了《传染病防治法》,制订各项卫生管理法,实行计划免疫等,有效控制了传染病的流行。

(四)传染病的预防

1.控制传染源

对传染病患者、病原携带者管理应做到“五早”:早发现、早诊断、早报告、早隔离、早治疗;对传染病接触者应进行检疫,检疫期限为接触日至该病的最长潜伏期。

2.切断传播途径

不同传染病传播途径不同,采取的措施也不一样。如消化道传染病,应注意管理水源、饮食、粪便,灭苍蝇、蟑螂,环境消毒;呼吸道传染病,应注意空气消毒、通风换气、戴口罩;虫媒传染病,应注意杀虫防虫。

3.保护易感人群

保护易感人群包括增强易感人群的非特异性和特异性免疫力、药物预防,其中预防接种是预防传染病的最有力武器。

(五)小儿传染病的护理管理

1.传染病的隔离

传染病的隔离分为 A 系统和 B 系统两类,A 系统以类别特点分类,B 系统以疾病分类。目前我国大多数医院实行 A 系统隔离法。

(1)呼吸道隔离(蓝色标志):适用于经空气传播的呼吸道传染病。

(2)消化道隔离(棕色标志):适用于消化道传染病。

(3)严密隔离(黄色标志):适用于有高度传染性及致死性传染病。

(4)接触隔离(橙色标志):适用于预防高度传染性及有重要流行病学意义的感染。

(5)血液(体液)隔离(红色标志):适用于因直接或间接接触感染的血液及体液引起的传染病。

(6)脓汁(分泌物)隔离(绿色标志):适用于因直接或间接接触感染部位的脓液或分泌物引起

的感染。

(7)结核菌隔离(灰色标志):适用于肺结核痰涂片阳性者或X线检查为活动性肺结核者。

2.传染病的消毒

(1)消毒种类:包括预防性消毒和疫源地消毒,前者指未发现传染源,对可能受病原体污染的场所、物品和人体进行的消毒;后者指对目前存在或曾经存在传染源的地方进行消毒,可分为随时消毒(对传染源的泄物、分泌物及被污染的物品和场所随时行的消毒)和终末消毒(传染病患者出院、转科或死亡后,对患者、病室及用物进行一次彻底的消毒)。

(2)消毒方法:包括物理消毒和化学消毒。前者是利用机械、热、光、微波、辐射等方法将病原体消除或杀灭;后者是应用2.5%碘酊、戊二醛、过氧乙酸、乙醇等化学消毒剂使病原体的蛋白质凝固变性或失去活性。

3.小儿传染病的一般护理

(1)建立预诊制度:门诊预诊能及早发现传染病患儿,避免和减少交叉感染。

(2)严格执行隔离消毒制度:隔离与消毒是防止传染病弥散的重要措施。应根据具体情况采取相应的隔离消毒措施,控制传染源、切断传播途径、保护易感人群。

(3)及时报告疫情:护士是传染病的法定报告人之一,发现传染病后应及时填写"传染病疫情报告卡",并按国家规定的时间向防疫部门报告,以便采取措施进行疫源地消毒,防止弥散。

(4)密切观察病情:传染病病情重、进展快,护理人员应仔细观察患儿病情变化、服药反应、治疗效果、有无并发症等。正确做出护理诊断,采取有效护理措施,做好各种抢救的准备工作。

(5)指导休息,做好生活护理:急性期应绝对卧床休息,症状减轻后可逐渐增加下床活动;小儿生活自理能力差,应做好日常生活护理。

(6)保证营养供给:供给患儿营养丰富、易消化的流质、半流质食物,鼓励患儿多饮水,维持水、电解质平衡和促进体内毒素排泄。不能进食者可鼻饲或静脉补液。

(7)加强心理护理:传染病患儿需要单独隔离,易产生孤独、紧张、恐惧心理,护理人员应多给予关心。鼓励患儿适量活动,保持良好情绪,促进疾病康复。

(8)开展健康教育:卫生宣教是传染病护理的重要环节。护理人员应向患儿及家属宣讲传染病的防治知识,使其认真配合医院的隔离消毒工作,控制院内交叉感染。

二、麻疹

麻疹是由麻疹病毒引起的一种急性出疹性呼吸道传染病,临床以发热、咳嗽、流涕、结膜炎、口腔麻疹黏膜斑及全身斑丘疹为主要表现。

(一)病原学及流行病学

几种常见传染病病原学及流行病学特点比较见表12-1。

表 12-1　几种常见传染病病原学及流行病学特点比较

鉴别点	麻疹	水痘	猩红热	流行性腮腺炎	中毒型细菌性痢疾
好发季节	冬春季	冬春季	冬春季	冬春季	夏秋季
病原体	麻疹病毒	水痘-带状疱疹病毒	A组β溶血性链球菌	腮腺炎病毒	痢疾杆菌(我国以福氏志贺菌多见)
传染源	麻疹患者	水痘患者	患者及带菌者	患者及隐形感染者	患者及带菌者

续表

鉴别点	麻疹	水痘	猩红热	流行性腮腺炎	中毒型细菌性痢疾
传染期及隔离期	潜伏期末至出疹后5天;并发肺炎者至出疹后10天	出疹前1~2天至疱疹结痂	隔离至症状消失后一周,咽拭子培养3次阴性	腮腺肿大前1天至消肿后3天	隔离至症状消失后1周或大便培养3次阴性
传播途径(主要)	呼吸道	呼吸道及接触传播	呼吸道	呼吸道	消化道
易感人群	6月~5岁小儿	婴幼儿、学龄前儿童	3~7岁小儿	5~14岁小儿	3~5岁体格健壮儿童
病后免疫力	持久免疫	持久免疫	获得同一菌型抗菌免疫和同一外毒素抗毒素免疫	持久免疫	病后免疫力短暂,不同菌群与血清型间无交叉免疫

(二)临床表现

1.典型麻疹

(1)潜伏期:一般为6~18天,可有低热及全身不适。

(2)前驱期:一般为3~4天。主要表现:①中度以上发热。②上呼吸道炎:咳嗽、流涕、喷嚏、咽部充血。③眼结膜炎:结膜充血、畏光流泪、眼睑水肿。④麻疹黏膜斑:为本期的特异性体征,有诊断价值。为下磨牙相对应的颊黏膜上出现的直径为0.5~1 mm大小的白色斑点,周围有红晕,出疹前1~2天出现,出疹后1~2天迅速消失。

(3)出疹期:一般为3~5天。皮疹先出现于耳后发际,渐延及额面部和颈部,再自上而下至躯干、四肢,乃至手掌足底。皮疹初为淡红色斑丘疹,直径为2~4 mm,略高出皮面,压之褪色,疹间皮肤正常,继之转为暗红色,可融合成片。发热、呼吸道症状达高峰,肺部可闻及湿啰音,伴有全身浅表淋巴结及肝脾大。

(4)恢复期:一般为3~5天。皮疹按出疹顺序消退,疹退处有米糠样脱屑及褐色色素沉着。体温下降,全身症状明显好转。

2.非典型麻疹

少数患者呈非典型经过。有一定免疫力者呈轻型麻疹,症状轻,无黏膜斑,皮疹稀且色淡,疹退后无脱屑和色素沉着;体弱、有严重继发感染者呈重型麻疹,持续高热,中毒症状重,皮疹密集融合,有并发症或皮疹骤退、四肢冰冷、血压下降等循环衰竭表现;注射过麻疹减毒活疫苗的患儿可出现皮疹不典型的异性麻疹。

3.并发症

肺炎为最常见并发症,其次为喉炎、心肌炎、脑炎等。

(三)辅助检查

1.血常规

白细胞总数减少,淋巴细胞相对增多;若白细胞总数及中性粒细胞增多,提示继发细菌感染。

2.病原学检查

从呼吸道分泌物中分离或检测到麻疹病毒可做出特异性诊断。

3.血清学检查

用酶联免疫吸附试验检测血清中特异性IgM抗体,有早期诊断价值。

（四）治疗原则

1.一般治疗

卧床休息,保持眼、鼻及口腔清洁,避光,补充维生素 A 和维生素 D。

2.对症治疗

降温,止咳祛痰,镇静止惊,维持水、电解质及酸碱平衡。

3.并发症治疗

有并发症者给予相应治疗。

（五）护理诊断及合作性问题

（1）体温过高:与病毒血症及继发感染有关。

（2）有皮肤完整性受损的危险:与皮疹有关。

（3）营养失调,低于机体需要量:与消化吸收功能下降、高热消耗增多有关。

（4）潜在并发症:肺炎、喉炎、心肌炎、脑炎等。

（5）有传播感染的危险:与患儿排出有传染性的病毒有关。

（六）护理措施

1.维持正常体温

（1）卧床休息至皮疹消退、体温正常;出汗后及时更换衣被,保持干燥。

（2）监测体温,观察热型;处理高热时要兼顾透疹,不宜用药物或物理方法强行降温,忌用冷敷及乙醇擦浴,以免影响透疹;体温＞40 ℃时可用小剂量退热剂或温水擦浴,以免发生惊厥。

2.保持皮肤黏膜的完整性

（1）加强皮肤护理:保持床单整洁干燥和皮肤清洁,每天温水擦浴更衣 1 次;勤剪指甲,避免抓伤皮肤继发感染;如出疹不畅,可用中药或鲜芫荽煎水服用并抹身,帮助透疹。

（2）加强五官护理:用生理盐水清洗双眼,滴抗生素眼药水或涂眼膏,并加服鱼肝油预防眼干燥症;防止眼泪及呕吐物流入外耳道,引起中耳炎;及时清除鼻痂,保持鼻腔通畅,多喂开水,用生理盐水或 2％硼酸溶液含漱,保持口腔清洁。

3.保证营养供给

给予清淡易消化的流质、半流质食物,少量多餐;多喂开水及热汤,利于排毒、退热、透疹;恢复期应添加高蛋白、高热量、高维生素食物。

4.密切观察病情,及早发现并发症

出疹期如出现持续高热不退、咳嗽加剧、发绀、呼吸困难、肺部湿啰音增多等表现;出现声嘶、气促、吸气性呼吸困难、三凹征等为喉炎的表现;出现嗜睡、昏迷、惊厥、前囟饱满等为脑炎表现。出现上述表现应给予相应处理。

5.预防感染的传播

（1）控制传染源:隔离患儿至出疹后 5 天,并发肺炎者延至出疹后 10 天。密切接触的易感儿隔离观察 3 周。

（2）切断传播途径:病室通风换气并用紫外线照射;患儿衣被及玩具暴晒 2 小时,减少不必要的探视,预防继发感染。

（3）保护易感人群:流行期间不带易感儿童去公共场所;8 个月以上未患过麻疹者应接种麻疹减毒活疫苗,7 岁时复种;对未接种过疫苗的体弱及婴幼儿接触麻疹后,应尽早注射人血丙球蛋白,可预防发病或减轻症状。

6.健康教育

向家长宣传控制传染源的知识,说明患儿隔离的时间;指导切断传播途径的方法,如通风换气、定期消毒、用物暴晒等;指导家长对患儿进行皮肤护理、饮食护理及病情观察。

三、水痘

水痘是由水痘-带状疱疹病毒引起的急性出疹性传染病,临床以皮肤黏膜相继出现和同时存在斑疹、丘疹、疱疹及结痂为特征。

(一)病原学及流行病学

病原学及流行病学特点见表 12-1。

(二)临床表现

1.潜伏期

一般为 2 周左右。

2.前驱期

一般为 1～2 天。婴幼儿多无明显前驱症状,年长儿可有低热、头痛、不适、食欲缺乏等。

3.出疹期

皮疹先出现于躯干和头部,后波及面部和四肢。其特点有以下几点。

(1)皮疹分批出现,可见斑疹、丘疹、疱疹及结痂同时存在,为水痘皮疹的重要特征。开始为红色斑疹,数小时变为丘疹,再数小时发展成椭圆形水疱疹,疱液先清亮后浑浊,周围有红晕。疱疹易破溃,1～2 天后开始干枯、结痂,脱痂后一般不留瘢痕,常伴瘙痒使患儿烦躁不安。

(2)皮疹呈向心性分布,主要位于躯干,其次头面部,四肢较少,为水痘皮疹的另一特征。

(3)黏膜疱疹可出现在口腔、咽、结膜、生殖器等处,易破溃形成溃疡。

4.并发症

以皮肤继发细菌感染常见,少数为血小板减少、肺炎、脑炎、心肌炎等。

水痘多为自限性疾病,10 天左右自愈。除上述典型水痘外,可有疱疹内出血的出血型重症水痘,多发生于免疫功能低下者,常因并发血小板减少或弥散性血管内凝血而危及生命,病死率高;此外,孕母患水痘可感染胎儿,导致先天性水痘。

(三)辅助检查

1.血常规

白细胞总数正常或稍低,继发细菌感染时可增高。

2.疱疹刮片

疱疹刮片可发现多核巨细胞和核内包涵体。

3.血清学检查

补体结合抗体高滴度或双份血清抗体滴度 4 倍以上升高可明确病原。

(四)治疗原则

1.抗病毒治疗

抗病毒治疗首选阿昔洛韦,但需在水痘发病后 24 小时内应用效果更佳。此外,也可用更昔洛韦及干扰素。

2.对症治疗

高热时用退热剂,皮疹瘙痒时可局部用炉甘石洗剂清洗或口服抗组胺药,疱疹溃破后可涂

1%甲紫或抗生素软膏,有并发症时进行相应的对症治疗。水痘患儿忌用肾上腺皮质激素。

(五)护理诊断及合作性问题

(1)体温过高:与病毒血症及继发细菌感染有关。

(2)皮肤完整性受损:与水痘病毒引起的皮疹及继发细菌感染有关。

(3)潜在并发症:皮肤继发细菌感染、脑炎、肺炎等。

(4)有传播感染的危险:与患儿排出有传染性的病毒有关。

(六)护理措施

1.维持正常体温

(1)卧床休息至热退,症状减轻;出汗后及时更换衣服,保持干燥。

(2)监测体温,观察热型;高热时可用物理降温或退热剂,但忌用乙醇擦浴、口服阿司匹林(以免增加瑞氏综合征的危险);鼓励患儿多饮水。

2.促进皮肤完整性恢复

(1)室温适宜,衣被不宜过厚,以免增加痒感。

(2)勤换内衣,保持皮肤清洁,防止继发感染。

(3)剪短指甲,婴幼儿可戴并指手套,以免抓伤皮肤。

(4)皮肤瘙痒时,可温水洗浴,口服抗组胺药物;疱疹无溃破者,涂炉甘石洗剂或5%碳酸氢钠溶液;疱疹溃破者涂1%甲紫或抗生素软膏防止继发感染,必要时给予抗生素。

3.病情观察

注意观察疱疹溃破处皮肤、精神、体温、食欲,有无咳嗽、气促、头痛、呕吐等,及早发现并发症,予以相应的治疗及护理。

4.预防感染的传播

(1)控制传染源:患儿应隔离至疱疹全部结痂或出疹后7天;密切接触的易感儿隔离观察3周。

(2)切断传播途径:保持室内空气新鲜,托幼机构应做好晨间检查和空气消毒。

(3)保护易感人群:避免易感者接触,对体弱、免疫功能低下及应用大剂量激素者尤应加强保护,应在接触水痘后72小时内肌内注射水痘-带状疱疹免疫球蛋白,可起到预防或减轻症状的作用。

5.健康教育

向家长宣传控制传染源的知识,说明患儿隔离的时间;指导切断传播途径的方法,如通风换气、定期消毒、用物暴晒;指导家长对患儿进行皮肤护理,防止继发感染;加强预防知识教育,流行期间避免易感儿去公共场所。

四、猩红热

猩红热是由A组β溶血性链球菌引起的急性呼吸道传染病,临床以发热、咽峡炎、杨梅舌、全身弥漫性红色皮疹及疹退后皮肤脱屑为特征。多见于3~7岁小儿,少数患儿在病后2~3周可发生风湿热或急性肾小球肾炎。

(一)病原学及流行病学

病原学及流行病学特点见表12-1。

(二)临床表现

1.潜伏期

一般为 2～3 天,外科型 1～2 天。

2.前驱期

起病急,有畏寒、高热、头痛、咽痛、恶心、呕吐等。咽部及扁桃体充血,颈及颌下淋巴结肿大、压痛。

3.出疹期

(1)出疹顺序:发病后 1～2 天出疹,先耳后、颈部、腋下和腹股沟,然后迅速蔓延至躯干及上肢,最后至下肢,24 小时波及全身。

(2)皮疹形态:为弥漫性针尖大小、密集的点状红色皮疹,压之褪色,有砂纸感,疹间无正常皮肤,伴瘙痒。

(3)贫血性皮肤划痕:疹间皮肤以手按压红色可暂时消退数秒钟,出现苍白的手印,为猩红热特征之一。

(4)帕氏线:肘窝、腋窝、腹股沟等皮肤皱褶处,皮疹密集成线压之不退,为猩红热特征之二。

(5)杨梅舌:病初舌面有灰白苔,边缘充血水肿,2～3 天后白苔脱落,舌面呈牛肉样深红色,舌乳头红肿突起,称杨梅舌,为猩红热特征之三。

(6)环口苍白圈:口周皮肤与面颊部发红的皮肤比较相对苍白。

4.恢复期

一周后皮疹按出疹顺序开始脱皮,脱屑程度与皮疹轻重一致,轻者呈糠屑样,重者呈大片状脱皮,手、脚呈"手套""袜套"状。

5.并发症

急性肾小球肾炎、风湿热。

除上述普通型外,还可出现中毒型、脓毒型、外科型猩红热。

(三)辅助检查

1.血常规

白细胞总数增高,中性粒细胞可达 80％以上,严重者可有中毒颗粒。

2.细菌培养

鼻咽拭子培养出 A 组 β 溶血性链球菌为诊断的"金标准"。

3.抗链球菌溶血素"O"

滴度明显增高提示 A 组链球菌近期感染。

(四)治疗原则

1.一般治疗

卧床休息,供给充分的水分及营养;保持皮肤清洁,防止继发感染;高热者给予物理降温或退热剂。

2.抗生素治疗

抗生素治疗首选青霉素,剂量每天 5 万 U/kg,分 2 次肌内注射,严重感染者 10 万～20 万 U/kg 静脉滴注,疗程7～10天。如青霉素过敏,可选用红霉素、头孢菌素等药物。

(五)护理诊断及合作性问题

(1)体温过高:与细菌感染及外毒素血症有关。

(2)皮肤完整性受损:与皮疹脱皮有关。

(3)潜在并发症:急性肾小球肾炎、风湿热。

(4)有传播感染的危险:与患儿排出有传染性的病原菌有关。

（六）护理措施

1.维持正常体温

(1)卧床休息2～3周,出汗后及时更换衣服,保持干燥。

(2)高热时给予物理降温或退热剂,鼓励患儿多饮水,并用生理盐水漱口。

(3)给予营养丰富、易消化的流质、半流质食物。

(4)遵医嘱使用青霉素抗感染。

2.病情观察

密切观察病情变化,若出现眼睑水肿、少尿、血尿、高血压等,则提示并发急性肾炎;若出现心率增快、心脏杂音、游走性关节肿痛、舞蹈病等,则提示风湿热,均应及时进行相应处理。

3.预防感染的传播

(1)控制传染源:呼吸道隔离至症状消失后1周,咽拭子培养连续3次呈阴性。有化脓性并发症者应隔离至治愈为止。

(2)切断传播途径:通风换气,并用紫外线消毒,鼻咽分泌物须以2%～3%氯胺或漂白粉澄清液消毒,患者分泌物所污染的物品,可采用消毒液浸泡、擦拭、蒸煮或日光暴晒等。

(3)保护易感人群:接触者观察7天,用青霉素或磺胺类药物预防。

4.健康教育

向其家长宣传控制传染源的知识,说明患儿隔离的时间,不需住院者指导在家隔离治疗;指导切断传播途径的方法,如通风换气、定期消毒、用物暴晒;加强预防知识教育,流行期间避免易感儿去公共场所,托幼机构加强晨间检查。

五、流行性腮腺炎

流行性腮腺炎是由腮腺炎病毒引起的急性呼吸道传染病,临床以腮腺非化脓性肿胀、疼痛为特征,大多有发热、咀嚼受限,并可累及其他腺体及脏器,预后良好。

（一）病原学及流行病学

病原学及流行病学特点见表12-1。

（二）临床表现

1.潜伏期

一般为14～25天,平均18天。

2.前驱期

此期可无或很短,一般为数小时至1～2天。可有发热、头痛、乏力、食欲缺乏、恶心、呕吐等症状。

3.腮腺肿胀期

通常一侧腮腺先肿大,2～4天内累及对侧,也可双侧同时肿大或始终局限于一侧。腮腺肿大以耳垂为中心,向前、后、下发展,边缘表面热而不红,触之有弹性感,伴有疼痛及压痛,张口、咀嚼、食酸性食物时胀痛加剧。腮腺管口可有红肿,但压之无如液流出。腮腺肿大1～3天达高峰,一周左右消退。颌下腺、舌下腺可同时受累。

4.并发症

脑膜脑炎、睾丸炎及卵巢炎、急性胰腺炎、心肌炎等。

(三)辅助检查

1.血常规

白细胞总数正常或稍高,淋巴细胞相对增多。

2.血清及尿淀粉酶测定

90%的患儿发病早期血清及尿淀粉酶增高,常与腮腺肿胀程度平行。血脂肪酶增高有助于胰腺炎的诊断。

3.血清学检查

血清特异性 IgM 抗体阳性提示近期感染。

4.病毒分离

患儿唾液、脑脊液、血及尿中可分离出病毒。

(四)治疗原则

治疗原则主要为对症处理。急性期注意休息,补充水分和营养,避免摄入酸性食物;高热者给予物理降温或退热剂;腮腺肿痛严重时可酌情应用止痛药;并发睾丸炎者局部给予冷敷,并将阴囊托起以减轻疼痛;并发重症脑膜脑炎、睾丸炎或心肌炎者可用中等剂量的糖皮质激素治疗3~7 天。此外,也可采用中医中药内外兼治。

(五)护理诊断及合作性问题

1.疼痛

与腮腺非化脓性炎症有关。

2.体温过高

与病毒感染有关。

3.潜在并发症

脑膜脑炎、睾丸炎、胰腺炎等。

4.有传播感染的危险

与患儿排出有传染性的病毒有关。

(六)护理措施

1.减轻疼痛

(1)饮食护理:给予富营养、易消化的半流质或软食,忌酸、辣、干、硬食物,以免因唾液分泌增多及咀嚼食物使疼痛加剧。

(2)减轻腮腺肿痛:局部冷敷收缩血管,以减轻炎症充血及疼痛;也可用中药如意金黄散、青黛散调食醋局部涂敷;或采用氦氖激光局部照射。

(3)口腔护理:用温盐水漱口,多饮水,以保持口腔清洁,防止继发感染。

2.降温

监测体温,高热者给予冷敷、温水擦浴等物理降温或服用适量退热剂;发热伴有并发症者应卧床休息至热退;在发热早期遵医嘱给予利巴韦林、干扰素或板蓝根颗粒等抗病毒治疗;鼓励患儿多饮温开水以利汗液蒸发散热。

3.密切观察病情,及时发现和处理并发症

(1)若患儿出现高热、头痛、呕吐、颈强直、抽搐、昏迷等,则提示已发生脑膜脑炎,应立即行脑脊液检查,并给予降低颅内压、止惊等处理。

(2)若患儿出现睾丸肿胀疼痛,提示并发睾丸炎,可用丁字带托起阴囊消肿,局部冰袋冷敷止痛。

(3)若患儿出现上腹痛、发热、寒战、呕吐、腹胀、腹泻等,则提示并发胰腺炎,应给予禁食、胃肠减压等处理。

4.预防感染的传播

(1)控制传染源:呼吸道隔离至腮腺肿大消退后3天;密切接触的易感儿隔离观察3周;流行期间应加强托幼机构的晨检。

(2)切断传播途径:居室应空气流通,对患儿呼吸道分泌物及其污染物应进行消毒。

(3)保护易感人群:易感儿接种减毒腮腺炎活疫苗。

5.健康教育

向其家长宣传控制传染源的知识,说明患儿隔离的时间,不需住院者指导在家隔离治疗。指导切断传播途径的方法,如通风换气、定期消毒、用物暴晒;加强预防知识教育,流行期间避免易感儿去公共场所,托幼机构加强晨间检查;指导患儿家长学会观察病情,有并发症时应即时就诊,并介绍减轻疼痛的方法。

六、中毒型细菌性菌痢疾

中毒型细菌性痢疾是急性细菌性痢疾的危重型,是由志贺菌属引起的肠道传染病,起病急骤,临床以突然高热、反复惊厥、嗜睡、迅速发生休克和昏迷等为特征,病死率高,必须积极抢救。

(一)病原学及流行病学

病原学及流行病学特点见表12-1。

(二)临床表现

潜伏期多为数小时至1~2天。起病急骤,数小时内即可出现严重中毒症状,如高热(可达40 ℃以上)、惊厥、休克、昏迷等,腹泻、解黏液脓血便、里急后重等肠道症状往往在数小时或十几小时后出现,故常被误诊为其他热性疾病。根据其临床表现分为以下4型。

1.休克型(皮肤内脏微循环障碍型)

休克型主要表现为感染性休克。患儿出现精神萎靡、面色苍白或发灰、四肢厥冷、脉搏细速、皮肤花纹、血压下降、心音低钝、少尿或无尿等。

2.脑型(脑微循环障碍型)

脑型主要表现为颅内压增高、脑水肿和脑疝。患儿出现头痛、呕吐、嗜睡、血压增高、反复惊厥、昏迷等;严重者出现脑疝,表现为两侧瞳孔大小不等、对光反射迟钝或消失、呼吸节律不齐,甚至呼吸停止。此型较重,病死率高。

3.肺型(肺微循环障碍型)

肺型主要表现为呼吸窘迫综合征。以肺微循环障碍为主,此型少见,常由休克型或脑型发展而来,病情危重,病死率高。

4.混合型

上述两型或三型同时或先后出现,最为凶险,病死率更高。

(三)辅助检查

1.血常规

白细胞总数及中性粒细胞量增高,可见核左移。有 DIC 时,血小板减少。

2.大便常规

有黏液脓血便者,镜检可见大量脓细胞、红细胞和吞噬细胞。尚无腹泻的早期病例,可用生理盐水灌肠后做大便检查。

3.大便培养

分离出志贺菌属痢疾杆菌,有助于确诊。

4.免疫学检测

可用免疫荧光抗体等方法检测大便得细菌抗原,有助于早期诊断,但应注意假阳性。

5.血清电解质及二氧化碳结合力

测定血钠、血钾及二氧化碳结合力等多偏低。

(四)治疗原则

1.对症治疗

高热时用物理、药物或亚冬眠疗法降温;惊厥者给予地西泮、苯巴比妥钠、10％水合氯醛等止惊。

2.控制感染

选用两种痢疾杆菌敏感的抗生素静脉滴注。常用阿米卡星、头孢哌酮、头孢噻肟钠、头孢曲松钠等。

3.抗休克治疗

扩充血容量,纠正酸中毒,维持水、电解质及酸碱平衡;在充分扩容基础上应用多巴胺、酚妥拉明等血管活性药物改善微循环;及早应用地塞米松静脉滴注。

4.降低颅内压,防治脑水肿及脑疝

首选20％甘露醇,每次 0.5～1 g/kg,每 6～8 小时 1 次,必要时应与利尿剂交替使用。呼吸衰竭时应保持呼吸道通畅,给予吸氧及呼吸兴奋剂,使用人工呼吸器。

(五)护理诊断及合作性问题

1.体温过高

与痢疾杆菌感染及内毒素血症有关。

2.组织灌注量改变

与机体高敏状态和毒血症致微循环障碍有关。

3.潜在并发症

颅内压增高。

4.有皮肤完整性受损的危险

与腹泻时大便刺激臀部皮肤有关。

5.有传播感染的危险

与患儿排出有传染性的细菌有关。

(六)护理措施

1.降低体温

保持室内通风,卧床休息;监测体温变化,高热时给予物理降温或药物降温,持续高热不退甚至惊厥者采用亚冬眠疗法,控制体温在 37 ℃左右;遵医嘱给予敏感抗生素,控制感染;供给富营养、易消化的流质或半流质食物,多饮水,促进毒素排出。

2.维持有效的血液循环

每 15～30 分钟监测生命体征 1 次,观察神志、面色、肢端肤色、尿量等;休克患儿应迅速建立静脉通道,遵医嘱用 2∶1 等张含钠液、低分子右旋糖酐等扩充血容量,给予抗休克治疗,并保证输液通畅,维持水、电解质及酸碱平衡;患儿取平卧位,适当保暖,以改善周围循环。

3.降低颅内压、控制惊厥,防治脑水肿及脑疝

(1)遵医嘱用 20% 甘露醇降低颅内压,必要时配合使用呋塞米及肾上腺皮质激素,以减轻脑水肿、防止脑疝发生。

(2)遵医嘱用地西泮、苯巴比妥钠、10% 水合氯醛等止惊,并注意防止外伤和窒息。

(3)密切观察病情变化,当出现两侧瞳孔不等大、对光反射迟钝或消失,呼吸节律不规则、甚至呼吸停止时,应考虑脑疝及呼吸衰竭的存在,立即用脱水剂快速降颅内压,同时保持呼吸道通畅,给予吸氧和呼吸兴奋剂,使用呼吸机维持呼吸。

4.预防疾病的传播

(1)控制传染源:患儿应消化道隔离至症状消失后 1 周或大便培养 3 次阴性;密切接触者应隔离观察 7 天;对饮食行业及托幼机构的工作人员应定期做大便培养,及早发现带菌者并积极治疗。

(2)切断传播途径:加强对饮食、饮水、粪便的管理及消灭苍蝇;加强卫生教育,注意个人卫生和饮食卫生,如饭前便后洗手、不喝生水、不吃变质及不洁食品。

(3)保护易感人群:菌痢流行期间口服痢疾减毒活菌苗。

5.健康教育

向其家长宣传控制传染源的知识,说明患儿隔离的时间;指导切断传播途径的方法,对患儿的排泄物及污染物进行消毒;加强预防知识教育,注意饮食卫生,不吃生冷及不洁食品,养成饭前便后洗手的良好卫生习惯。

(赵平平)

第二十二节　先天性肌性斜颈

先天性肌性斜颈是小儿斜颈最常见的原因,由于一侧胸锁乳突肌的挛缩牵拉使颈部歪斜,头部偏向患侧,下颌转向健侧,形成特殊的姿势畸形。

一、临床特点

(1)颈部肿块出生后 7～10 天左右颈部出现无痛性肿块,质硬,肿块位于胸锁乳突肌中下 1/3 处,2～3 个月后肿块逐渐缩小,6 个月后全部消失。胸锁乳突肌缩短明显,可呈条索状挛缩。

(2)颈部向患侧旋转活动有不同程度受限。头明显偏向患侧,下颌向健侧偏斜。

(3)脸部可出现不对称畸形,患侧之耳、眼、眉、嘴角低下,前额狭窄等。

(4)辅助检查颈部 B 超示患侧胸锁乳突肌纤维性肿块,弥散性纤维化,增粗。

二、护理评估

(一)健康史

了解患儿出生是否有难产及臀位产史,评估患儿有否合并其他先天畸形。了解患儿是否接受过手法矫正。

(二)症状、体征

头明显偏向患侧,下颌向健侧偏斜。胸锁乳突肌中下 1/3 处可触及质硬、呈圆形或椭圆形的肿块,无红肿,无压痛。

(三)社会、心理

评估家庭经济状况、支持系统、家长文化程度。评估患儿和家长对疾病和手术的认知和心理反应。

(四)辅助检查

了解 B 超结果。

三、常见护理问题

(一)恐惧

与手术、环境陌生有关。

(二)自我形象紊乱

与头歪向一侧有关。

(三)疼痛

与手术创伤有关。

(四)知识缺乏

缺乏疾病康复知识。

(五)合作性问题

出血、感染。

四、护理措施

(一)术前

(1)监测患儿体温,预防上呼吸道感染。

(2)完善术前检查,配合医师做好术前准备。注意剃净患儿的头发,确保手术区域干净及便于手术后头部的清洁。

(二)术后

1.体位

麻醉未清醒期间,平卧位,头侧向一边;清醒后取仰卧位,用沙袋将头固定于头偏向健侧、下颌转向患侧的位置。

2.病情观察

密切观察生命体征的变化,保持呼吸道通畅。

3.饮食

麻醉未清醒期间予禁食,清醒 4～6 小时后予少量饮水后无不适,给予正常饮食。

4.切口的护理

评估切口出血情况,保持伤口敷料清洁干燥,观察伤口有无红肿、分泌物,局部疼痛有无加剧。

5.疼痛的护理

评估患儿疼痛的程度,根据儿童疼痛脸谱分级;指导家长多安抚患儿,讲故事、唱儿歌以分散患儿注意力;咳嗽、深呼吸时用手轻压伤口,遵医嘱准确使用止痛药并观察止痛效果。

(三)健康教育

(1)患儿及家长对手术易产生恐惧,并担心手术预后,护理人员应热情接待患儿,耐心讲解疾病的治疗过程及术后功能锻炼的重要性,以减轻患儿及家长的顾虑。

(2)在术前准备阶段,认真向患儿及家长讲解术前准备的内容如备皮、皮试、禁食、禁水的时间,术前用药的目的、注意事项,以取得患儿和家长的配合。

(3)术后康复过程中,护理人员应始终将各项术后护理的目的、方法向患儿和家长说明,共同实施护理措施,并开始实施康复训练,以取得满意的康复效果。

五、出院指导

(一)饮食

加强营养,给予富含维生素、蛋白质的食物,注意饮食卫生、合理喂养。

(二)活动

用颈椎固定器使头部处于正常位,固定时间一般为 6 周,固定期间允许脱下,进行皮肤护理或功能锻炼。

(三)功能锻炼

术后 2 周,开始正规康复锻炼;患儿仰卧使头部置于床边,协助治疗者固定患儿双肩,治疗者双手固定患儿下颏及双乳突,将患儿头部轻轻缓慢后仰,充分拉长胸锁乳突肌,再缓慢转向健侧,保持 15 秒,重复 15~20 次,要求每天 3~5 次。

(四)伤口护理

保持伤口的清洁干燥,忌用手抓,以防伤口破损、发炎。

(五)复查

出院后半年来院复查。

(赵平平)

第二十三节　小儿发育性髋关节脱位

发育性髋关节脱位(developmental dislocation of the hip,DDH)是小儿最常见的四肢畸形之一,是因为髋臼发育不良,髋臼很浅,髋后上缘几乎完全不发育,致使股骨头不能正常地容纳在髋臼内,造成股骨半脱位或全脱位。单侧比双侧多,单侧中左侧比右侧多。病因尚不清楚。

一、临床特点

(一)新生儿期

(1)大腿及臀部皮纹不对称,肢体不等长。

(2)患侧下肢活动较健侧差,患侧股动脉搏动减弱。

(3)Allis 征或 Galeazzi 征阳性:新生儿平卧,屈膝 85°～90°或两足平放床上,内踝靠拢可见两膝高低不等。

(4)Ortolani 征或外展试验阳性:让新生儿平卧,屈膝、屈髋各 90°,检查者面对小儿臀部,两手握住小儿双膝同时外展、外旋,正常膝外侧面可触及床面,当外展一定程度受限,而膝外侧面不能触及床面,称为外展试验阳性。当外展至一定程度突然弹跳,则外展至 90°,称为 Ortolani 征阳性。

(5)X 线检查骨盆正位片,内侧间隙增大,上方间隙减少。

(二)较大儿童

(1)步态:单侧脱位时跛行,双侧脱位呈鸭步,易疲劳,有疼痛、酸胀感。臀部明显后突。

(2)肢体短缩:臀部变宽,呈扁平,大转子显著突出,骨盆前倾,腰段脊柱明显前凸。

(3)Allis 征及外展试验阳性。

(4)套叠试验阳性:让小儿平卧,屈髋、屈膝各 90°,一手握住膝关节,另一手抵住骨盆两侧髂前上棘,将膝关节向下压可感到股骨头向后脱位;膝关节向上提可感到股骨头进入髋臼。

(5)股骨大粗隆在尼来登(Nelaton)线之上。髂前上棘至坐骨结节之连线正常通过大粗隆顶点称作尼来登线。

(6)川德伦堡(Trendelenburg)试验阳性:嘱小孩单腿站立,另一腿尽量屈髋、屈膝,使足离地。正常站立时对侧骨盆上升;脱位后股骨头不能抵住髋臼,臀中肌乏力使骨盆下垂,从背后观察尤为清楚。

(三)X 线骨盆平片检查

(1)股骨头及髋臼发育不良。

(2)股骨头位于泼金(Perkin)方格外下或外上方。泼金象限:将两侧髋臼中心连一直线称作 H 线,再从两侧髋臼外缘向 H 线做垂直线,将左右各划分成四格。股骨头骨化中心在内下格为正常。

(3)髋臼指数>25°。自髋臼外缘至髋臼中心做连线,此线与 H 线相交成锐角,称髋臼指数。正常为 20°～25°。

(4)兴登线(shenton)不连贯。正常闭孔上缘之弧线与股骨颈内侧之弧度相连在一个抛物线上称作兴登线,脱位时此线中断消失。

(5)中心边缘角(CE 角)<15°。取股骨头股骺中心为一点,髋臼外缘为另一点做连线,再做髋臼外缘垂直投线,两线相交所呈之角称 CE 角(正常约 25°)。

二、护理评估

(一)健康史

了解母亲妊娠史,是否臀位产;评估较大儿童是否有治疗史。

(二)症状、体征

体检患儿双下肢是否等长、有无跛形步态或"鸭步",是否有易疲劳、疼痛、酸胀感。臀部是否明显后突。

(三)社会、心理

评估患儿是否因步态异常影响学习、活动而情绪紧张或低落。评估家长是否因本病的治疗过程长、费用高、肢体功能恢复难以预测而有心理上高度焦虑和恐惧。

(四)辅助检查

了解 X 线检查的结果。

三、常见护理问题

(一)焦虑

与身体形象改变、环境陌生、担心预后和学习有关。

(二)皮肤完整性受损

与长期卧床、躯体不能活动有关。

(三)躯体移动障碍

与牵引约束、石膏固定有关。

(四)疼痛

与手术创伤有关。

(五)有便秘的危险

与排便体位改变、限制活动有关。

(六)知识缺乏

家长缺乏手术、康复知识。

(七)合作性问题

感染、股骨头无菌性坏死。

四、护理措施

(一)非手术治疗的护理

6 个月以下婴儿用 Pavlik 支具;6 个月~3 岁婴幼儿应用聚氨酯绷带石膏裤固定。

1.体位

保持 Von-Rosen 铅板或 Pavlik 吊带使患儿髋关节固定在外展、屈曲、外旋位。

2.皮肤护理

会阴部及大腿内侧定时清洗,保持干燥。

3.绷带裤护理

(1)皮肤护理:预防皮肤损伤,及时将聚氨酯绷带边缘用胶布花瓣粘贴,勤翻身,局部皮肤按摩,保持绷带完整。

(2)观察趾端血液循环,如色泽、肤温、痛觉、肿胀、活动度等。予以抬高患肢,改善血液循环,绷带裤内禁用异物填塞及搔抓。

(二)手术治疗的护理

1.术前

(1)指导患儿术前注意保暖,勿着凉,以免影响手术。

（2）训练床上大小便及做被固定肢体的静态舒缩运动,以利术后康复。

（3）教会患儿及家长绷带裤护理注意事项及观察要点,防止并发症。

（4）认真做好牵引的护理。

2.术后

（1）体位:麻醉清醒前平卧位,头侧向一边,保持呼吸道通畅。髋部"人"字石膏固定时,可略为抬高患肢,改为患肢直腿牵引后,要保持肢体外展位。

（2）密切观察生命体征及血压的变化,观察伤口渗血情况,观察患侧肢体末梢血液循环状况,如发现足趾发紫、皮温高、肿胀等异常情况,应即刻与医师取得联系。

（3）饮食护理:应给富含营养、易消化的食物,鼓励患儿多饮水,多食含纤维素丰富的食物和水果,培养定时排便的习惯。

（4）维持皮肤的完整性:保持床单位干燥、平整、无渣屑。协助患儿2～4小时翻身一次,按摩受压部位,以保持皮肤的完整性。

（5）疼痛的护理:评估患儿疼痛的程度,婴幼儿可根据儿童疼痛脸谱评估;指导家长多安抚患儿,讲故事、唱儿歌以分散患儿注意力;咳嗽、深呼吸时用手轻压伤口。遵医嘱准确使用止痛剂后需观察止痛药的效果。

（6）石膏的护理:保持石膏不被排泄物污染,在搬动患儿时,注意肢体位置,防止髋关节外旋和外伸,以免股骨头脱出。协助患儿翻身时,应以健腿做轴翻转,如为双侧石膏固定,则将患儿抬起悬空翻转。

（7）功能锻炼:石膏拆除后,在保护下做肢体功能锻炼,先练习股四头肌,使患肢股四头肌紧绷,然后慢慢升起,屈髋。患儿起初怕疼痛常不敢活动,要循序渐进,逐渐增加活动量,防止关节僵硬、肌张力下降等并发症。要预防外伤以避免植骨块塌陷和股骨干骨折。术后3、6个月分别摄X线片,了解复位情况,并注意有无股骨头无菌性坏死等并发症。

（三）健康教育

（1）入院时热情接待家长和患儿,耐心讲解疾病的治疗过程。

（2）术前准备阶段,认真向家长讲解牵引的目的和意义,做到有效牵引,讲解石膏护理的要点。

（3）向家长重点说明术后各项护理的目的、方法,指导家长正确定时翻身,同时监测皮肤有无受损现象,讲解功能锻炼的目的和意义并予以指导、示范。

五、出院指导

（一）饮食

要加强营养,多食营养丰富的食物。

（二）循序渐进地做好肢体功能锻炼

防止关节僵硬和肌肉萎缩。拆除石膏复查X线检查后,在家长的保护下可开始功能锻炼:屈髋、内收、外展髋关节。

（三）绷带裤的护理

指导家长做好皮肤护理,防止大小便的污染。绷带裤内禁用异物填塞及搔抓。指导家长观察肢体血液循环,如肿胀、色泽改变等需及时来院检查。

(四)定期复查

蛙式绷带裤固定者需间隔 3 个月来院更换绷带 2 次,截骨矫形术后半年需来院拆除钢板。

(赵平平)

第二十四节　先天性马蹄内翻足

先天性马蹄内翻足是一种常见的先天性畸形,指婴儿出生后即出现一侧或双侧足呈马蹄内翻、内收。双侧多见,单侧较少。真正病因尚不清楚,很可能由遗传因素、机械压力、神经肌肉异常等多种因素所致。

一、临床特点

(1)出生后即发现一足或两足畸形。

(2)踝关节跖屈,跟腱紧张,足尖低于足跟(马蹄畸形)。

(3)足跟内翻,足内缘高于外侧缘(内翻畸形)。

(4)前足内收,胫骨呈内旋姿势。

(5)一般将畸形分为松软型与僵硬型两大类。①松软型:表现为畸形程度较轻,足小,皮肤及肌腱不紧,可用手法矫正。②僵硬型:表现为畸形严重,趾面可见一条深的横形皮肤皱褶,跟骨小,跟腱细而紧,呈现严重马蹄内翻,内收畸形,多为双侧,手法矫正困难。

(6)辅助检查:X 线足正侧位片可确定内翻及马蹄畸形的程度。

二、护理评估

(一)健康史

了解有无家族史,询问母亲妊娠史,有无宫内胎位不正和压力过高;有无合并其他畸形;评估出生后畸形进展情况及有无治疗史。

(二)症状、体征

评估患儿足畸形的程度、分型,行走的步态。

(三)社会、心理

评估较大患儿是否因步行困难而情绪紧张或低落,是否有自卑心理。评估家长对疾病和治疗的认识程度,是否因多次更换石膏而有心理上的恐惧和经济上的负担。

(四)辅助检查

了解 X 线足正侧位片的结果。

三、常见护理问题

(一)疼痛

与手术创伤有关。

(二)有外周组织改变的危险

与石膏固定有关。

(三)有皮肤完整性受损的危险

与石膏固定有关。

(四)知识缺乏

缺乏手术与家庭护理知识。

四、护理措施

(一)术前

(1)监测患儿体温,指导家长及时增减衣服,预防呼吸道感染,注意饮食卫生,合理喂养,防止腹泻。

(2)皮肤准备术前晚温水泡足 20 分钟。泡后洗净足部及小腿并修剪指趾甲。

(二)术后

1.体位

麻醉未清醒期间,平卧位,头侧向一边,保持呼吸道通畅。

2.病情观察

观察生命体征、伤口渗血情况,渗血多时开窗换药,并注意血压变化。

3.饮食

麻醉未清醒期间予禁食,醒后 4～6 小时予以少量饮水后无不适,给予正常饮食。

4.疼痛的护理

评估患儿哭闹的原因及疼痛的程度。指导家长多安抚患儿,给予小婴儿安抚奶嘴,幼儿期可讲故事、唱儿歌以分散患儿注意力。

5.石膏固定护理

(1)在石膏未干固前应避免搬动,尽量减少压迫石膏,如需搬动,应有 1～2 人协助,用手掌托起,向着同一方向用力,用力要均匀,忌手指用力形成一个压迫点。

(2)石膏未干前,可用电烤灯烤干,应距灯一尺(30～40 cm)左右距离,避免烫伤。

(3)清醒后抬高石膏固定的肢体,促进静脉回流,预防肿胀出血。下肢可用枕垫垫起,使患肢高于心脏位。

(4)严密观察足趾的血液循环、趾端的色泽、温度、痛觉、肿胀、活动度情况;如发现感觉减退、肤色苍白、皮温降低、趾端动脉搏动减弱、趾端活动伴有疼痛等应及时报告医师并配合处理。

(5)石膏边缘要用棉质软布保护,防止压迫性溃疡发生,要注意检查石膏边缘的皮肤及石膏破损情况,如有皮肤红肿、破损应及时诊治。

(6)注意保护石膏的清洁、干燥,避免大小便污染,不要在石膏空隙塞入玩具、食物等。以避免不必要的麻烦。

(7)如上石膏部位皮肤瘙痒,可以轻敲石膏外壳。

(三)健康教育

(1)入院时热情接待家长和患儿,耐心讲解疾病的治疗过程及术后三次更换石膏的意义。

(2)在术前准备阶段,认真向患儿及家长讲解术前准备的内容,备皮的重要性,禁食、禁水、术前用药的目的及注意事项,以取得家长、患儿的配合。

(3)向家长重点说明术后各项护理的目的、方法,共同实施护理措施,以取得满意的康复效果。

五、出院指导

(一)饮食
合理喂养,及时添加辅食,注意饮食卫生。

(二)活动
带石膏期间不能下地行走,可在床上活动。

(三)石膏的护理
(1)要观察肢体末端的颜色,经常抬高石膏固定的肢体,如发现局部肿胀、青紫、皮肤温度低、麻木、趾活动差或痛觉消失等需及时来医院就诊。要经常检查石膏边缘的皮肤及有无破损。

(2)注意保护石膏完整,发现主要关节部位的石膏断裂要及时就诊。

(3)注意保护石膏的清洁、干燥,避免大小便污染。

(四)功能锻炼
每次拆除石膏后可给予手法矫正:一手握住踝部,另一手推前半足外展以矫正内收,其次进行外翻,最后以手掌托住足底行背伸矫正马蹄,每天进行 2～3 次,每次 20 分钟。

(五)复查
六周后来院复诊,第三次拆石膏后应在半年后来院复查。

(赵平平)

第二十五节　小儿肱骨髁上骨折

肱骨髁上骨折是小儿最常见的骨折之一,多见于 4～10 岁的儿童。按承受暴力和骨折后移位的不同,分为伸直形和屈曲形,前者发生率为 95％。骨折后易发生血管、神经的损伤及肘内翻等后遗症。

一、临床特点

(1)骨折的症状与伤势的轻重和就诊的迟早有关。损伤早期,骨折无移位或轻度移位,肘部常无明显的肿胀。晚期或严重移位骨折常致重度肿胀,出现瘀斑或水疱,肘前窝饱满向前突出,肘上后突畸形。

(2)剧烈疼痛,肘关节功能丧失。

(3)有异常活动,可有骨擦音,上臂短缩,肘后三角消失。

(4)如出现桡动脉搏动减弱或消失,伤肢温度降低,血液循环或感觉障碍,为血管损伤的症状。

(5)辅助检查 X 线肘关节正侧位检查,可明确骨折类型与移位情况。伸直形的骨折线从前下方斜向后上方,远折端向后上方移位。屈曲形的骨折线从后下斜向前上方,远折端向前上方移位。

二、护理评估

(一)健康史
评估患儿受伤时间和受伤时的情况,有否其他脏器的合并伤。

(二)症状、体征
了解患儿骨折有无移位、肿胀的程度、指端血液循环和手指活动度,评估有无血管、神经损伤。评估疼痛的程度及生命体征的变化。

(三)社会、心理
评估患儿是否因意外伤害造成疼痛、活动受限影响入学而极度的恐惧。家长是否因孩子受到伤害而有自责的心理。

(四)辅助检查
了解 X 线检查结果。

三、常见护理问题

(一)疼痛
与骨折断端移位对软组织或神经的刺激、患肢出血、肿胀对软组织的压迫有关。

(二)有外周组织灌注改变的危险
与局部组织出血、肿胀、石膏固定或牵引有关。

(三)有皮肤完整性受损的危险
与石膏固定、制动、牵引有关。

(四)焦虑(家长和孩子)
与环境陌生、担心肢体伤残及外伤现场的刺激有关。

(五)知识缺乏
缺乏康复知识。

(六)合作性问题
周围神经血管功能障碍、肘内翻。

四、护理措施

(一)非手术治疗的护理
1.体位

卧床休息,抬高患肢并制动,有利静脉回流,减轻局部肿胀和疼痛。如骨折部位无伤口者,伤后 24 小时内可用湿毛巾冷敷减少渗出,伤后 24 小时后改为热敷,促进渗出液的吸收,减轻局部肿胀。

2.饮食护理

鼓励患儿多吃水果、蔬菜,多饮水及优质蛋白,保证营养均衡。

3.病情观察

(1)密切观察生命体征变化:每 2～4 小时评估骨折远端脉搏的搏动,观察肢端血液循环、感觉、活动和皮肤颜色、温度,有无缺血性疼痛,发现异常及时报告医师。

(2)观察有无神经损伤症状:如拇指对掌活动、外展、内收功能障碍为正中神经损伤所致。如有明显垂腕症状,则桡神经损伤所致。

4.疼痛的护理

评估患儿疼痛的程度,疼痛明显者可遵医嘱给予止痛药物,并观察止痛效果。指导家长给患儿讲故事、唱儿歌以分散注意力。

5.维持皮肤的完整性

对石膏托固定的患儿,要及时用胶布沿绷带边缘粘贴,并经常检查石膏托边缘处皮肤有无损伤。

6.鼓励患儿定时做上肢肌肉收缩运动

如伸指握拳活动。

(二)手术治疗的护理

1.术前

同保守治疗,密切观察生命体征,观察肢端血液循环、感觉、活动和皮肤颜色、温度,有无缺血性疼痛。观察有无神经损伤症状。术前禁食6~8小时。

2.术后

(1)卧位:麻醉未清醒时,取平卧位,头侧向一边,保持呼吸道通畅。清醒可取坐位,抬高患肢。

(2)病情观察:观察肢端血液循环、感觉、活动和皮肤颜色、温度,肢体肿胀程度。

(3)伤口护理:评估伤口出血情况,保持伤口清洁干燥,观察伤口有无红肿、分泌物,疼痛有无加剧。

(三)健康教育

(1)主动关心患儿和家长,鼓励他们说出内心的问题,讲解该疾病的治疗方案及预期效果,同时给予安慰和鼓励,解除因精神因素造成的恐惧、焦虑心理。

(2)讲解骨折的愈合过程及所需时间,石膏护理的注意事项。

(3)在术后康复过程中,讲解骨折恢复期功能锻炼的重要性,并进行示范、指导。

五、出院指导

(一)饮食护理

适当增加营养,指导家长注意饮食卫生。

(二)石膏托的护理

经常检查石膏托边缘处皮肤有无损伤。观察肢端血液循环、感觉、活动和皮肤颜色、温度,肢体肿胀程度。

(三)功能锻炼

鼓励患儿定时做上肢肌肉收缩运动,如伸指握拳活动。

(四)复查时间

半个月后来院复查。

(赵平平)

第二十六节 小儿股骨干骨折

股骨干骨折是儿童常见的骨折,骨折多系强大暴力所致。骨折后断端移位随骨折部位、暴力方向、肌肉牵力及肢体重力作用的不同而异。根据骨折部位分为股骨上 1/3 骨折,中 1/3 骨折和下 1/3 骨折。

一、临床特点

(1)大腿局部肿胀严重,有剧烈疼痛和压痛。

(2)肢体短缩、成角畸形,髋膝关节活动障碍,有骨擦音及异常活动。

(3)X 线检查。①股骨全长正侧位片:一般间接暴力常致斜形或螺旋形骨折;直接暴力引起横形或粉碎性骨折。②上 1/3 骨折:骨折近端呈屈曲、外旋、外展移位,远端向上、向内移位。③中1/3 骨折:多数呈重叠向外成角畸形。④下 1/3 骨折:骨折近端向前向内移位,远端向后移位。

二、护理评估

(一)健康史

评估患儿受伤时间、受伤时的情况和治疗过程,检查有否其他脏器的合并伤。

(二)症状、体征

评估患儿意识状态、血压、呼吸、脉搏。评估患肢活动受限和疼痛的程度、肢端血液循环。骨折部位有无异常活动及骨擦音。

(三)社会、心理

评估患儿是否因意外伤害造成疼痛、活动受限而极度的恐惧、哭闹。家长是否因孩子受到伤害担心预后而有自责、焦虑的心理。

(四)辅助检查

了解股骨全长正侧位 X 线摄片的结果。

三、常见护理问题

(一)疼痛

与骨折断端移位对软组织或神经的刺激有关。

(二)有外周组织灌注改变的危险

与局部组织出血、肿胀、石膏固定或牵引有关。

(三)有皮肤完整性受损的危险

与局部组织出血、肿胀、石膏固定或牵引及制动有关。

(四)焦虑

与环境陌生、担心肢体伤残及外伤现场的刺激有关。

(五)知识缺乏

缺乏康复知识。

（六）合作性问题

周围神经血管功能障碍。

四、护理措施

小儿股骨干骨折临床上多采用非手术治疗的方法，常可取得良好的效果。

（一）保持正确体位

确保牵引效果。患儿平卧位、睡硬板床。

（1）婴儿～2岁：悬吊牵引（Brycnt法），做好皮肤牵引的护理。闭合复位予石膏固定。

（2）2～6岁：托马斯架皮肤牵引，牵引重量一般开始为2～3公斤。做好皮牵引的护理。

（3）6岁以上：股骨远端骨牵引，做好骨牵引的护理。

（二）病情观察

密切观察生命体征的变化，每2～4小时评估足背动脉的搏动情况，观察末梢血循环、感觉及肢体活动和皮肤颜色、温度，有无缺血性疼痛，发现异常及时报告医师。

（三）饮食

鼓励患儿进食高蛋白、富营养食物，多食蔬菜、水果。

（四）皮肤护理

保持皮肤干燥、无刺激；婴幼儿会阴部垫一次性尿布，并定时按摩受压部位以减轻受压和增加局部血液循环。每班检查患儿皮肤有无潮红、受压征象。对于皮肤牵引的患儿还需注意观察有无胶布过敏和水疱产生，如有应及时通知医师。

（五）疼痛的护理

评估疼痛的部位、性质，根据儿童疼痛脸谱分级评估疼痛的程度，鼓励家长给孩子讲故事、听音乐分散注意力，必要时遵医嘱用止痛剂，并观察止痛的效果。

（六）功能锻炼

在病情允许情况下，指导患儿加强下肢功能锻炼，定时做足的背伸和跖屈活动。

（七）保持排便通畅

给患儿多吃蔬菜、水果，多饮水，教会患儿做腹部舒缩动作，每天3次，每次10～20分钟，饭后半小时做排便动作，至少保持每2天大便一次。

（八）健康教育

（1）护理人员应热情接待患儿，耐心讲解骨折的治疗过程及配合功能锻炼的重要性，以减轻患儿及家长的顾虑。

（2）认真地向患儿和家长讲解牵引的目的和意义，以取得家长或患儿密切的配合。

（3）在康复期护理人员要认真地讲解功能锻炼的重要性，并进行示范、指导，使功能锻炼取得最佳效果。

五、出院指导

（一）饮食指导

鼓励患儿进食高蛋白、富营养食物，多食蔬菜、水果及含钙丰富的食物。

（二）石膏固定患儿的护理

（1）经常观察肢体末端的颜色，抬高石膏固定的肢体，如发现局部肿胀、青紫、皮肤温度降低、麻木、趾活动差或痛觉消失等需及时来医院就诊。要经常检查石膏边缘的皮肤及有无破损。

(2)注意保持石膏完整,发现关节部位的石膏断裂要及时就诊。

(3)注意保护石膏的清洁、干燥,避免大小便污染。

(三)活动

带石膏固定出院的患儿需卧床休息,做好功能锻炼,防止关节僵硬和肌肉萎缩。通常4～6周即有足够的骨痂形成,宜在8周以后开始做负重活动。

(四)复查时间

出院后1个半月来院复查。

(赵平平)

第二十七节　小儿寰枢椎旋转性移位

寰枢椎旋转性移位是齿突前方与寰枢前弓之间,以及第1、2颈椎两个侧块之间的滑膜关节相对旋转引起颈椎活动受限,表现为斜颈畸形。寰枢椎的稳定性有赖于环椎侧块间的横韧带和齿状突的翼状韧带,当上呼吸道感染如急性扁桃体炎、颈深部感染或颈部外伤时,可致这些韧带松弛或断裂,造成寰枢关节不稳定,发生旋转性移位,严重者可因延髓受压而危及生命。

一、临床特点

(1)颈部不适、疼痛,突发性斜颈。

(2)颈部活动受限,活动时疼痛加重,局部触诊有肌痉挛,颈部僵硬。

(3)辅助检查:①X线颈椎正侧位和张口位片;寰枢前弓与齿突间距即 A-O 间距>3 mm,齿状突偏于一侧。②CT 显示椎管与骨结构的断面图像,可明确诊断。

二、护理评估

(一)健康史

了解颈部不适发生的时间,有无诱发原因;评估是否有上呼吸道感染或颈部的炎症、头颈部外伤史。

(二)症状、体征

评估患儿头颈部活动受限的程度,头是否偏向一侧,有无合并神经系统症状,有无肢体麻木及不全性瘫痪。

(三)社会、心理

评估患儿是否因疼痛、活动受限而有紧张、恐惧的情绪。评估家长是否担心疾病的愈后。

(四)辅助检查

了解颈椎 X 线摄片和 CT 检查结果。

三、常见护理问题

(一)恐惧

与疾病、环境陌生有关。

(二)舒适的改变

与颈部不适、牵引制动有关。

(三)知识缺乏

缺乏疾病康复知识。

(四)合作性问题

呼吸困难、四肢活动障碍。

四、护理措施

(一)体位

予平卧位去枕或肩部垫高,保持颈部伸直或稍后伸,有利于颈椎复位。颈部制动,防止颈部突然转动,枕颌牵引时予以头高脚低位。

(二)病情观察

密切观察生命体征的变化,注意呼吸的频率、节律、深度,保持呼吸道通畅;观察四肢肌力、活动能力。

(三)饮食

鼓励患儿多吃水果、蔬菜,多饮水,供给营养均衡的富含维生素、蛋白质、脂肪的高营养膳食,保证大小便通畅。

(四)枕颌牵引的护理

(1)睡较硬床铺,睡牵引床更佳。

(2)保持反牵引力,予以头高脚低位。牵引绳应与颈椎纵轴在一直线上,布托(四头带)兜住下颌和枕部,注意使吊带环分开,以免压迫气管和血管。

(3)牵引重量一般为 0.5~1 kg,或根据病情从轻到重逐渐加大,加大重量后,观察患儿有无感觉不适,如头痛、头晕、恶心呕吐、腹痛、下肢麻木等,并及时通知医师。

(4)加强巡视,观察呼吸和肢体活动情况。每班检查牵引力和牵引方向是否适宜,防止过度牵引,牵引时头部保持中立位,不要将布托沿颈部下移,防止压迫气管、颈部大血管引起窒息、脑缺氧。

(5)防止下颌、耳郭、枕部皮肤损伤 要求四头带柔软、清洁、干燥;给患儿进食、饮水后擦净下颌,经常检查和按摩耳郭及后枕部受压皮肤。

(五)健康教育

(1)耐心讲解疾病的治疗过程、牵引的注意事项和重要性,以减轻患儿及家长的恐惧和顾虑。鼓励患儿定时做肢体肌肉收缩运动,如上肢伸指、握拳,下肢做足的背伸和屈趾活动。

(2)居家继续牵引或颈椎固定的患儿详细告知家长牵引的方法及注意事项及牵引不适的表现。

五、出院指导

（一）饮食

加强营养，给予富含维生素、蛋白质的食物，注意饮食卫生。

（二）活动

继续牵引或颈椎固定2～4周，注意颈部制动，防止颈部突然转动。观察患儿有无感觉不适，如头痛、头晕、恶心呕吐、腹痛、下肢麻木等，如有异常及时来院就诊。

（三）复查

出院2～4周后来院复查。

（赵平平）

第二十八节　小儿脊柱结核

脊柱结核占全身骨和关节结核发病率之首位，多发生于2～5岁小儿，发病以下胸椎和腰椎最多见，大多侵犯1～2个椎体。如不及时治疗可造成椎体塌陷、脊柱后凸畸形，或产生截瘫。

一、临床特点

（一）起病缓慢

常有食欲缺乏、烦躁、低热、下肢乏力等全身症状。

（二）姿势异常

颈椎结核患儿不能仰头，喜用手支撑下颌、胸、腰椎结核患儿不喜弯腰，拾物试验阳性（拾物时取下蹲姿势）。

（三）疼痛

局限性轻度疼痛及脊柱活动受限，如压迫神经根可出现放射痛。

（四）脊柱畸形

胸椎结核常较早出现脊柱后突畸形。

（五）寒性脓肿形成

各椎段病灶所形成的脓液均有一定的汇集或流注部位，颈椎结核出现在颈三角，胸椎结核出现在病椎椎旁，腰椎结核常流入腰三角、髂窝。

（六）辅助检查

（1）急性期血沉加快，结核菌素试验多为阳性。

（2）血常规检查　白细胞稍增高，以淋巴细胞为主。

（3）X脊柱正侧位片　脊柱的生理弧度改变；椎体破坏、压缩、变窄，常呈楔形，椎间隙变窄或消失；脓肿阴影形成及椎体周围软组织改变。

二、护理评估

(一)健康史

评估患儿是否有结核接触史或机体本身有其他部位结核灶。

(二)症状、体征

评估患儿是否有疼痛、姿势异常、局部寒性脓肿形成,评估下肢活动能力、食欲缺乏、低热等全身症状。

(三)社会、心理

评估患儿家庭经济状况、家长文化程度,家长对疾病认知和心理反应。

(四)辅助检查

了解结核菌素试验、血常规、血沉、X线胸片、脊柱正侧位片检查结果。

三、常见护理问题

(一)恐惧

与疾病、环境陌生有关。

(二)皮肤完整性受损的危险

与卧硬板床、活动受限时间长有关。

(三)疼痛

与疾病、手术创伤有关。

(四)知识缺乏

缺乏疾病与家庭护理知识。

(五)合作性问题

截瘫、感染。

四、护理措施

(一)非手术治疗护理

1.体位

平卧制动,颈椎结核应予颈椎牵引,主要是避免脊髓及神经根受压加重或防止发生神经系统症状加重。

2.饮食指导

指导患儿进食高蛋白、高热量、富含维生素的食物,如牛奶、瘦肉、豆类、鱼、麦片、新鲜蔬菜和水果。注意饮食的多样化及色、香、味等,食欲减退者可少量多餐,鼓励患儿进食。必要时遵医嘱行肠内高营养支持等。

3.病情观察

密切观察生命体征、疼痛程度及部位、四肢活动变化及局部特殊姿势等,如患儿肢体感觉、运动功能发生异常,应及时报告医师。

4.用药护理

按医嘱早期、联合、足量、全程用药。做到按时、准确发药到口。并观察用药后反应:服用利福平后尿液会变红,链霉素易引起耐药性及耳毒性(如耳鸣、耳聋、头晕等)反应;定期检查肝、肾功能,观察利福平与异烟肼对肝、肾功能的损害,如有异常应立即报告医师。

5.颈椎牵引的护理

同枕颌牵引的护理。

6.皮肤护理

卧床期间每2～3小时翻身一次,检查受压皮肤情况。翻身时保持躯干上下一致,防止扭转。

(二)手术治疗的护理

1.术前护理

同非手术治疗护理。

2.术后护理

(1)体位:麻醉未清醒期间平卧位,头侧向一边。醒后不同手术方式采取不同的体位:①单纯病灶清除、椎管减压术:平卧,绝对卧床,在床上保持躯干上下一致的翻身活动。②病灶清除、植骨融合术:平卧,卧平板床3～5个月或石膏床固定制动。后凸畸形患儿术后2周后应侧卧及仰卧交替,以防止长时间的压迫损伤创口周围皮肤。翻身时要保持躯干上下一致。

(2)病情观察:密切观察生命体征变化,24小时内心电监护。观察肢体感觉平面恢复情况。观察伤口有无渗血、出血情况,保持创面清洁、干燥。并遵医嘱继续抗结核联合用药,并观察药物的不良反应。

(3)预防并发症的护理:①植骨块脱落移位:除手术牢固固定外,应注意搬运患儿或翻身时,保持局部固定不移动,肩、臀一致翻动,避免脊柱弯曲、扭转引起植骨块脱落。②预防压疮:2～3小时翻身一次,要两人同时操作,一般侧卧30°～50°即可,必须在背部及腰骶部同时垫相同厚度的软枕,注意保持脊柱的水平直线,避免扭曲、旋转。每次改变体位时避免拖、推,应将患儿抬起,翻身后给予舒适卧位,并清洁、按摩受压部位皮肤,注意保持床铺整洁、无渣屑及无皱折。③预防肺部感染:保持室内空气流通,指导患儿进行有效咳嗽、咳痰。④预防尿路感染:每天清洁消毒尿道口2次,保持导尿管引流通畅,注意尿色及量的变化。鼓励患儿多饮水,不喝或少喝饮料。⑤预防便秘:由于长期卧床,肠蠕动减慢,排便方式改变,易发生便秘和腹胀。关心患儿的饮食情况,在增加患儿优质蛋白的膳食结构基础上,适当增加含纤维素丰富的蔬菜、水果,多饮水,养成定时排便的习惯。

(4)功能训练:①术后6小时(麻醉完全清醒后),鼓励患儿进行各肢体屈伸运动。②腰椎结核术后1～8天,可以练习单侧直腿抬高运动,9天后鼓励患儿双下肢同时进行,3次/天,持续5～15分钟/次,根据患儿的实际情况及时调整锻炼计划。③术后1个月可进行腰背肌锻炼,如5点式、3点式及飞燕式练习,根据患儿的体力在原有锻炼的基础上,增加锻炼强度,做到持之以恒。康复期锻炼以增强腰部动力性结构性稳定为目的进行,注意不要让患儿施行暴发性动作,特别是腰部。

(三)健康教育

(1)患儿对陌生环境易产生恐惧心理;由于疗程长,脊柱手术难度大,家长易产生焦虑心理,并非常担心预后。护理人员应耐心讲解疾病的治疗过程,建立良好的护患关系,取得家长的信赖,消除家长焦虑、悲观的心理。

(2)详细说明联合抗结核用药的目的、意义及可能出现的不良反应,取得家长主动配合,做到按时、全程用药。

(3)由于卧床时间长,指导患儿习惯在床上活动,认真讲解术后翻身的重要性,告知预防压疮、肺部感染、尿路感染、便秘等并发症的防范措施及其重要性。

（4）在术后康复过程中，要向患儿及家长反复强调功能训练的重要性和必要性，并教会如何功能训练，以取得满意的康复效果。

五、出院指导

（1）饮食：继续加强营养，给予富含蛋白质、纤维素、维生素的食物，提高机体抵抗力。

（2）继续睡卧硬板床，指导家长卧床期间要继续防止并发症并观察双下肢的感觉运动情况。

（3）用药指导遵医嘱继续用药1～2年，定期（1～2个月）来院复查肝功能及血沉，详细说明服药注意事项及如何观察可能出现的不良反应。

（4）坚持功能训练按住院期间的功能训练指导方法，让患儿继续坚持功能训练，如腰背肌锻炼、抬头、扩胸、深呼吸和上、下肢运动。

（5）复查一般出院后1个月来院复查。

（赵平平）

第二十九节　小儿臀肌挛缩症

臀肌挛缩症是臀部肌肉因局部肌肉注射等导致纤维性变，丧失弹性，长度短缩，从而形成的髋关节活动功能障碍。既往有学者认为该病与遗传因素、体质因素及儿童易感性有关。目前大多数学者则认为与婴儿期臀部反复接受药物注射有关。发病年龄多在4岁以上，男性多于女性，通常双侧发病。

一、临床特点

（1）步态异常，行走呈外八字步；跑步时，步幅小，呈跳步征。

（2）臀部欠丰满，外上象限出现沟状皮肤下陷，皮下可触及索带状硬块，其方向与臀大肌纤维方向一致。

（3）并膝下蹲试验（划圈征）、交腿试验、坐位交腿试验、并膝屈髋试验阳性。①并膝下蹲试验：患儿直立并膝，嘱其下蹲，正常儿童可顺利完成；若患儿不能下蹲或两膝分开后方能下蹲，或蛙式位下蹲为阳性。②交腿试验：患儿坐位或平卧位，嘱其在膝上交叉两下肢，正常儿童可顺利完成；若患儿只能在膝下交叉或不能交叉，则为阳性。③并膝屈髋试验：患儿平卧，检查者将其双下肢伸直并拢，再屈髋20°～30°或强行屈髋则见患儿臀部离床，即为阳性。

（4）辅助检查：骨盆X线片骨质无异常改变，部分患儿可能出现双侧假性髋外翻，肢体假性延长，股骨头假性半脱位等症状。

二、护理评估

（一）健康史
了解患儿在婴儿期是否有臀肌反复注射抗生素药液，特别是加用苯甲醇止痛剂的病史。

（二）症状、体征

评估患儿是否有步态异常、臀部皮纹凹陷及扪及索带状硬块。

（三）社会、心理

评估患儿是否因步态异常而产生自卑心理，评估家庭经济状况、家长文化程度，患儿及家长对疾病和手术的认知和心理反应。

（四）辅助检查

了解 X 线检查结果。

三、常见护理问题

（一）恐惧

与疾病、手术、环境陌生有关。

（二）自我形象紊乱

与步态异常有关。

（三）疼痛

与手术创伤有关。

（四）合作性问题

出血、感染。

四、护理措施

（一）术前

监测患儿体温，预防上呼吸道感染。配合医师完善术前检查，做好各项术前准备，注意确保手术区域洁净，防止剃破皮肤。

（二）术后

1.体位

麻醉未清醒期间取平卧位，头侧向一边；清醒后取俯卧位，用细软沙袋压迫伤口1～2天。

2.病情观察

密切观察生命体征的变化，俯卧位时要保持呼吸道通畅，特别要重视伤口情况，发现伤口渗血及时报告医师，更换敷料。

3.饮食

麻醉未清醒期间予禁食，醒后4～6小时给予少量饮水，如无不适，可给予正常饮食。

4.疼痛的护理

评估患儿疼痛的程度；指导家长多安抚患儿，讲故事、唱儿歌以分散患儿注意力；咳嗽、深呼吸时用手轻压伤口。遵医嘱准确使用止痛剂后需观察止痛效果。

5.功能训练

术后4～5天，患儿可逐渐下地活动，协助患儿进行功能训练，要循序渐进。

（1）被动屈膝、屈髋训练：患儿取仰卧位，责任护士握住患儿小腿做双膝并拢的屈膝、屈髋运动，尽量使双大腿靠近腹部，以增加髋关节的屈曲活动。

（2）主动下蹲训练：患儿站立位，在防滑地板上做双腿并拢脚跟着地的主动下蹲运动，注意下蹲时脚跟不能离地。

（3）髋关节内收训练：当患儿能够达到上述要求后，指导患儿"跷二郎腿""走剪刀步"，以增加髋关节内收活动。

（三）健康教育

（1）患儿及家长对手术易产生恐惧、忧虑心理，并担心手术后步态恢复情况。护理人员应耐心讲解疾病的治疗过程及术后功能训练的重要性，以减轻患儿及家长的顾虑。

（2）在术前准备阶段，认真向患儿及家长讲解术前准备的内容，如备皮、皮试、禁食、禁水的时间、术前用药的目的、注意事项，以取得患儿和家长的配合。

（3）术后康复过程中，对伤口疼痛不能坚持训练的患儿，要向患儿及家长反复强调功能训练的重要性，坚持全程训练，以取得满意的康复效果。

五、出院指导

（一）饮食

加强营养，给予富含维生素、蛋白质的食物，提高机体抵抗力。

（二）功能训练

继续按住院期间的功能康复训练的内容进行。

（三）伤口护理

保持伤口的清洁干燥，注意臀部发育情况。

（四）复查

出院后 1～2 个月来院复查。

（赵平平）

第十三章　助产护理

第一节　催产、引产的观察与护理

一、概述

(一)定义

1.催产

催产是指正式临产后因宫缩乏力需用人工及药物等方法,加强宫缩促进产程进展,以减少由于产程延长而导致母儿并发症。催产常用方法包括人工破膜、缩宫素应用、刺激乳头、自然催产法(如活动、变换体位、进食饮水、放松等)。

2.引产

引产是指在自然临产之前通过药物等手段使产程发动,达到分娩的目的,是产科处理高危妊娠常用的手段之一。引产是否成功主要取决于宫颈成熟程度。但如果应用不得当,将危害母儿健康,因此,应严格掌握引产的指征、规范操作,以减少并发症的发生。促宫颈成熟的目的是促进宫颈变软、变薄并扩张,降低引产失败率、缩短从引产到分娩的时间。若引产指征明确但宫颈条件不成熟,应采取促宫颈成熟的方法。

(二)主要作用机制

1.催产

通过输入人工合成缩宫素和/或刺激内源性缩宫素的分泌,增加缩宫素与体内缩宫素受体的结合,达到诱发和增强子宫收缩的目的。

2.引产

通过在宫颈口放置前列腺素制剂,改变宫颈状态,宫颈变软、变薄并扩张;或通过人工破膜、机械性扩张等,刺激内源性前列腺素释放,诱发宫缩,从而促使产程发动,达到分娩的目的。

(三)原则

严格掌握催产引产的指征、规范操作,以减少并发症的发生。

二、护理评估

(一)健康史

既往病史、孕产史、分娩史、月经周期及末次月经、本次妊娠经过,查看历次产前检查记录,核对孕周。

(二)生理状况

1.评价宫颈成熟度

目前公认的评估成熟度常用的方法是 Bishop 评分法,包括宫口开大、宫颈管消退、先露位置、宫颈硬度、宫口位置五项指标,满分 13 分,评分≥6 分提示宫颈成熟。评分越高,引产成功率越高。评分<6 分提示宫颈不成熟,需要促宫颈成熟。

2.产科检查

判断是否临产及产程进展(有规律宫缩及每小时 1 cm 的宫口开大)、母儿头盆关系。

3.辅助检查

行胎心监护,了解胎儿宫内状况;行超声检查,了解胎盘功能及胎儿成熟度。

(三)适应证和禁忌证

1.引产的主要指征

(1)延期妊娠(妊娠已达 41 周仍未临产者)或过期妊娠。

(2)妊娠期高血压疾病:达到一定孕周并具有阴道分娩条件者。

(3)母体合并严重疾病需提前终止妊娠,如严重的糖尿病、高血压、肾病等。

(4)足月妊娠胎膜早破,2 小时以上未临产者。

(5)胎儿及其附属物因素,如严重胎儿生长受限、死胎及胎儿严重畸形;附属物因素如羊水过少、生化或生物物理监测指标提示胎盘功能不良,但胎儿尚能耐受宫缩者。

2.引产绝对禁忌证

(1)孕妇严重合并症及并发症,不能耐受阴道分娩者或不能阴道分娩者(如心功能衰竭、重型肝肾疾病、重度子痫前期并发器官功能损害者等)。

(2)子宫手术史,主要是指古典式剖宫产术,未知子宫切口的剖宫产术,穿透子宫内膜的肌瘤剔除术,子宫破裂史等。

(3)完全性及部分性前置胎盘和前置血管。

(4)明显头盆不称,不能经阴道分娩者。

(5)胎位异常,如横位,初产臀位估计经阴道分娩困难者。

(6)宫颈浸润癌。

(7)某些生殖道感染性疾病,如疱疹感染活动期。

(8)未经治疗的 HIV 感染者。

(9)对引产药物过敏者。

(10)其他,包括生殖道畸形或有手术史,软产道异常,产道阻塞,估计经阴道分娩困难者;严重胎盘功能不良,胎儿不能耐受阴道分娩;脐带先露或脐带隐性脱垂。

3.引产相对禁忌证

(1)臀位(符合阴道分娩条件者)。

(2)羊水过多。

（3）双胎或多胎妊娠。

（4）分娩次数≥5次者。

4.催产主要适应证

宫颈成熟的引产；协调性子宫收缩乏力；死胎，无明显头盆不称者。

5.缩宫素应用禁忌证

（1）胎位异常或子宫张力过大如羊水过多、巨大儿或多胎时避免使用。

（2）多次分娩史（6次以上）避免使用。

（3）瘢痕子宫（既往有古典式剖宫产术史）且胎儿存活者禁用。

6.前列腺素制剂应用禁忌证

（1）孕妇有下列疾病，包括哮喘、青光眼、严重肝肾功能不全；急性盆腔炎；前置胎盘或不明原因阴道流血等。

（2）有急产史或有3次以上足月产史的经产妇。

（3）瘢痕子宫妊娠。

（4）有宫颈手术史或宫颈裂伤史。

（5）已临产。

（6）Bishop评分≥6分。

（7）胎先露异常。

（8）可疑胎儿窘迫。

（9）正在使用缩宫素。

（10）对地诺前列酮或任何赋形剂成分过敏者。

（四）心理-社会因素

（1）渴望完成分娩，难以忍受缓慢的产程进展，管理"不确定"有困难。

（2）担心孩子在子宫内的情况，又担心催产、引产方法及药物对孩子不好。

（3）害怕疼痛，自感无力应对，担心强烈的子宫收缩会导致子宫破裂。

（4）担心引产不成功，要做剖宫产。

三、护理措施

（一）引产的护理

（1）核对预产期，确定孕周。

（2）查看医师查房记录和辅助检查结果，了解宫颈成熟度、胎儿成熟度、头盆关系、妊娠合并症及并发症的防治方案。

（3）协助完成胎心监护和超声检查，了解胎儿宫内状况。

（4）若胎肺未成熟，遵医嘱，先完成促胎肺成熟治疗后引产。

（5）根据医嘱准备药物。①可控释地诺前列酮栓：1种可控制释放的前列腺素 E_2 栓剂，含有10 mg地诺前列酮，以0.3 mg/h的速度缓慢释放，需低温保存。②米索前列醇：1种人工合成的前列腺素 E_1 制剂，有100 μg和200 μg两种片剂。

（6）做好预防并发症的准备，包括阴道助产及剖宫产的人员和设备准备。

（二）用药护理

协助医师完成药物置入，并记录上药时间。

1.可控释地诺前列酮栓促宫颈成熟

(1)方法:外阴消毒后将可控释地诺前列酮栓置于阴道后穹隆深处,并旋转90°角,使栓剂横置于阴道后穹隆,在阴道口外保留2～3 cm终止带以便于取出。

(2)护理:置入地诺前列酮栓后,嘱孕妇平卧20～30分钟以利栓剂吸水膨胀;2小时后经复查,栓剂仍在原位,孕妇可下地活动。

2.米索前列醇促宫颈成熟

(1)方法:外阴消毒后将置米索前列醇于阴道后穹隆深处,每次阴道内放药剂量为25 μg,放药时不要将药物压成碎片。

(2)护理:用药后,密切监测宫缩、胎心率及母儿状况。

3.药物取出指征

出现下列情况,应通知医师评估后取出药物。①规律宫缩,Bishop 评分≥6 分。②自然破膜或行人工破膜术。③子宫收缩过频(每10分钟5次及以上的宫缩)。④置药24小时。⑤有胎儿出现不良状况的证据:胎动减少或消失、胎动过频、电子胎心监护结果分级为Ⅱ类或Ⅲ类。⑥出现不能用其他原因解释的母体不良反应,如恶心、呕吐、腹泻、发热、低血压、心动过速或者阴道流血增多。

(三)催产护理

根据产程评估情况,选择催产方法,并准备相应设备、用具和药品。

(1)选择人工破膜者,按人工破膜操作准备。

(2)选择自然催产法者,提供活动放松、变换体位、进食饮水的支持和指导。

(3)选择应用缩宫素者,则遵医嘱准备药物及溶酶、胎心监护仪,安排专人守护。

(四)用药护理

缩宫素应用。

(1)开放静脉通道。先接入乳酸钠林格液 500 mL(不加缩宫素),行静脉穿刺,按 8 滴/分调节好滴速。

(2)遵医嘱,配置缩宫素。将 2.5 U 缩宫素加入 500 mL 林格液或生理盐水中,充分摇匀,配成0.5%浓度的缩宫素溶液,相当于每毫升液体含 5 mU 缩宫素,以每毫升15 滴计算相当于每滴含缩宫素0.33 mU。从每分钟 8 滴开始。若使用输液泵,起始剂量为 0.5 mL/min。

(3)根据宫缩、胎心情况调整滴速,一般每隔 20 分钟调整 1 次。应用等差法,即从每分钟8 滴(2.7 mU/min)调整至 16 滴(5.4 mU/min),再增至 24 滴(8.4 mU/min);为安全起见也可从每分钟 8 滴开始,每次增加 4 滴,直至出现有效宫缩(10 分钟内出现 3 次宫缩,每次宫缩持续30～60 秒)。最大滴速不得超过 40 滴/分即 13.2 mU/min,如达到最大滴速仍不出现有效宫缩,可增加缩宫素的浓度,但缩宫素的应用量不变。增加浓度的方法是以乳酸钠林格注射液 500 mL中加 5U 缩宫素变成 1%缩宫素浓度,先将滴速减半,再根据宫缩情况进行调整,增加浓度后,最大增至每分钟 40 滴(26.4 mU),原则上不再增加滴数和缩宫素浓度。

(4)专人守护,密切监测宫缩情况、产程进展及胎心率变化,有条件者建议使用胎儿电子监护仪连续监护。

(五)心理护理

(1)关注孕妇焦虑、紧张程度并分析原因;营造安全舒适的环境,缓解紧张情绪,降低焦虑水平。

（2）向孕产妇及家人讲解催产引产相关知识,做到知情选择。

（3）专人守护,增加信任度和安全感,降低发生风险的可能。

（4）允许家人陪伴,可降低孕产妇焦虑水平。

（六）危急状况处理

若出现宫缩过强/过频(连续两个 10 分钟内都有 6 次或以上宫缩,或者宫缩持续时间超过120 秒)、胎心率变化(＞160 次/分或＜110 次/分,宫缩过后不恢复)、子宫病理性缩复环、孕产妇呼吸困难等,应进行下述处理。

（1）立即停止使用催产引产药物。

（2）立即改变体位呈左侧或右侧卧位;面罩吸氧 10 L/min;静脉输液(不含缩宫素)。

（3）报告责任医师,遵医嘱静脉给子宫松弛剂,如利托君或 25% 硫酸镁等。

（4）立即行阴道检查,了解产程进展,未破膜者给予人工破膜术,观察羊水有无胎粪污染及其程度。

（5）如果胎心率不能恢复正常,进行可能剖宫产的准备。

（6）如母儿情况、时间及条件允许,可考虑转诊。

四、健康指导

（1）向孕妇及家人讲解催产引产的目的、药物和方法选择,达到充分知情,理性选择。

（2）讲解催产、引产的注意事项。①不得自行调整缩宫素滴注速度。②未征得守护医护人员的允许,不得自行改变体位及下床活动。

（3）随时告知临产、产程及母儿状况的信息,增强缩宫引产成功的信心。

（4）孕产妇在催产、引产期间须经守护的医护人员判断,符合如下条件:①缩宫素剂量稳定。②孕产妇情况稳定,没有并发症。③胎儿情况稳定,没有窘迫的征象时,才被允许活动、改变体位。

（5）指导孕产妇利用呼吸的方法来放松及减轻宫缩痛。

五、注意事项

（1）严格掌握适应证及禁忌证,杜绝无指征的引产。

（2）催产、引产前,一定要认真阅读病历资料,仔细核对预产期,尽量避免被动、单纯执行医嘱,防止人为的早产和不必要的引产。

（3）严格遵循操作规范,正确选择催产方法,尽量应用自然催产法。

（4）遵医嘱准备和使用药物时,认真核对药物名称、用量、给药途径及方法,确保操作准确无误,不能随意更改和追加药物剂量、浓度及速度。

（5）密切观察母儿情况,包括宫缩强度、频率、持续时间、产程进展及胎心率变化,有条件的医院,应常规进行胎心监护并随时分析监护结果,及时记录。

（6）对于促宫颈成熟引产者,如需加用缩宫素,应该在米索前列醇最后一次放置后 4 小时以上,并阴道检查证实药物已经吸收;地诺前列酮栓取出至少 30 分钟后方可。

（7）应用米索前列醇者应在产房观察,监测宫缩和胎心率,如放置后 6 小时仍无宫缩,在重复使用米索前列醇前应行阴道检查,重新评估宫颈成熟度,了解原放置的药物是否溶化、吸收,如未溶化和吸收者则不宜再放。每天总量不得超过 50 μg,以免药物吸收过多。一旦出现宫缩过频,应立即进行阴道检查,并取出残留药物。

(8)因缩宫素个体敏感度差异极大,应用时应特别注意:①要有专人观察宫缩强度、频率、持续时间及胎心率变化并及时记录,调好宫缩后行胎心监护。破膜后要观察羊水量及有无胎粪污染及其程度。②应从小剂量开始循序增量。③禁止肌内、皮下、穴位注射及鼻黏膜用药。④输液量不宜过大,以防止发生水中毒。⑤警惕变态反应。⑥宫缩过强应及时停用缩宫素,必要时使用宫缩抑制剂。

(9)因缩宫素的应用可能会影响体内激素的平衡和产后子宫收缩,而愉悦的心情会增加内源性缩宫素的分泌,故应创造条件,改变分娩环境,允许产妇家人陪伴,让产妇愉快、舒适、充满自信,保持内源性缩宫素的分泌,尽量少用或不用缩宫素。

(张雪梅)

第二节　分娩期焦虑及疼痛产妇的护理

一、焦虑产妇的护理

分娩是一个生理过程,但对产妇而言却是一个持久而强烈的应激源。由于分娩阵痛的刺激及对分娩结局的担忧、产室环境陌生、分娩室的紧张氛围等常使产妇处于焦虑不安甚至恐惧的心理状态。其护理要点如下。

(一)心理护理

建立良好的护患关系,尊重产妇并富有同情心,态度和蔼,耐心听取并解答产妇及家属的疑惑,促使产妇积极配合。允许家属陪伴,减轻产妇的焦虑心理。

(二)产前教育

认真仔细地向产妇讲明妊娠和分娩的经过、可能的变化及出现的问题,帮助产妇了解分娩的过程,还要教给产妇一些分娩过程中的放松技术,使产妇对分娩有充分的思想准备,增强顺利分娩的信心,以减轻产妇的焦虑、恐惧心理。勤测胎心音和监测产妇的生命体征,让产妇休息好,鼓励产妇在宫缩间歇期间,少量多次进食易消化、富有营养的食物,供给足够的饮水,以保证分娩时充沛的精力和体力。

(三)产时指导

指导或帮助按摩下腹部及腰骶部以减轻疼痛,避免消耗过多的体力。第一产程适时鼓励产妇下地活动,促进产程进展。第二产程指导产妇正确使用腹压,使产妇保持信心,顺利娩出胎儿。待产妇有过度换气时,指导其进行深而慢的呼吸,并应用放松技巧,转移其注意力。

(四)做好家属的宣教工作

发挥社会支持系统的作用,产前向产妇的丈夫、父母讲解有关知识和信息,如分娩过程及必要的检查、治疗等,鼓励家人参与及配合,帮助产妇减轻焦虑情绪。

二、疼痛产妇的护理

分娩疼痛主要来自宫缩、宫颈扩张、盆底组织受压、阴道扩张、会阴拉长等,产妇对疼痛的感受因人而异。通过药物性或非药物性干预,疼痛可以减轻。其护理要点如下。

(一)心理支持

态度和蔼,认真听取产妇有关疼痛的诉说,对其予以同情和理解。让产妇的丈夫、家人或医务人员陪伴在旁以便让其随时诉说疼痛,有助于缓解疼痛。

(二)产前教育

向产妇解释分娩过程可能产生的疼痛及原因、疼痛出现的时间及持续时间,使产妇有充分的思想准备,增加自信性和自控感。指导产妇减轻分娩疼痛的方法(如呼吸训练)和放松的方法。

(三)产时指导

在活跃期后,除指导产妇做深呼吸外,医务人员可按压腰骶部的酸胀处或按摩子宫下部,减轻产妇的疼痛感。

(四)暗示、转移方法

通过让产妇听音乐、看相关图片,或和产妇进行谈话等方法转移产妇对疼痛的注意,也可用按摩、热敷、淋浴等方法减轻疼痛。

(五)配合应用镇痛药、麻醉药

按医嘱给予镇静止痛剂可缓解疼痛。用药前应认真评估,并取得产妇同意;用药时应注意剂量、时间、方法;用药后观察产妇及胎儿对药物的反应,发现异常应及时报告医师并进行相应护理。

(张雪梅)

第三节 分娩期非药物镇痛的应用及护理

一、概述

(一)定义

1.分娩痛

分娩痛是分娩时子宫平滑肌生理性收缩的独具特征,分娩痛伴随着分娩的发动而出现,分娩的结束而消失,因有节律性,也称分娩阵痛。

2.分娩期非药物镇痛

分娩期非药物镇痛是帮助孕产妇应对分娩疼痛的有用的工具和方法,可用来替代类阿片活性肽和硬膜外镇痛或作为其辅助手段而使母婴受益。常用方法:①自然分娩法(于20世纪30年代由Dick-Read创建)。②Lamaze呼吸减痛分娩法(于1951年由法国产科医师Lamaze创建)。③陪伴分娩(于20世纪80年代提出,已作为现代助产服务模式的基本内容之一)。④自由体位。⑤水疗法(20世纪80年代开始出现在产科文献上)。⑥针刺或经皮电刺激法(中国传统治疗方法之一)。

(二)主要镇痛机制

1.自然分娩法

认为分娩痛源于社会诱导的期待,"恐惧-紧张-疼痛"综合征是大部分分娩痛的原因,通过产程教育,纠正关于分娩痛的错误期待,将呼吸技巧与放松技巧结合应用,并鼓励丈夫参与,共同面对,达到疼痛缓解。

2.Lamaze 呼吸减痛分娩法

Lamaze 呼吸减痛分娩法又称精神预防性无痛分娩法、心理助产法,是一种分娩预备和训练方法,将孕产妇的正条件反射和产程教育结合起来,通过训练放松来缓解肌肉的紧张,通过集中精力于呼吸的调整来建立新的注意中心,分散对产痛的注意,达到呼吸的频率与宫缩的节律相一致;呼吸的深度与宫缩的强度相协调,从而于宫缩时放松身体,增加子宫肌的供氧,达到缓解疼痛的效果。

3.陪伴分娩

通过陪伴者持续的情感支持(陪伴、倾听、承诺、鼓励、分享信息等)来降低产妇的情绪紧张和焦虑,从而缓解疼痛。

4.自由体位

产妇通过频繁变换身体姿势,找到相对舒适的体位,增加产妇的自我控制能力和自主的感受,达到减轻疼痛的效果。

5.水疗法

通过浮力、流体静压及特殊的热量,达到镇静和放松的作用。

6.针刺或经皮电刺激法

针刺疗法通过纠正"气"的不平衡来缓解分娩痛;经皮电刺激通过电刺激传入神经系统来阻断痛觉的传导,达到止痛的效果。

(三)原则

所有措施必须安全、无不良反应。WHO 提倡非药物性镇痛。

二、护理评估

(一)健康史

既往病史、孕产史、分娩史、月经周期及末次月经、本次妊娠经过,查看历次产前检查记录,核对孕周。

(二)生理状况

1.临床表现

(1)疼痛评估与分级:可选用 Mc Gill 疼痛调查表或简易疼痛评估量表。

(2)产程进展情况:评估宫颈变化及宫颈口扩张情况;宫缩持续时间、间隔时间、节律性、极性;胎先露下降程度及速度;胎方位及头盆关系等。

(3)胎儿情况:大小、胎心率及胎儿宫内状况。

2.适应证和禁忌证

非药物镇痛技术适用于所有孕产妇,没有禁忌证。

3.辅助检查

行胎心监护,了解胎儿宫内状况;行超声检查,了解胎盘功能及胎儿成熟度;实验室检查,血尿常规及出凝血时间。

(三)心理-社会因素

(1)孕产妇对自然分娩是否充满信心及对产痛的恐惧程度。

（2）孕产妇及家人对分娩期非药物镇痛技术的了解及接受程度。

（3）家人的支持及孕产妇的配合程度。

（4）医院能否提供单间产房、分娩陪伴及责任制助产服务等。

三、护理措施

（一）一般护理

同分娩期妇女的护理。

（二）分娩期非药物镇痛的护理

1.自然分娩法的应用

（1）做好正常分娩产程教育，纠正错误的分娩观念。

（2）进行肌肉放松和呼吸技巧的训练。③提供条件让丈夫参与训练，并教其在产妇分娩中紧紧围绕。

2.Lamaze 呼吸减痛分娩法的应用

（1）廓清式呼吸的训练。①目标：身体真正放松。②应用时间：每项运动开始和结束前。③训练方法：坐、躺皆可，眼睛注视一个焦点，身体完全放松，用鼻慢慢吸气至腹部，用口唇像吹蜡烛一样慢慢呼气。④检查判断放松的程度：将检查的部位（一般选择上肢和下肢）慢慢抬起时会感觉肢体的重量，放开时，被抬起的部位会因重力作用而重重下垂，则表示完全松弛；否则应继续练习，直到孕妇完全放松。

（2）神经-肌肉控制运动。①目标：通过缩紧身体的某一部位，模拟子宫收缩，同时训练身体其他部位的放松，直到形成条件反射，一旦宫缩真正来临，即可在子宫收缩时，达到身体放松。②应用时间：妊娠期间，≥1 次/天，15～20 分钟/次。③训练方法：廓清式呼吸-缩紧身体的某一部位（右臂、左臂、右腿、左腿、右手右腿、左手左腿、右手左腿、左手右腿，每次一个部位）-放松-廓清式呼吸。

（3）呼吸运动。①目标：用意志控制呼吸，建立新的注意中心。②应用时间：妊娠满 7 个月后至分娩时。将产程分为 4 个阶段，即初步阶段（生产早期，收缩波不太规则，宫口开大约 3 cm）、加速阶段（收缩波高且持久，宫口开 4～8 cm）、转变阶段（收缩波起伏而尖锐，宫口开 8～10 cm）、胎儿娩出阶段。不同阶段采用不同呼吸模式，呼吸时间与宫缩时间一致。③训练方法：初步阶段胸式呼吸，由鼻孔吸气口吐气，腹部保持放松，一次吸气吐气过程 8～10 秒；加速阶段浅而慢加速胸式呼吸，随子宫收缩增强而加速呼吸，随子宫收缩减缓而减慢呼吸，每次缩短 2～4 秒，至宫缩峰位时快速吸吐，宫缩减弱时每次增加 2～4 秒，直到平常状态呼吸；转变阶段浅的胸部高位呼吸，微张嘴快速吸吐，气流在喉头处打转发出"嘻嘻"音，又称"嘻嘻轻浅式呼吸"，完全用口呼吸，吸气与呼气相等量，避免换气过度；胎儿娩出阶段，学会聆听身体的感受，直到有不由自主用力的冲动，大口吸气，憋气（下巴往前缩，眼睛看肚脐），往下用力（像解大便一样），吐气（预产期前 3 周开始练习，只可模拟不要真的用力）；哈气运动，嘴巴张开，像喘息式急促呼吸，同时全身放松，直至想用力地冲动过去。训练时偶尔下口令："不要用力"，及时哈气，达到快速的本能反应。

（4）体操运动。①运动种类：腿部运动、盘腿坐式、脊柱伸展运动、产道肌肉收缩运动、腰部运动、膝胸卧式。②训练方法：在日常起居中有意识进行，随时可做。③目标：锻炼腹肌、臀肌、肛提肌、会阴肌群等分娩中使用的组织和器官，增加其韧性与支撑力，有利于分娩正常进行。

3.陪伴分娩的应用

分娩过程中有一个支持伙伴是帮助孕产妇处理疼痛的最成功方式之一。

4.自由体位的应用

分娩时常用体位有立位、行走、跪立、双手双膝位、蹲坐位、仰卧及侧卧位。①完成孕期自然分娩教育,教会使用各种分娩支持工具(分娩球、助行车等)。②分娩时,为产妇提供各种分娩支持工具,供选择分娩体位时使用。③按常规监测孕产妇及胎儿情况,并做好记录。

5.水疗法的应用

(1)提供水疗环境和设备。

(2)调节好水温。

(3)保持水的清洁,防止交叉感染。

6.针刺或经皮电刺激法的应用

针刺法因效果缺乏实证资料且操作有创而要求高,临床几乎不用;经皮电刺激法伴随技术的改进与革新,有一定的应用空间,详见相关设备及技术说明或相应的培训。

(三)心理护理

(1)鼓励产妇表达自己的感受与需求,加强与医护人员的沟通,消除紧张恐惧情绪。

(2)提供陪伴支持,充分发挥陪伴的作用,应用各种非药物镇痛技术,增加分娩信心。

四、健康指导

(1)讲解分娩的生理过程。

(2)解读分娩痛,让孕妇认识分娩痛的性质,了解分娩痛的影响因素及分娩痛对母儿健康的意义和影响。

(3)详细介绍分娩期非药物镇痛的原理、方法、效果、适用性和局限性、分娩的帮助、相关要求及注意事项,取得孕产妇及家人的认同。

(4)指导并示范 Lamaze 呼吸减痛分娩法,鼓励陪伴者共同参与,以便更有效地帮助孕产妇。

(5)在孕妇学校就教会使用各种分娩支持工具。

五、注意事项

(1)客观评价孕产妇疼痛的程度及耐受水平,做好记录。

(2)根据孕产妇对分娩痛知识的了解、孕期教育训练程度、镇痛的愿望及可提供的镇痛技术选择镇痛方法。

(3)非药物镇痛,目的不是消除分娩痛,而是通过心理暗示、转移注意力、放松技巧、呼吸运动等将疼痛降低到可以忍受的程度,因此,应预先告知,非药物镇痛不能达到绝对无痛。

(4)Lamaze 呼吸减痛分娩法的原理是条件反射,强调充分的教育和训练,其效果与技巧的掌握和训练程度密切相关,因此特别强调孕期训练。

(5)分娩期非药物镇痛方法彼此不相冲突,应结合产程不同阶段,产妇的信念、意愿和偏好,综合应用各种方法,并提供帮助。

(6)分娩痛易受精神心理因素的影响,家属的支持及工作人员良好的态度是一剂好的镇痛剂,因此应努力改善分娩环境、允许家属陪产。

(7)产房环境安全、舒适、洁净,可满足分娩活动的需要。

(张雪梅)

第十四章 内镜室护理

第一节 食管镜检查

一、发展概况

1868 年 Kussmual 受演艺者吞剑表演的启发,用直的金属管放入演艺者的胃内,用 Desormenx设计的灯照明,制成了第 1 台食管内镜。1879 年 Edison 发明了电灯以后,改用电灯作为光源,使内镜的性能有了较大的改进。

20 世纪 20 年代直管金属制的食管镜开始在临床应用。但硬式内镜有痛苦大、操作困难、观察病变效果差等缺点,被检查者往往难以接受,所以使用上受到很大限制。

1930 年德国 Lamm 设想用玻璃纤维束制作柔软内镜,曾与 Schindler 合作试制,但因纤维间的绝缘问题没有解决而未获成功。此后荷兰 Heel 及美国 Brien 在纤维上加上一层被覆层,圆满地解决了纤维间的光绝缘问题。同时,英国 Hopkins 及 Kapany 研究了纤维的精密排列,有效地解决了纤维束的图像传递,为纤维光学的使用奠定了基础。

1957 年 Witz 首创了纤维内镜,从而推动了纤维内镜的迅速发展。

1983 年,美国 Welch Allyn 公司首先研制出电子内镜并应用于临床。而后,日本 Olympus、Toshiba-Mzchida 以及德国 Richad Wolf 公司相继推出自己的产品。电子内镜的图像可以通过视频处理系统进行储存和再生,真正使内镜的发展跨入了电脑高智能化、高科技的医学科学行列。

二、器械简介

(一)金属硬管食管镜

目前常用的金属硬管食管镜有两种类型:一种是 Jackson 型食管镜,管腔为圆形,其外观与硬管型支气管镜大致相似,但管壁上无小孔,管腔也比支气管镜稍大。此型食管镜的标准管径为 8~9 mm,优点是镜体在食管内操作时可以根据需要自由转动。另一种为 Negus 型,管腔为扁圆形,成人型左右径为 17~19 mm,前后径为 11~13 mm,长 450~530 mm,操作方便,容易通过食管入口,视野也大,病变暴露更清楚,用以摘取食管内异物较为理想。此型为大多数医院所采用。

此外,还需备有吸引管、活检组织及各种不同形式的食管异物钳等。

(二)纤维食管镜

随着内镜的不断完善,常用纤维胃镜代替纤维食管镜检查食管及贲门,并进行各种食管内治疗。

(三)电子食管镜

电子食管镜和纤维食管镜一样,常由电子胃镜所替代。电子食管镜具有管径细、柔软、清晰度高、功能齐全、操作方便、患者痛苦少等优点。

三、适应证与禁忌证

(一)适应证

食管镜检查的适应证相当广泛,适用于各类食管疾病患者。

(1)临床怀疑食管炎、食管溃疡者。

(2)细胞学检查阳性,钡餐阴性或可疑,需定位诊断和组织学定性诊断者。

(3)钡餐病变位置肯定,但良、恶性鉴别困难者。

(4)具有吞咽困难等食管癌症状者。

(5)局限于黏膜的早期癌需做镜下切除、电凝或激光治疗者。

(6)对于中晚期食管癌患者,可了解癌外侵程度、肉眼分型、组织学分类和肿瘤分期,以利于制订术前治疗计划。

(7)内镜下对癌性狭窄的姑息治疗,如置入合金支架、冷冻、激光等疗法的应用。

(8)食管静脉曲张。

(9)食管异物。

(10)食管息肉。

(11)食管憩室。

(12)其他食管疾病需内镜明确诊断者。

(二)禁忌证

食管镜检查禁忌证多数是相对的,对有些精神极度紧张者,在检查前充分解释检查的必要性及检查时的情况,使患者情绪稳定下来而顺利完成检查或采用无痛内镜方法进行食管镜检查。内镜检查可出现窦性心动过速、期前收缩等心律失常。对已有心律失常又必须行内镜检查者,则术前应用药物控制。术时最好进行心电监护,以防心脏意外发生。

(1)全身状况极度虚弱。

(2)严重心、肺部器质性疾病患者。

(3)急性呼吸道感染。

(4)严重出血性疾病。

(5)深在溃疡伴有穿孔先兆征象者。

(6)严重脊柱畸形。

(7)高血压患者未能有效控制者。

(8)腐蚀性食管炎的急性期。

(9)精神病患者或不能配合者。

四、术前准备与术中护理配合

(一)术前准备

1.器械准备

(1)把消毒后的食管镜连接好冷光源、吸引瓶、注水瓶内应装有 1/2～2/3 的无菌蒸馏水。

(2)打开冷光源、显示器及主机。如有电脑工作站同时打开工作站。

(3)检查食管镜角度控制旋钮、注气、注水、吸引等功能及光源工作是否正常,将内镜角度旋钮置于自由位。

(4)治疗车上备好存放活检组织小瓶、灭菌活检钳、50 mL 注射器、生理盐水、去甲肾上腺素溶液,以备检查中注水冲洗或止血冲洗。

(5)如进行食管内治疗,根据治疗目的,准备附件。如高频发生器、圈套器、内镜注射针、扩张导管、导丝、食管曲张静脉套扎装置、支架等。

(6)备好各种抢救器械及抢救药品。抢救器械如氧气、简易呼吸器、监护仪、血压计、除颤仪、三腔管等,抢救药品如肾上腺素、去甲肾上腺素、阿托品、利多卡因、止血剂等由专人负责,定期检查抢救器械性能及药品有效期,以保证突发事件时应用。

2.患者准备

(1)患者检查当天禁食 6 小时以上,确保空腹状态,急诊患者禁食要求可适当放宽,向患者行必要的解释和安慰,消除紧张情绪,树立信心,主动配合医师。

(2)如装有活动性义齿(假牙)于检查前取出,以免检查中脱落而误咽。

(3)询问有无青光眼、高血压、心肺疾病,是否装有起搏器等,如有以上情况,应及时与检查医师联系。

(4)患者取左侧卧位躺于诊查床上,在患者头下放一次性卫生垫,防止唾液及胃内容物流出污染诊查床及衣物;患者头微屈向下,有利于检查时唾液流出口腔;下肢屈曲,解开衣领,放松皮带或裤襻,因检查中需向食管及胃内注气,以减少患者腹胀等不适感。嘱患者张口咬住口圈。

3.术前用药

(1)镇静剂和解痉剂:目前在做常规检查时一般不用镇静剂,但对于精神过度紧张者、有心脑血管疾病者或进行内镜治疗者才适当应用镇静剂及解痉剂,如地西泮或异丙酚、丁溴东莨菪碱或阿托品,有利于患者镇静,减少恶心不适感,减少痛苦回忆,配合检查。

(2)咽部麻醉及祛泡剂:临床上已有含祛泡剂的麻醉口服液供应,于检查前 10 分钟进行,良好的咽部麻醉可减少咽部受刺激而引起的恶心、呕吐,便于插镜。

要询问患者的药物过敏史,如对麻醉药过敏或对多种药物过敏,为安全起见,可不予麻醉。

(二)术中护理配合

(1)操作中护士和医师要密切配合,思想高度集中,同时要注意遵守医疗保护性制度,以免加重患者的思想负担。

(2)操作时,护士位于患者头侧或医师旁,注意保持患者头部位置不动,插镜有恶心反应时要避免口圈脱出,剧烈者护士帮助护住口圈。嘱患者缓慢深呼吸,有助于减轻恶心等不适反应。嘱患者不要吞咽唾液以免呛咳,让唾液自然流出或用吸痰管吸出。

(3)检查中,护士要严密观察患者的病情变化。注意患者有无屏气或喉头痉挛情况,如有口唇发绀、长时间屏气、心率明显减慢或出冷汗等要及时向医师汇报,甚至暂缓进镜。对于年老体弱或有基础性疾病的患者检查中要进行吸氧、心电监护、血氧饱和度监测。

五、术后护理与监护

(1)食管镜检查后待 30～60 分钟等咽喉部麻醉药作用过后先饮温开水,无呛咳再进易消化无刺激性食物。

(2)食管治疗后禁食根据实际情况,如食管支架植入术后,可进少量温开水,有利于支架扩张。

食管息肉摘除后 2 周内要无渣饮食,食管曲张静脉治疗后要无渣、少渣饮食,以免食物粗糙引起食管静脉再出血。

(3)注意对病情监护,有无胸痛、呕血、黑便、发热,监测体温、脉搏、呼吸、血压的变化。

六、并发症与防治

(一)一般的并发症

咽喉部擦伤:下颌关节脱臼及腮腺肿大。原因为操作者动作粗暴、患者下颌关节较松弛,以及过分紧张引起腮腺管开口痉挛所致。因此,操作者进镜时动作要轻巧,不要盲目进镜,让患者在放松的状态下顺势进镜。下颌关节脱臼可请口腔科医师进行复位。腮腺肿大一般不需处理,但应向患者说明情况,解除顾虑。

(二)出血

随着操作者技术的熟练,由操作不当引起者较少,大多是由疾病本身引起,如食管曲张.静脉、食管肿瘤等。术中要注意有无出血情况,若活检后或治疗后有出血立即进行处理,如喷洒去甲肾上腺素液、注射硬化剂止血。术后应用巴曲酶(立止血)及制酸剂。

(三)食管穿孔

这是严重并发症,原因为病变本身穿透食管壁或切割息肉太深引起,操作者要有敏锐的观察力,食管内超过 2 cm 息肉不适合内镜下摘除,食管狭窄扩张时压力不要过大,特别是食管癌放疗后再进行扩张要注意预防穿孔和出血。

(四)呼吸、循环系统并发症

食管第二生理狭窄处即有主动脉弓压迹,因此食管镜检查时要注意有无呼吸、循环系统并发症发生。唾液自动流出或吸出,防误吸。做好心电图、血氧饱和度监测,吸氧。如发生变化,立即汇报医师暂缓操作,甚至终止操作,准备抢救。

(霍慧亭)

第二节　十二指肠镜检查

一、发展史

1968 年,McCune 首先报道经内镜逆行胰胆管插管造影成功,为胰腺、胆道系统疾病的诊断开辟了一条十分有效的新途径。20 世纪 70 年代初,我国引进纤维十二指肠镜后不久,首先在北京协和医院开展,现已普及于三级甲等医院,甚至二级医院。1986 年 Olympus 电子内镜及继后的 Pentax 双画面电子内镜输入中国。目前国内引进较多的有 Olympus、Pentax、Fujinon 电子十二指肠镜亦进入中国。十二指肠镜分为纤维十二指肠镜与电子十二指肠镜,由于其功能相同,故不再分开叙述。十二指肠镜主要用于进行逆行胰胆管造影(endoscopic retrograde cholangiopancreatography,ERCP)、乳头括约肌切开(endoscopic sphincterotomy,EST)取石、胆管内支架置入等,本节以 ERCP 例进行介绍。

二、基本结构及原理

(一)十二指肠镜的基本结构

十二指肠镜的基本结构与胃镜基本相同,主要区别十二指肠镜多为侧视式,而胃镜为前视式。近年来,Olympus 增加后方斜视5°~15°,扩大了视野范围。视角从早期的 75°,增加到100°~110°,这对在迂回曲折的肠道内寻找肠腔和判断肠腔走向是非常有利的,亦减少或消除球面差的影响。由于十二指肠镜主要用于观察乳头开口和在适当的距离内插入导管,探索出以5~60 mm 为最佳视距,因为此范围内对乳头开口和导管观察最清晰。插入部的外径亦随着治疗技术的改进,多为 11~12 mm,便于放置内支架。

(二)十二指肠镜的传光传像原理

十二指肠镜的传光传像原理与胃镜相同,见本章胃镜的传光传像原理。

三、适应证及禁忌证

(一)适应证

(1)怀疑有胆结石而常规胆管检查不能确诊者。

(2)梗阻性黄疸鉴别于肝内、外梗阻困难者,或需要确定梗阻具体部位者。

(3)慢性胰腺炎或复发性胰腺炎的缓解期。

(4)临床怀疑胰腺癌者。

(5)肝胆管肿瘤或囊肿。

(6)胆管或胆囊手术后症状反复而常规检查不能确诊者。

(7)上腹部肿块疑为胆胰疾病者。

(8)胰腺囊肿。

(二)禁忌证

(1)碘过敏者。

(2)重度食管静脉曲张、食管或十二指肠球部狭窄无法通过内镜者。

(3)急性胰腺炎或慢性胰腺炎急性发作期。

(4)严重心、肺、肾或脑等重要脏器功能障碍者。

(5)有出血倾向者。

(6)上消化道内镜检查禁忌者。

四、操作流程

(一)操作前准备

1.评估患者并解释

(1)评估患者:年龄、性别、病情、意识、适应证、禁忌证、治疗及是否装有心脏起搏器等情况,活动能力及合作程度。

(2)向患者解释 ERCP 的目的、方法、注意事项、配合要点及术中或术后可能发生的并发症。

2.患者准备

(1)了解 ERCP 的目的、方法、注意事项及配合要点,取得患者及家属同意后方可做检查或治疗。

(2)如造影剂使用 76％泛影葡胺,术前 1 天做碘过敏试验,阴性者才能使用。

(3)检查前禁食禁饮 6～8 小时,保证空腹状态。

(4)愿意合作,取俯卧位或左侧卧位,俯卧位时将头偏向一侧。

(5)穿着要适合摄片的要求,不能穿得太厚,解开衣领或领带,宽松裤带。

(6)如患者装有活动义齿,应将其取出置于冷水中浸泡。除去金属物品及影响造影的物品。

(7)于患者下腹部盖上 X 线防护设备,头上戴铅帽。

3.护士自身准备

衣帽整洁,修剪指甲,洗手,戴口罩,戴手套及袖套,穿戴防护铅衣及其他防护设施,如铅面罩、甲状腺护罩等。

4.用物准备

用物准备包括侧视式十二指肠镜、冷光源、注水瓶、吸引器、造影导管、导丝、内镜台车;X 线检查床;专用 X 线机;弯盘、牙垫、治疗巾、活检钳、胆道细胞刷、鼻胆引流管、气囊导管、取石篮、碎石篮、胆胰管内引流支架、静脉曲张硬化剂注射针、喷洒导管、电凝探头和/或缸、乳胶手套、生理盐水、葡萄糖注射液、祛泡剂、麻醉霜或 2％利多卡因、造影剂、镇静药、抑制肠蠕动药、各种规格的注射器、钝针头、干净纱布块、纸巾、30％乙醇溶液等。备有氧气、急救物品车,车内包括吸氧面罩、吸氧管、简易球囊呼吸器、复苏药物及局部止血药物等。估计造影困难时可备用三腔括约肌切开器、内镜聪明刀,必要时备内镜超滑导丝、针式电刀。

5.环境准备

调节室温,关闭门窗及照明灯,拉上遮光窗帘。

6.设备检查及调试

(1)在使用前,把十二指肠镜与冷光源、吸引器、注水瓶连接好,注水瓶内装有 1/2～2/3 的蒸馏水或冷开水。

(2)检查十二指肠镜插入管表面有无破损、凹陷,检查内镜导光是否良好,成像是否清晰。检查内镜弯曲功能:①旋转各角度钮,看弯曲部是否能圆滑地弯曲;②查看角度钮是否能使角度钮的转动停下来;③检查弯曲部的外皮是否有细微孔洞、破损及其他不正常。

(3)检查十二指肠镜的钳子抬举器上下活动是否正常,内镜送气是否通畅,吸引器工作是否正常。

(4)检查 X 线机透视及拍片功能是否正常,检查床的移动是否正常。

(5)凡有导管的附件,都要在注射器接头处接一注射器注水,检查导管是否通畅,有无从不该出水的地方出水;检查接头部是否牢固,把手是否好用;凡需接高频电的器械都要按说明书上要求进行通电试验;将高频电器接好后,在电极板上放一小块肥皂,将器械先端通电部分与肥皂接触,通电后可见电火花表示该器械功能良好。

(二)操作步骤

ERCP 的配合操作步骤见表 14-1。

表 14-1　ERCP 的配合操作步骤

步骤	内容	要点与说明
1.核对	核对患者姓名、性别、年龄、送检科室是否与申请单一致	• 确认患者
2.摆体位	协助患者取俯卧位或左侧卧位躺于 X 线检查床上,在患者头下放一治疗巾,弯盘置于治疗巾上,嘱患者张口咬住牙垫	• 防止口水污染检查床及患者衣物 • 注意枕头与肩同高,以利于顺利插镜 • 防止咬坏十二指肠镜镜身
3.插镜配合	左手扶住患者头部,右手握住镜身前端,将十二指肠镜弯曲部轻度弯曲成适应人口咽部的弯曲形状,再将镜子头端送入口咽部,顺着咽后壁轻柔地送至喉部食管入口处	• 以双人插镜法为例 • 操作时动作要轻柔,速度不要过快
4.送镜配合	嘱患者做吞咽动作,食管入口开启,顺势将镜头送入食管、胃、十二指肠降部,找到十二指肠乳头	• 送镜速度不要过快,以减轻咽喉部的刺激 • 送镜时,持镜的手要靠近口垫
5.插管配合	将 ERCP 导管递与术者,待导管送出内镜先端后,用少量生理盐水或稀释好的造影剂将导管充满;术者将导管插入胰胆管后,在 X 线监视下缓缓推注造影剂	• 注意勿使导管打折 • 以排除气泡对造影结果产生的干扰 • 注意推注力量不宜太大,速度不宜过快
6.退镜配合	紧握住镜身,与操作者保持一定抵抗力,使镜身呈一直线,慢慢退镜,至咽喉部(约 15 cm 处)则快速将镜退出	• 以防镜子移动或滑出 • 速度不宜过快,以免擦伤黏膜 • 防止分泌物进入气管
7.观察	病情与患者反应	• 观察有无恶心、呕吐,观察呼吸、心率、血压、血氧饱和度的变化,观察有无发绀、呼吸困难等
8.用物处理		• 备用
9.洗手,记录		• 记录检查结果、用药情况、患者反应、消毒时间

五、常见并发症及处理

近 30 年来,随着器械及插管技术的不断进步,ERCP 的成功率逐年提高,目前已达 90% 以上。但 ERCP 为一侵入性操作,因患者自身因素、操作者因素及设备等原因均可造成一些并发症。常见并发症有导丝插入困难、乳头损伤和出血、急性药物性胰腺炎等。碘变态反应、败血症、急性胆管炎、化脓性胆管炎、十二指肠穿孔、休克等较少见。下面对于常见的并发症做详细介绍。

(一)导丝插入困难

1.发生原因

(1)导丝与导管不匹配。

(2)导丝原本有折痕。

(3)导丝太干燥,送入时太涩。

(4)内镜弯角太锐,或抬钳器升到最高位,导致导丝插入困难。

2.临床表现

送入导丝时,遇有阻力或导丝插入困难。

3.预防及处理

(1)根据导管的型号选择相匹配的导丝,通常使用 0.46 mm 的导丝。

(2)使用导丝前,认真仔细检查导丝是否光滑,有无折痕,如导丝有折痕,则需更换导丝。

(3)送入导丝前,先在导管内灌注 2～5 mL 生理盐水,使导丝通过时顺畅。送入导丝时,助手一手拿一块蘸有 30%乙醇溶液的纱布,另一手将备好的导丝由导丝套中抽出,放在乙醇溶液纱布中间,使导丝持续湿润。

(4)送入时太干燥、太涩时,更换乙醇溶液纱布。

(5)当内镜弯角太锐,或抬钳器升到最高位时,提醒操作者将内镜角度钮完全松开,将抬钳器放至最低位,以便导丝顺利送入。

(二)乳头损伤和出血

1.发生原因

(1)操作者对十二指肠解剖欠熟悉,操作技术欠熟练,多次插管不成功,损伤乳头。

(2)由于患者过度紧张,剧烈恶心、呕吐,导致十二指肠乳头括约肌痉挛,插管困难。

(3)行 EST 时,切开时伤及血管,止血不及时或暂时性止血,术后迟发性出血。

2.临床表现

术中见乳头肿胀、糜烂,有活动性出血;术后患者有留置鼻胆引流管者,引流管中可见血性液体引出,严重者出现呕血、黑便、面色苍白、头晕、脉搏细速、血压下降、出冷汗、乏力等临床表现。听诊肠鸣音亢进。化验大便潜血阳性。

3.预防及处理

(1)培训医护人员熟练掌握专业知识及专科操作技能。

(2)做好心理疏导,尽可能消除患者过度紧张的情绪,积极配合检查,必要时适当加用镇静药。

(3)插镜动作要轻柔、快捷。

(4)术中、术后严密监测生命体征,观察有无呕血、黑便,观察引流管引出液的颜色、性质、量,及时报告医师处理。

(5)出血后可采取 1∶10 000 肾上腺素溶液局部注射止血、止血钛夹或电凝止血等内镜下止血措施。

(6)术后应用止血药物。

(7)内科治疗无效者,行外科手术治疗。

(三)急性药物性胰腺炎

1.发生原因

(1)术中造影时造影剂注入速度过快、压力过大、剂量过多。

(2)胰管反复显影。

(3)乳头切开后炎症、水肿,或胰管有梗阻造影后导致造影剂、胆汁和胰液排出受阻。

(4)为胰腺囊肿患者造影时,造影剂充满囊腔。

2.临床表现

术后患者出现腹痛、恶心、呕吐、发热、黄疸,甚至休克等急性胰腺炎临床表现。血、尿淀粉酶测定升高。

3.预防及处理

(1)造影剂注入速度不要过快,压力不要过大,剂量不要过多,匀速推注,胰管造影时,一般以 0.2～0.6 mL/s为宜。造影剂的量应视造影目的而定。一般胰管 2～4 mL,胆管 5～15 mL,有时因外漏无法精确计算,应以透视下观察部位显影满意患者又无痛苦为准。特别是胰腺,更应注意掌握剂量。

(2)避免胰管反复显影。在 X 线监视下见主胰管和1～2 级胰管显影即可,不宜使胰腺泡显影。

(3)发现乳头切开后的炎症、水肿,或胰管有梗阻者,造影后留置鼻胆引流管或内引流管引流胆汁、胰液。

(4)对估计可能发生胰腺炎的患者造影后预防性禁食、补液及给予抑制胰液分泌的药物,按急性胰腺炎护理。

(5)对已经发生胰腺炎的患者,对因处理后,再按急性胰腺炎处理。

六、常见故障及排除方法

由于内镜是精密设备,维护与维修的难度大,故维护成本与维修成本较大多数设备要昂贵。除主机、光源以外,内镜本身更是使用了大量软性部件,如内镜的插入外管、先端弯曲部的弯曲橡皮、内部的活检管道等均为易损部件,而这些部件的损坏更可能导致电子元件的二次损坏,如果不及时运用正确的方法处理这些故障则可能导致更严重的损害,使日常工作受到影响,而且维修成本是可能以数倍乃至数十倍地增加。

十二指肠镜常见故障有喷嘴堵塞、送水/送气不畅、附件插入困难、内镜漏水、吸引困难、光亮度调节故障、内镜与附件的损坏、按钮故障等,前面六种常见故障已在胃镜中进行了介绍,在此不再重复。本节主要介绍内镜与附件的损坏、按钮故障的原因及排除方法。

(一)内镜与附件的损坏

1.故障原因

(1)由于未经彻底酶洗的内镜上残留的蛋白质遇到戊二醛后凝固变性,导致内镜变黄,内镜表面粗糙,橡皮老化。

(2)使用未经验证的清洗消毒机或化学剂对内镜的材料造成不同程度的损伤,严重者破坏内外部材料,从而导致内部重要结构老化和损坏。

(3)在内镜操作过程中使用含有矿物质的润滑油,润滑油与内镜外管的橡胶产生化学反应,导致外管性状改变,最常见为外管韧性改变,产生皱褶。

(4)使用某些不规范消毒机进行清洗消毒有时会因送水送气压力过大而导致内镜破裂。

(5)使用酸化水浸泡消毒有时会造成内镜外管被腐蚀、内镜金属部分生锈。

(6)非专业维修导致内镜损坏。

2.故障排除方法

(1)内镜与附件消毒前必须彻底洗净。

(2)对附件进行超声清洗。

(3)避免使用非指定的自动清洗消毒机和清洗消毒方法。

(4)由于目前专业的内镜生产厂家不会对外出售他们的内镜维修零件,因此不要到非指定的代理店进行购买与维修。

（5）出现内镜与附件损坏，需送至专门维修部门修理或通知厂家的工程技术人员进行处理。

（二）按钮故障

1.故障原因

（1）按钮上有针孔，仍进行清洗消毒，进水后造成内部零件故障。

（2）按钮外皮破裂，造成漏水，导致开关失灵。

（3）搬运时按钮和其他设备、水槽等碰撞，或被锐利部分刮伤。

2.故障排除方法

（1）由于按钮上的针孔很难发现，因此清洗消毒前必须进行测漏试验。

（2）发生按钮外皮破裂后，镜子不能再使用，立即送修。

（3）在操作、运送、清洗和保存内镜的时候注意保护好内镜的操作部与先端部，避免与内镜台车、检查床、清洁台或其他任何硬物相碰撞。注意拿镜子的时候运用标准的持镜手法，保护好按钮，避免碰到硬物或被锐器刮伤。

七、设备管理与维护

十二指肠镜的管理与维护与胃镜相同，见胃镜的管理与维护。

八、使用期限

该设备在正常使用情况下，使用期限为 10 年。具体使用期限，见设备使用说明书。

（霍慧亭）

第三节　纤维胆道镜检查

胆道镜检查即利用纤维胆道镜直接观察肝内外胆道病变并做相应地治疗，其应用明显地提高了胆道疾病的诊治水平，特别是为治疗术后胆道残余结石开辟了一条途径。胆道镜最初是 Bakes 于 1923 年发明的类似喉镜式"胆道镜"，于术中观察胆总管下端获成功。1941 年 Mciver 与 Wappler 设计了"L"形硬性胆道镜，有照明及灌注系统，但只能观察，不能治疗。1953 年 Wildegans 设计了硬性胆道镜，由三棱透镜组成导光系统，照明及成像已有改善。1971 年 Karl storz 公司将 Wildegans 胆道镜加以改良，称为 Wildegans storz 胆道镜，成像更加清楚，且可用于取石，即目前应用的硬质胆道镜。1965 年美国医师 Shore 研制出光导纤维软性胆道镜，不仅可于术后应用，且可于术后经"T"窦道取石。以后被日本学者及制造商不断改进开发，使其逐渐完善。我国于 1979 年开始应用此项技术，北京医科大学一院张宝善等于 1982 年正式报道了临床应用。20 世纪 80 年代在全国逐渐开展。

一、胆道镜的分类

（一）依类型可分为以下三类

1.硬性胆道镜

只能用于术中检查和治疗。

2.软性胆道镜

可用于术中、术后及经皮经肝检查及治疗。

3.经口纤维胆道镜

有子母胆管镜、滑脱型胆道镜及直接胆道镜等。

(二)依技术应用可分为以下四类

(1)术中胆道镜:用于术中检查及治疗。

(2)术后胆道镜:术中经"T"管窦道、胆管空肠吻合口术后空肠盲襻窦道及胆囊造口术后窦道进入胆道进行检查和治疗。

(3)经皮经肝胆道镜。

(4)经口胆道镜:在行内镜乳头切开术后,胆道镜经口进入胆道内行观察及治疗。

二、胆道镜应用适应证

(1)术后胆道有残余结石,需经胆道镜碎石或取石。

(2)疑诊有胆道肿瘤需经胆道镜取活检确诊。

(3)高龄或高危患者,可用经皮经肝胆道镜取石。

(4)肝内胆管结石,术中需用胆道镜检查取石者。

(5)胆道良性狭窄,需用胆道镜扩张者。

(6)胆道出血者,可行胆道镜直视下止血。

(7)胆总管末端良性狭窄,需行胆道镜 Oddi 括约肌切开者。

(8)需用胆道镜行选择性胆道造影者。

(9)胆道异物需用胆道镜取出者。

(10)胆道畸形、狭窄及肿瘤晚期需行胆道镜内瘘术者。

三、胆道镜应用禁忌证

有下述情况者应不用或慎用。

(1)有明显出血倾向者。

(2)胆管较细及壁薄者。

(3)明显心功不良者。

四、操作准备

(一)患者准备

对术后行胆道镜或治疗的患者应向患者讲明检查或治疗的方法和目的,以取得患者配合。检查前应先行 T 管造影摄片,了解胆管解剖情况,便于胆道镜检查。检查前 4 小时禁饮食,检查前 30 分钟肌内注射哌替啶 75 mg,阿托品 0.5 mg,以减轻检查引起的胆管痉挛的疼痛。

(二)物品准备

备好纤维胆道镜,冷光源,液体灌注系统,生理盐水,取石钳及活检钳、洞巾、手套、弯盘及急救药品如尼可刹米、肾上腺素等。纤维胆道镜消毒常用甲醛溶液和过锰酸钾熏蒸 24 小时。全封闭的胆道镜也可用 2% 戊二醛浸泡 30 分钟。

五、操作护理

(一)术中纤维胆道镜检查

可经胆总管切口或切除胆囊后胆囊管断端插入胆道镜,直视下对胆道进行检查,之后进行取石,对肝内泥沙样结石进行冲洗。如发现可疑病变可取活组织进行病理检查。操作中护士应及时更换冲洗液体,并保证冷光源的照明,取下的病理组织放入标本瓶内,用甲醛溶液固定。

(二)术后胆道镜检查

一般在术后 4~6 周进行。包括经"T"管窦道、胆囊造瘘术后、胆肠吻合口、空肠盲襻皮下造瘘等途径。患者取平卧位,常规消毒,铺无菌巾 T 管拔出,经窦道插入纤维胆道镜,胆道内持续滴注生理盐水,以便清洁和扩张胆道,术者左手持胆道镜手柄,控制调节钮,右手轻柔将胆道镜前端插入窦道开口,放开灌注系统见腔进镜。使视野清晰。在检查过程中,如患者右上腹胀满不适或疼痛,应减慢生理盐水滴速或暂停滴入。发现结石后助手固定胆道镜的位置,术者自工作孔插入取石钳取石或取石网套石进行取石,检查完毕后需再插入 T 管或导尿管,并开放引流24 小时,预防胆道感染。

(三)经皮经肝胆道镜检查

首先,在 B 超引导下实施 PTCD,3 天后开始扩张窦道,每周2 次,约 3 周后 PTCD 窦道可放入 F16 扩张导管,此时即可用胆道镜进行检查和治疗,适用于高龄、体衰或危重不宜行剖腹探查的梗阻性黄疸患者,但肝内胆管不扩张者无法实施。

(四)经口纤维胆道镜检查

往往应用于大于 2 cm 胆总管结石,先碎石,后内镜取石。此种胆道镜有三种类型,即子母式、导管式和直接式。在使用前常需先做 EST,经口胆道镜的插入方法同 ERCP 插管方法基本相似,先行十二指肠乳头切开 5~7 天,经胆总管开口部直接插入胆道镜进行检查及治疗。

六、并发症

胆道镜检查治疗是较为安全的方法,但也可有以下并发症。

(一)发热

可有一过性发热,一般在 38 ℃左右。开放"T"管或"U"管引流后多可消退,也可适当应用抗生素。如结石嵌顿而引起胆管炎时,应立即用胆道镜取石,解除胆道梗阻后发热才能消退。

(二)窦道穿孔

其原因:操作粗暴;胆道引流时间短,窦道尚未牢固;结石过大,勉强用取石网粗暴拉出等。

(三)胆道出血和胆管撕裂

胆管因结石压迫引起黏膜糜烂或形成溃疡,此时在取石后易引起出血,多不需处理。如胆管较细或壁薄,操作粗暴可撕裂胆管。

(四)腹泻

因行胆道镜检查时灌注生理盐水过多所致,一般不需处理。

(五)急性胰腺炎

少见,即便发生,多为轻型,非手术疗法可治愈。

(六)其他

因操作刺激或灌注生理盐水压力过高可出现恶心、呕吐。另外取石网断于胆管内也偶尔有发生。

(霍慧亭)

第四节　单气囊小肠镜检查

单气囊小肠镜与双气囊小肠镜相比,具有器械准备时间短、清洗消毒更简便、高分辨率图像结合内镜窄带成像技术观察提高了病变的检出率等优势,临床常用的为 Olympus SIFQ260 小肠镜。

一、适应证

(一)国际上通用的适应证

(1)胶囊内镜检查后的深入检查。

(2)可疑小肠出血者。

(3)胃肠术后功能紊乱。

(4)小肠狭窄的内镜诊断及治疗。

(5)小肠肿瘤及肿块。

(6)胰腺炎及胆源性疾病。

(7)克罗恩病。

(8)小肠异体移植的观察。

(9)回收滞留胶囊内镜。

(10)清除肠道寄生虫。

(11)明确小肠梗阻的病因。

(12)肠套叠的内镜下处理。

(13)做结肠镜检查有困难的病例。

(二)中华医学会消化内镜学分会小肠学组提出的双气囊小肠镜检查的适应证

(1)原因不明的消化道(小肠)出血及缺铁性贫血。

(2)疑小肠肿瘤或增殖性病变。

(3)疑小肠克罗恩病。

(4)不明原因小肠梗阻。

(5)不明原因腹泻或蛋白丢失。

(6)小肠内异物。

(7)外科肠道手术后异常情况(如出血、梗阻等)。

(8)已确诊的小肠病变治疗后复查。

(9)相关检查提示小肠存在器质性病变可能者。

二、禁忌证

(1)严重心肺功能异常者。

(2)有高度麻醉风险者。

(3)无法耐受或配合内镜检查者(如精神障碍者)。

(4)相关实验室检查明显异常(如重度贫血、严重凝血功能障碍等),在指标纠正前不能接受该检查。

(5)完全性小肠梗阻无法完成肠道准备者。

(6)多次腹部手术史者。

(7)低龄儿童、孕妇。

(8)其他高风险状态或病变者(如中度以上食管胃底静脉曲张、大量腹水等)。

三、术前准备

(一)器械准备

1.内镜准备

(1)测试气囊:取出送气管,连接外套管上的气囊送气接头与气囊控制装置上的接头,按下气囊控制装置遥控器的充气/放气按钮,确认气囊充气、放气性能及报警功能良好。一次性外套管使用前必须经过漏水测试。

(2)润滑外套管:外套管内层为亲水润滑涂层,抽取 20 mL 无菌水或专用油注入外套管腔内,来回移动外套管,使无菌水或专用油与外套管内层充分接触。

(3)连接小肠镜:按照正确方向将小肠镜套入外套管内,因内镜镜身较长,必须特别注意保护内镜前端,避免碰及坚硬物体。

2.其他物品准备

(1)急救物品:①中心负压吸引、中心供氧装置、监护仪、治疗车。②基础治疗盘(内有镊子、75%乙醇、碘伏、棉签、砂轮、止血钳、胶布等)。③注射器(5 mL、10 mL、20 mL 各两支,50 mL 一支),输液器,输血器。④危重症抢救用盘(内有开口器、舌钳、压舌板、手电筒、叩诊锤、针灸针等)。⑤气管切开包、静脉切开包。⑥胸外心脏按压板、心内穿刺针。⑦专科特殊抢救设备。⑧血压计、听诊器。

(2)急救药品:肾上腺素、多巴胺、洛贝林、毛花苷 C(西地兰)、去甲肾上腺素、尼可刹米(可拉明)、氨茶碱、盐酸利多卡因、异丙肾上腺素、盐酸阿托品、地塞米松、间羟胺、山莨菪碱、氢化可的松、呋塞米注射液等。

(二)患者准备

(1)向患者及家属详细讲解检查目的、过程和配合要点,说明可能出现的意外及对策,签署检查知情同意书。

(2)术前常规检查血常规、肝功能、肾功能、凝血功能、心电图等,排除严重的心肺疾病。

(3)术前禁食、禁水 8 小时。

(4)经不同途径进镜的患者准备。①经口进镜的双气囊内镜检查:术前需禁食 8～12 小时,于术前 10～20 分钟口服咽麻祛泡剂,取下活动性义齿、眼镜等。②经肛门进镜的双气囊内镜检查:内镜需要经过大肠才能进入回肠,因肠道粪渣有可能覆盖内镜视野,或进入外套管内而增加内镜与外套管的摩擦力。③经胃肠途径的双气囊内镜检查基本同经肛门进镜的术前准备。因做过胃部分切除术的患者,残胃蠕动较弱,可能会有食物残渣存留,这些食物残渣不但影响观察,一旦进入外套管内,还会增加镜身和外套管的摩擦力,使进镜困难,所以,对有过胃切除史的患者,术前禁食时间更长。

(5)术前用药。由于双气囊内镜检查比普通胃肠镜检查所需时间长,一次检查需要大约1.5小时,内镜通过咽喉和勾拉肠道时会引起咽喉和腹部不适,患者会感到焦虑。因此给予患者合适的镇静剂或静脉麻醉是非常重要的,尤其是经口进镜时,最好行静脉麻醉。

(6)心理护理:接受小肠镜检查的患者多数病程较长,且常规胃肠检查未明确病因,因此患者常表现出恐惧、焦虑等不良情绪,检查前应充分评估患者病情及心理状态,告知患者及家属检查过程及配合要点,介绍成功病例,消除患者紧张等不良情绪,使患者以最佳的心理状态接受检查。

(7)给予氧气吸入、心电监护。

(8)建立静脉通道,由麻醉医师进行静脉麻醉。

四、术中护理配合

(一)患者护理

(1)密切监测患者生命体征及血氧饱和度,发现异常及时告知术者。

(2)观察患者面部表情、身体活动、腹部体征等,若患者出现痛苦表情、身体活动或明显腹部膨隆,应及时报告麻醉医师及术者。

(3)经口检查者必须及时吸出患者口腔的分泌物,术中注意防止肠液经外套管反流,引起窒息或吸入性肺炎。

(4)保持静脉输液通畅。

(二)治疗过程中的配合

根据患者的症状、体征及其他辅助检查结果,确定首次进镜途径,怀疑十二指肠至小肠中上段病变者采用经口进镜,怀疑远端回肠病变者则采用经肛门进镜。

(1)操作过程中,护士用右手扶稳、固定接近内镜操作部的外套管一端,左手固定接近患者口腔或肛侧的外套管一端,两手用力外展,尽量保持体外的镜身处于直线状态。为保持外套管与镜身之间的润滑,可在外套管中适当添加无菌水。

(2)经口检查时,当小肠镜进入十二指肠后,术者操作时动作要轻、稳、缓慢,以免损伤小肠黏膜而引起出血、穿孔等并发症。

(3)当内镜向深部推进困难时,护士可协助患者变换体位,或用手在患者腹部施加压力,以减少或防止内镜在胃肠道内结襻,若已结襻,可回拉镜身解襻后再向小肠深部推进;当镜身全部进入外套管后,给外套管球囊放气,放气完毕后术者调整内镜角度钮以固定肠腔,护士缓慢送入外套管至内镜的镜身50 cm标记处,给外套管球囊充气,内镜及外套管同步回拉,消除肠襻后再次插入内镜,重复以上过程,完成小肠镜检查。

(4)退镜时护士固定外套管,术者缓慢退镜,仔细观察肠腔有无间质瘤、梅克尔憩室等病变,退至内镜的镜身50 cm标记处时,给外套管球囊放气,术者调整内镜角度钮以固定肠腔,护士将外套管缓慢退至内镜操作部一端,然后给外套管球囊注气,再次缓慢退镜观察,重复以上过程,完成小肠镜退镜。退镜过程中应及时抽气,以减轻术后患者腹胀、腹痛等不适。根据病情需要,有时小肠镜检查需分两次进行,一端进镜困难时,应做好标记,以便从另外一端进镜时在此汇合。

（5）需要行小肠活检时，要求医护人员必须技术熟练、细心，配合默契，同时内镜护士要眼明手快，及时获取病理组织。

五、术后护理

（一）患者护理

（1）检查结束后，指导患者卧床休息，经口检查者，部分患者术后出现咽痛，可口服消炎片缓解症状，同时做好解释工作，告知是由于小肠镜检查时间长，检查时镜身反复摩擦咽喉部所致，消除患者紧张情绪。

（2）术后需观察患者有无腹痛、腹胀、便血、发热等症状，若无不适症状，检查6小时后或次日嘱患者进食。

（3）采用静脉麻醉患者，检查结束后必须继续观察生命体征至患者完全苏醒，部分患者清醒后可能有头晕症状，嘱其卧床休息，必要时可吸氧；检查结束后注意观察有无腹痛、腹胀及腹部体征变化，若有异常情况，及时报告医师处理。

（二）器械及附件处理

检查完毕后向内镜送气/送水10秒，采用蘸有多酶洗液的纱布擦拭镜身，由护士将内镜送至清洗消毒室，清洗要求及步骤同一般内镜。由于小肠镜镜身长，清洗过程中要注意防止损伤内镜头端，内镜清洗消毒、干燥后，将各旋钮置于自由位，悬挂于镜房储存备用。

六、并发症及防治

（一）咽喉疼痛

因外套管反复摩擦所致，一般不需特殊处理。向患者做好解释，症状严重者，可含服消炎片或行雾化吸入。

（二）误吸、肺部感染

经口小肠镜检查时，应及时清理咽喉部分泌物及反流胃肠液，防止误吸，必要时可采取气管插管，以减少误吸及肺部感染风险。

（三）食管贲门黏膜撕裂症

若检查时间短，检查过程中应注意患者有无恶心呕吐反应，进镜、退镜时仔细观察贲门有无损伤及出血；若检查时间长，应在静脉麻醉状态下进行。

（四）腹胀

少数患者术后出现腹胀，多数症状较轻，活动后可自行消失，必要时可行肛管排气等治疗。

（五）黏膜损伤

内镜进退过程中有时可损伤小肠黏膜，多数程度轻，无须特殊处理；若损伤较重，可服用小肠黏膜营养剂，如谷氨酰胺等。

（六）肠穿孔

检查中及检查后注意观察患者腹部体征，若出现腹部压痛、反跳痛、腹肌紧张等，需警惕肠穿孔的发生，应及时报告医师，尽早采取相应的治疗措施。

（七）出血

按消化道出血治疗原则处理，必要时可通过内镜下止血治疗。

(八)肠套叠

发生率极低,缓慢退镜可减少肠套叠发生。

(九)急性胰腺炎

发生率极低,经口途径检查者,术后观察有无腹痛、呕吐等不适,如有以上症状,及时报告医师,检查淀粉酶等排除急性胰腺炎。

七、注意事项

(1)选择合适的进镜途径。通常,怀疑病灶位于空肠者,可先采用经口途径进镜;怀疑病灶位于回肠者,可先采用经肛门途径进镜;当无法判断先采用何种途径进镜时,应先选择经肛门途径,因经肛门途径进镜,患者的不适感相对较轻。

(2)内镜进镜及外套管推进时必须在视野清晰的状态下进行,严格遵循"循腔而入"的操作原则,以免损伤肠黏膜或引起出血、穿孔等并发症。

(3)患者吞咽反射完全恢复,饮水无呛咳方可进食。因内镜检查时需反复进退,咽喉部可能会有擦伤,需清淡饮食一天,勿食过热、粗糙、坚硬及辛辣刺激性食物,以免加重咽喉部不适,次日可正常饮食。

(4)检查后 3~6 小时需有人陪护。

(5)24 小时内不得驾驶机动车辆、进行机械操作和从事高空作业,以防意外。

(6)检查后 24 小时内最好不做需精算和逻辑分析的工作。

(霍慧亭)

第五节　无痛内镜技术

无痛内镜技术指在静脉麻醉或清醒镇静状态下实施胃镜和结肠镜检查,使整个检查在不知不觉中完成,具有良好的安全性和舒适性。目前多采用清醒镇静的方法,在镇静药物的诱导下使患者能忍受持续保护性反应而导致的不适,以减轻患者的焦虑及恐惧心理,提高痛阈,但患者仍保持语言交流能力和浅感觉,可配合医师的操作。无痛内镜克服了传统内镜操作过程中患者紧张、恶心、腹胀等缺点,消除患者紧张、恐惧的情绪,提高对检查的耐受性;胃肠蠕动减少,便于医师发现细微病变;减少了患者因痛苦躁动引起的机械性损伤的发生及因紧张、恐惧和不合作而产生的心脑血管意外。护士应严格掌握各种药物的正确使用、注意术中的监测及并发症的及时发现与处理,密切配合医师完成检查,确保患者安全。

一、适应证

(1)有内镜检查适应证但恐惧常规内镜检查者。

(2)呕吐剧烈或其他原因难以承受常规内镜检查者。

(3)必须行内镜检查但伴有其他疾病者,如伴有癫痫史、小儿、高血压、轻度冠心病、陈旧性心肌梗死、精神病等不能合作者。

(4)内镜操作时间长、操作复杂者,如内镜下取异物等。

二、禁忌证

(1)生命处于休克等危重症者。

(2)严重肺部疾病,如 COPD、睡眠呼吸暂停;严重肺心病、急性上呼吸道感染、支气管炎及哮喘病。

(3)腐蚀性食管炎、胃炎、胃潴留。

(4)中度以上的心功能障碍者、急性心肌梗死、急性脑梗死、脑出血、严重的高血压者。

(5)急剧恶化的结肠炎症(肠道及肛门急性炎症、缺血性肠炎等)、急性腹膜炎等。

(6)怀疑有胃肠穿孔者、肠瘘、腹膜炎及有广泛严重的肠粘连者。

(7)极度衰弱,不能耐受术前肠道准备及检查者。

(8)肝性脑病(包括亚临床期肝性脑病)。

(9)严重的肝、肾功能障碍者。

(10)妊娠期妇女和哺乳期妇女。

(11)重症肌无力、青光眼、前列腺增生有尿潴留史者。

(12)严重过敏体质,对异丙酚、咪达唑仑、芬太尼、东莨菪碱、脂类局麻药物过敏及忌用者。

(13)严重鼻鼾症及过度肥胖者宜慎重。

(14)心动过缓者慎重。

三、术前准备

(一)器械准备

(1)内镜及主机。

(2)常规内镜检查所需的物品(同常规胃肠镜检查)。

(3)镇静麻醉所需设备:麻醉机、呼吸机、心电监护仪、简易呼吸球囊、中心负压吸引、中心吸氧装置等。

(4)必备急救器材:抢救车(包括气管切开包、静脉切开包等)、血压计、听诊器、专科特殊抢救设备等。

(5)急救药品:肾上腺素、去甲肾上腺素、阿托品、地塞米松等。

(6)基础治疗盘(包括镊子、碘伏、棉签等)。

(7)各种型号注射器、输液器、输血器。

(8)镇静药物:主要包括苯二氮䓬类抗焦虑药和阿片类镇痛药。在镇静内镜检查中,一般都采取某几种药物联合应用,因为联合用药可以发挥协同作用,达到更好的镇静效果,但是这也增加了呼吸抑制和低血压等不良事件的发生。因此在用药类型和剂量选择时应因人而异,在联合用药时适当减量。在镇静期间需追加药物时,应与上次给药时间有充分的间隔,以保证药物起效。

(二)患者准备

镇静剂在内镜操作中,既要减轻患者操作中的痛苦,又要保证操作安全。因此,除按常规内镜检查准备外,还要注意以下方面。

(1)仔细询问患者病史,了解重要脏器功能状况,既往镇静麻醉史、药物过敏史、目前用药、烟酒史等。体格检查包括生命体征、心肺听诊和肺通气功能评估。

（2）向患者说明检查的目的和大致过程,解除患者焦虑和恐惧心理,取得合作,签署检查和麻醉知情同意书。

（3）完善术前准备:如心电图、X线胸片等。

（4）除内镜检查常规术前准备外,检查当天禁食8小时,禁水4小时。

（5）建立一条静脉通道,维持到操作结束和患者不再有心肺功能不全的风险时。

（6）协助患者取左侧卧位,常规鼻导管给氧,行心电监护,监测血压、脉搏、平均动脉压、心电波形及血氧饱和度。由麻醉医师缓慢注射药物。

四、术中护理配合

（一）患者护理

（1）病情监测:观察患者意识、心率、血氧饱和度、皮肤温度和觉醒的程度等变化,在镇静操作前、中、后做好记录。①意识状态:镇静内镜检查需等患者睫毛反射消失后开始进镜。检查中,护士应常规监测患者对语言刺激的反应能力,除儿童、智力障碍者和不能合作者(这些患者应考虑予以深度镇静)。同时,注意观察患者的"肢体语言"(如发白的指关节开始放松、肩下垂、面部肌肉放松、面色安详等)也有利于判断是否达到松弛和无焦虑状态。一旦患者只对疼痛刺激发生躲闪反应时,提示镇静程度过深,有必要使用拮抗药对抗药物反应。②呼吸状况:镇静内镜的主要并发症是呼吸抑制。因此,镇静内镜检查中对呼吸状况的监测尤为重要。呼吸抑制的主要表现是低通气,护士在检查中要注意观察患者的自主呼吸运动或者呼吸音听诊,一旦发现患者呼吸异常或血氧饱和度下降,可指导患者深呼吸,并吸氧,同时通知术者并配合处理。③循环变化:镇静内镜过程中循环系统的并发症包括高血压、低血压、心律失常等。护士应严密观察患者的血压及心电图情况,如有异常应及时通知术者并配合处理。检查中早期发生心率、血压的改变有利于及早发现和干预阻止心血管的不良事件。血氧饱和度的监测有利于及时发现低氧血症,避免由此带来的心肌缺血和严重心律失常,降低了心搏骤停的危险性。

（2）对有恶心、呕吐反应的患者,给予异丙嗪注射液25 mg静脉滴注。

（3）由于患者在检查中处于无意识状态,因此护士应特别注意防止患者坠床。

（4）将患者的头部向左侧固定,下颌向前托起,以保持呼吸道通畅。

（5）妥善固定牙垫以免滑脱而咬坏仪器。

（二）治疗过程中的配合

镇静内镜的医护配合同常规内镜检查的配合。

1.无痛胃镜及经口小肠镜

患者咽喉部均喷洒2%利多卡因2～3次,行咽部麻醉或给予利多卡因凝胶口服。静脉缓慢注射阿托品0.25～0.50 mg,芬太尼0.03～0.05 mg,继而静脉注射异丙酚1～2 mg/kg(速度20～30 mg/10 s),待其肌肉松弛,睫毛反射消失后停止用药,开始插镜检查。根据检查时间的长短及患者反应,酌情加用异丙酚和阿托品。

2.无痛肠镜及经肛小肠镜

先小剂量静脉注射芬太尼0.5 μg/kg,后将丙泊酚以低于40 mg/10 s的速度缓慢静脉注射,患者睫毛反射消失,进入睡眠状态,全身肌肉松弛后,术者开始操作,术中根据检查时间的长短及患者反应(如出现肢体不自主运动),酌情加用丙泊酚,最小剂量50 mg,最大剂量280 mg,退镜时一般不需要加剂量。

五、术后护理

(一)患者护理

(1)每 10 分钟监测一次意识状态、生命体征及血氧饱和度,直到基本恢复正常。

(2)因使用了镇静剂及麻醉剂,检查结束后不应急于起身,应该保持侧卧位休息,直到完全清醒,如有呛咳可用吸引器吸除口、鼻腔分泌物。

(3)胃镜检查后,宜进食清淡、温凉、半流质食物 1 天,勿食过热食物,24 小时内禁食辛辣食物,12 小时内不得饮酒。肠镜检查后当天不要进食产气食物,如牛奶、豆浆等。

(4)注意观察有无出现并发症如出血、穿孔、腹部不适等。

(5)门诊的患者需在内镜室观察 1 小时,神志清楚、生命体征恢复至术前或接近术前水平、能正确应答、无腹痛、恶心呕吐等不适可回家,需有家属陪同。个别有特殊病情的患者需留院观察。

(二)器械及附件处理

内镜的处理按内镜清洗消毒规范进行处理。

六、并发症及防治

(一)低氧血症

其原因除与丙泊酚和咪达唑仑本身药物作用外,可能与舌根后坠、咽部肌肉松弛阻塞呼吸道及检查过程中注气过多,引起肠肌上抬和肺压迫,导致肺通气不足有关。处理:立即托起下颌,增加氧流量至 5~6 L/min 及面罩吸氧。

预防:严格掌握适应证,遇高龄、肥胖、短颈、肺功能较差的患者时,要尽量托起下颌,使其头部略向后仰 10°~20°,以保持呼吸道通畅,防止舌根后坠等阻塞呼吸道。同时,要加大给氧流量,避免操作过程中注气过多。

(二)低血压

其原因除与药物本身作用外,也与用药量偏大且推注速度较快有关。处理:①血压下降30%以上者,予以麻黄碱 10 mg 静脉推注。②心率明显减慢,低于 60 次/分者,予以阿托品0.5 mg静脉推注。

预防:严格掌握给药速度和给药剂量,若以手控给药时,最好将药用生理盐水稀释后缓慢匀速静脉推注,可有效预防注射过快和用药量偏大引起的循环抑制并发症;有条件时,建议靶控输注给药,能更准确地调控血药浓度,从而降低不良反应。

(三)误吸

误吸的主要原因为麻醉深度不够及液体或咽部分泌物误入气管。处理:增加丙泊酚首剂用药量;口腔及咽喉部有分泌物时快速去除。

预防:增加首剂用药量,待药物作用充分后再进镜;及时抽吸口腔和咽部分泌物;有胃潴留和检查前6 小时内有进食、饮水者列为禁忌。

(四)心律失常

心率减慢在无痛内镜检查中较为常见,可能与迷走神经反射有关。处理:一般只要暂停操作即可恢复。如心率减慢＜60 次/分者,静脉注射阿托品 0.5~1.0 mg 后心率恢复正常。发生心动过速一般为麻醉剂量不足所致,如心率＞100 次/分时,可追加异丙酚剂量。出现频发性室性期前收缩用利多卡因静脉注射。

(五)眩晕、头痛、嗜睡

麻醉苏醒后部分患者出现头晕、头痛、嗜睡及步态不稳。主要与药物在人体代谢的个体差异有关,也与异丙酚引起血压下降脑供血不足有关。多见于高血压、平素不胜酒力的患者和女性患者,绝大多数经卧床或端坐休息后缓解。

(六)注射部位疼痛

异丙酚为脂肪乳剂,浓度高,刺激性强,静脉推注时有胀痛、刺痛、酸痛等不适。处理:注射部位疼痛一般持续时间短且能忍受,麻醉后疼痛会消失,无须特别处理。如在穿刺时将穿刺针放于血管中央,避免针头贴住血管壁,或选择较大静脉注药可减轻疼痛。

七、注意事项

(1)检查前全面评估,严格掌握适应证与禁忌证,充分与患者沟通,解除其顾虑。

(2)术后2小时需有人陪护,24小时内不得驾驶机动车辆、进行机械操作和从事高空作业,以防意外。

(3)选择镇静麻醉药物时,注意药物类型和剂量应因人而异,在联合用药时适当减量。在镇静期间需追加药物时,应与上次给药时间有充分的间隔,以保证药物起效。

(4)给药时应通过缓慢增加药物剂量来达到理想的镇静/镇痛程度,比单纯一次给药效果更理想。根据患者的体表面积、年龄、体重和伴随病,从小剂量开始给药。

(5)应用异丙酚镇静时,该药物使诱导全身麻醉和呼吸暂停的风险增加,必须由受过专业训练的麻醉医师来应用。

(6)门诊患者严格把握离院指征,注意患者安全。

(7)其他同常规胃肠镜检查。

(霍慧亭)

第十五章　手术室护理

第一节　手术室常用消毒灭菌方法

作为医院的重点科室,手术室如何做好各项消毒隔离措施是整个手术室工作流程的关键。手术室是进行手术治疗的场所,完善消毒隔离管理是切断外源性感染的主要手段。

一、消毒灭菌基本知识

手术室护士应掌握消毒灭菌的基本知识,并且能够根据物品的性能及分类选用适合的物理或化学方法进行消毒与灭菌。

(一)相关概念

1.清洁

指清除物品上的一切污秽,如尘埃、油脂、血迹等。

2.消毒

清除或杀灭外环境中除细菌芽孢外的各种病原微生物的过程。

3.灭菌

清除或杀灭外环境中的一切微生物(包括细菌芽孢)的过程。

4.无菌操作

防止微生物进入人体或其他物品的操作方法。

(二)消毒剂分类

1.高效消毒剂

高效消毒剂指可杀灭一切细菌繁殖体(包括分枝杆菌)病毒、真菌及其孢子等,对细菌芽孢(致病性芽孢)也有一定杀灭作用,达到高水平消毒要求的制剂。

2.中效消毒剂

中效消毒剂指仅可杀灭分枝杆菌、真菌、病毒及细菌繁殖体等微生物,达到消毒要求的制剂。

3.低效消毒剂

低效消毒剂指仅可杀灭细菌繁殖体和亲脂病毒,达到消毒要求的制剂。

(三)物品的危险性分类

1.高度危险性物品

高度危险性物品是指凡接触被损坏的皮肤、黏膜和无菌组织、器官及体液的物品,如手术器械、缝针、腹腔镜、关节镜、体内导管、手术植入物等。

2.中度危险性物品

中度危险性物品是指凡接触患者完整皮肤、黏膜的物品,如气管镜、尿道镜、胃镜、肠镜等。

3.低度危险性物品

仅直接或间接地和健康无损的皮肤黏膜相接触的物品,如牙垫、喉镜等,一般可用低效消毒方法或只做一般清洁处理即可。

二、常用的消毒灭菌方法

手术室消毒灭菌的方法主要分为物理消毒灭菌法和化学消毒灭菌法两大类,而其中压力蒸汽灭菌法、环氧乙烷气体密闭灭菌法和低温等离子灭菌法是最为普遍使用的手术室灭菌方法(表 15-1)。

表 15-1　消毒灭菌的方法

物理消毒灭菌法	热力消毒灭菌法	干热法	燃烧法
			干烤法
		湿热法	压力蒸汽灭菌法
			煮沸法
		紫外线灯消毒法	
	光照消毒法	日光暴晒法	
	低温等离子灭菌(过氧化氢)法		
化学消毒灭菌法	电离辐射灭菌法		
	空气生物净化法		
	环氧乙烷气体密闭灭菌法		
	2%戊二醛浸泡法		
	甲醛熏蒸法		
	低温湿式灭菌(过氧乙酸)等		

(一)物理消毒灭菌法

1.干热消毒灭菌法

适用于耐高温、不耐高湿等物品器械的消毒灭菌。

(1)燃烧法:包括烧灼和焚烧,是一种简单、迅速、彻底的灭菌方法。常用于无保留价值的污染物品,如废纸、特殊感染的敷料处理。某些金属器械和搪瓷类物品,在急用时可用此法消毒。但锐利刀剪禁用此法,以免刀锋钝化。

注意事项包括:使用燃烧法时,工作人员应远离易燃、易爆物品。在燃烧过程中不得添加乙醇,以免火焰上窜而致烧伤或火灾。

(2)干烤法:采用干热灭菌箱进行灭菌,多为机械对流型烤箱。适用于高温下不损坏、不变质、不蒸发物品的灭菌,不耐湿热器械的灭菌,以及蒸汽或气体不能穿透的物品的灭菌,如玻璃、油脂、粉剂和金属等。干烤法的灭菌条件为 160 ℃,2 小时;或 170 ℃,1 小时;或 180 ℃,30 分钟。

注意事项包括:①待灭菌的物品需洗净,防止造成灭菌失败或污物炭化。②玻璃器皿灭菌前需洗净并保证干燥。③灭菌时物品勿与烤箱底部及四壁接触。④灭菌后要待温度降到 40 ℃ 以下再开箱,防止炸裂。⑤单个物品包装体积不应超过 10 cm×10 cm×20 cm,总体积不超过烤箱体积的 2/3,且物品间需留有充分的空间;油剂、粉剂的厚度不得超过 0.635 cm;凡士林纱布条厚度不得超过 1.3 cm。

2.湿热消毒灭菌法

湿热的杀菌能力比干热强,因为湿热可使菌体含水量增加而使蛋白质易于被热力所凝固,加速微生物的死亡。

(1)压力蒸汽灭菌法:压力蒸汽灭菌法是目前使用范围最广、效果最可靠的一种灭菌方法。适用于耐高温、耐高湿的医疗器械和物品的灭菌;不能用于凡士林等油类和粉剂类的灭菌。根据排放冷空气方式和程度不同,压力蒸汽灭菌法可分为下排式压力蒸汽灭菌器和预真空压力蒸汽灭菌器两大类。预真空压力蒸汽灭菌是利用机械抽真空的方法,使灭菌柜内形成负压,蒸汽得以迅速穿透到物品内部,当蒸汽压力达到 205.8 kPa(2.1 kg/cm²),温度达到 132 ℃ 或以上时灭菌开始,到达灭菌时间后,抽真空使灭菌物品迅速干燥。

预真空灭菌容器操作方法:①将待灭菌的物品放入灭菌容器内,关闭容器。蒸汽通入夹层,使压力达 107.8 kPa(1.1 kg/cm²),预热 4 分钟。②启动真空泵,抽除容器内空气使压力达 2.0～2.7 kPa。③停止抽气,向容器内输入饱和蒸汽,使容器内压力达 205.8 kPa(2.1 kg/cm²),温度达 132 ℃,维持灭菌时间 4 分钟。④停止输入蒸汽,再次抽真空使压力达 8.0 kPa,使灭菌物品迅速干燥。⑤通入过滤后的洁净干燥的空气,使灭菌容器内压力恢复为零。当温度降至 60 ℃ 以下,即可开容器取出物品。整个过程需 25 分钟(表 15-2)。

表 15-2　蒸汽灭菌所需时间(min)

分类	下排气(Gravity)121 ℃	真空(Vacuum)132 ℃
硬物(未包装)	15	4
硬物(包装)	20	4
织物(包裹)	30	4

注意事项包括:①高压蒸汽灭菌须由持专业上岗证人员进行操作,每天合理安排所需消毒物品,备齐用物,保证手术所需。②每天晨第一锅进行 B-D 测试,检查是否漏气,具体要求如下:放置在排气孔上端,必须空锅做,空锅应预热。用专门的 B-D 测试纸,颜色变化均匀视为合格。③下排式灭菌器的装载量不得超过柜室内容量的 80%,预真空的装载量不超过 90%。同时预真空和脉动真空的装载量又分别不得小于柜室内容量的 10% 和 5%,以防止"小装量效应"残留空气影响灭菌效果。④物品放置时,相互间应间隔一定的距离,以利蒸汽置换空气;同时物品不能贴靠门和四壁,以防止吸入较多的冷凝水。⑤应尽量将同类物品放在一起灭菌,若必须将不同类物品装在一起,则以最难达到灭菌物品所需的温度和时间为准。⑥难于灭菌的物品放在上层,较易灭菌的小包放在下层,金属物品放下层,织物包放在上层。金属包应平放,盘、碗等应处于竖立的位置,纤维织物应使折叠的方向与水平面成垂直状态,玻璃瓶等应开口向下或侧放,以利蒸汽

和空气排出。启闭式筛孔容器,应将筛孔打开。

(2)煮沸消毒法:现手术室一般较少使用此方法。适用于一般外科器械、胶管和注射器、饮水和食具的消毒。水沸后再煮15～20分钟即可达到消毒水平,但无法做灭菌处理。

注意事项包括:①煮沸消毒前,物品必须清洗干净并将其全部浸入水中。②物品放置不得超过消毒容器容积的3/4。③器械的轴节及容器的盖要打开,大小相同的碗、盆不能重叠,空腔导管需先在管腔内灌水,以保证物品各面与水充分接触。④根据物品性质决定放入水中的时间:玻璃器皿应从冷水或温水时放入,橡胶制品应在水沸后放入。⑤消毒时间应从水沸后算起,在消毒过程中加入物品时应重新计时。⑥消毒后应将物品及时取出,置于无菌容器中,取出时应在无菌环境下进行。

3.光照消毒法

其中最常用的是紫外线灯消毒。适用于室内、物体表面和水及其他液体的消毒。紫外线属电磁波辐射,消毒使用的为 C 波紫外线,波长为 200～275 nm,杀菌较强的波段为 250～270 nm。紫外线的灭菌机制主要是破坏微生物及细菌内的核酸、原浆蛋白和菌体糖,同时可以使空气中的氧电离产生具有极强杀菌能力的臭氧。

注意事项包括:①空气消毒采用 30 W 室内悬吊式紫外线灯,室内安装紫外线灯的数量为每立方米不少于 1.5 W 来计算,照射时间不少于 30 分钟,有效距离不超过 2 m。紫外线灯安装高度应距地面1.5～2.0 m。②紫外线消毒的适宜温度范围为 20～40 ℃,消毒环境的相对湿度应≤60%,如相对湿度>60%时应延长照射时间,因此消毒时手术间内应保持清洁干燥,减少尘埃和水雾。③紫外线辐射能量低,穿透力弱,仅能杀灭直接照射到的微生物,因此消毒时必须使消毒部位充分暴露于紫外线照射范围内。④使用过程中,应保持紫外线灯表面的清洁,每周用95%乙醇棉球擦拭一次,发现灯管表面有灰尘、油污时应随时擦拭。⑤紫外线灯照射时间为30～60 分钟,使用后记录照射时间及签名,累计照射时间不超过 1 000 小时。⑥每 3～6 个月测定消毒紫外线灯辐射强度,当强度低于 70 $\mu W/cm^2$ 时应及时更换,新安装的紫外线灯照射强度不低于 90 $\mu W/cm^2$。

4.低温等离子灭菌法

低温等离子灭菌法是近年来出现的一项物理灭菌技术,属于新的低温灭菌技术。适用于不耐高温、湿热如电子仪器、光学仪器等诊疗器械的灭菌,也适用于直接进入人体的高分子材料,如心脏瓣膜等,同时低温等离子灭菌法可在 50 ℃ 以下对绝大多数金属和非金属器械进行快速灭菌。等离子体是某些中性气体分子在强电磁场作用下,产生连续不断的电离而形成的,其产生的紫外线、γ 射线、β 粒子、自由基等都可起到杀菌作用,且作用快,效果可靠,温度低,无残留毒性。

注意事项包括:①灭菌前物品应充分干燥,带有水分湿气的物品容易造成灭菌失败。②灭菌物品应使用专用包装材料和容器。③灭菌物品及包装材料不应含植物性纤维材质,如纸、海绵、棉布、木质类、油类、粉剂类等。

5.电离辐射灭菌法

电离辐射灭菌法又称"冷灭菌",用放射性核素 γ 射线或电子加速器产生加速粒子辐射处理物品,使之达到灭菌。目前国内多以核素[60]Co 为辐射源进行辐射灭菌,具有广泛的杀菌作用,适用于金属、橡胶、塑料、一次性注射器、输液、输血器等,精密的医疗仪器均可用此法。

(二)化学消毒灭菌

化学消毒灭菌法是利用化学药物渗透到菌体内,使其蛋白质凝固变性,酶蛋白失去活性,引起微生物代谢障碍,或破坏细胞膜的结构,改变其通透性,使细菌破裂、溶解,从而达到消毒灭菌作用。现手术室常用的化学消毒剂有2%戊二醛、环氧乙烷、过氧化氢、过氧乙酸等溶液,下面对几种化学消毒灭菌方法进行简介。

1.环氧乙烷气体密闭灭菌法

环氧乙烷气体是一种化学气体高效灭菌剂,其能有效穿透玻璃、纸、聚乙烯等材料包装,杀菌力强,杀菌谱广,可杀灭各种微生物,包括细菌芽孢,是目前主要的低温灭菌方法之一。适用于不耐高温、湿热如电子仪器、光学仪器等诊疗器械的灭菌。此外,由于环氧乙烷灭菌法有效期较长,因此适用于一些呈备用状态、不常用物品的灭菌。但是影响环氧乙烷灭菌的因素很多,例如环境温湿度、灭菌物品的清洗度等,只有严格控制相关因素,才能达到灭菌效果。

注意事项包括:①待灭菌物品需彻底清洗干净(注意不能用生理盐水清洗),灭菌物品上不能有水滴或水分太多,以免造成环氧乙烷的稀释和水解。②环氧乙烷易燃易爆且具有一定毒性,因此灭菌必须在密闭的灭菌器内进行,排出的残余环氧乙烷气体需经无害化处理。灭菌后的无菌物品存放于无菌敷料间,应先通风处理,以减少毒物残留。在整个灭菌过程中注意个人防护。③环氧乙烷灭菌的包装材料,需经过专门的验证,以保证被灭菌物品灭菌的可靠性。

2.戊二醛浸泡法

戊二醛属灭菌剂,具有广谱、高效杀菌作用,对金属腐蚀性小,受有机物影响小。常用戊二醛消毒灭菌的浓度为2%。适用于不耐热的医疗仪器和精密仪器的消毒灭菌,如腹腔镜、膀胱镜等内镜器械。

注意事项包括:①盛装戊二醛消毒液的容器应加盖,放于通风良好处。②每天由专人监测戊二醛的浓度并记录。浓度>2.0%(指示卡为均匀黄色)即符合要求,若浓度<2.0%(指示卡全部或部分白色)即失效。失效的消毒液应及时处置,浸泡缸清洗并高压蒸汽灭菌后方可使用。③戊二醛消毒液的有效期为7天,浸泡缸上应标明有效起止日期。④戊二醛对皮肤黏膜有刺激,防止溅入眼内或吸入体内。⑤浸泡时,应使物品完全浸没于液面以下,打开轴节,使管腔内充满药液。⑥灭菌后的物品需用大量无菌注射用水冲洗表面及管腔,待完全冲净后方能使用。

3.低温湿式灭菌法

使用的灭菌剂为碱性强氧化灭菌剂,适用于各种精密医疗器械,如牙科器械、内镜等多种器械(软式和硬式内视镜、内视镜附属物、心导管和各种手术器械)的灭菌。该法通过以下机制起到灭菌作用。①氧化作用:灭菌剂可直接对细菌的细胞壁蛋白质进行氧化使细胞壁和细胞膜的通透性发生改变,破坏了细胞的内外物质交换的平衡,致使生物死亡。②破坏细菌的酶系统:当灭菌剂分子进入细胞体内,可直接作用于酶系统,干扰细菌的代谢,抑制细菌生长繁殖。③碱性作用:碱性(pH=8)过氧乙酸溶液,使器械的表面不会粘贴有机物质,其较强的表面张力可快速有效地作用于器械的表面及内腔。

注意事项包括:①放置物品时应先放待灭菌器械,后放灭菌剂。②所需灭菌器械应耐湿,灭菌前必须彻底清洗,除去血液、黏液等残留物质,并擦干。③灭菌后工艺监测显示"达到灭菌条件"才能使用。

三、器械的清洗、包装、消毒和灭菌

正确的清洗、包装、灭菌是保障手术成功的关键之一,手术室护士应严格按规范流程对手术器械进行相应处理。

(一)器械的清洗流程及注意事项

1.器械的清洗流程

(1)冲洗:流动水冲洗。

(2)浸泡:将器械放入多酶溶液中预浸泡10分钟,根据污染程度更换多酶溶液,每天至少更换一次。

(3)超声清洗:将浸泡后的器械放入自动超声清洗箱内清洗10分钟。

(4)冲洗:放入冲洗箱内冲洗2次,每次为3分钟。

(5)上油:在煮沸上油箱内加入器械专用油进行煮沸上油。

(6)滤干:将上好油的器械放入滤干器中滤干水分。

(7)烘干:将器械放入烘干箱,调节时间为5~6分钟,温度为150~160 ℃。

2.清洗器械自我防护措施

应严格按照消毒供应中心个人防护要求进行穿戴防护措施。

3.器械清洗注意事项

机械清洗适用于大部分常规器械的清洗。手工清洗适用于精密、复杂器械的清洗和有机物污染较重器械的初步处理,对于复杂的管道类物品应根据其管径选择合适口径的高压水枪进行冲洗。精密器械的清洗,应遵循生产厂家提供的使用说明或指导手册。使用超声波清洗之前应检查是否已去除较大的污物,并且在使用前让机器运转5~10分钟,排除溶解于内的空气。

(二)器械的包装

1.包装材料

包装材料必须符合GB/T 19633的要求。常用的包装材料包括硬质容器、一次性医用皱纹纸、一次性无纺布、一次性纸塑袋,一次性纸袋、纺织物等。纺织物还应符合以下要求:为非漂白织物,包布除四边外不应有缝补针眼。

2.包装方法

灭菌物品包装分为闭合式与密封式包装。①闭合式包装适用于整套器械与较多敷料合包在一起的情况,应有2层以上包装材料分2次包装。包外贴指示胶带及标签,填写相关信息,签名确认。②密封式包装如使用纸袋、纸塑袋等材料,可使用一层,适用器械单独包装。待包装物品必须清洁干燥,轴节打开,放入包内化学指示卡后封口。包外纸面上应有化学指示标签。

3.包装要求

(1)无纺布包装应根据待包装的物品大小、数量、重量,选择相应厚度与尺寸的材料,2层分2次闭合式包装,包外用2条化学指示带封包,指示胶带上标有物品名、灭菌期及有效期,并有签名。

(2)全棉布包装应有4层分2次闭合式包装。包布应清洁、干燥、无破损、大小适宜。初次使用前应高温洗涤、脱脂去浆、去色。包布使用后应做到"一用一清洗",无污迹,用前应在灯光下检查无破损并有使用次数的记录。

(3)纸塑袋封口密封宽度应≥6 mm,包内器械距包装袋封口处≥2.5 cm。密封带上应有灭菌期及有效期。

(4)用预真空和脉动真空压力蒸汽灭菌器的物品包,体积不能超过30 cm×30 cm×50 cm,金属包的重量不超过7 kg,敷料包的重量不超过5 kg;下排气式压力蒸汽灭菌器的物品包,体积不能超过30 cm×30 cm×25 cm。盆、碗等器皿类物品,尽量单个包装,包装时应将盖打开,若必须多个包装在一起时,所用器皿的开口应朝向一个方向。摆放时,器皿间应用纱布隔开,以利蒸汽渗入。

(5)能拆卸的灭菌物品必须拆卸,暴露物品的各个表面(如剪刀和血管钳必须充分撑开),以利灭菌因子接触所有物品表面;有筛孔的容器,应将盖打开,开口向下或侧放,管腔类物品如导管、针和管腔内部先用蒸馏水或去离子水湿润,然后立即灭菌。

(6)根据手术物品性能做好保护措施,如为尖锐精密性器械应用橡皮套或加垫保护。

(三)器械的灭菌

(1)高度危险性物品,必须灭菌;中度危险性物品,消毒即可;低度危险性物品,消毒或清洁。

(2)耐热、耐湿物品灭菌首选压力蒸汽灭菌。如手术器具及敷料等。

(3)油、粉、膏等首选干热灭菌。

(4)灭菌首选物理方法,不能用物理方法灭菌的选化学方法。

(5)不耐热物品如各种导管、精密仪器、人工移植物等可选用化学灭菌法,如环氧乙烷灭菌等,内镜可选用环氧乙烷灭菌、低温等离子灭菌、低温湿式灭菌器。

四、手术室的环境管理

手术室环境管理是控制手术部位感染的重要环节,目前手术室环境可分为洁净手术室与非洁净手术室两大类。洁净手术室因采用空气层流设备与高效能空气过滤装置,达到控制一定细菌浓度和空气洁净度级别(动态),无须进行空气消毒。而非洁净手术室在手术前后,通常采用紫外线灯照射、化学药物熏蒸封闭等空气消毒方法(静态)。

(一)紫外线照射消毒法

手术室常采用 30 W 和 40 W 直管式紫外线消毒灯进行空气消毒,同时控制电压至 220 V 左右,紫外线吊装高度至 1.8～2.2 m,空气相对湿度至 40%～60%,使消毒效果发挥最佳。紫外线照射消毒方式以固定式照射法最为常见,即将紫外线消毒灯悬挂于室内天花板上,以垂直向下照射或反向照射方式进行照射消毒。照射消毒要求手术前、后及连台手术间连续照射时间均>30 分钟,紫外线灯亮 5～7 分钟后开始计时。

(二)过氧乙酸熏蒸消毒法

一般将 15% 的过氧乙酸配制成有效浓度为 0.75～1.00 g/m³ 后加热蒸发,现配现用。要求室温控制在 22～25 ℃,相对湿度控制在 60%～80%,密闭熏蒸时间为 2 小时,消毒完毕后进行通风,过氧乙酸熏蒸消毒法可杀灭包括芽孢在内的各种微生物。由于具有腐蚀和损伤作用,在进行过氧乙酸熏蒸消毒时,应做好个人防护措施。

(三)甲醛熏蒸消毒法

常温,相对湿度 70% 以上,可用 25 mL/m³ 甲醛添加催化剂高锰酸钾或使用加热法释放甲醛气体,密闭手术间门窗 12 小时以上,进行空气消毒。由于甲醛可产生有毒气体,该空气消毒方法已逐渐被淘汰。

五、无菌物品的存放

(一)无菌物品存放原则

无污染、无过期、放置有序等。

(二)存放环境质量控制

保证良好的温度(<24 ℃)、相对湿度(<70%)，每天紫外线灯空气消毒 2 次，每次≥30 分钟。

(三)无菌物品存放方法

将无菌器材包置于标准灭菌篮筐悬挂式存放(从灭菌到临床使用都如此)。应干式储存,灭菌后物品应分类、分架存放在无菌物品存放区。一次性使用无菌物品应去除外包装后,进入无菌物品存放区。要求载物架离地 20～25 cm,离顶 50 cm,离墙远于 5～10 cm,按顺序分类放置。

(四)无菌物品的有效期

无菌物品存放的有效期受包装材料、封口严密性、灭菌条件、存放环境等诸多因素影响。当无菌物品存放区的温度<24 ℃,相对湿度<70%,换气次数达到 4～10 次/小时,使用纺织品材料包装的无菌物品有效期宜为 14 天;未达到环境标准时,有效期宜为 7 天。医用一次性纸袋包装的无菌物品,有效期宜为 1 个月;使用一次性医用皱纹纸、医用无纺布包装的无菌物品,有效期宜为 6 个月;使用一次性纸塑袋包装的无菌物品,有效期宜为 6 个月。硬质容器包装的无菌物品,有效期宜为 6 个月。

(张晨晨)

第二节　普外科手术的护理

普外科是外科领域中历史最长、发展较全面的学科。该学科内容广泛,是外科其他各专业学科的基础;其范围较大,除了各个专业学科,如颅脑外科、骨科、整形外科,泌尿外科等之外,其余未能包括在专科范围内的内容均属于普通外科的范畴。普通外科手术以腹部外科为基础,还包括了甲状腺疾病、乳腺疾病,周围血管疾病等。在实际工作中,普通外科又可分出一些学科,如胃肠外科、肛肠外科、肝胆外科、胰腺外科、周围血管外科等。下面以几个经典的普通外科手术为例,介绍手术的护理配合。

一、急性肠梗阻手术的护理配合

小肠分为十二指肠、空肠和回肠三部分,十二指肠起自胃幽门,与空肠交接处为十二指肠悬韧带(Treitz 韧带)所固定。回肠末端连接盲肠,并具回盲瓣。空肠和回肠全部位于腹腔内,仅通过小肠系膜附着于腹后壁。肠梗阻是指肠内容物不能正常运行、顺利通过肠道,是外科常见急腹症之一常为物理性或功能性阻塞,发病部位主要为小肠。小肠梗阻是指小肠肠腔发生机械性阻塞或小肠正常生理位置发生不可逆变化,如肠套叠、肠嵌闭和肠扭转等。绝大多数机械性肠梗阻需做外科手术治疗,缺血性肠梗阻和绞窄性肠梗阻更需及时急诊手术处理。

(一)主要手术步骤及护理配合

1.手术前准备

手术患者取仰卧位,行全身麻醉。切口周围皮肤消毒范围为:上至剑突、下至大腿上 1/3,两侧至腋中线。按照腹部正中切口手术铺巾法建立无菌区域。

2.主要手术步骤

(1)经腹正中切口开腹:22 号大圆刀切开皮肤,电刀切开皮下组织、腹白线、腹膜,探查腹腔。

（2）分离：切开相应肠系膜，分离、切断肠系膜血管，传递血管钳 2 把，钳夹血管，解剖剪剪断，慕丝线结扎或缝扎。

（3）分别切断肠管近远端：传递肠钳钳夹肠管，15 号小圆刀于两肠钳间切断，移除标本，传递碘伏棉球擦拭残端（图 15-1）。

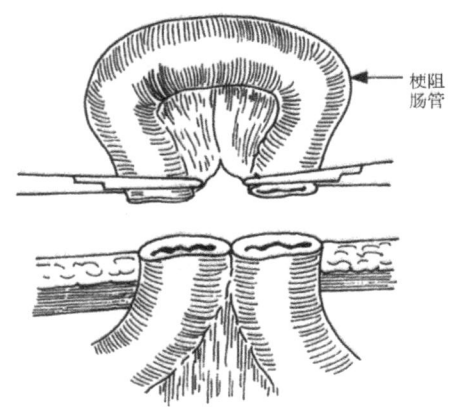

图 15-1　切断肠管

（4）关闭腹腔：传递温生理盐水冲洗腹腔；放置引流管，三角针慕丝线固定；传递可吸收缝线或圆针慕丝线关腹。

（5）行肠肠吻合：对拢肠两断端，传递圆针慕丝线连续缝合或传递管型吻合器吻合（图 15-2）。

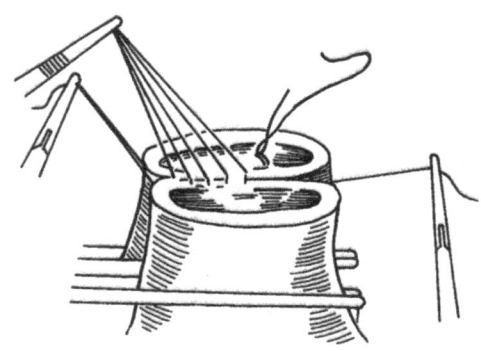

图 15-2　肠肠吻合

（6）关闭肠系膜裂隙：传递圆针慕丝线或可吸收缝线间断缝合（图 15-3）。

（二）围术期特殊情况及处理

1.急诊手术，病情危急

手术室值班护士接到急诊手术通知单，立即安排手术间，联系相关病房做好术前准备，安排人员转运患者（病情危重的手术患者必须由手术医师陪同送至手术室）。

手术室护士按照手术要求，备齐手术器械及仪器等设备，如高频电刀、超声刀、负压吸引装置，检查仪器功能，并调试至备用状态。同时应预计可能出现的突发事件和可能需要的物品，以备不时之需。如这位患者为剖腹探查手术，除了肠道切除和吻合外，可能存在肠道破裂、腹腔污染的可能，因此必须备齐大量冲洗液体。

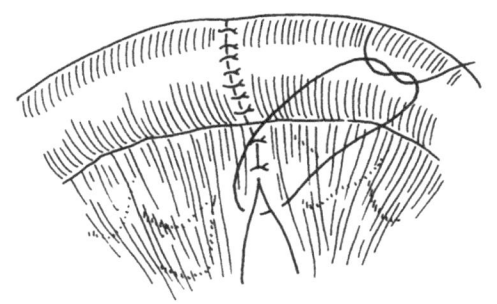

图 15-3　关闭肠系膜裂隙

同时应通知手术医师及麻醉师及时到位,三方进行手术患者手术安全核查,保证在最短时间内开始手术。

2.肠道吻合的护理配合

肠道吻合器是临床常用的外科吻合装置之一,在手术使用时,主要做好以下护理配合。

(1)型号选择:应按照医师要求,根据肠腔直径和吻合位置,目测或利用测量器,选择不同型号的吻合器,目前常用的肠道吻合器型号有 25～34 号,并分直线和弯型吻合器。

(2)严格核对:手术医师要求使用 32 号直线型管型吻合器吻合肠腔,由于吻合器价格较为昂贵,为一次性高值耗材,巡回护士在打开吻合器外包装之前必须再次与手术医师认真确认吻合器的型号、规格,检查有效期及外包装完整性,均符合要求方可打开使用。

(3)配合使用:洗手护士将抵钉座组件取下交予手术医师,手术医师将抵钉座与吻合器头部分别放入将欲吻合的消化管两端,旋转吻合器手柄末端调节螺母,通过弹簧管及吻合器头部伸出的芯轴,将抵钉座连接固定于吻合器头部。医师进行击发,完成肠管钉合并切除消化管腔内多余的组织。

(4)使用后处置:吻合完成后,配合医师共同检查切下的组织切缘是否完整成环,以保证不出现吻合口瘘。吻合器使用后,按照一次性医疗废弃物标准处理,严禁任何人员将使用过的吻合器带出手术室。

二、甲状腺手术的护理配合

甲状腺是人体最大的内分泌腺体,位于甲状软骨下方,紧贴于气管两旁,由中央的峡部和左右两个侧叶构成。甲状腺由两层被膜包裹,内层被膜称甲状腺固有被膜,紧贴腺体并伸入到腺实质内;外层被膜称甲状腺外科被膜,易于剥离,两层被膜之间有甲状腺动、静脉、淋巴结、神经和甲状旁腺等,因此手术时分离甲状腺应在此两膜间进行。当单纯性甲状腺肿压迫气管、食道、喉返神经等引起临床症状,或巨大单纯甲状腺肿物影响患者生活工作,或结节性甲状腺肿有甲状腺功能亢进或恶变,或甲状腺良性肿瘤都应行甲状腺大部或部分(腺瘤小)切除,其中甲状腺腺瘤是最常见的甲状腺良性肿瘤。

(一)主要手术步骤及护理配合

1.手术前准备

手术患者取垂头仰卧位,行全身麻醉。切口周围皮肤消毒范围为:上至下唇,下至乳头连线,两侧至斜方肌前缘。

2.主要手术步骤

(1)切开皮肤、皮下组织及肌肉:传递22号大圆刀在胸骨切迹上两横指处切开皮下组织及颈阔肌。

(2)分离皮瓣:传递纱布,缝合在上下皮瓣处,牵引和保护皮肤;传递组织钳提起皮肤,电刀游离上、下皮瓣。

(3)暴露甲状腺:纵向打开颈白线,传递甲状腺拉钩牵开两侧颈前带状肌群,暴露甲状腺。

(4)处理甲状腺血管:传递圆针慕丝线缝扎甲状腺上动脉和上静脉、甲状腺下动脉和下静脉。

(5)处理峡部:传递血管钳或直角钳分离并钳夹峡部,传递15号小圆刀或解剖剪切除峡部。

(6)切下甲状腺组织:传递血管钳或蚊氏钳,沿预定切线依次钳夹,传递15号小圆刀切除,取下标本,切除时避免损伤喉返神经。传递慕丝线结扎残留甲状腺腺体,传递圆针慕丝线间断缝合甲状腺被膜。

(7)冲洗切口,置引流管,关切口:生理盐水冲洗,传递吸引器吸尽冲洗液并检查有无活动性出血;放置负压引流管置于甲状腺床,传递三角针慕丝线固定;传递圆针慕丝线依次缝合颈阔肌、皮下组织,三角针慕丝线缝合皮肤,或使用无损伤缝线进行皮内缝合,或使用专用皮肤吻合皮钉吻合皮肤。

(二)围术期特殊情况及处理

1.甲状腺次全切除术患者体位

甲状腺次全切除术的手术患者应放置垂头仰卧位,该体位适用于头面部及颈部手术。在手术患者全身麻醉(简称全麻)后,巡回护士与手术医师、麻醉师一同放置体位。放置垂头仰卧位时除了遵循体位放置一般原则外,还需注意:①在仰卧位的基础上,双肩下垫一肩垫平肩峰,抬高肩部20°,使头后仰颈部向前突出,充分暴露手术野。②颈下垫颈枕,防止颈部悬空。③头下垫头圈,头两侧置小沙袋,固定头部,避免术中移动。④双手平放于身体两侧并使用中单将其保护、固定。⑤双膝用约束带固定。

2.甲状腺手术术中发生电刀故障

术中发生高频电刀报警,电刀无法正常工作使用,巡回护士应先检查连接线各部分完整性,以及电刀连接线与电刀主机、电极板连接线与电刀主机的连接处,避免连接线折断或连接部位接触不紧密的情况发生;查看电极板与手术患者身体部位贴合是否紧密,是否放置在合适部位,当进行以上处理后问题仍未解除,应更换电刀头,如仍无法正常使用,更换高频电刀主机,及时联系厂家维修。此外,当手术医师反映电刀输出功率不够,要求加大功率时,巡回护士不可盲目加大功率,造成手术患者发生电灼伤隐患;应积极寻找原因,检查电刀各连接线连接是否紧密的同时,提醒洗手护士及时清除电刀头端的焦痂,保持良好传导性能。

3.手术并发症

手术患者在拔管后突然自觉呛咳、胸闷、心悸、呼吸困难、氧饱和度下降等情况,说明很可能由于手术止血不彻底,形成了切口内血肿。应立即通知手术医师及麻醉师进行抢救,并查看手术患者情况:若伤口敷料有渗血、颈部肿胀、负压引流内有大量新鲜血液,则可初步判断为切口内出血所致,应立即备好手术器械,准备二次手术止血。手术室护士首先应配合麻醉师再次气管插管,保持呼吸道通畅;传递线剪或拆钉器,协助手术医师打开切口,清除血肿,解除对气管的压迫,寻找并结扎出血的血管或组织,如手术患者情况仍无改善,则立即行气管切开。

三、肝移植手术的护理配合

移植术是指将一个体的细胞、组织或器官用手术或其他方法,移植到自体或另一个体的某一部位。人体移植学科的发展是 20 世纪医学最杰出的成就之一。从最早开展的输全血,到肾、肝、心、胰腺和胰岛、肺、甲状旁腺等器官组织的移植,一直发展到心肺、心肝、胰肾联合移植和腹内多器官联合移植,移植手术的操作技术和移植效果都取得了巨大成就。

近 15 年来,伴随外科技术、器官保存水平、免疫抑制剂运用等各医疗领域技术发展,作为移植手术中难度较高的肝移植也取得了飞速发展,成为治疗末期肝病的首选方法。目前,全世界肝移植中心已超过 30 个,每年平均以 8 000 例次为基数持续上升。标准的肝移植术式为原位肝移植,近年来创新多种术式,包括减体积性肝移植、活体部分肝移植、劈离式肝移植、背驮式原位肝移植等,其中活体肝移植是指从健康捐肝人体上切取部分肝脏作为供肝移植给患者的手术方式,其已成为众多先天性胆道闭锁患儿治疗的唯一选择(图 15-4)。

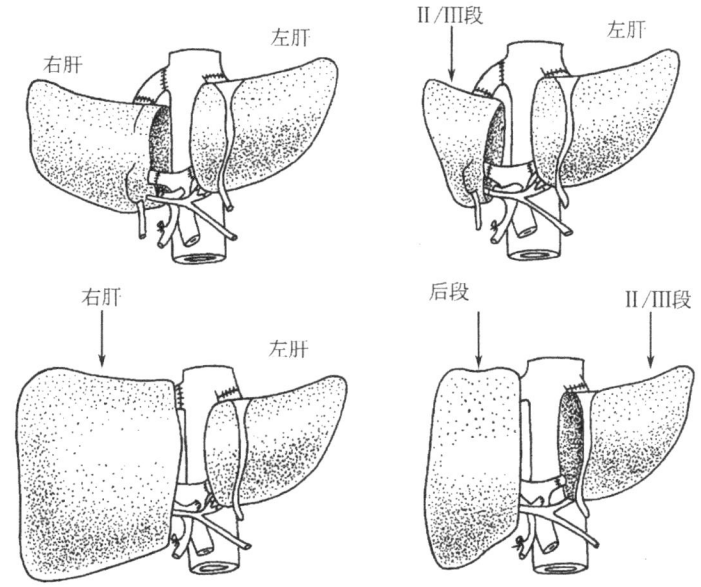

图 15-4　活体肝移植

(一)主要手术步骤及护理配合

1.手术前准备

(1)物品准备:准备肝移植器械、肝移植双支点自动拉钩、肝移植显微器械及常用敷料包。准备高频电刀、负压吸引装置、氩气刀、变温水毯、保温箱、各种止血物品。

(2)患者准备:患者放置仰卧位,行全身麻醉。手术医师进行切口周围皮肤消毒,范围为上至颈,下至大腿中上 1/3,包括会阴部,两侧至腋中线。

(3)核对:手术划皮前巡回护士、手术医师和麻醉师三方进行 Time Out 核对患者身份、手术方式、术前备血情况等。

2.供体手术主要手术步骤

活体肝移植包括供体手术和受体手术两部分,供体手术通常为左半肝切除,具体操作如下。

(1)上腹部 L 形切口进腹:传递 22 号大圆刀划开皮肤;传递两把有齿镊、高频电刀配合常规进腹。

(2)安装肝移植悬吊拉钩：传递大纱布保护切口，按顺序安装悬吊拉钩。

(3)切除胆囊，进行胆道造影：传递小分离钳、无损伤镊、解剖剪游离胆囊和胆囊管，丝线结扎。传递硅胶管和抽有造影剂的 20 mL 针筒配合术中造影。

(4)解剖第一肝门：传递小分离钳、解剖剪进行游离；传递橡皮悬吊带牵引左肝动脉、门静脉左支。

(5)阻断左肝动脉、门静脉左支：传递无损伤镊、血管阻断夹进行阻断。

(6)切除肝脏实质：传递氩气刀或 CUSA 刀配合，遇到所有肝内管道结构，传递小分离钳、无损伤镊、解剖剪进行游离、钳夹、剪断，传递丝线进行结扎、缝扎或钛夹夹闭。

(7)处理左肝管：传递小分离钳进行游离；传递橡皮悬吊带牵引左肝管，穿刺造影确认左肝管位置后，传递解剖剪剪断并缝扎。

(8)游离左肝静脉：传递小分离钳、解剖剪，游离左肝静脉；传递橡皮悬吊带牵引。

(9)供肝血管离断、切除供肝：传递小分离钳、解剖剪剪断左肝动脉；传递 2 把门静脉阻断钳、解剖剪断门静脉左支；传递肝静脉阻断钳、解剖剪剪断左肝静脉。

(10)止血、关腹：传递无损伤缝针关闭血管及胆道残端；传递引流管；传递圆针慕丝线缝合肌肉和皮下组织，三角针慕丝线缝皮。

3.受体手术主要手术步骤

(1)上腹部 Mercede 切口(Mercede 切口又称"人字形"切口，先在肋缘下 2 横指做弧形切口，再做一纵形切口向上至剑突下)进腹：传递 22 号大圆刀划开皮肤；传递两把有齿镊、电刀配合常规进腹。

(2)肝周韧带及第一肝门、第二肝门的游离解剖：传递小分离钳、解剖剪、电刀进行游离解剖；遇血管分支准备结扎、缝扎或钛夹传递；传递橡皮悬吊带对肝动脉、门静脉、肝静脉进行牵引。

(3)切除病肝、准备供肝植入：传递阻断钳和血管阻断夹进行血管阻断。

(4)依次行供受体肝静脉、门静脉、肝动脉及胆道的吻合：传递无损伤镊、笔式持针器和无损伤缝针进行配合；在吻合肝动脉时，巡回护士须及时准备术中用显微镜；洗手护士传递显微镊、显微剪刀配合动脉吻合。

(5)止血，放置引流管，关腹：准备各类止血用物，传递引流管进行放置；传递碘伏与生理盐水1∶10 配制的冲洗溶液及大量灭菌注射用水进行腹腔及伤口冲洗；传递圆针慕丝线关腹。

4.术后处置

巡回护士协助麻醉师妥善固定气管导管；连接腹腔引流管与集尿袋，并妥善固定，观察引流液色、质、量。仔细检查手术患者皮肤状况，尤其是骶尾部、足跟、肩胛骨、手臂肘部和枕部。监测手术患者体温，控制室温，做好保暖措施，预防术后低体温发生。巡回护士与麻醉师、手术医师一同送患者入重症监护室。若手术患者为肝炎病毒携带者，则术后按一般感染手术术后处理原则进行用物和环境处理。

(二)围术期特殊情况及处理

1.肝移植手术过程中变温水毯操作

(1)变温水毯(以"Blanketrol Ⅱ型变温水毯"为例)操作步骤如下。①手术前：检查蓄水池内水量及水位→安装耦合接头，阴阳相接→确认连接管已接好→放平水毯。②手术时：插入电源插头→打开总电源，开关处于"On"→机器自检，控制面板显示"CK STEPT"→按下"TEMPSET"开关→按上下箭头调节所需水温→按下"Manual Control"启动变温水毯。

（2）使用"Blanketrol Ⅱ型变温水毯"的注意事项：①蓄水池内只能使用蒸馏水，禁止使用去离子水，大部分的去离子水不是 pH 等于 7 的中性水。如果去离子水是酸性，它将导致电池效应，铜质制冷机将开始腐蚀，最终导致制冷机系统泄漏。②禁止使用乙醇，因为乙醇会腐蚀变温水毯。③蓄水池应每月更换蒸馏水，保护蓄水池不受细菌污染。④变温水毯禁止在无水条件下操作，避免该情况引起对内部组件的破坏。⑤禁止蓄水池内过分充水，当变温水毯里的水流回进处于关闭状态的系统当中，过分充水可能导致溢出。⑥禁止在患者和变温水毯之间放置额外的加热设备，引起皮肤损伤。⑦患者和变温水毯之间的区域应该保持干燥以避免患者意外受伤。⑧使用变温水毯每隔 20 分钟，或者在医师的指导下，巡回护士应检查患者的体温和与变温水毯接触区域的皮肤状况，同时检查变温水毯里的水温，对小儿患者、温度敏感者、血管疾病患者必须更为频繁地进行检查。⑨关闭变温水毯电源开关时，应待水毯内的水回流到蓄水器内（让管子和变温水毯连接10 分钟以上）再拔出电源线。

2.手术过程中使用氩气刀的注意事项

每次使用前，先检查钢瓶内氩气余量。操作时一定要先开氩气再开机，先关氩气再关机。术中使用时将电刀头缩回并打开氩气，将氩气喷头对准渗血部位，按下电凝开关。注意提醒手术医师氩气刀适当的工作距离，氩气刀刀头与创面最佳工作距离一般为 1.0～1.5 cm，禁止将氩气刀刀头直接接触创面工作。使用时注意观察氩气刀喷射时氩弧颜色：正常为蓝色，出现发红则说明工作距离太近。选择合适喷射角度使氩气喷头与受损组织呈 45°～60°最佳。每次使用完毕后，检查钢瓶内氩气余量，当余量不足时应充足备用。

（张晨晨）

第三节　神经外科手术的护理

神经外科作为一门独立的学科是在 19 世纪末神经病学、麻醉术、无菌术发展的基础上诞生的。神经外科是医学中最年轻、最复杂而又发展最快的一门学科。神经外科是外科学的分支，包括颅脑损伤、脑肿瘤、脑血管畸形、脊髓病变。神经外科又可分出颅底外科、脑内镜、功能神经外科等。下面以几个经典神经外科手术为例，介绍手术的护理配合。

一、颅内动脉瘤夹闭术的护理配合

颅内动脉瘤是当今人类致死、致残最常见的脑血管病。颅内动脉瘤是脑动脉上的异常膨出部分，指血管壁上浆果样的或先天性的突起，可能是血管先天性的缺陷或血管壁变性引起，通常发生在脑底动脉环的大血管分叉处。颅内动脉瘤分类：颈内动脉瘤（30％～40％）、前交通动脉瘤（30％）、大脑中动脉瘤（20％）、大脑后动脉瘤（1％）、椎-基底动脉瘤（10％）。颅内动脉瘤夹闭术手术治疗的原则是将动脉瘤排除于血循环之外，使之免于再破裂，同时保持载瘤动脉的通畅，防止发生脑缺血。

（一）主要手术步骤及护理配合

1.手术前准备

手术患者行全身麻醉，手术体位为仰卧位，患侧肩下垫一小枕，头向右倾斜30°～45°，上半身略抬高,脑外科头架固定。双眼涂金霉素眼药膏并用眼贴膜覆盖保护,双耳塞干棉球保护,以免消毒液流入眼和耳内。头部手术皮肤消毒时,应由手术区中心部向四周涂擦,包括头部及前额。消毒范围包括手术切口周围 15～20 cm 的区域。按照神经外科手术铺巾法建立无菌区域。

2.主要手术步骤

(1)铺巾:按常规皮肤消毒铺巾。

(2)切开头皮:传递 22 号大圆刀切开皮肤,传递头皮夹,夹住皮肤切口止血。

(3)皮瓣形成:以锐性分离法将皮瓣沿帽状腱膜下游离,并向后翻开皮瓣。

(4)骨瓣形成:传递骨膜剥离器剥离骨膜,暴露颅骨,选择合适的钻孔部位,安装并传递气钻或电钻进行钻孔,并用铣刀铣开骨瓣。

(5)切开硬脑膜:打开硬脑膜前传递腰穿针行脑脊液引流;传递蚊氏钳提夹,11 号尖刀切开硬脑膜一小口,传递解剖剪(又称"脑膜剪")扩大切口,圆针 0 号慕丝线悬吊。

(6)游离载瘤动脉:传递显微弹簧剪刀切开蛛网膜,神经剥离子协助轻轻剥开;传递脑压板,其下垫脑棉牵开并保护脑组织;传递小号显微吸引器、双极电凝暴露肿瘤邻近的血管及神经组织,逐步游离载瘤动脉的近端和远端、瘤颈直至整个瘤体。

(7)确认和夹闭动脉瘤:夹闭动脉瘤,根据情况选择合适长短及角度的动脉瘤夹蘸水后,与施夹钳一同传递。

(8)切口缝合:逐层关闭切口,放置引流,骨瓣覆盖原处并使用连接片和螺钉固定,传递圆针慕丝线依次缝合颞肌筋膜、帽状腱膜,缝合皮下组织,角针慕丝线缝合皮肤。

3.术后处置

为手术患者包扎伤口,戴上弹力帽,注意保护耳郭避免受压。检查受压部位皮肤,固定引流管,护送手术患者入神经外科监护室进行交接。

(二)围术期特殊情况及处理

1.急诊手术的术前准备

接到急诊手术通知单,立即选择安排特别洁净或标准洁净手术室,联系急诊室或者病房做好术前准备,安排人员转运患者(病情危重的手术患者必须由手术医师陪同送至手术室)。

(1)环境准备:手术室温度保持在 23～25 ℃,相对湿度保持在 40%～60%。严格根据手术间面积控制参观人员,1 台手术不得超过 3 名。

(2)特殊器械准备:显微持针器、显微弹簧剪刀、显微枪形镊、各种型号的显微吸引器、神经剥离子、各种型号动脉瘤夹及施夹钳、可调节吸引器、多普勒探头、多普勒血流测定仪。

(3)特殊物品准备:血管缝线、"纤丝速即纱"止血材料和 3% 罂粟碱溶液。

(4)辅助物品准备:准备带有腰穿针留置孔的手术床及两套负压吸引装置。

同时通知手术医师及麻醉医师及时到位,三方进行手术患者安全核查,保证在最短时间内开始手术。

2.腰椎穿刺术手术体位

术前腰穿留置针的操作应在全麻后进行,避免刺激患者诱发动脉瘤的破裂出血。具体配合方法如下(图 15-5)。

(1)调整体位:手术患者行全身麻醉后,巡回护士与手术医师、麻醉师一同缓慢地将手术患者翻转呈侧卧位,背齐床沿,头部和两膝尽量向胸部屈膝,腰背部向后弓起,使棘突间的椎间隙变宽,利于腰穿针进入鞘膜囊内,巡回护士站立于手术患者前面,帮助固定体位并保护手术患者以防坠床,配合麻醉师行腰穿。

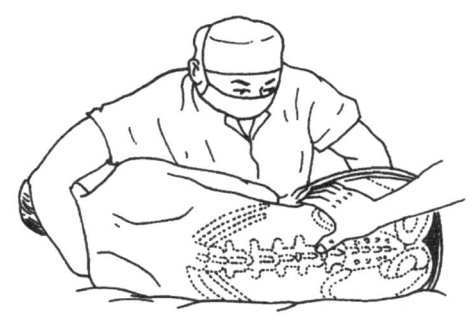

图 15-5　腰椎穿刺术

(2)保护腰穿针头:完成腰穿留置引流后,立即用无菌小纱布保护腰穿针头,胶布固定,避免针芯脱落。

(3)确认腰穿留置针位置:手术医师、麻醉师共同将手术患者向床中央稍稍移动,其中一人用手轻扶腰穿针,巡回护士负责观察、确认腰穿留置针与手术床中央留置孔的位置相吻合后,共同将手术患者安置成仰卧位。

(4)术中监测:地面与手术床上留置孔的相应部位放置药碗(当腰穿针开放时可存取脑脊液)。加强巡视和检查,并按照要求进行相应特殊检查。

3.动脉瘤手术过程中的药物管理

对于手术台上使用的各种药物,巡回护士必须与洗手护士严格核对;无菌台上的术中用药,洗手护士必须加强管理,以防混淆或错用。

(1)药物标识规范:手术台上所有的药物及盛放药物的容器(包括注射器、药杯、药碗)必须有明确的标识,其上注明药物名称、浓度、剂量。

(2)杜绝混淆:无菌台上第一种药物未做好标识前,不可传递第二种药物至无菌台。

(3)特殊药物的配合:当需解除血管痉挛时,递显微枪形镊夹持含有 3% 罂粟碱溶液的小脑棉湿敷载瘤动脉 5 分钟。

(4)严格区分放置:注射药、静脉输液、消毒液必须严格区分放置,标识清晰。外观相似或读音相近的药物必须严格区分放置。

4.颅内动脉瘤过早破裂

颅内动脉瘤破裂是手术中的危急情况,必须及时、恰当处理,主要方法包括以下几种。

(1)指压法:巡回护士或台下医师协助压迫颈动脉,手术医师在颅内暂时阻断载瘤动脉,制止出血,同时处理颅内动脉瘤。洗手护士传递两只大号吸引器,手术医师迅速清除手术视野内的血液,找到动脉瘤破口,立即用其中一只吸引器对准出血点,迅速游离和处理动脉瘤。

(2)吸引器游离法:洗手护士传递大号显微吸引器,手术医师将动脉瘤吸住后,迅速夹闭瘤颈,该法适用于瘤颈完全游离,如使用不当可引起动脉瘤破口再次扩大。

(3)压迫止血法:洗手护士根据要求传递比破口小的锥形吸收性明胶海绵,手术医师将起头端插入动脉瘤破口处,并传递小型脑棉,在其外覆盖,同时传递小型显微吸引器轻压片刻后,迅速游离动脉瘤。

(4)双极电凝法:仅适用于颅内动脉瘤破口小且边缘整齐的情况下。洗手护士准确快速传递双极电凝镊,手术医师用其夹住出血部位,启动电凝,帮助止血。

5.脑棉的使用和清点

神经外科手术风险大、难度高、手术时间长,脑棉的清点工作是神经外科手术护理的重点和难点,应按照以下方法进行。

(1)术前清点:术前洗手护士应提前洗手,保证充分的时间进行脑棉的清点和整理。由洗手护士和巡回护士两人共同清点脑棉,并记录于手术护理记录单上。清点脑棉时应特别注意,脑棉以10块1包装,每台手术以50块为基数。清点脑棉时需细致谨慎,应及时发现是否存在两块脑棉重叠放置的现象。此外必须检查每一块脑棉的完整性,确认每一块脑棉上带有牵引线。

(2)术中管理:传递脑棉时,需将脑棉平放于示指的指背上或手背上,光面向前,牵引线向后。术中添加脑棉也必须及时清点并记录。添加脑棉时,同样以10块的倍数进行添加。术中严禁手术医师破坏脑棉的形状,如修剪脑棉或撕扯脑棉。巡回护士应及时捡起手术中掉落的脑棉并放至指定位置。

(3)关闭脑膜前清点:必须确认脑棉的数量准确无误方可关闭并记录。关闭脑膜后必须再次确认脑棉的数量准确无误并记录。

二、后颅肿瘤切除手术的护理配合

后颅肿瘤是指小脑幕下的颅后窝肿瘤,常见有小脑、脑桥小脑角区、第四脑室、斜坡、脑干、枕大孔区肿瘤等。经临床和影像学检查证实的后颅肿瘤,除非有严重器质性病变不宜开颅者,一般均应手术治疗,根据手术部位常采用正中线直切口、钩状切口、倒钩形切口。此节以最典型和最常用的枕下正中切口颅后窝开颅术为例说明手术入路及手术配合。

(一)主要手术步骤及护理配合

1.术前准备

手术患者行全身麻醉,手术体位为俯卧位,上半身略抬高,头架固定。双眼涂金霉素眼药膏并用眼贴膜覆盖保护,双耳塞棉花球保护,以免消毒液流入眼和耳内。头部手术皮肤消毒时,应由手术区中心部向四周涂擦。消毒范围要包括手术切口周围15～20 cm的区域。按照神经外科手术铺巾法建立无菌区域。

2.手术步骤

(1)常规皮肤消毒铺巾。

(2)切开头皮:传递22号大圆刀切开皮肤,传递头皮夹,夹住皮肤切口止血。

(3)牵开肌层:传递骨膜剥离器分离两侧附着于枕骨的肌肉及肌腱,显露寰椎后结节和枢椎棘突,传递乳突拉钩或梳式拉钩用于牵开肌层。

(4)骨窗形成:传递气钻或电钻在枕骨鳞部钻一孔,并传递鼻甲咬骨钳扩大骨窗,向上至横窦,向下咬开枕骨大孔,必要时咬开寰椎后弓。

(5)切开并悬吊硬脑膜:传递蚊氏钳提夹,11号尖刀切开硬脑膜一小口,传递解剖剪扩大切口,圆针0号慕丝线悬吊。

(6)肿瘤切除并止血:传递取瘤钳分块切取肿瘤,传递止血纱布进行止血。

(7)清点脑棉,缝合硬脑膜。

(8)切口缝合:逐层关闭切口,放置引流,严密缝合枕下肌肉、筋膜,缝合皮下组织和皮肤。

3.术后处置

为手术患者包扎伤口,戴上弹力帽,注意保护耳郭,检查受压部位皮肤,固定引流管,护送患者入复苏室进行交接。处理术后器械及物品。

(二)围术期特殊情况及处理

1.小脑肿瘤切除术的术前准备

小脑手术部位深,手术复杂,对护理的配合要求高,因此,手术室护士应尽最大可能做好充分的手术准备。具体包括以下几项。

(1)环境准备:安排入特别洁净或标准洁净手术室,手术室温度保持在23~25 ℃,相对湿度保持在40%~60%。严格根据手术间面积控制参观人员,1台手术不得超过3名。

(2)特殊器械及物品准备:头架、气钻、显微镜、一次性显微镜套、超声刀、吸收性明胶海绵、骨蜡、电刀、"纤丝速即纱"、双极电凝、负压球、医用化学胶水、脑棉、显微弹簧剪、显微枪形剪、枪形息肉钳等。

(3)常规用品准备:术前了解手术患者病情、手术部位,根据手术患者的体型、手术体位等实际情况准备手术所需常规用品。

(4)抢救用品准备:充分估计术中可能发生的意外,提前准备好各种抢救用品。对出血比较多的手术如巨大脑膜瘤等,应事先准备两路吸引器。

2.患者俯卧位的摆放

摆放体位之前,巡回护士应做好充分的准备;将体位垫4~5个呈三角形放于手术床上,体位垫的大小选择根据手术患者的体型确定,体位垫上的布单应保持平整,无皱褶、无潮湿。

手术患者在患者推床上接受全身麻醉后,巡回护士脱去患者衣服,双臂放于身体两旁,用中单加以固定,防止在翻身时肩关节、肘关节扭曲受伤。然后巡回护士与手术医师、麻醉师同时将患者抬起缓慢翻转到手术床上呈俯卧位;注意其中手术医师托住患者颈肩部和腰部,巡回护士托住患者臀部和窝部,麻醉师注意避免气管插管、输液管及导尿管脱落;同时应注意保持头、颈、胸椎在同一水平上旋转。翻转成功后巡回护士根据需要调整体位垫,保证胸腹悬空不受压,四肢处于功能位,全身各个部位得到妥善固定。

3.术中观察

术中还应巡逻护士要密切观察生命体征的变化,观察四肢有无受压、静脉回流是否畅通等。注意保持静脉通路和导尿管的通畅,特别是应手术需要在手术进行中挪动患者体位或疑似患者体位有变动时必须立即检查。常规状态下每1~2小时观察一次。

4.超声刀的连接和使用

脑外科专用超声刀设备较为昂贵,使用要求高,手术室护士应正确使用,以确保其发挥最大的效能。

(1)超声刀使用流程(图15-6)。

(2)脑外科专用超声刀使用前的操作要点包括:①先插上电源,连接踏脚和机器,打开机器开关。检查仪器是否完好。②吸引瓶内采用一次性带止逆阀吸引袋,并连接机器。③洗手护士正确无误地衔接好超声刀手柄电线、吸引管、冲洗管并将三者合一,妥善固定,将其远端传递给辅助护士。巡回护士分别将超声刀插头、吸引管、冲洗管与机器相应插口及冲洗液连接。④巡回护士根据需要调节吸引力、超声频率、冲洗液流量至最合适的范围。

(3)脑外科专用超声刀仪使用时的注意事项:①超声刀头置于安全稳妥的地方,刀头不可触及任何物品。②及时擦净超声刀头上的血迹并吸取生理盐水保持吸引头通畅。③当仪器处于工作状态时,手远离转轴。

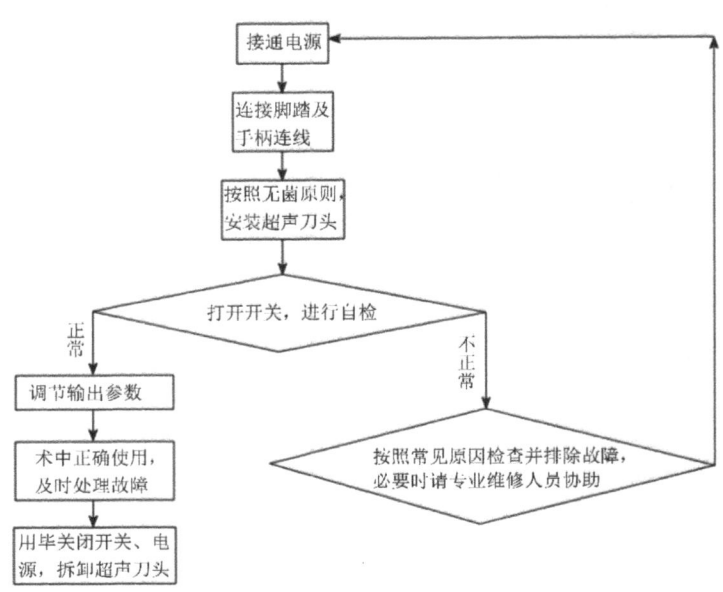

图 15-6　超声刀使用流程

（4）脑外科专用超声刀使用后的注意事项：①脚踩踏脚开关，用超声刀头吸生理盐水 200 mL 冲洗超声刀头中的管腔，然后关闭电源开关。②超声刀头用湿纱布擦拭干净，禁止放在含酶的消毒液中，应送环氧乙烷灭菌。③收好电源电线、踏脚开关等物件，吸引袋按一次性医疗废弃物处理。④登记使用情况。

5.神经外科手术中显微镜的使用

显微镜是神经外科手术最为常用的仪器设备之一，护士应掌握正确的使用和维护保养方法，从而为患者提供安全的治疗，同时延长物品的使用寿命。

（1）使用前的注意事项：①接通电源，连接视频线至彩色监视器，打开电源开关。②根据手术部位调整好助手镜的位置，打开显微镜开关。检查显微镜的各项功能，如聚焦、调整平衡等。目镜的屈光度数，使图像清晰度与助手镜和监视器一样。③拉直显微镜臂，用无菌显微镜套将显微镜套好。

（2）使用中的注意事项：①洗手护士在手术显微镜下配合手术时，要特别注意显示屏上显示的手术操作及进展，主动与主刀医师配合。②传递器械动作幅度要小，做到轻、稳、准。做到一手递，一手接，保证医师在接后即能用。③传递脑棉时，根据需要将不同大小的脑棉传递到医师的视野内。④做各种操作时绝对不可倚靠及碰撞手术床及显微镜底座，以免影响手术区域及操作。

（3）使用后的注意事项：①关闭手术显微镜光源，打开固定器，将显微镜推离手术区。②将手术显微镜镜臂收起，缩至最短距离，注意保护镜头。③关闭总电源，收好电源线和视频线，将手术显微镜放置原位，固定底座开关。④取下手术显微镜套后，应检查手术显微镜上有无血迹，清洁擦拭干净。⑤按要求在专用登记本上记录显微镜使用状况。

（4）保养的注意事项：①手术显微镜的镜头是整个机器的心脏，非常娇贵，所以每次使用后，要用镜头专用纸清洁镜头，禁用粗糙的物品擦拭，防止出现划痕，影响镜头的清晰程度。②勿用乙醇、乙醚等有机溶剂擦拭镜身，可用软布蘸水擦拭；各个螺丝和旋钮不要拧得过紧或过松。③关闭显微镜时，要先将调节光源旋钮旋至最小，再将光源电源关闭，最后关闭显微镜电源开关，以延长灯泡的使用寿命。④随时记录手术显微镜的使用情况、性能、故障及解决方法。⑤手术显微镜应放置于干净、干燥通风的地方,注意避免碰撞。⑥显微镜通常处于平衡状态,无特殊要求,不要轻易调节。⑦专人负责检查,设专用登记本,每次使用后需登记情况并签名。⑧每3个月由专业人员做一次预防性维修和保养,每年进行1次安全性检查。

(张晨晨)

第四节 心胸外科手术的护理

心胸外科专业开创于20世纪初期,起步较晚但几十年来却是发展最快的外科学分支之一。胸心外科通常可分为普通胸外科和心脏外科,普通胸外科治疗包括肺、食道、纵隔等疾病;心脏外科则是治疗心脏的先天性或后天性疾病。常见的先天性心脏病手术包括房室间隔缺损修补,肺动脉狭窄拓宽、法洛四联症矫治术和动脉导管未闭结扎术等;后天性心脏病手术包括瓣膜置换术、瓣膜成形术、冠状动脉搭桥术、带瓣管道置换术等;下面以几个经典的胸心外科手术为例,介绍手术的护理配合。

一、瓣膜病置换手术的护理配合

心脏瓣膜病是指心脏瓣膜结构(瓣叶、瓣环、腱索、乳头肌)的功能或结构异常导致瓣口狭窄及(或)关闭不全。常见的致病因素包括炎症、黏液样变性、退行性改变、先天性畸形、缺血性坏死、创伤、梅毒、钙化、发育异常等。心脏瓣膜置换术是指在低体温麻醉下,通过外科手术切除病变瓣膜,使用人工心脏瓣膜替换的一种治疗方法。以下以二尖瓣置换术为例做手术配合介绍。

(一)主要手术步骤及护理配合

1.手术前准备

手术患者入室前,巡回护士应先将凝胶体位垫和变温水毯放置于手术床上,其有防止压疮和体外循环恢复后升温的作用。手术患者取仰卧位,双手平放于身体两侧并使用中单将其保护固定。手术患者行全身麻醉,巡回护士配合麻醉师进行动静脉穿刺;留置导尿管,并连接精密集尿袋。留置肛温探头进行术中核心体温的监测;巡回护士合理粘贴电极板,通常将电极板与患者轴线垂直地粘贴于臀部侧方肌肉丰富处,不宜粘贴于大腿处,以防术中进行股动脉、股静脉的紧急插管。切口周围皮肤消毒范围为:上至肩,下至髂嵴连线,两侧至腋中线。按照胸部正中切口手术铺巾法建立无菌区域。

2.主要手术步骤

(1)经胸骨正中切口开胸:传递22号大圆刀切开皮肤,电刀切开皮下组织及肌层,切开骨膜;传递电锯锯开胸骨,并传递骨蜡进行骨创面止血(如图15-7,图15-8)。

(2)撑开胸骨:利用胸腔撑开器撑开胸骨显露胸腺、前纵隔及心包;传递无损伤镊夹持心包,配合解剖剪剪开,传递圆针7号慕丝线进行心包悬吊,显露心脏(如图15-9)。

(3)建立体外循环:传递25 cm解剖剪、无损伤镊、血管游离钳等游离上下腔静脉及升主动脉,配合插管荷包的制作,以及上下腔静脉和升主动脉插管,放置心脏冷停搏液灌注管,传递阻断钳阻断上、下腔静脉和主动脉,灌注停跳液(原理为含高浓度钾,导致心脏停搏),外膜敷冰泥保护心肌,直至心脏停止。

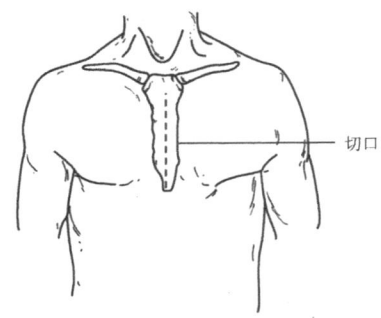

图 15-7　胸正中切口

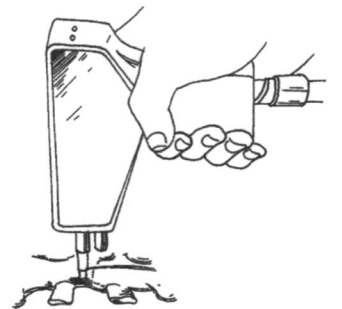

图 15-8　使用电锯将胸骨纵向锯开

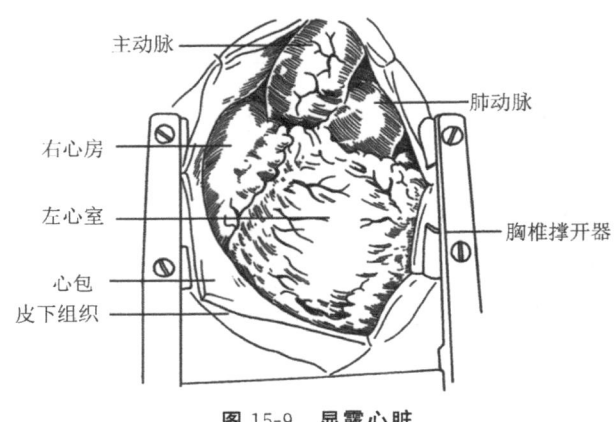

图 15-9　显露心脏

(4)显露二尖瓣:传递 11 号尖刀经房间沟切开左心房壁,心房拉钩牵开心房,显露二尖瓣(如图 15-10)。

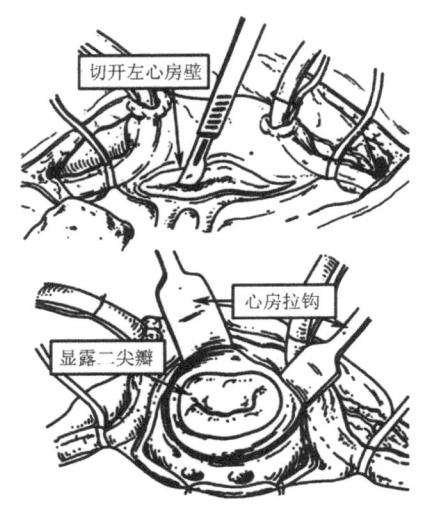

图 15-10　切开左心房,显露二尖瓣

(5)剪除二尖瓣及腱索:传递25 cm解剖剪沿瓣环剪除二尖瓣及腱索,无损伤镊配合操作,同时准备湿纱布,及时擦拭解剖剪及无损伤镊上残留腱索和组织。

(6)换人工瓣膜:传递测瓣器测定瓣环大小,选择大小合适的人工瓣膜,传递瓣膜缝合线缝合人工瓣膜。

(7)关闭切口,恢复正常循环:传递不可吸收缝线关闭二尖瓣切口和左心房切口。传递夹管钳,配合撤离体外循环,并传递不可吸收缝线或各种止血用品配合有效止血;开启变温水毯至38～40 ℃,调高手术间内温度,加温输注的液体或血液进行复温,待心脏跳动恢复、有力,全身灌注情况改善,放置胸腔闭式引流管,传递无损伤缝线缝合并关闭心包,传递胸骨钢丝关胸及慕丝线缝合切口。

3.术后处置

为手术患者包扎伤口,及时加盖棉被进行保温。检查手术患者骶尾部、足跟等易发生压疮的皮肤,及时发现皮肤发红、破损等异常情况。固定胸腔引流管、导尿管,保持引流通畅,并观察引流液的色、量、质,加强管道护理,防止滑脱。协助麻醉师、手术医师小心谨慎地将手术患者转移至监护床上,转运途中严密监测血压、心率、心律、氧饱和度等生命体征。保障患者安全,与心外科监护室护士做好交接班。

(二)围术期特殊情况及处理

1.调节手术患者体温

正常机体需高血流量灌注重要脏器,包括肾、心、脑、肝等,而机体代谢与体温直接有关,体温每下降7 ℃组织代谢率可下降50%,如体温降至30 ℃,则氧需要量减少50%,体温降至23 ℃时氧需要量则是正常的25%。因此,在建立体外循环过程中需要降温,以减低需氧量,预防重要脏器缺血缺氧,提高灌注的安全性。降温程度根据病情、手术目的和手术方法等各种情况而定,可分为不同的类型。

(1)常温体外循环:适用于简单心脏畸形能在短时间内完成手术者。

(2)浅低温体外循环:适用于病情中等者,心内畸形不太复杂者。

(3)深低温微流量体外循环,适用于:①心功能差,心内畸形复杂者。②侧支循环丰富,心内手术时有大量回血者。③合并动脉导管未闭者。④升主动脉瘤或假性动脉瘤手术深低温停循环者。

(4)婴幼儿深低温体外循环:适用于各种心脏复杂畸形。

(5)成人深低温体外循环:主要适用于升主动脉及弓部动脉瘤手术。

体外循环通过与低温结合应用,可使体外循环灌注流量减少,血液稀释度增加,氧合器血气比率降低。手术室的降温/保温设备有空调、制冰机、恒温箱、水床、变温水毯及热空气动力装置等,通过这些设备,手术室护士可以达到调节和控制手术患者体温的目的。

2.心脏复苏困难

进行体外循环后,手术患者发生心脏复苏困难原因很多,常见于心脏扩大、心肌肥厚、心功能不全及电解质平衡紊乱等。案例中手术患者为二尖瓣狭窄患者,由于长时间的容量及压力负荷加重,且心功能基础较差,长时间的升主动脉阻断更加重了心肌的缺血缺氧损害,因此可能发生心脏复苏困难。

对于这位手术患者,首先应给予积极处理措施,如实施电击除颤等,如果效果不佳则立即再次阻断主动脉,在主动脉根部灌注单纯温氧合血5～10分钟,由于血液不但能为受损的心脏提供充足的氧,还能避免或减轻心肌的再灌注损伤。而后再次开放主动脉,一般即可自动复跳或经电击除颤后复跳。如多次除颤后仍不复跳则需再次阻断主动脉,灌注停搏液使心电机械活动完全停止,让心脏得以充分的休息,降低氧耗,为再次复跳做好准备。

3.心脏复跳后因高血钾心搏骤停

心脏复跳后发生高钾血症的可能原因包括:肾排钾减少、血液破坏、酸中毒、摄入过多等,如心脏停搏液(含钾)灌注次数和容量过多,大量的血液预充等。高钾血症可使静息电位接近阈电位水平,细胞膜处于去极化阻滞状态,钠通道失活,动作电位的形成和传导发生障碍,心肌兴奋性降低或消失,兴奋-收缩耦联减弱,心肌收缩降低,从而发生心搏骤停。

(1)胸内心脏按压:第一时间内迅速给予。胸内心脏按压方法可分为单手或双手心脏按压术,一般用单手按压时,拇指和大鱼际紧贴右心室的表面,其余4指紧贴左心室后面,均匀用力,有节奏地进行按压和放松,频率为80~100次/分。双手胸内心脏按压,用于心脏扩大、心室肥厚者,术者左手放在右心室面,右手放在左心室面,双手掌向心脏做对合按压,其余同单手法(图15-11)。切勿用手指尖按压心脏,以防止心肌和冠状血管损伤。

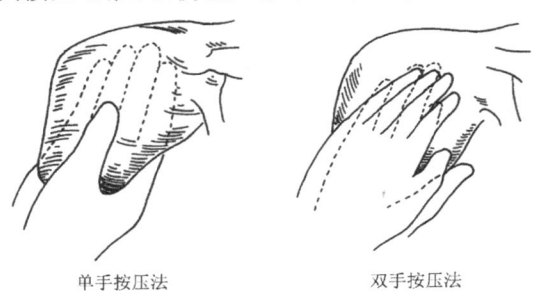

单手按压法　　　　　双手按压法

图 15-11　心内按压

(2)胸内电除颤:巡回护士立即准备除颤仪及无菌除颤极板配合手术医师进行胸内除颤。首先打开除颤器电源,选择非同步除颤方式,继而选择电能进行充电;手术医师将胸内除颤电极板分别置于心脏的两侧或前后并夹紧,电击能量成人为10~40 J,小儿为5~20 J。

(3)复苏成功后,应配合麻醉师使用药物纠正低血压及电解质紊乱等,同时给予冰袋施行头部物理降温,同时用冰袋置于颈部、腋窝、腹股沟等大血管流经处进行体表降温,预防脑水肿等。心跳恢复后,有可能再度停搏或发生心室纤维性颤动,巡回护士应严密观察患者生命体征。

二、小切口微创心脏手术的护理配合

传统心脏外科手术,多采用胸骨正中切口,部分采用左胸后外侧切口,但往往痛苦大、手术切口长。随着近年来心血管手术安全性的不断提高,小切口心脏手术渐趋盛行。小切口心脏手术的特点是切口美观、隐蔽、创伤小、出血少、恢复快、愈合好、畸形少、费用少等。但由于切口小,术中术野显露较差,术前应明确诊断,严格掌握手术指征,同时对外科医师的手术操作技能也提出较高要求。

(一)主要手术步骤及护理配合

1.手术前准备

患者静脉复合麻醉伴行气管插管,体位在仰卧位的基础上右胸垫高,呈左侧60°半侧卧位,下半身尽量平卧,显露股动脉。右上肢屈肘悬吊于手术台支架上。摆放体位后,协助医师正确粘贴体外除颤板。切口周围皮肤消毒范围为:前后过中线,上至锁骨及上臂 1/3 处,下过肋缘。按照胸部侧卧位切口手术铺巾法建立无菌区域。

2.主要手术步骤

(1)右前胸切口:即取右侧腋中线第二肋交点与腋前线第五肋间交点连线行约 5 cm 切口,于腋前线第四肋进胸。传递 22 号大圆刀切开皮肤,电刀切开皮下组织及肌层,传递侧胸撑开器暴露切口。

(2)建立体外循环:传递无损伤镊、25 cm 解剖剪剪开心包并传递圆针慕丝线固定心包。传递血管游离钳游离上、下腔静脉和主动脉并在主动脉根部做荷包缝合,插特定制作的长形带导芯的主动脉供血管。于右心耳部做荷包,并切开心耳插上腔静脉引流管;于右心房壁做荷包缝线,切开后插下腔静脉引流管。体外循环开始后,阻断升主动脉并于主动脉根部注入冷停搏液。

(3)暴露房间隔缺损:传递无损伤镊及无损伤剪,切开右心房,暴露房间隔缺损。

(4)修补房间隔缺损:如缺损较小,传递不可吸收缝线予以直接缝合;如缺损较大或位置比较特殊也可使用自体心包片或涤纶补片修补缺损。在缝合心房切口的同时排除右心房内气体,主动脉开放后心脏复跳。

(5)关闭切口:放置胸腔闭式引流管,传递三角针慕丝线固定,传递无损伤缝线缝合并关闭心包,传递慕丝线缝合切口。

3.术后处置

为手术患儿包扎伤口,及时加盖棉被进行保温。检查手术患儿受压侧眼睛、耳朵、各处骨突部位及悬吊的上肢,及时发现皮肤发红、破损等异常情况。固定胸腔引流管、导尿管,保持引流通畅,并观察引流液的色、量、质,加强管道护理,防止滑脱。协助麻醉师、手术医师小心谨慎地将手术患者转移至监护床上,转运途中严密监测血压、心率、心律、氧饱和度等生命体征。保障患者安全,与心外科监护室护士做好交接班。

(二)围术期特殊情况及护理

1.低龄手术患者如何进行术前准备

多数先天性心脏病患者需在儿时接受手术,因此必须加强以下几个方面的护理工作。

(1)做好心理护理,完善术前访视:对手术患儿关心爱护、态度和蔼,对家长解释病情和检查治疗过程,建立良好的护患关系,消除家长和手术患儿的紧张,取得理解和配合。全面了解手术患儿的基本情况,包括基础生命体征、皮肤准备情况、备血、配血和手术方案等。做好护理计划,儿童术前禁食 10 小时,婴幼儿禁食 2 小时。

(2)手术间及物品准备:手术间温度要保持恒定,对于 10 kg 以下及术中需要深低温降温的手术患儿,术前应在手术床上铺好变温水毯,以便降温或复温时使用。10 kg 以下的手术患儿应用输液泵严格控制液体入量。准备好摆放体位时所需的适合患儿身高体重的体位摆放辅助用品。准备好适合小儿皮肤的消毒液,一般用碘伏进行消毒。

(3)器械准备:根据手术患儿的身高和体重,准备合适的小儿心脏外科器械,如小儿使用阻断钳等,同时由于从侧胸入路手术,术前需要准备侧胸撑开器及加长的心脏外科器械,如 25 cm 解剖剪、长柄 15 号小圆刀等,方便术中使用。

2.术中需要更换手术方式

术中病情突变、需要更换手术方式是非常紧急的情况,必须争分夺秒,以挽救手术患者的生命。手术室护士应做好以下几个方面的工作。

（1）术前准备周全：首先手术室护士应在术前将各种风险可能考虑周全，并事先准备好各种可能使用的器械物品，如股动脉插管管道、各种规格的涤纶补片等。手术医师也应考虑到手术方式改变或股动脉插管的可能，在消毒铺单时应扩大范围。

（2）及时供应器械：如需改变手术方式，紧急调用其他器械，手术室巡回护士应立即将情况向值班护士长汇报，同时积极联系其他手术房间或者专科护士寻找合适的器械或替代物品，并及时提供到手术台上供医师使用，尽量减少耗费时间，保证患儿安全。

3.手术时间意外延长

手术时间意外延长可能导致非预期事件的发生，手术室护士必须及时调整和处理，以最大限度保护手术患儿及其家属。

（1）做好护理配合：手术室护士在整个手术过程应沉着冷静、全神贯注，预见性准备好下一步骤所需物品，配合手术医师尽量减少操作时间，降低手术对其他脏器损伤，减少手术并发症。

（2）预防性使用抗生素：常用的头孢菌素血清半衰期为 1～2 小时，为了保证药物有效浓度能覆盖手术全过程，当手术延长到 3～4 小时或失血量＞1 500 mL 时，应追加一个剂量，预防术后感染。

（3）无菌区域的保证：手术时间意外延长如超过 4 小时，应在无菌区域内加盖无菌巾，手术人员更换隔离衣及手套等。

（4）加强体位管理：术中每隔 30 分钟检查手术患儿体位情况，对于容易受压部位应定时进行减压，保证整个手术过程手术患儿皮肤的完整性，肢体功能不受损。

（5）联系并告知相关部门：联系病房告知患儿家属手术情况，安抚紧张情绪。告知护理排班人员，以便其做好工作安排。

（张晨晨）

第五节　泌尿外科手术的护理

泌尿外科是处理和研究泌尿系统、男性生殖系统及肾上腺外科疾病的学科。其中主要涉及的脏器包括肾脏、肾上腺、输尿管、膀胱及前列腺等。下面以两个经典手术为例，介绍泌尿外科手术的护理配合。

一、单纯肾切除手术的护理配合

肾脏位置相当于第 12 胸椎至第 3 腰椎水平，右肾较左肾稍低 1～2 cm，右肾上极前方有肝右叶，结肠肝曲，内侧有下腔静脉，十二指肠降部；左肾前方与胃毗邻，前方有脾脏、结肠脾曲、脾血管和胰腺于肾的前方跨过。肾内侧缘有肾门，肾脏上内方有肾上腺覆盖。肾的被膜由外向内依次为肾筋膜、脂肪囊、纤维囊。

（一）主要手术步骤及护理配合

1.手术前准备

术前备肾切除器械包和常用敷料包，准备高频电刀和负压吸引装置。待患者行全身麻醉后，医护人员共同放置患者 90°左侧卧位。手术医师进行切口周围皮肤消毒，范围为前后过腋中线，上至腋窝,下至腹股沟。手术划皮前巡回护士、手术医师和麻醉师三方进行 Time Out,核对患者身份、手术方式、手术部位等手术信息,以及手术部位标识是否正确。

2.主要手术步骤

(1)经第 12 肋下切口进后腹膜:传递 22 号大圆刀切开皮肤;电刀切开各层肌层组织及筋膜,传递无损伤镊配合;传递解剖剪分离粘连组织。

(2)显露肾周筋膜,暴露手术野:传递湿纱布和自动牵开器,撑开创缘。

(3)暴露肾门:传递 S 拉钩牵开暴露;遇小血管或索带,传递长弯开来钳夹,解剖剪剪断,缝扎或结扎。

(4)处理肾动脉、静脉:传递长直角钳游离血管,7 号慕丝线套扎两道;传递长弯开来 3 把,分别钳夹血管,长解剖剪剪断,7 号慕丝线结扎,小圆针 1 号慕丝线再次缝扎(图 15-12～图 15-14)。

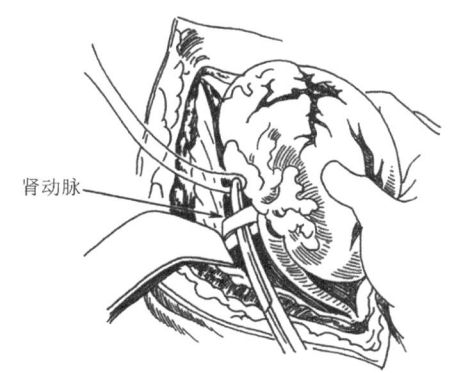

图 15-12　丝线套扎肾动脉

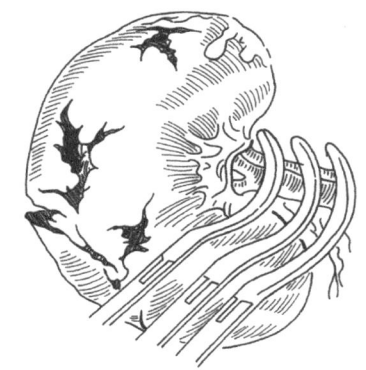

图 15-13　依次传递 3 把长开来钳夹肾血管

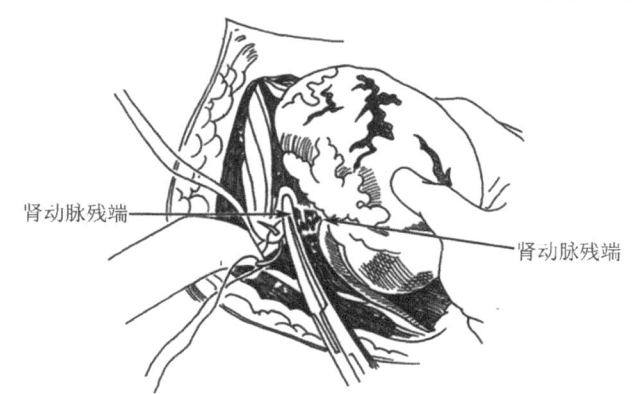

图 15-14　剪断后的肾动脉近段,用丝线缝扎

(5)分离肾脏和脂肪囊:传递长弯开来、长剪刀分离。

(6)处理输尿管上段,移除标本:传递长弯开来 3 把,分别钳夹输尿管,长解剖剪剪断,7 号慕丝线结扎,小圆针 1 号慕丝线再次缝扎。

(7)放置引流管:传递负压球,角针 4 号慕丝线固定。

(8)关闭切口:圆针慕丝线依次关闭各层肌肉层及皮下组织;角针慕丝线缝合皮肤。

3.术后处置

(1)术后皮肤评估:放置肾脏90°左侧卧位的手术患者,术后巡回护士应及时与手术医师和麻醉师一同将患者由侧卧位安全翻转至仰卧位,重点检查受压侧的眼部和耳郭、手臂、肩部和腋窝、髂嵴、膝盖,以及脚踝和足部的皮肤情况,该患者是女性患者,还应重点检查患者的乳房有无被压迫或损伤。

(2)导管护理:巡回护士协助麻醉师妥善固定气管导管;妥善固定负压球和导尿管,避免负压球管道受压或折叠于患者身下,同时观察负压球中引流液的色、质、量和通畅情况。

(3)术后常规工作:根据医嘱运送患者入麻醉恢复室;放置肾脏标本。

(二)手术中特殊情况及处理

1.肾脏90°左侧卧位,肾脏90°侧卧位与胸外科90°侧卧位的区别

待手术患者麻醉后,手术团队将患者身体呈一直线转成90°左侧卧位,使右侧朝上。放置凝胶头圈于手术患者头下,避免眼睛、耳朵受压。将手术患者右侧上肢放于搁手架上层,左侧上肢放于下层。同于紧靠腋下处放置胸枕,防止臂丛神经受损。然后分别用安全带固定两侧上肢,松紧适宜,露出手指。注意保护手术患者的乳房,避免受压。将肾区(肋缘下3 cm左右)对准腰桥,放置凝胶腰枕于脐下。于尾骶部和耻骨联合处分别放置大小髂托固定,并用小方枕保护。手术患者上方的右下肢伸直,下方的左下肢屈曲,并于两下肢接触处放置软垫,在膝部和踝部放置软垫垫高,固定下肢。改变手术床的位置,同时放低床头和床尾,达到"折床"效果,使肾区逐渐平坦,便于手术操作。

与胸外科90°侧卧位相比,在放置肾脏90°侧卧位时,下肢的摆放为"上直下屈",而放置胸外科90°侧卧位时下肢应为"上屈下直"。此外放置肾脏90°侧卧位时尤其强调肾区必须对准腰桥。最后,在放置肾脏90°侧卧位后,巡回护士须改变手术床使其达到"折床"效果。

2.术中手术方式改为肾部分切除术

术前,巡回护士应完善术前访视,与手术医师取得沟通,提前准备可能因手术方式临时调整而需要的特殊器械、缝针、止血物品等手术用物。同时手术室护士应熟悉肾部分切除术的适应证和禁忌证,掌握专科知识,提高临床判断能力。

术中,洗手护士应密切关注手术进展,及时与主刀医师沟通,获知手术方式改变时,第一时间告知巡回护士,后者则迅速将特殊用物传递给手术台上使用。

"单纯肾切除手术"改变为"肾部分切除术"时,应提供下列特殊器械、缝针等物品:血管阻断夹或Santisky钳,用于临时阻断肾动静脉血流;钛夹钳和钛夹,用于切除肿瘤时,夹闭小血管;2-0或3-0可吸收缝线,用于缝合肾实质、肾包膜;止血纱布、生物胶等,用于覆盖肾脏创面进行止血。

3.关闭切口前,发现缺少纱布

巡回护士应第一时间告知手术医师及麻醉师清点数量错误,并得到肯定回复,在手术患者情况允许下,暂停手术。洗手护士和手术医师共同在手术区域进行搜寻,包括体腔切口、无菌区及视力可及范围。巡回护士在手术区域外围进行搜寻,包括地面、纱布桶、一次性物品丢弃桶、生活垃圾桶等。

当遗失的物品找到时,巡回护士和洗手护士必须重新进行一次完整的清点,数量正确后告知手术团队,手术继续进行。

当遗失的物品未能找到时,巡回护士应汇报护士长请求支援,同时请放射科执行术中造影,并让专业放射学医师读片,确定患者体腔切口内无异物遗留,手术医师可关闭切口。

记录事件经过、所采取的所有护理措施及最终搜寻结果,并根据相关流程制度上报事件。

二、前列腺癌根治手术的护理配合

前列腺位于耻骨后下方,直肠前,尿道生殖膈上方,由围绕尿道周围的腺体和其外层的前列腺腺体所组成。盆腔筋膜包裹前列腺形成前列腺筋膜,而前列腺实质表面有结缔组织和平滑肌构成前列腺固有囊。在前列腺筋膜鞘和囊之间还有前列腺静脉丛。

近年来,随着我国社会老龄化现象日趋严重及食物、环境等改变,前列腺癌发病率迅速增加。前列腺癌多数无临床症状,常在直肠指检、超声检查或前列腺增生手术标本中偶然发现。前列腺增生手术时偶然发现的Ⅰ期癌可以不做处理严密随诊。局限在前列腺内的第Ⅱ期癌可以行根治性前列腺切除术。第Ⅲ、Ⅳ期癌以内分泌治疗为主,可行睾丸切除术,必要时配合抗雄激素制剂。

(一)主要手术步骤及护理配合

1.手术前准备

准备前列腺切除器械和常用敷料包。准备高频电刀、负压吸引装置和等离子 PK 刀。实施全身麻醉后,巡回护士为手术患者放置仰卧位,可根据手术要求于骶尾部垫一小方枕,腘窝处垫一方枕。手术医师进行切口周围皮肤消毒,范围为上至剑突,下至大腿上 1/3,两侧至腋中线。

2.主要手术步骤

(1)留置导尿管:传递无菌手套,留置双腔导尿管,并用小纱布固定。

(2)经下腹部正中切口进腹:传递 22 号大圆刀切开皮肤;电刀切开皮下组织,分离腹直肌,打开筋膜,传递解剖剪和湿纱布配合(图 15-15)。

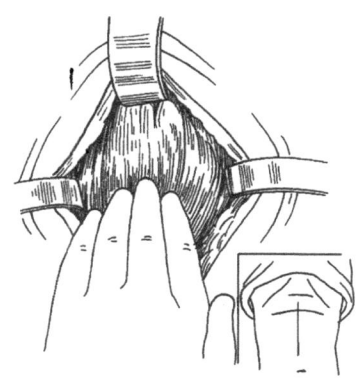

图 15-15 经下腹部正中切口进腹

(3)清扫髂外血管处的淋巴结:台式拉钩暴露,传递无损伤镊和解剖剪进行清扫,遇血管传递钛夹闭合。清扫取下的淋巴结送病理检验。

(4)暴露手术野、分离筋膜:传递湿纱布垫于切口两侧,传递前列腺拉钩和大 S 拉钩暴露;传递无损伤镊、解剖剪分离筋膜。

(5)切断耻骨前列腺韧带,暴露耻骨后间隙:传递长弯开来、长解剖剪或等离子 PK 刀切断韧带;传递拉钩或自制纱布包裹卵圆钳进行暴露。

(6)暴露、切断阴茎背深静脉:长弯开来、无损伤镊和解剖剪切断血管,可吸收缝线缝扎。

(7)切开尿道前壁,缝线悬吊备吻合:传递可吸收缝线于尿道远端悬吊 5 针。

(8)切断尿道,处理膀胱颈部及前列腺韧带和精囊,接取标本:传递 PK 刀进行离断。

(9)留置三腔导尿管,膀胱尿道吻合:传递持针器,配合将之前悬吊备用的无损伤缝针吻合尿道与膀胱颈相应的位置。

(10)冲洗膀胱:传递装有生理盐水的弯盘和针筒,冲洗膀胱内血块;与巡回护士一同连接膀胱冲洗液冲洗。

(11)放置负压引流管、关闭切口:传递负压球,角针慕丝线固定;传递圆针慕丝线依次缝合各层肌肉;角针慕丝线缝合皮肤。

3.术后处置

(1)导管护理:巡回护士协助麻醉师妥善固定气管导管;妥善固定负压球观察负压球中引流液的色、质、量和通畅情况;妥善固定三腔导尿管,轻轻向外牵拉,并牵引固定于大腿内侧,压迫膀胱颈部,同时观察集尿袋中尿液颜色是否变化。

(2)术后皮肤评估:进行前列腺癌根治术的患者往往为老年患者,术后须仔细检查患者的皮肤情况,尤其是骶尾部、足跟、肩胛骨、手臂、肘部和枕部皮肤。

(3)术后常规工作:根据医嘱运送患者入麻醉恢复室,并进行特殊交接;放置髂外血管处清扫的淋巴结及前列腺标本。

(二)围术期特殊情况及处理

1.老年患者的围术期处理

(1)完善术前对老年手术患者的护理评估:术前护理评估包含三方面,分别是全身系统的基本指标(包括皮肤状况、心理状态、营养状态、日常活动能力等)、慢性疾病史(包括关节炎、白内障、老年性耳聋、尿路感染、循环系统疾病、骨质疏松、高血压、糖尿病等)和药物服用史(包括抗抑郁症药、非甾体抗炎药、溴化物等)。

(2)防止老年手术患者坠床:年龄、慢性疾病、服用特殊药物、手术要求(摘除眼镜和助听器)、环境的陌生,均是引起老年手术患者围术期坠床的高危因素。因此手术室护士必须全程看护,包括麻醉准备室、手术通道、麻醉恢复室等。并且提供护栏、约束带等防坠床工具。

(3)预防围术期低体温的发生:由于减缓的新陈代谢和较低的基础体温,老年手术患者更易在围术期过程中发生低体温,因此一系列的预防低体温措施必须给予提供,包括术前预热、升高室温、被动性保温(盖被、添加袜子)、主动性升温(使用变温水毯、热空气动力装置的使用)、加热补液等。

(4)预防压疮发生:老年手术患者的皮肤具有轻薄、干燥、容易起皱等特征,此外年龄、慢性疾病等都是引起老年手术患者发生围术期压疮的高位因素。因此手术室护士应对每一位老年患者进行压疮危险因素评估与皮肤检查。特殊体位使用的配件(软垫、凝胶垫)、适当按摩、维持皮肤干燥等。

(5)防止因手术体位造成损伤:由于老年手术患者多伴有骨质疏松症,在放置侧卧位或截石位的过程中,容易损伤腰椎或股骨头,引起骨折。因此手术室护士在放置侧卧位或俯卧位时,手术团队应协作使患者在体位更换过程中,始终保持整体躯干成一直线;在放置截石位时,应缓慢举起或放下双腿,同时避免髋关节过分的旋转。此外由于老年手术患者皮肤较为脆弱,手术室护士在放置体位过程中,应避免皮肤有压迫、触碰或损伤。

(6)防止深静脉血栓发生:由于减缓的循环血流、降低的心排血量、脱水及低体温等,使老年患者成为围术期发生深静脉血栓的高危人群。手术室护士应在术前进行深静脉血栓风险评估,确定高危人群;术中预防性使用防深静脉血栓袜或使用连续压力装置主动防止血栓的形成。

(7)术后麻醉恢复室的关注点:老年手术患者术后生理与心理都随着年龄的增长而改变,因此麻醉护士应加强监测和护理,确保患者在恢复室中的安全与舒适,包括呼吸道的管理、循环系统改变的监测、出入量管理、正确评估意识和有效唤醒、疼痛管理与心理调适,以及皮肤的再次评估。

2.等离子 PK 刀的使用和保养

(1)等离子 PK 刀的连接及操作步骤如下:正确放置机器及踏脚→连接电源→打开总开关,机器自检→出现"Power on test 19"→打开面板开关显示"Selt Test"→显示"Connect PK cable"→连接线插入插孔→连接 PK 刀刀头→机器自动调节功率(开放性手术为 70～80)→正确使用判断效果→拆卸 PK 刀刀头,拔除连接线→关闭面板开关,关闭总开关。

(2)等离子 PK 刀术中及术后的保养:手术过程中,洗手护士应正确将等离子 PK 刀头的连接线传递给巡回护士连接;术中应随时保持 PK 刀头干净、无焦痂,可使用无菌生理盐水纱布在每次使用后对刀头进行擦拭。手术结束后,洗手护士应完全拆卸 PK 刀的通道阀及可张开钳夹部,将其浸没于含酶清洗剂中 10～15 分钟,再用柔软的刷子在流动水下擦洗表面血迹,用高压水枪冲洗各关节和内面部位,用柔软的布料擦干,压缩空气吹干。在运输、包装、灭菌期间防止 PK 刀的连接线扭曲或打折,应顺其弧度盘绕。等离子 PK 刀应由专人负责保管与登记,每次使用等离子 PK 刀结束,均应登记使用情况。如术中发生使用故障应及时联系工程师进行检验和修复。

3.携带心脏起搏器的患者电外科设备的使用

携带心脏起搏器入手术室的患者,可能由于术中电外科设备的使用干扰,引起心律失常、室颤甚至心脏停搏。

(1)术前咨询心脏起搏器生产商及心内科医师相关注意事项,并请专业人员将心脏起搏器调节为非同步模式。

(2)术前,巡回护士必须准备体外除颤仪于手术间,呈随时备用状态。

(3)术中提醒手术医师尽可能使用双极电凝;如果必须使用单极电刀,则尽可能使用最小功率,同时保证单极电刀与电极板放置的位置尽量接近,且两者在手术中使用位置尽量远离心脏起搏器,使电流回路不经过起搏器和心脏。术中严禁在接触患者之前触发单极电刀开关。术中手术团队应使电外科设备的连接线尽量远离心脏起搏器和起搏电极导线。

(4)术中巡回护士采取保暖措施,防止因环境温度低而出现寒战,使起搏器对肌电感知发生错误,导致心律失常。

(5)对于携带心脏起搏器的手术患者,巡回护士应该在单极电刀使用过程中密切监测心电图情况,包括心率、心律、心电波形等,发现异常情况立即和手术医师、麻醉师沟通。

(张晨晨)

第六节　骨科手术的护理

由于交通意外、工业和建筑业事故、运动损伤的增多及人口老龄化,各种自然灾害等因素,导致高危、复杂的创伤越来越多。如果伤者得不到及时、有效的处理和治疗,将导致患者的终身残疾,甚至死亡,这给患者本人、家庭、社会带来沉重的负担。骨科在解剖学、生物力学和生物材料学研究的基础上,对手术方式、内固定材料不断进行新的尝试;近年来国内外信息、学术交流频繁;同时,高清晰度的 X 线片、CT、MRI 在骨科领域被广泛应用,使得骨科手术技术不断更新、变化、提高。下面介绍两例常见骨科手术的护理配合。

一、髋关节置换手术的护理配合

股骨颈骨折、髋关节脱位、髋臼骨折、股骨头骺滑脱等髋关节骨折的患者中,最常见的并发症为创伤导致的血供中断,导致股骨头缺血性坏死。股骨头缺血性坏死进一步发展,会出现软骨下骨折、股骨头塌陷,最终导致严重的骨性关节炎。患者丧失生活和劳动能力。全髋关节置换术用于治疗股骨头缺血性坏死晚期继发严重的髋关节性关节炎患者,临床取得积极的效果,目前已成为治疗晚期股骨头坏死的标准方法。

(一)主要手术步骤及护理配合

1.手术前准备

手术患者取 90°侧卧位(图 15-16),行全身麻醉或椎管内麻醉。切口周围皮肤消毒范围:上至剑突、下过膝关节,两侧过身体中线。按照髋关节手术铺巾法建立无菌区域。

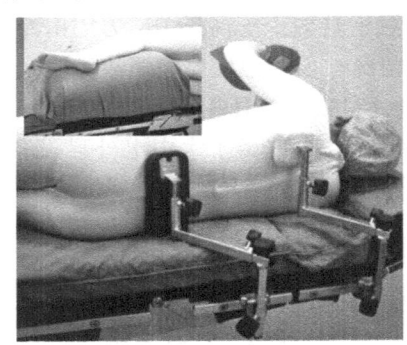

图 15-16　体位摆放

2.手术主要步骤

(1)显露关节囊:髋关节外侧切口(图 15-17),传递 22 号大圆刀切开皮肤,电刀止血,切开臀中肌,臀外侧肌(图 15-18),显露关节囊外侧(图 15-19)。

(2)打开关节囊(图 15-20):电刀切开,传递有齿血管钳钳夹,切除关节囊。传递 S 形拉钩和 HOMAN 拉钩牵开,充分暴露髋关节并暴露髋臼。

(3)取出股骨头:股骨颈与大转子移行部用电锯离断股骨颈,用取头器取出股骨头,取下的股骨头用生理盐水纱布包裹保存,以备植骨。

(4)髋臼置换。①削磨髋臼:将合适的髋臼磨与动力钻连接好递与术者,髋臼锉使用顺序为由小到大;削磨髋臼至髋臼壁周围露出健康骨松质为止,冲洗打磨的骨屑并吸引干净,使用蘑菇形吸引可有效防止骨屑堵塞吸引管路。②安装髋臼杯假体:选择与最后一次髋臼锉型号相同的髋臼杯,将髋臼杯安装底盘与螺纹内接杆连接,完成整体相连;将髋臼杯置于已锉好的髋臼中心,用 45°调整角度,将髋臼杯旋入至髋臼杯顶部使其完全接触;关闭髋臼杯底部三个窗口,用打入器将与髋臼杯型号一致的聚乙烯臼衬轻扣入内,并检查臼衬以确保其牢固性。

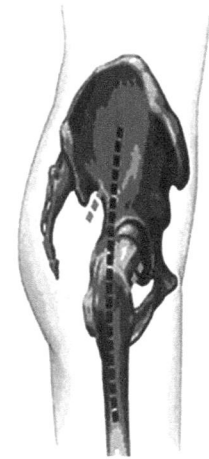

图 15-17　髋关节外侧切口

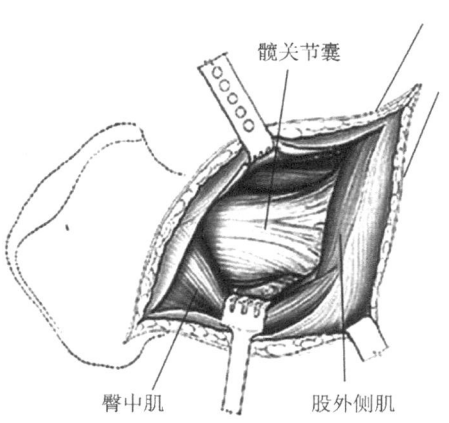

图 15-18　臀外侧肌

臀中肌　　　　股外侧肌

髋关节囊

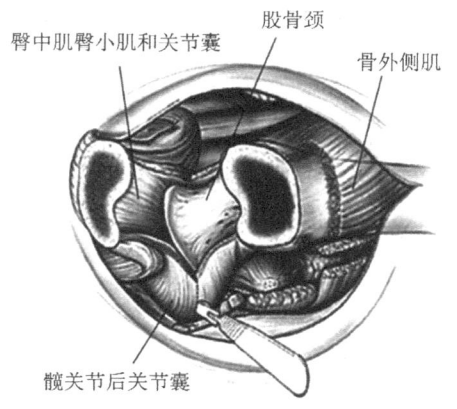

臀中肌臀小肌和关节囊　　股骨颈　　骨外侧肌

髋关节后关节囊

图 15-19　关节囊外侧

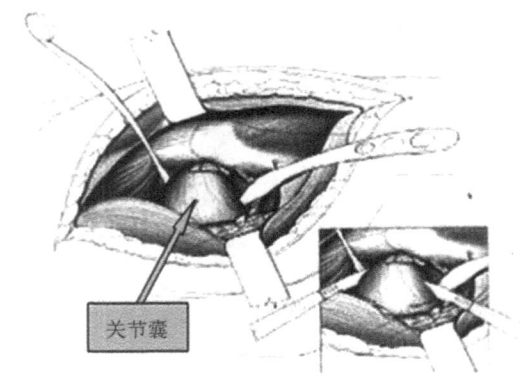

关节囊

图 15-20　关节囊

(5)股骨假体柄置换。①扩髓:内收外旋患肢,用 HOMAN 拉钩暴露股骨近端,用开髓器贴近股骨后方骨皮质开髓;将髓腔锉与滑动锤连接,用滑动锤打入髓腔锉,直至髓腔锉与骨皮质完全接触。在整个扩髓过程中,使用髓腔锉原则为由小到大,逐渐递增地进行使用。②安装假体柄:用轴向打入器将假体试柄打入股骨干髓腔内;安装合适的试头;复位器复位;确定假体柄、假体头的型号后逐一取出假体试头、假体试柄;冲洗髓腔并擦干。③安装假体:将与试柄型号相同的假体打入髓腔(方法同安装试柄、试头),假体进入后进行患肢复位,检查关节紧张度和活动范围。注意在置换陶瓷头的假体时必须使用有塑料垫的打入器,以免打入时损坏陶瓷头。④缝合伤口:缝合伤口前可根据实际情况在关节腔内和深筋膜浅层放引流管;然后对关节囊、肌肉层、皮下组织、皮肤等进行逐层缝合。

3.术后处置

为患者擦净伤口周围血迹并包扎伤口;检查皮肤受压情况,固定引流管,护送患者入复苏室进行交接。处理术后器械及物品。

(二)围术期特殊情况及处理

1.对全髋置换的手术患者进行风险评估

股骨头缺血性坏死的疾病有一个渐进的演变过程,患者大多为高龄老人,又有功能障碍或卧床史,术中可能出现各种并发症,甚至心跳呼吸骤停。所以要对患者进行风险评估,评估重点内容:①有无皮肤完整性受损的风险。②有无下肢静脉血栓形成的风险。③有无坠床的风险。④有无假体脱位的风险。

2.防止髋关节手术部位错误

髋关节为人体左右侧对称部位,易发生手术部位错误的事故。故在全髋关节置换手术前必须严格实施手术部位确认,具体措施如下。

(1)手术图谱:术前主刀医师根据影像诊断与患者及其家属共同确认手术部位,并在图谱的相应部位做好标识,让患者及家属再次确认后,在图谱的下方签名。

(2)标识部位:术前谈话时,在手术图谱确认后,主刀医师用记号笔在患者对应侧的手术部位画上标识。

(3)术前核对:巡回护士与主刀医师、麻醉师共同将手术图谱与患者肢体上手术部位标记进行核对,同时,让可以配合的手术患者口述手术部位。任何环节核对时如有不符,先暂停手术,必须核对无误后再行手术。

3.对外来器械进行管理

用于髋关节置换的特殊工具和器械由医疗器械生产厂家提供,不归属于医院,属于外来器械。如果对于外来器械疏于管理,必将造成手术患者术后感染等一系列严重的并发症,这对于手术患者和术者都无疑是"一场灾难"。因此,外来器械送入手术室后,必须严格按照外来器械使用流程进行管理,包括外来器械的准入、接受、清洗、包装、灭菌和取回。每一环节都应严格按照相关流程执行。

4.预防髋关节假体脱位

手术团队人员掌握正确的搬运方法是杜绝意外发生的关键。按常规搬运方法搬运全髋关节置换术后的手术患者,会因为搬运不当造成手术患者的假体脱位。

(1)团队分工:麻醉师负责头部,保证气管插管的通畅;手术医师负责下肢;巡回护士负责维持引流管路,防止滑脱;工勤人员负责平移手术患者至推床。

(2)要求:手术患者身体呈水平位移动,双腿分开同肩宽,双脚外展呈"外八字"。避免搬运时手术患者脚尖相对,造成假体脱位。

二、下肢骨折内固定手术的护理配合

骨折的患者往往有外伤史,详细了解患者受伤的时间、地点、受伤的力点、受伤的方式(如高空坠落、机器碾压、车祸撞击、运动损伤、跌倒等)、直接还是间接致伤、闭合性还是开放性伤口及伤口污染程度等可以协助诊断,对采取合适的治疗方法起着决定性作用。患者无论发生在骨、骨骺板或关节等处的骨折,都包含骨皮质、骨小梁的中断,同时伴有不同程度的骨膜、韧带、肌腱、肌肉、血管、神经、关节囊的损伤。骨折的诊断主要依据病史、损伤的临床表现、特有体征、X线片。在诊断骨折的同时要及时发现多发伤、合并伤等,避免漏诊。

(一)主要手术步骤及护理配合

1.手术前准备

(1)体位与铺单:患者采取全身麻醉,仰卧位,消毒范围为伤侧肢体,一般上下各超过一个关节,按下肢常规铺巾后实施手术。

(2)创面冲洗:为防止感染,必须对创面进行重新冲洗;常规采用以下消毒液体。①0.9%生理盐水:20 000~50 000 mL,冲洗的液体量视创面的洁净度而定,不可使用低渗或高渗的液体冲洗,以免引起创面组织细胞的水肿或脱水。②过氧化氢(H_2O_2)溶液:软组织、肌肉层用 H_2O_2 溶液冲洗,使 H_2O_2 溶液与肌层及软组织充分接触,以杀灭厌氧菌。③灭菌皂液:去除创面上的油污。

(3)使用电动空气止血仪:正确放置气囊袖带,并操作电动空气止血仪,压迫并暂时性阻断肢体血流,达到最大限度制止创面出血并提供清晰无血流的手术视野,同时防止电动空气止血仪使用不当造成手术患者的损伤。

2.主要手术步骤

(1)暴露胫骨干:传递22号大圆刀切开皮肤,电刀切开皮下组织、深筋膜,暴露胫骨干。

(2)骨折端复位:清理骨折端血凝块,暴露外侧骨折端;点式复位钳2把提起骨折处两端,对齐进行骨折端复位。

(3)骨折内固定。①选择器械:备齐钢板固定需要的所有特殊器械。②选择钢板:选择合适钢板,折弯成合适的角度。③固定钢板:斜面骨折处上采用拉力螺钉起固定作用,依次采用钻孔、测深、螺丝钉转孔、上螺丝固定几个步骤。④固定钢板：依相同方法上螺钉固定钢板。⑤缝合伤口：冲洗伤口，放置引流，然后对肌肉层、皮下组织、皮肤等进行逐层缝合。

3.术后处置

为手术患者擦净伤口周围血迹并包扎伤口；检查皮肤受压情况，固定引流管，送回病房并进行交接。处理术后器械及物品。

(二)围术期特殊情况及处理

1.用空气止血仪减少伤口出血

空气止血仪具有良好的止血效能，如伤口依旧出血不止，则应按照上述规定，检查仪器的使用方法是否正确、运转是否正常等。

(1)袖带是否漏气：因为一旦漏气，空气止血仪的压力就会下降，止血仪将肢体浅表的静脉，但深层的动脉未被压迫，这样导致患者手术部位的出血要比不上止血带时更多。此时，应该更换空气止血仪的袖带，重新调节压力、计算时间。

(2)开放性创伤时袖带是否正确使用：开放性创伤的肢体在使用空气止血带前一般不用橡胶弹力驱血带，因此手术开始划皮后切口会有少量出血，这是正常的。为了减少出血，可先抬高肢体，使肢体静脉血回流后再使用空气止血带。

2.术中电钻发生故障的原因

电钻发生故障的原因较多，手术室护士可采取以下方法进行排除，必要时更换电池或电钻，以便手术顺利进行。

(1)电池故障：①电池未及时充电或充电不完全。②电池使用期限已到，未及时更换以至于无法再充电。③电池灭菌方法错误造成电池损坏。

(2)电钻故障：①钻头内的血迹未及时清理，灭菌后形成血凝块，增加电钻做功的阻力，降低钻速。②操作不当，误碰到保险锁扣，电钻停止转动。③电钻与电池的接触不好。

3.有效防止螺旋钻头意外折断

手术医师在使用电钻为固定钢板的螺钉钻孔时，可能会出现螺旋钻头断于患者体内的情况，这不仅会损伤手术患者，也浪费手术器材。为防止此类事件，洗手护士应该做到以下几点。

(1)术前完成钻头的检查：①钻头的锋利程度。②钻头本身是否有裂缝或损坏。③钻头是否发生弯曲变形。

(2)使用套筒：使用钻头钻孔时必须带套筒，防止钻头与手术患者的骨皮质成角而发生断裂。

(3)防止电钻摩擦生热：使用电钻钻孔时，洗手护士应及时注水，以降低钻头与骨摩擦产生的热量，这样既可有效防止钻头断裂，又可降低钻孔处骨的热源性损伤。

（张晨晨）

参 考 文 献

[1] 张世叶.临床护理与护理管理[M].哈尔滨:黑龙江科学技术出版社,2020.

[2] 窦超.临床护理规范与护理管理[M].北京:科学技术文献出版社,2020.

[3] 王婷,王美灵,董红岩,等.实用临床护理技术与护理管理[M].北京:科学技术文献出版社,2020.

[4] 方习红,赵春苗,高莹.临床护理实践[M].长春:吉林科学技术出版社,2019.

[5] 赵安芝.新编临床护理理论与实践[M].北京:中国纺织出版社,2020.

[6] 蒙黎.现代临床护理实践[M].北京:科学技术文献出版社,2018.

[7] 王林霞.临床常见病的防治与护理[M].北京:中国纺织出版社,2020.

[8] 沈燕.实用临床护理实践[M].北京:科学技术文献出版社,2019.

[9] 程娟.临床专科护理理论与实践[M].开封:河南大学出版社,2020.

[10] 张文燕,冯英,柳国芳,等.护理临床实践[M].青岛:中国海洋大学出版社,2019.

[11] 彭旭玲.现代临床护理要点[M].长春:吉林科学技术出版社,2019.

[12] 尹玉梅.实用临床常见疾病护理常规[M].青岛:中国海洋大学出版社,2020.

[13] 姜永杰.常见疾病临床护理[M].长春:吉林科学技术出版社,2019.

[14] 管清芬.基础护理与护理实践[M].长春:吉林科学技术出版社,2020.

[15] 孙彩粉,李亚兰.临床护理理论与实践[M].南昌:江西科学技术出版社,2018.

[16] 万霞.现代专科护理及护理实践[M].开封:河南大学出版社,2020.

[17] 刘有林.实用临床护理实践[M].哈尔滨:黑龙江科学技术出版社,2018.

[18] 任潇勤.临床实用护理技术与常见病护理[M].昆明:云南科技出版社,2020.

[19] 吴欣娟.临床护理常规[M].北京:中国医药科技出版社,2020.

[20] 孙平.实用临床护理实践[M].天津:天津科学技术出版社,2018.

[21] 吕巧英.医学临床护理实践[M].开封:河南大学出版社,2020.

[22] 徐宁.实用临床护理常规[M].长春:吉林科学技术出版社,2019.

[23] 孙丽博.现代临床护理精要[M].北京:中国纺织出版社,2020.

[24] 赵倩.现代临床护理实践[M].北京:科学技术文献出版社,2019.

[25] 池末珍,刘晓敏,王朝.临床护理实践[M].武汉:湖北科学技术出版社,2018.

[26] 张铁晶.现代临床护理常规[M].汕头:汕头大学出版社,2019.

[27] 周英,赵静,孙欣.实用临床护理[M].长春:吉林科学技术出版社,2019.

［28］邵小平，杨丽娟，叶向红，等.实用急危重症护理技术规范［M］.上海：上海科学技术出版社，2020.

［29］黄俊蕾，赵娜，李丽沙.新编实用临床与护理［M］.青岛：中国海洋大学出版社，2019.

［30］伍海燕，贺大菊，金丹.临床护理技术实践［M］.武汉：湖北科学技术出版社，2018.

［31］许家明.实用临床护理实践［M］.北京：中国纺织出版社，2019.

［32］张俊花.临床护理常规及专科护理技术［M］.北京：科学技术文献出版社，2020.

［33］王绍利.临床护理新进展［M］.长春：吉林科学技术出版社，2019.

［34］刘淑芹.综合临床护理实践［M］.北京：科学技术文献出版社，2020.

［35］明艳.临床护理实践［M］.北京：科学技术文献出版社，2019.

［36］邓莉莉，谈迎，陈梦凌.护理干预对高压氧治疗急性一氧化碳中毒患者的效果［J］.实用临床护理学杂志，2020，5（24）：24-25.

［37］赵蓓，徐艳.协同护理在脑卒中后吞咽障碍患者康复训练中的应用效果［J］.实用心脑肺血管病杂志，2020，28（S2）：214-215.

［38］仇海燕，杜红娣，武曌，等.基于保护动机理论的护理干预对老年帕金森病患者服药依从性和生命质量的影响［J］.实用护理杂志，2020，36（26）：2001-2005.

［39］张红，王月.心理护理对急性阑尾炎手术患者负性情绪的影响［J］.中西医结合心血管病电子杂志，2020，8（34）：156-157.

［40］刘尚丽，陈思伶，曾勤.综合护理干预对切开复位骨盆骨折患者骨盆功能障碍与恢复的影响［J］.四川医学，2020，41（12）：1299-1302.